珞珈博雅文库
通识教材系列

博雅弘毅　文明以止　成人成才　四通六识

营养学

主编　王素青　　副主编　朱俊勇

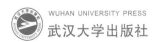
武汉大学出版社

图书在版编目(CIP)数据

营养学/王素青主编.—武汉：武汉大学出版社,2021.4(2023.7 重印)
珞珈博雅文库.通识教材系列
ISBN 978-7-307-22171-0

Ⅰ.营… Ⅱ.王… Ⅲ.营养学—高等学校—教材 Ⅳ.R151

中国版本图书馆 CIP 数据核字(2021)第 044404 号

责任编辑：胡 艳　　责任校对：汪欣怡　　版式设计：韩闻锦

出版发行：**武汉大学出版社**　（430072　武昌　珞珈山）
（电子邮箱：cbs22@whu.edu.cn　网址：www.wdp.com.cn）
印刷：武汉邮科印务有限公司
开本：787×1092　1/16　印张：27　字数：570 千字　插页：1
版次：2021 年 4 月第 1 版　2023 年 7 月第 2 次印刷
ISBN 978-7-307-22171-0　　定价：68.00 元

版权所有，不得翻印；凡购我社的图书，如有质量问题，请与当地图书销售部门联系调换。

《珞珈博雅文库》编委会

主任委员

周叶中

副主任委员

李建中　吴　丹　姜　昕

委员（以姓氏拼音为序）

陈学敏	冯惠敏	黄明东	江柏安
姜　昕	罗春明	李建中	李晓锋
彭　华	潘迎春	桑建平	苏德超
文建东	吴　丹	周叶中	左亚文

秘书

黄　舒

《营养学》编委会

主编

王素青

副主编

朱俊勇

编委（以姓氏笔画为序）

王得志　武汉大学 健康学院

王　慧　上海交通大学 公共卫生学院

王素青　武汉大学 健康学院

王怀记　武汉市疾病预防控制中心 环境健康与食品安全所

朱俊勇　武汉大学 健康学院

任国伟　中南大学 湘雅公共卫生学院

秦立强　苏州大学 公共卫生学院

彭　飞　湖北省疾病预防控制中心 卫生监测所学校卫生监测与评价部

樊柏林　湖北省疾病预防控制中心 食品药品安全评价中心

秘书

王　凯　武汉大学 健康学院

《珞珈博雅文库·通识教材系列》总序

小而言之，教材是"课本"，是一课之本，是教学内容和教学方法的语言载体；大而言之，教材是国家意志的体现，是高校教学成果和科研成果的重要标志。一流大学要有一流的本科教育，也要有一流的教材体系。新形势下根据国家有关要求，为进一步加强和改进学校教材建设与管理，努力构建一流教材体系，武汉大学成立了教材建设工作领导小组、教材建设工作委员会，设立了教材建设中心，为学校教材建设工作提供了有力保障。一流教材体系要注重教材内容的经典性和时代性，还要注重教材的系列化和立体化。基于这一思路，学校计划按照学科专业教育、通识教育、创业教育等类别规划建设自成系列的教材。通识教育系列教材即是学校大力推动通识教育教学工作的重要成果，其整体隶属于"珞珈博雅文库"，命名为"通识教材系列"。

在长期的办学实践和教学文化建设过程中，武汉大学形成了独具特色的融"五观"为一体的本科人才培养思想体系：即"人才培养为本，本科教育是根"的办学观；"以'成人'教育统领成才教育"的育人观；"厚基础、跨学科、鼓励创新和冒尖"的教学观；"激发教师教与学生学双重积极性"的动力观；"以学生发展为中心"的目的观。为深化本科教育改革，打造世界一流本科教育，武汉大学于2015年开展本科教育改革大讨论并形成《武汉大学关于深化本科教育改革的若干意见》《武汉大学关于进一步加强通识教育的实施意见》等文件，对优化通识教育顶层设计、理顺通识课程管理体制、提高通识教育课程质量、加强通识教育保障机制等方面提出明确要求。

早在 20 世纪八九十年代，武汉大学就有学者专门研究大学通识教育。进入 21 世纪，武汉大学于 2003 年明确提出"通专结合"，将原培养方案的"公共基础课"改为"通识教育课"，作为全国通识教育改革的先行者率先开创"武大通识 1.0"；2013 年，经过十年的建设，形成通识课程的七大板块共千门课程，是为"武大通识 2.0"；2016 年，在武汉大学本科教育改革大讨论的基础上，学校建立通识教育委员会及其工作组，成立通识教育中心，重启通识教育改革，以"何以成人，何以知天"为核心理念，以《人文社科经典导引》和《自然科学经典导引》两门基础通识必修课为课程主体，同时在通识课程、通识课堂、通识管理和通识文化四大层次全面创新通识教育，从而为在校本科生逾 3 万的综合性大学如何实现通识教育的品质提升和卓越教学探索了一条新的路径，是为"武大通识 3.0"。

当前，高校对大学生要有效"增负"，要提升大学生的学业挑战度，合理增加课程难度，拓展课程深度，扩大课程的可选择性，真正把"水课"转变成有深度、有难度、有挑战度的"金课"。那么通识课程如何脱"水"冶"金"？如何建设具有武汉大学特色的通识教育金课？这无疑要求我们必须从课程内容设计、教学方式改革、课程教材资源建设等方面着力。

一门好的通识课程应能对学生正确价值观的塑造、健全人格的养成、思维方式的拓展等发挥重要作用，而不应仅仅是传授学科知识点。我们在做课程设计的时候要认真思考"培养什么人、怎样培养人、为谁培养人"这一根本问题，从而切实推进课程思政建设。武汉大学学科门类齐全，教学资源丰富，这为我们跨学科组建教学团队，多维度进行探讨，设计更具前沿性和时代性的课程内容，提供了得天独厚的条件。

毋庸讳言，中学教育在高考指挥棒下偏向应试思维，过于看重课程考核成绩，往往忘记了"教书育人"的初心。那么，应如何改变这种现状？答案是：立德树人，脱"水"冶"金"。具体而言，通识教育要注重课程教学的过程管理，增加小班研讨、单元小测验、学习成果展示等鼓励学生投入学习的环节，而不再是单一地只看学生期末成绩。武汉大学的"两大导引"试行"8+8"的大班授课和小班研讨，经过三个学期的实践，取得了很好的成效，深受同学们欢迎。我们发现，小班研讨是一种非常有效的教学方式，能够帮助学生深度阅读、深度思考，增加学生课堂参与度，培养学生独立思考、理性判断、批判性思维和团队合作等多方面的能力。

课程教材资源建设是十分重要的。老师们精心编撰的系列教材，精心录制的在线开放课程视频，精心设计的各类题库，精心搜集整理的与课程相关的文献资料，等等，对于学生而言，都是精神大餐之中不可或缺的珍贵元素。在长期的教学实践中，老师们不断更新、完善课程教材资源，并且教授学生获取知识的能力，让学习不只停留于课堂，而是延续到课后，给学生课后的持续思考提供支撑和保障。

"武大通识3.0"运行至今，武汉大学已形成一系列保障机制，鼓励教师更多地投入到通识教育教学中来。学校对通识3.0课程设立了准入准出机制，建设期内每年组织一次课程考核工作，严格把控立项课程的建设质量；对两门基础通识课程实施助教制，每学期遴选培训研究生和青年教师担任助教，辅助大班授课、小班研讨环节的开展；对投身通识教育的教师给予最大支持，在"351人才计划（教学岗位）""教学业绩奖"等评选中专门设定通识教育教师名额，在职称晋升等方面也予以政策倾斜；对课程的课酬实行阶梯制，根据课程等级和教师考核结果发放授课课酬。

武汉大学打造多重通识教育活动，营造全校通识文化氛围。每月举行一期通识教育大讲堂，邀请海内外一流大学从事通识教育顶层设计的领袖性人物、知名教师、知名学者、杰出校友等来校为师生做专题报告；每学期组织一次通识教育研讨会，邀请全校通识课程主讲教师、主要管理人员参加，采取专家讲座与专题讨论相结合的方式，帮助提升教师的通识教育理念；不定期开展博雅沙龙、读书会、午餐会等互动式研讨活动，有针对性地选取主题，邀请专家报告并研讨交流。这些都是珍贵的教学资源，有助于我们多渠道了解通识教育前沿和通识文化真谛，不断提升通识教育的理论素养，进而持续改进通识课程。

武汉大学的校训有一个关键词：弘毅。"弘毅"语出《论语》："士不可以不弘毅，任重而道远。"对于"立德树人"的武大教师，对于"成人成才"的武大学子，对于"博雅弘毅，文明以止"的武大通识教育，皆为"任重而道远"。可以说，我们在通识教育改革道路上所走过的每一步，都将成为"教育强国，文化复兴"强有力的步伐。

"武大通识3.0"开启以来，我们精心筹备、陆续推出"珞珈博雅文库"大型通识教育丛书，涵盖"通识文化""通识教材""通识课堂"和"通识管理"四大系列。其中的"通识教材系列"已经推出"两大导引"，这次又推出核心和一般通识课程教材十余种，以后还将有更多优秀通识教材面世，使在校同学和其他读者"开卷有益"：拓展视野，启迪思想，融通古今，化成天下。

周叶中

前　言

本教材是在武汉大学组织下，参考了近年来国内外营养学教学和教材，对武汉大学12年的"营养学"通识教育经验的总结。营养学是关于食物与健康的科学，而健康是每个人都关注的话题。良好的健康素质是大学生进步的基础，也是其可持续发展的支撑。本教材以大学生的健康需求为导向，力求全面系统、通俗而不失严谨地展现营养学内容。

本教材主要分为三篇，从生活中的膳食营养引入，过渡到营养学基础理论知识，最后介绍了膳食营养与健康的关系。全书共十七章，除了重点介绍膳食营养与健康，也涉及食品安全和运动营养相关内容，期望展现给大学生或对营养有兴趣的社会读者一个更为全面的营养学。本教材中穿插了大量案例、膳食小贴士等，并配有大量的图表，以帮助读者理解教材内容。

本教材在编写的过程中得到了武汉大学、华中科技大学、上海交通大学、湖北省CDC等相关部门及领导的大力支持和帮助；武汉大学的黄文汉、刘曼琪、聂家奇、许颢龄、熊琪宇、赵雨镝、洪秋棉、程蕾等同学做了大量资料搜集、文字整理、表格创建等工作，在此一并感谢。

由于学识水平有限，且营养学研究日新月异、博大精深，我们的理解在深度和广度上还存在一定的不足，恳切希望同道与读者在使用过程中不吝批评，以帮助我们完善下一步的修订。

编　者
2020年12月

目 录

第一篇 生活中的营养学

第一章 绪论 ·· 3
  第一节 营养学及其相关概念 ··· 3
  第二节 营养学的研究内容与方法 ··· 6
  第三节 营养学的历史与展望 ··· 7

第二章 生活中的营养学 ··· 11
  第一节 食物营养价值与饮食搭配 ·· 11
  第二节 我国地方美食与饮食搭配 ·· 25
  第三节 "山珍海味"与饮食搭配 ·· 29
  第四节 养生保健与饮食误区 ·· 36

第三章 食物选择与健康 ··· 49
  第一节 生命周期的营养 ··· 49
  第二节 身体与食物 ··· 52
  第三节 食物的选择 ··· 56
  第四节 营养学的科学性 ··· 61
  附 中国公民健康素养66条 ·· 74

第四章 营养评价 ··· 77
  第一节 膳食营养素参考摄入量 ··· 77
  第二节 膳食结构和膳食指南 ·· 81
  第三节 食物成分表 ··· 90
  第四节 膳食评价与食谱设计 ·· 95
  第五节 营养标签 ·· 111

第五章　神奇的身体 ... 128
- 第一节　概述 ... 128
- 第二节　机体调度——神经内分泌系统 ... 129
- 第三节　机体屏障——免疫系统 ... 133
- 第四节　机体动力——心血管系统 ... 138
- 第五节　物质转化——消化系统 ... 140
- 第六节　机体"排毒"——排泄系统 ... 144
- 第七节　"面子"工程——皮肤管理 ... 148

第二篇　营养学基础

第六章　蛋白质 ... 157
- 第一节　蛋白质基础 ... 157
- 第二节　蛋白质的功能 ... 161
- 第三节　食物蛋白质的消化与吸收 ... 163
- 第四节　食物蛋白质营养学评价 ... 165
- 第五节　蛋白质的需求与食物来源 ... 167

第七章　碳水化合物 ... 172
- 第一节　碳水化合物分类 ... 172
- 第二节　碳水化合物的生理功能 ... 175
- 第三节　碳水化合物的消化 ... 179
- 第四节　血糖生成指数与血糖负荷 ... 181
- 第五节　碳水化合物参考摄入量与食物来源 ... 185

第八章　脂类 ... 188
- 第一节　脂类的结构与功能 ... 189
- 第二节　胆固醇与反式脂肪酸 ... 191
- 第三节　脂肪的消化、存储与利用 ... 196
- 第四节　膳食脂肪需要与膳食来源 ... 198

第九章　能量与体重管理 ... 203
- 第一节　概述 ... 204

| 第二节 | 肥胖 | 209 |
| 第三节 | 体重管理 | 211 |

第十章　维生素 ... 217
| 第一节 | 概述 | 217 |
| 第二节 | 日常膳食中的维生素 | 219 |

第十一章　水与矿物质 ... 236
第一节	水	237
第二节	矿物质	244
第三节	宏量元素	246
第四节	微量元素	253

第十二章　食物中的生物活性物质 ... 263
第一节	概述	263
第二节	植物性生物活性成分	266
第三节	动物性食物活性成分	269

第三篇　营养与健康

第十三章　生命周期与营养需求 ... 275
第一节	备孕与孕期营养	275
第二节	乳母与新生儿营养	285
第三节	婴幼儿与青少年时期的营养	294
第四节	老年与素食者的营养	300
第五节	职业与营养	305

第十四章　疾病与营养 ... 310
第一节	营养缺乏病	310
第二节	消化道疾病与营养	316
第三节	肝胆疾病与营养	322
第四节	肾脏疾病与营养	324
第五节	临床营养	327

第十五章 非传染性慢性疾病的膳食防治 ······ 334
第一节 肥胖与膳食防治 ······ 335
第二节 高血压与膳食防治 ······ 340
第三节 糖尿病与膳食防治 ······ 345
第四节 痛风与膳食防治 ······ 350
第五节 癌症与膳食防治 ······ 357

第十六章 食品安全 ······ 364
第一节 概述 ······ 364
第二节 食品微生物的污染及预防 ······ 366
第三节 食品的腐败变质及预防 ······ 371
第四节 食品的化学性污染及预防 ······ 374
第五节 食品接触材料的污染及预防 ······ 378
第六节 食品添加剂 ······ 385
第七节 转基因食品 ······ 389
第八节 食源性疾病与食物中毒 ······ 392

第十七章 运动营养学 ······ 398
第一节 概述 ······ 398
第二节 运动生理学与代谢 ······ 400
第三节 运动与营养 ······ 405

主要参考文献及网站 ······ 416

第一篇　生活中的营养学

第一章
绪 论

日常生活中，人们很容易把"营养"与"养生"画上等号。中老年人出于对自身健康状况日益衰退的担忧，对"营养"或"养生"的关注度较高；年轻人因正处于生命周期最旺盛的阶段，对"养生"则甚少关注，或即使关注也很少付诸行动。

"营养"是"养生"吗？"营养学"是关于"养生"的学问吗？什么样的人需要营养学呢？本章将从营养学的一些基本概念开始，继而阐述营养学的研究内容、研究方法，以及现代营养学的发展。

☞ **本章主要内容：**

1. 营养学基本概念
2. 营养学研究内容
3. 营养学研究方法
4. 营养学历史与展望

☞ **本章学习目标：**

1. 掌握基本概念
2. 熟悉营养学的研究内容和研究方法

第一节 营养学及其相关概念

营养学是研究机体代谢与食物营养素之间关系的学科，对人体健康、家庭、行业社会，以及相关政策均具有重要影响。因此，对营养学及其相关概念的熟悉有助于更好地理解食物营养与健康和疾病的关系。

营养(nutrition)：机体从外界摄取食物，通过消化、吸收和利用，满足机体组织构建或更新、维持生长发育和各项生理功能的生物学过程。

人体从一个受精卵到身高167.1cm(成年男性平均值，成年女性均值155.8cm)、体重66.2kg(成年男性平均值，成年女性均值57.3kg)的成年人①，其生长发育都需要营养。而成年后，人体各组织器官的细胞也在不断更新，老的细胞死亡，新的细胞产生(如胃细胞生存周期约7天，皮肤细胞约28天，血液红细胞约120天)，即新陈代谢，也需要营养的支持。

营养素(nutrient)：食物中含有的对机体功能和生长发育不可或缺的成分。营养素主要有六大类：碳水化合物(carbohydrate)、蛋白质(protein)、脂肪(lipid)、水(water)、矿物质(mineral)和维生素(vitamin)。关于营养素的详细内容见本书第六章。

营养学(nutrition science)：研究食物与机体之间关系的学科。探索食物中对机体有利的成分以及机体摄取和利用这些成分以维持和促进健康的机制，并由此采取各种措施，以改善人类健康、提高生命质量。营养学主要涉及食物营养、人体营养与公共营养三大领域。

食物中的生物活性成分(bioactive food components)：简称生物活性物质，这类物质虽然不是维持机体生长发育所必需的营养素，但在维护人体健康、调节生理机能和预防疾病方面发挥着重要作用。生物活性物质依据其来源分为两大类——植物来源的生物活性物质和动物来源的生物活性物质。前者有花青素、大豆异黄酮、白藜芦醇、番茄红素、玉米黄素、异硫氰酸盐等；后者有辅酶Q、褪黑素、牛磺酸、左旋肉碱等。

食物(food)：营养素的来源，是人体赖以生存的条件。我国《食品安全法》(2018年修正)第一百五十条对食品的定义："食品，指各种供人食用或者饮用的成品和原料以及按照传统既是食品又是中药材的物品，但是不包括以治疗为目的的物品。"

需要指出的是，食品不仅有生物学上的属性，如维持生长发育等，还具有社会属性。丁香、肉桂、玉竹、白果、鸡内金、麦芽、百合等在我国既是中药材又是食品，即药食两用的食物，但世界上很多国家并未把它们归为食物。此外，文化或宗教背景的不同也影响食物的范畴的定义。

保健食品(health care product)：也称为功能食品(functional food)，是适用于特定人群食用的食品。其具有调节人体功能的作用，但不以治疗疾病为目的。2016年7月1日正式实施的《保健食品注册与备案管理办法》对保健食品的定义："声称具有特定保健功能或者以补充维生素、矿物质为目的的食品，即适宜于特定人群食用，具有调节机体功能，不以治疗疾病为目的，并且对人体不产生任何急性、亚急性或者慢性危害的食品。"

---

① 数据来自2015年发布的《中国居民营养与慢性病状况报告》。

特殊医学用途配方食品(food for special medical purpose，简称特医食品)：特医食品的法律属性依然是食品，是指"为了满足进食受限、消化吸收障碍、代谢紊乱或特定疾病状态人群对营养素或膳食的特殊需要，专门加工配制而成的配方食品。此类产品必须在医生或临床营养师的指导下，单独食用或与其他食品配合食用"，因此此类食品监管最为严格。特医食品主要适用于特殊生理时期人群和特殊病理时期病人。特殊生理时期人群主要包括婴儿、老人和孕妇；特殊病理时期病人包括但不限于烧伤病人、肿瘤患者、外科手术患者、免疫力低下人群等。按照《特殊医学用途配方食品通则》，特医食品分为全营养配方食品、特定全营养配方食品和非全营养配方食品三种。

养生(nurture health)：关于"养生"的说法可以追溯到《黄帝内经》。与我们目前熟悉的"养生"最为贴近的是"中医养生学"，指通过各种方法颐养生命、增强体质、预防疾病，以达到延年益寿的医事活动。

健康(health)：世界卫生组织(WHO)在1948年《宪章》中指出，"健康不仅是没有疾病和虚弱，而且是身体、心理和社会功能的完满状态"。1990年，WHO在原基础上增加了"道德健康"，即健康是身体健康、心理健康、社会适应良好和道德健康四个方面的健全。其中，身体健康是其他三个方面健康的基石，而其他方面的健康会影响身体健康状态。

迄今为止，WHO对"健康"的定义在世界范围内被认可。但值得注意的是，WHO定义的"健康"——"完善状态(state of complete)，无病(absence of disease)"更像是一个目标；实际状况是，"健康"对大众而言是一个谱系(spectrum)，从"完全无病"(白色)到被医学上定义为"疾病"(黑色)，这中间的"灰色"地带一般被称为"亚健康"状态，医学上称之为"亚临床"状态。

以上这些概念会在后续章节中反复出现，以帮助读者理解相关内容。

● 自查：你对"健康"的理解是什么？

测试题

1. 单选题

(1) 下列物质不属于营养素的是_____。

  A. 番茄红素 B. 水 C. 蛋白质 D. 脂肪

(2) WHO关于健康的定义为健康是身体健康、心理健康、社会适应良好和道德健康四个方面的健全。其中，哪一方面的健康是健康的基石？_____

  A. 道德健康 B. 身体健康 C. 心理健康 D. 社会适应良好

2. 判断题

(1) 保健食品，是指适用于特定人群食用的食品，具有调节人体功能的作用，但不以治疗疾病为目的，且对人体不会产生任何急性、亚急性或者是慢性危害。（　　）

第二节　营养学的研究内容与方法

一、营养学的研究内容

营养学主要研究食物与机体的相互作用，以及食物营养成分在人体的分布、运输、消化和吸收，并探索食物营养与人体健康之间的关系。

总体而言，营养学主要解决以下几方面问题：① 机体如何利用食物生长发育、维持正常的生理机能；② 食物在健康与疾病中扮演什么角色；③ 探索通过食物搭配，如何达到营养成分的平衡摄入，从而维持身体的最佳健康状态。

目前，营养学的研究领域主要分为以下三种：

(1) 食物营养(food nutrition)：研究食物的营养组成、功能，以及为了保持食物营养而采取的各种措施。食物营养还包括对食物中活性成分功能的研究(详见第十二章"食物中的生物活性物质")，以及新食品原料的开发和利用等。

(2) 人体营养(human nutrition)：阐明食物与人体之间的相互作用。为了维持健康，人类摄入的食物应该包含数量、种类和比例上适宜的营养素。摄入营养素过多或过少，或摄入的比例失衡，都将对人体健康造成一定的危害。人体营养不仅关注正常生理群体，而且也关注特殊生理人群，如孕妇、乳母、婴幼儿、老年人、素食人群等，以及特殊环境条件下人群，如运动员、锅炉工、潜水员等，还有营养相关疾病和病人的营养需求。

(3) 公共营养(public nutrition)：与人体营养关注个体不同，公共营养关注群体营养状况。公共营养研究人群或社区的营养问题，以及造成这些问题的原因，以便有针对性地提出解决措施。主要包括膳食营养素参考摄入量、膳食结构与膳食指南、营养调查与评价、营养监测、营养教育、食物营养规划与营养改善、社区营养、饮食行为与营养、食物与营养的政策法规等。

二、营养学的研究方法

营养学是一门相对年轻的学科，主要借鉴流行病学、统计学、检验学、实验动物学、生理学、生物化学、免疫学、药理学、细胞生物学、遗传学、肿瘤学、分子生物学等领域的研究方法。按照研究对象的不同，营养学的研究方法分为：

(1) 实验室研究(laboratory experiment)：以细胞、动物(如小鼠)或植物(如豌豆)作为研究对象，给予不同剂量的(营养)物质，观察所产生的效应以及产生效应的原因，来阐明食物与健康(或疾病)之间的内在关系(机制)。

(2) 人群流行病学调查(population epidemiology)：通过观察特定人群的膳食特征与其相应的疾病谱，阐明膳食与疾病之间的关系。根据研究设计分为病例对照研究(case-control)、回顾性队列研究(retrospective cohort)、前瞻性队列研究(prospective cohort)以及随机对照研究(randomized controlled trail，或 intervention study)等。

测试题

多选题

(1) 营养学主要解决以下哪些问题？_____
  A. 机体利用食物生长发育、维持正常的生理机能
  B. 食物在健康与疾病中的角色
  C. 探索通过食物搭配，达到营养成分的平衡摄入，从而维持身体的最佳健康状态
  D. 新食品的开发

(2) 营养学的研究领域主要包括_____。
  A. 食物营养   B. 人体营养   C. 公共营养   D. 动物营养

(3) 按照研究对象的不同，营养学的研究方法分为_____。
  A. 实验室研究   B. 人群流行病学调查
  C. 病例对照研究   D. 回顾性队列研究

第三节　营养学的历史与展望

一、营养学的历史

现代营养学起源于西方。古希腊名医希波克拉底在公元前 400 多年前就认识到饮食营

养对健康的重要性，提出"食物即药"的观点，与我国古代的"药食同源"有异曲同工之妙。

（一）营养学的萌芽和形成期（1875—1945年）

现代营养学的真正开端是1785年法国"化学革命"对化学元素的鉴定和分析，人们由此认识到食物与人体都是由化学元素组成的。1810年，Wollastor发现第一种氨基酸——亮氨酸；1839年，荷兰科学家Mulder首次提出"蛋白质"概念；1886年，德国生理学家Voit建立"氮平衡"学说；1886年，荷兰细菌学家Eijkman发现精制大米导致脚气病，而粗制带麸皮的大米具有治疗作用，并建立了研究脚气病的鸡模型；波兰生物化学家Casimir Funk于1912年把抗脚气病、抗坏血病、抗癞皮病和抗佝偻病的四种物质统称为"生命胺"，1926年他提取出维生素B_1。到1942年，食物中绝大多数的营养素被分离和鉴定出来，到达营养学发展的鼎盛时期。

（二）营养学的发展与成熟期（1945年至今）

第二次世界大战期间，美国政府为防止士兵患营养缺乏病而制定了战时食物配给制度，1943年第一次发布"推荐膳食供给量"。第二次世界大战后，这些调整膳食结构的政策和措施为美国公共营养的发展奠定了基础。1977年，美国发布第一版"美国膳食目标"；1985年，在分子生物学技术和理论向各个学科渗透的基础上，分子营养学概念的提出标志着营养学研究进入分子水平，从微观的角度研究营养与基因之间的相互作用及其对人类健康的影响。1992年，美国发布第三版"膳食指南"与膳食金字塔；1997年，提出"膳食参考摄入量"的概念，同年第十六届国际营养大会明确了"公共营养"的定义，标志着公共营养的发展和成熟。

2005年，吉森宣言和同年第十七届国际营养大学提出了营养学的新定义（new nutrition science），即研究食品体系、食品和饮品及其营养成分与其他组分和它们在生物体系、社会和环境体系之间的相互作用的科学。新营养学强调了营养学不仅是生物学，而且也是社会学和环境科学。其研究范围从食物与人体健康，拓展到社会政治、经济、文化等以及环境与生态系统的变化，对食物供给的影响进而影响人类生存、健康。耶鲁大学公开课"有关食物的心理学、生物学和政治学"，从各个层面，比较全面地论述了食物营养与人类健康之间的关系。

在我国，中医经典著作《黄帝内经·素问》中"五谷为养，五果为助，五畜为益，五菜为充，气味合而服之，以补精益气"，最早提出"膳食平衡"的理念。我国现代营养学始于20世纪初。1928年发布《中国食物的营养价值》，1937年发布《中国民众最低营养需要》，1941年召开全国第一次营养学会议，1945年中国营养学学会（Chinese Nutrition Society）创办《中国营养学杂志》，1952年第一版《食物成分表》出版，1955年提出第一个营养素供给量建议（Recommended Dietary Allowance，RDA），2000年发布第一部《中国居民膳食营养素参考摄入量》（Dietary Reference Intakes，DRIs），并于2013年修订。自1959年我国进行第一次全国性营养调查，截至目前，已经完成了五次全国性的营养调查。我国第一版《中国居民膳食指南》发布于1989年，并于2016年发布了第四版。

二、营养学的展望

（一）营养学基础

一方面，从细胞与分子生物学角度，探索预测和筛查营养相关慢性病的特异性、敏感性生物标志物；另一方面，研究营养基因组学与基因多态性对食物营养代谢的影响，为个性化营养以及群体营养干预策略制定提供理论基础。

（二）营养学与其他学科的交叉融合

随着"新营养学"概念的确立，与其他相关学科交叉融合形成的新学科，如营养经济学、营养政策学、计算营养学、营养管理学等，将会得到快速发展。

（三）植物化学物质

植物化学物对人体健康的影响及其对非传染性慢性疾病的防治作用逐渐成为营养学的研究热点。目前，已经可以对很多植物化学物质进行提取、分离和纯化，但需要进一步阐明这些植物化学物质的低剂量联合效应；探索药食两用、传统中药材的有效成分及其作用机制，为预防和治疗营养相关疾病提供新的靶标。

（四）公共营养策略

继续研究膳食结构、膳食成分与慢性非传染性疾病的关系，结合营养学基础研究，以及人群营养状况，为修订中国居民膳食营养素参考摄入量提供理论依据。

● 自查：你了解目前我国的国民营养计划吗？

❦ 测 试 题

1. 单选题

（1）现代营养学的真正开端是_____。

A. 亮氨酸的发现 B. "蛋白质"概念的提出
C. 法国"化学革命" D. 维生素 B_1 的成功提取

(2) 公共营养发展和成熟的标志事件是_____。
A. 1977 年美国发布第一版"美国膳食目标"
B. 1992 年美国发布第三版"膳食指南"与膳食金字塔
C. 1997 年提出"膳食参考摄入量"的概念
D. 1997 年第十六届国际营养大会明确了"公共营养"的定义

2. 多选题
(1) WHO 指出的健康包括下列哪些方面？_____
A. 身体健康 B. 心理健康
C. 社会适应良好 D. 道德健康

(2) 对于营养学未来的研究领域包括_____。
A. 营养学基础领域研究 B. 营养学与其他学科的交叉融合发展
C. 植物化学物质 D. 公共营养策略

3. 判断题
(1) 保健食品是指适用于特定人群食用的、具有调节人体功能的食品。（　）
(2) 特殊医学用途配方食品是指主要适用于特殊病理时期的病人，包括但不限于烧伤病人、肿瘤患者、外科手术患者、免疫力低下人群等。（　）

本章测试题答案

第一节　1. 单选题 (1) A　(2) B　　2. 判断题 (1) √
第二节　多选题 (1) ABC　(2) ABC　(3) AB
第三节　1. 单选题 (1) C　(2) D　　2. 多选题 (1) ABCD　(2) ABCD
　　　　3. 判断题 (1) ×　(2) √

第二章
生活中的营养学

"吃"是一项生存本能，无需人类刻意学习。但如今，随着科技不断进步，人类预期寿命尤其是健康预期寿命不断刷新，如何吃才能更健康的长寿，是需要我们思考学习的。

目前，被人类视作食物的动、植物种类繁多，而中国人的食谱更为丰富。面对纷繁多样的食物，如何进行选择呢？在品尝食物之前，我们需要知道它们具有什么营养特点，这关乎我们的健康。

☞ **本章主要内容：**

1. 食物的营养价值与饮食搭配
2. 我国地方美食与饮食搭配
3. 世界各地美食与饮食搭配
4. 养生保健与饮食误区

☞ **本章学习目标：**

1. 掌握各类食物的营养价值
2. 掌握一日三餐的搭配原则
3. 评估和完善自身的膳食模式
4. 评估常见美食的营养价值

第一节 食物营养价值与饮食搭配

食物分为两大类：植物性食物和动物性食物。植物性食物包括谷物和薯类、蔬菜水果类，还包括各种菌菇类、海草类。动物性食物不仅包括飞禽走兽等畜禽类，也包括江河湖海里的鱼虾贝类。这些食物除了口味不同，在营养上又各有特点。

一、植物性食物的营养价值

本节主要讲谷物薯类、豆类、蔬菜水果类、坚果类食物的营养特点及其营养价值。

(一) 谷物薯类食物

谷物薯类食物即粮谷类和薯类食物，粮谷类食物包括小麦、稻米、玉米、高粱、小米等，是我国居民膳食能量的主要来源(表2.1)。

表2.1 谷物薯类食物的营养价值

谷物薯类食物	碳水化合物(g)	蛋白质(g)	脂肪(g)	不溶性膳食纤维(g)	钙(mg)	维生素B_1(mg)	维生素B_2(mg)
大米	77.2	7.9	0.9	0.6	8.0	0.15	0.04
黑米	72.2	9.4	2.5	3.9	12.0	0.33	0.13
小米	75.1	9.0	3.1	1.6	41.0	0.33	0.10
小麦(标准粉)	70.9	15.7	2.5	—	31.0	0.46	0.05
荞麦	73.0	9.3	2.3	6.5	47.0	0.28	0.16
燕麦	77.4	10.1	0.2	6.0	58.0	0.46	0.07
玉米面(黄)	78.4	8.4	1.5	—	22.0	0.07	0.04
红薯(甘薯红心)	15.5	0.7	0.2	—	18.0	0.05	0.01
土豆	17.8	2.6	0.2	1.1	7.0	0.10	0.02
芋头	12.7	1.3	0.2	1.0	11.0	0.05	0.02
山药	12.4	1.9	0.2	0.8	16.0	0.05	0.02

注：1. 所有营养素含量均以100g可食用食部表示；
2. "—"表示未检测，理论上食物应存在一定量的该种成分，但实际未测。

一般膳食中有60%~80%的能量来自谷类，谷类的碳水化合物含量达70%~80%，主要为淀粉。谷类的蛋白质含量为8%~12%，占我国居民膳食中蛋白质来源的50%~60%。就必需氨基酸而言，绝大多数谷类蛋白质的赖氨酸、苏氨酸含量较低；玉米的色氨酸含量较低；而小米的色氨酸和蛋氨酸含量较多。一般谷类蛋白质的生物学价值(biologic value,

BV)为60~80，低于动物性食物。谷类中脂肪含量为1%~2%，其中小米和玉米含脂肪量稍高，约为4%，主要为不饱和脂肪酸，营养价值较高。谷类是无机盐及B族维生素的良好来源，无机盐含量为1.5%~3%，含丰富的维生素B_1及烟酸，但玉米中的烟酸为结合型的，不容易为人体所利用；蒸煮玉米时加碱(小苏打)，可以将结合型的烟酸转化成游离型烟酸，从而被人体吸收利用，但大多数水溶性维生素如维生素B_1、维生素B_2、维生素C等在碱性环境中会遭到破坏。谷类不含维生素A、C，谷胚中含有较多的维生素E。

谷物类的谷皮主要由纤维和半纤维构成，在营养学上称之为膳食纤维。除了膳食纤维，一般情况下，谷类含有植酸，能和铁、钙、锌等矿物质结合，形成人体无法吸收的植酸盐，因此，谷物中无机盐的消化吸收率较差。谷皮的下层是糊粉层，含有较多的B族维生素和矿物质，这部分在碾磨加工时容易与谷皮同时被分离而混入糠麸中，谷物的加工精度越高，矿物质和B族维生素的损失也越大，影响其营养价值。因此，为保留米、面中的矿物质和B族维生素，加工精度不宜过高。而米、面的制作方式也影响其营养价值，高温、长时间烹饪时，B族维生素的损失较大；焙烤时，由于还原糖和氨基化合物褐变(美拉德反应)，降低了蛋白质的营养价值。

薯类主要包括土豆、甘薯、芋头、山药等，蛋白质和脂肪含量较低，淀粉含量为8%~29%，富含各种生物活性成分，如酚类、甾醇、皂苷、植酸等，山药还富含多糖。

膳食小贴士

美拉德反应

蒸的馒头和烤的面包，炒的土豆和炸的薯条，你会选哪个？大多数人都会选择后者吧，因为后者不仅"好看"，还有"特殊的风味和香气"。而这种"特殊风味和香气"的产生来自食物在高温下的美拉德反应。

烘面包、烤牛排、煎鸡蛋、炸薯条……在烹饪界，美拉德反应普遍存在。当烹饪温度达到25℃时，美拉德反应即可发生，随着温度的升高，美拉德反应会加快。美拉德反应也称为"褐变反应"，因为温度升高使得食物的颜色呈现褐色，如面包、烤肉表面的棕褐、咖啡色。在加热的过程中，食物中的氨基酸(蛋白质的成分)和还原糖(葡萄糖、蔗糖、果糖、乳糖等)发生聚合、缩合等反应，经过复杂的过程，产生类黑精、中间产物还原酮、挥发性杂环胺化合物等物质，是食品色泽和风味的主要来源。

从营养学的角度看，美拉德反应使得食品中的营养素——氨基酸和糖类有所损失，降低其营养价值；同时，美拉德反应也产生醛类、杂环胺、丙烯酰胺等有害物质，构成食品安全隐患。

(二)豆类食物

豆类食物分为大豆类和杂豆类食物。

大豆类食物主要指黄豆和黑豆，蛋白质含量较高，如黑豆含50%，黄豆含35%~40%，且蛋白质质量较高，是植物性食物中唯一提供优质蛋白的食物，其赖氨酸含量丰富，虽然蛋氨酸含量稍低，但与谷物薯类食物混合食用，可起到蛋白质互补作用，提高蛋白质的利用率。大豆类食物的营养价值见表2.2。

表2.2 大豆类食物的营养价值

大豆类食物	碳水化合物(g)	蛋白质(g)	脂肪(g)	不溶性膳食纤维(g)	钙(mg)	维生素B_1(mg)	维生素B_2(mg)
黑豆	33.6	36.0	15.9	10.2	224.0	0.20	0.33
黄豆	37.3	33.1	15.9	9.0	123.0	0.11	0.22
红豆(赤小豆)	63.4	20.2	0.6	7.7	74.0	0.16	0.11
绿豆(干)	62.0	21.6	0.8	6.4	81.0	0.25	0.11
蚕豆(带皮)	59.9	24.6	1.1	10.9	49.0	0.13	0.23
蚕豆(去皮)	58.9	25.4	1.6	2.5	54.0	0.20	0.20
豇豆(干)	65.6	19.3	1.2	7.1	40.0	0.16	0.08

注：所有营养素含量均以100g可食用部表示。

大豆类脂肪含量可高达20%，且主要为不饱和脂肪酸，如油酸32%~36%，亚油酸52%~57%，亚麻酸2%~10%，及约1.6%磷脂。大豆卵磷脂β位上的不饱和脂肪酸，在卵磷脂胆固醇酰基转移酶作用下，游离胆固醇酯化，使之不易沉积在血管壁或使血管壁上胆固醇经酯化后移入血浆，故大豆卵磷脂有利于防止动脉粥样斑块的发生。

大豆类食物含碳水化合物25%~30%，但可以被人体利用的淀粉含量较少，主要为纤维素和低聚糖，如棉籽糖和水苏糖等，不能被人体消化吸收，在肠道末端可以被厌氧菌发酵产气，故一次食用较多大豆类食物会产生胀气。

大豆类食物的矿物质含量约为4%，但经过加工的豆制品其含量约为2%以下。除了B族维生素，大豆类食物还富含维生素E、胡萝卜素等。大豆类食物制成豆制品可提高蛋白质消化率，例如，整粒熟大豆的蛋白质消化率为65.3%，而豆腐的蛋白质消化率为92%~96%，豆浆为85%。大豆经脱脂后可制成浓缩蛋白、分离蛋白、组织化蛋白及粕粉。大豆还富含生物活性物质，如大豆异黄酮、皂苷、甾醇、大豆低聚糖、磷脂等，在保健和医疗上具有一定的应用。但生的大豆含有胰蛋白酶抑制剂、植物红细胞凝集素、脂肪酶等抗营养因子，必须充分加热使其被破坏后方可食用。

绿豆、赤豆、蚕豆、豌豆、芸豆等属于杂豆类。杂豆类的营养学特点与谷物薯类相似，碳水化合物含量为55%~65%，蛋白质含量较谷类高，为20%~25%，脂肪含量较低，仅为1%左右，矿物质含量约为2%。

(三) 蔬菜水果类食物

新鲜蔬菜与新鲜水果是人体矿物质、维生素和膳食纤维的重要来源。

1. 蔬菜类食物

蔬菜类食物品种繁多，分为叶菜类、根茎类、瓜茄类、鲜豆类、花芽类、菌藻类等。其主要特点是水分含量较高，储藏较为困难；其碳水化合物、蛋白质和脂肪含量很低，提供的能量几乎可以忽略不计；主要提供膳食纤维、矿物质和维生素，也是生物活性物质的主要来源。

叶菜类，如白菜、上海青、苋菜、菠菜、油麦菜等，蛋白质含量较低，为1%~2%；膳食纤维约为1.5%。叶菜类富含类胡萝卜素（维生素A原）、维生素C、维生素B_2等（表2.3）。根茎类，如萝卜、胡萝卜、莴苣、洋葱等，富含类胡萝卜素、硫代葡萄糖苷等。瓜茄类，如辣椒，有丰富的胡萝卜素、抗坏血酸与维生素P。鲜豆类的蛋白质含量能达到4%左右。菌藻类，如蘑菇、香菇、木耳等，富含多糖类物质，能辅助调节机体免疫力。海产植物如海带、紫菜等，富含碘，且海藻多含脂肪酸如DHA。

表2.3　常见蔬菜的营养价值

蔬菜	碳水化合物 (g)	蛋白质 (g)	脂肪 (g)	不溶性膳食纤维 (g)	钙 (mg)	维生素C (mg)	胡萝卜素 (μg)
小白菜（上海青）	2.4	1.4	0.3	—	117.0	64.00	1583.00
菠菜	4.5	2.6	0.3	1.7	66.0	32.00	3590.00
苋菜（红苋）	5.9	2.8	0.4	1.8	178.0	30.00	1490.00
卷心菜（圆白菜）	4.6	1.5	0.2	1.0	49.0	40.00	70.00
西芹	4.8	0.6	0.1	2.2	36.0	4.00	29.00
白萝卜	4.0	0.7	0.1	—	47.0	19.00	Tr
胡萝卜（红）	8.8	1.0	0.2	1.1	32.0	13.00	4130.00
胡萝卜（黄）	10.2	1.4	0.2	1.3	32.0	16.00	4010.00

续表

蔬菜	碳水化合物(g)	蛋白质(g)	脂肪(g)	不溶性膳食纤维(g)	钙(mg)	维生素C(mg)	胡萝卜素(μg)
番茄(西红柿)	3.3	0.9	0.2	—	4.0	14.00	375.00
黄瓜	2.5	0.9	0.2	—	9.0	—	40.00
莴苣	2.8	1.0	0.1	0.6	23.0	4.00	150.00
辣椒(红辣椒)	17.7	4.1	0.4	11.8	29.0	86.00	—

注：1. 所有营养素含量均以100g可食用食部表示；
　　2. "—"表示未检测，理论上食物应存在一定量的该种成分，但实际未测。

烹调方法对蔬菜中富含的水溶性维生素影响较大，如加碱，会破坏维生素C和B族维生素；较长时间的高温，会破坏维生素活性，故一般建议急火快炒，少量的醋有利于保持维生素C的活性。

2. 水果类食物

水果类食物可分为仁果类、核果类、浆果类、柑橘类、瓜果类等食物。新鲜水果的蛋白质和脂肪含量很低，一般不超过1%。但碳水化合物较一般蔬菜高，为6%~28%（表2.4）。随着水果的成熟，其所含的淀粉逐渐转化为可溶性糖，使其甜度增加。水果的甜味取决于其果糖、蔗糖和葡萄糖的含量。仁果，如苹果、梨子，以果糖为主；核果，如桃、李、柑橘等，以蔗糖为主；浆果，如葡萄、草莓等，以葡萄糖和果糖为主。除了丰富的矿物质、维生素和膳食纤维，水果还富含各种有机酸，如柠檬酸、苹果酸、酒石酸、苯甲酸、水杨酸、草酸等，使其呈现出不同程度的酸味。

表2.4 常见水果的营养价值

水果	碳水化合物(g)	蛋白质(g)	脂肪(g)	不溶性膳食纤维(g)	钙(mg)	维生素C(mg)	胡萝卜素(μg)
苹果	13.7	0.4	0.2	1.7	4.0	3.00	50.0
苹果(红富士)	11.7	0.7	0.4	0.9	3.0	2.00	60.00
梨子	13.1	0.3	0.1	2.6	7.0	5.00	20.00
桃子	10.1	0.6	0.1	1.0	6.0	10.00	20.00
樱桃	10.2	1.1	0.2	0.3	11.0	10.00	210.00
草莓	7.1	1.0	0.2	1.1	18.0	47.00	30.00

续表

水果	碳水化合物 (g)	蛋白质 (g)	脂肪 (g)	不溶性膳食纤维 (g)	钙 (mg)	维生素C (mg)	胡萝卜素 (μg)
橘（金橘）	13.7	1.0	0.2	1.4	56.0	35.00	370.00
橙	11.1	0.8	0.2	0.6	20.0	33.00	160.00

注：所有营养素含量均以100g可食用食部表示。

蔬菜和水果均含有多种多样的生物活性成分，而这些成分很多会呈现出不同的颜色，如黄色的胡萝卜素，红色的番茄红素，紫色的花青素，绿色的叶绿素、大蒜素等。水果中的单宁、多酚类物质容易遇氧氧化，会导致食物变色，如苹果切开后不及时食用，其表面会呈现出褐色。

3. 坚果类食物

根据营养特征，坚果一般分类油脂类坚果和淀粉类坚果。常见坚果的营养价值见表2.5。

表2.5 常见坚果的营养价值

坚果	碳水化合物 (g)	蛋白质 (g)	脂肪 (g)	不溶性膳食纤维 (g)	钙 (mg)	维生素C (mg)	胡萝卜素 (μg)
山核桃（干）	26.2	18.0	50.4	7.4	57.0	—	30.00
松子仁	12.2	13.4	70.6	10.0	78.0	—	10.00
西瓜子（炒）	14.2	32.7	44.8	4.5	28.0	Tr	—
腰果（熟）	20.4	24.0	50.9	10.4	19.0	—	49.00
榛子（熟）	25.6	12.5	57.3	12.9	95.0	—	—

注：1. 所有营养素含量均以100g可食用食部表示；
2. "—"表示未检测，理论上食物应存在一定量的该种成分，但实际未测；
3. Tr表示未检出或微量，低于目前应用的检测方法的检出线或未检出。

油脂类坚果包括核桃、松子、杏仁、腰果、榛子、夏威夷果等，富含油脂，最高可达50%以上，但主要为不饱和脂肪酸，富含维生素E，碳水化合物约为20%。

淀粉类坚果主要有板栗、莲子、白果等，碳水化合物可达70%，当食用这些时，应适当减少主食的摄入。

坚果因含有较多脂肪，过多食用易导致肥胖，《中国居民膳食指南》建议大豆和坚果每日食用30~50g。

二、动物性食物的营养价值

(一) 畜禽肉类食物

畜肉是指猪、牛、羊、马等牲畜的肌肉、内脏及其制品,禽肉是指鸡、鸭、鹅等的肌肉、内脏及其制品,其营养价值见表2.6。

表2.6 常见畜禽肉类食物的营养价值

畜禽肉类	碳水化合物(g)	蛋白质(g)	脂肪(g)	不溶性膳食纤维(g)	钙(mg)	维生素C(mg)	胡萝卜素(μg)
猪肉(后肘)	0.0	17.0	28.0	0.0	6.0	Tr	0.00
牛肉	0.5	20.0	8.7	0.0	5.0	Tr	0.00
羊肉	1.6	18.5	6.5	0.0	16.0	Tr	0.00
鸡肉	0.9	20.3	6.7	0.0	13.0	Tr	0.00
鸭肉	0.2	15.5	19.7	0.0	6.0	Tr	0.00
鸽子	1.7	16.5	14.2	0.0	30.0	Tr	0.00
鹌鹑	0.2	20.2	3.1	0.0	48.0	Tr	0.00

注:1. 所有营养素含量均以100g可食用食部表示;
2. Tr表示未检出或微量,低于目前应用的检测方法的检出线或未检出。

畜禽肉类食物主要提供优质蛋白质、脂肪、矿物质和维生素。蛋白质含量一般为10%~20%,其必需氨基酸模式与人体接近,属于优质蛋白。虽然蛋白质含量因动物品种、年龄和部位不同而有差异,一般猪肉平均约为13%,牛肉为20%,鸡肉为20%,鸭肉为16%。畜禽肉类的蛋白质富含赖氨酸,与谷物薯类搭配食用,发挥蛋白质互补作用,提高其利用率。

值得注意的是,动物的内脏,如心、肝、禽胗等,蛋白质含量高;而动物的皮肤和筋腱多为结缔组织,其所含的胶原蛋白和弹性蛋白为非优质蛋白,因缺乏必需氨基酸——色氨酸和蛋氨酸,在人体内的消化吸收利用率较低。

畜禽肉类食物富含肌凝蛋白、肌肽、肌酸、肌酐、嘌呤、游离氨基酸等非蛋白质含氮物质,在烹调的过程中,由于含氮物质的浸出而使肉汤鲜美。一般禽类含氮浸出物高于畜类,成年动物高于幼年动物。

畜禽肉类食物的脂肪含量也因其品种、年龄、部位以及肥瘦程度而不同,如猪里脊为

7.9%，瘦牛肉为2.3%。畜肉中猪的脂肪含量最高，其次为羊肉、牛肉和兔肉。禽类中鸭和鹅脂肪含量较高，其次为鸡、鸽子。畜类所含的脂肪以饱和脂肪酸为主，而畜类内脏的胆固醇含量较高，如每100g组织中，猪脑2571mg，猪肝288mg，猪肾354mg，因此膳食中不宜过多食用。禽类所含脂肪较少，约20%为亚油酸，熔点较低，易于消化，是老人和幼儿较好的选择。整体而言，动物脂肪所含的必需脂肪酸低于植物油脂，营养价值低于植物油脂；而禽类脂肪营养价值高于畜类脂肪。

畜禽肉类中的碳水化合物以糖原的形式存在，在动物屠宰后即分解，基本无法被人体利用。畜禽肉类矿物质含量为0.8%～1.2%，主要分布在瘦肉中。畜禽肉类、肝脏和血液富含铁，且以卟啉铁的形式存在，容易被机体吸收，是铁的良好食物来源。动物肾脏中硒含量较高，也提供其他矿物质，如钾、钙、钠、镁、磷等。畜禽肉类提供丰富的B族维生素和维生素A。

畜禽肉类由于其味道鲜美，加工方式也多样，如腌制、卤制、熏烤、油炸等。腌制食品中亚硝酸盐含量较高，而亚硝酸盐是致癌物亚硝酰胺的前体物质；长时间卤制食物会损失大量维生素；熏烤、油炸等会增加食物中多环芳烃类、杂环胺类物质含量，这些物质具有致癌性。食用这些加工类型的食物时应控制摄入量，尽量使用新鲜的畜禽肉类。

(二) 水产类食物

水产类食物包括鱼类、甲壳类和软体类食物。鱼类食物又分海鱼和河鱼，海水鱼还分深海鱼和浅海鱼两类。营养价值见表2.7。

表2.7 常见鱼类食物的营养价值

鱼类食物	碳水化合物（g）	蛋白质（g）	脂肪（g）	不溶性膳食纤维（g）	钙（mg）	维生素C（mg）	胡萝卜素（μg）
鲫鱼	3.8	17.1	2.7	0.0	79.0	Tr	0.00
黄鳝	1.2	18.0	1.4	0.0	42.0	Tr	0.00
泥鳅	1.7	17.9	2.0	0.0	299.0	Tr	0.00

注：1. 所有营养素含量均以100g可食用食部表示；
2. Tr表示未检出或微量，低于目前应用的检测方法的检出线或未检出。

鱼类虽然品种、年龄、肥瘦和季节的不同而有所差异，但一般蛋白质含量为15%～25%，其必需氨基酸模式与人类相似，营养价值高，生物价为85～90，属于优质蛋白。且鱼类肌肉的纤维细短，间质组织少，水分含量高，鱼肉柔软细嫩，容易消化吸收。除蛋白质，鱼类还富含其他含氮物质，如游离氨基酸、肽类、胺类、嘌呤等化合物，故鱼汤滋味鲜美。而鱼皮、鱼鳞、软骨等富含胶原蛋白和黏蛋白，煮沸后呈凝胶状，是"鱼皮冻"的主要物质。软体类的蛋白质含量约为15%，且酪氨酸和色氨酸含量丰富。

鱼类的脂肪含量较低，一般为1%~10%，不同种类间差别较大，如鳕鱼为0.5%，而河鳗为10.8%。但鱼类脂肪多为不饱和脂肪酸（80%），熔点低，消化吸收率可以达到95%。一些深海鱼类脂肪含有 EPA（二十碳五烯酸）和 DHA（二十二碳六烯酸）具有调节血脂的作用。鱼类胆固醇含量不高，一般约为110mg/100g，但鱼籽胆固醇含量较高，如鲳鱼籽胆固醇含量约为1070mg/110g。虾蟹和软体类脂肪含量较低，一般为1%~2%。

鱼类的碳水化合物也以糖原形式存在，一般为1.5%，但草鱼、青鱼、鲢鱼、鲈鱼这些日常生活中常见的鱼类不含碳水化合物；而海蜇、螺蛳、牡蛎等碳水化合物约为6%。鱼类还含有粘多糖类，如硫酸软骨素、硫酸乙酰肝素、硫酸角质素等。

鱼类的矿物质含量为1%~2%，鱼类钙含量较畜禽肉类高，河虾钙含量可达325mg/100g，是良好的钙来源。锌、铁、硒含量也较丰富，如生蚝中锌含量为71.2mg/100g，有些海鱼还富含碘。

鱼类肝脏是维生素 A、D 和 B_2 的良好来源，维生素 B_1、烟酸、维生素 E 含量也较高，但几乎不含维生素 C。一些鱼类有硫胺素酶，当生鱼存放或生食，能分解破坏维生素 B_1。

水产类动物含有丰富的呈味物质，如游离氨基酸、核苷酸等，故肉质鲜美。但鱼类和畜禽肉类食物不同，其所含的水分和蛋白质较多，结缔组织较少，更容易腐败变质，因此，一定要新鲜食用。有些水产类动物容易感染肺吸虫和肝吸虫，在烹调加工时，应注意烧熟煮透。此外，青皮红肉鱼类，如鲐鱼、金枪鱼等，体内含有较多的组织胺，体质过敏者吃后会引起过敏反应，如皮肤潮红、头晕、头痛，有时出现哮喘或荨麻疹等。

（三）乳类食物

乳类食物包括牛乳、羊乳、马乳等。乳类食物营养成分全面，组成比例合适，易于消化吸收，能满足婴幼儿生长发育的需要，也是其他人群的良好食品。

乳类食物水分含量为85%~90%，牛乳蛋白质为2.8%~3.3%，其中酪蛋白为79.6%，乳清蛋白为11.5%，乳球蛋白为3.3%，乳球蛋白与机体的免疫机能有关。羊乳蛋白质约为1.5%，人乳1.3%。乳类食物蛋白质的生物价约为85，消化吸收率约为90%，属于优质蛋白。

牛乳脂肪含量为2.8%~4.0%，胆固醇约为13mg/100g，易于消化吸收。乳中碳水化合物主要是乳糖，含量为3.4%~7.4%，人乳含量最高，其次为羊乳、牛乳。绝大多数亚洲人缺乏乳糖酶，不能利用乳糖，从而发生腹泻称乳糖不耐症（lactose intolerance）。乳类的矿物质含量丰富，其中钙含量约为104mg/100g，是钙的良好来源，但含铁量很少，属贫铁食品，喂养婴幼儿时需注意铁的补充。乳类的维生素含量与饲料和季节有关，一般维生素 B_2 和维生素 A 含量较多，维生素 D 含量不高。常见乳品类食物营养价值见表2.8。

表2.8 常见乳品类食物的营养价值

乳类食物	碳水化合物（g）	蛋白质（g）	脂肪（g）	不溶性膳食纤维（g）	钙（mg）	维生素C（mg）
人乳	7.4	1.3	3.4	0.0	30.0	5.00
牛乳(低脂)	4.8	3.5	1.5	0.0	111.0	Tr
牛乳(全脂)	4.9	3.3	3.6	0.0	107.0	Tr
羊乳	5.4	1.5	3.5	0.0	82.0	—
驼乳	6.5	3.7	3.5	0.0	50.0	—

注：1. 所有营养素含量均以100g可食用食部表示；
2. "—"表示未检测，理论上食物应存在一定量的该种成分，但实际未测；
3. Tr表示未检出或微量，低于目前应用的检测方法的检出线或未检出。

乳制品：以乳类为原料，经过浓缩、发酵等工艺制成的产品，例如乳粉、酸乳、炼乳等。

酸乳：是消毒鲜奶接种乳酸杆菌，并使其在控制条件下发酵而成。发酵后的酸乳，游离氨基酸和肽类增加，更容易消化吸收，且乳糖转化为乳酸，是乳糖不耐的人群的良好选择。发酵后，酸乳的叶酸和胆碱含量增加，且酸乳的酸度有利于维生素的活性保持。

(四) 蛋类食物

蛋类食物主要包括鸡蛋、鸭蛋、鹅蛋、鸽蛋、鹌鹑蛋等，其营养价值见表2.9。

表2.9 常见蛋类食物的营养价值

蛋类食物	碳水化合物（g）	蛋白质（g）	脂肪（g）	不溶性膳食纤维（g）	钙（mg）	维生素C（mg）
鸡蛋(食部87%)	2.4	13.1	8.6	0.0	56.0	Tr
鸭蛋(食部87%)	3.1	12.6	13.0	0.0	62.0	Tr
鹌鹑蛋(食部86%)	2.1	12.8	11.1	0.0	47.0	Tr
鹅蛋(食部87%)	2.8	11.1	15.6	0.0	34.0	Tr

注：1. 所有营养素含量均以100g可食用食部表示；
2. "—"表示未检测，理论上食物应存在一定量的该种成分，但实际未测。

在日常生活中，鸡蛋的食用最为普遍。鸡蛋的蛋白质含量一般为12%，以卵白蛋白和卵黄磷蛋白为主，其氨基酸的组成与人体组织的蛋白质最为接近，营养价值高，属于优质蛋白质。鸡蛋蛋白生物价约为94，常作为参考蛋白以评价其他食物中蛋白质的营养价值。鸡蛋蛋白中赖氨酸和蛋氨酸含量均高，与谷类和豆类混合食用，可以起到蛋白质互补作用，以弥补谷类赖氨酸和豆类蛋氨酸的不足。蛋类蛋白质富含半胱氨酸，如过度加热，会使半胱氨酸分解产生硫化氢，与蛋黄中的铁结合形成黑色硫化物，因此茶叶蛋蛋黄表面会呈现出青黑色。

蛋类脂肪含量为9%~15%，98%分布在蛋黄，并与蛋白质结合。蛋类胆固醇含量较高，如鸡蛋为585mg/100g，鹅蛋黄为1696mg/100，若仅仅食用鸡蛋黄，则胆固醇含量为1510mg/100g。2016年《中国居民膳食指南》取消了对胆固醇摄入量的限制。现有证据表明，适量摄入鸡蛋并不增加心血管疾病的发病风险。

蛋类的碳水化合物含量较少，主要与蛋白质结合。而丰富的矿物质和维生素主要分布在蛋黄内，是矿物质和多种维生素的重要来源之一，但其含量受动物品种、季节和饲料的影响。矿物质为1%~1.5%；钙、磷、铁、锌、硒含量丰富。蛋中铁元素因和蛋黄中的卵磷脂蛋白结合而吸收利用率较低（约为3%）；维生素主要有A、D、E、B_2等。

生鸡蛋很容易受沙门氏菌的污染，而且生蛋清中含有抗生物素蛋白和抗胰蛋白酶，前者在肠道影响生物素的吸收，后者妨碍蛋白质的消化吸收，故不建议生食蛋清。

本节介绍的各类食物，有些富含碳水化合物，如谷物薯类食物；有些提供优质蛋白质，如畜禽肉类、水产类、乳类和蛋类食物；有些提供丰富的矿物质和维生素，如蔬菜水果类食物。但人体的生长发育和健康维持需要摄入均衡搭配的各种营养素来共同作用，没有哪一种食物可以完全满足这一需求。如果长期摄入单一食物，容易造成特定营养素的过量或不足。例如，营养成分最为全面的乳类，其铁、维生素C和D含量很低，即使是6月龄以下的婴儿，其肝脏中铁储备丰富，也需要额外补充维生素D。所以，合理的食物搭配对健康极为重要。

三、三餐饮食搭配

在介绍食物搭配之前，我们需要了解身体对营养素的需要。

首先，蛋白质不仅是构成机体组织和器官的重要成分，还参与构成各类重要激素、酶类，所以能够提供优质蛋白质的食物（如畜禽肉类、水产品类、乳类、蛋类、大豆类等食物）在我们的日常膳食中不可或缺，每日最好摄入上述食物中的一类或多类。其次，身体需要能量才能运行，碳水化合物是最经济的能量来源，谷物薯类、杂豆类食物富含碳水化合物，板栗、莲子等以淀粉为主的坚果类食物中含量丰富。矿物质和维生素虽然不直接提供能量,却是机体能量代谢中各种酶类的辅助因子,因此蔬菜水果类食物在一日餐盘中也必不可少,而且蔬菜水果类食物还能提供丰富的膳食纤维和生物活性物质,如类胡萝卜素、番茄红素、花青素、异黄酮等。脂肪和胆固醇也在机体中发挥重要作用,如胆固醇是合成性激素的材料。但是中国居民营养状况调查显示,我国儿童、青少年和成人的超重、肥胖率在快速增长,因此需要控制脂肪的摄入,其所提供的能量不超过每日总能摄入的30%(快速发育的婴幼儿和儿童这一比例约为40%),且饱和脂肪酸与不饱和脂肪酸比例适当,约为1:2。

(一)早餐:能量快捷补充

早晨,肠胃刚刚苏醒,一天的工作或学习即将开始,此时需要能够较快提供能量的食物,而富含碳水化合物的主食,如馒头、面条、米粉等,容易消化吸收,是不错的选择。蛋类和乳类不仅提供优质蛋白质,而且方便、快捷,是上班一族的最佳选择。而餐后水果可以补充膳食纤维、矿物质和维生素,如果早餐没有水果,也可以在午餐和晚餐中弥补。

(二)午餐:简单但不贫乏

你一定听说过,"早餐吃得像皇帝,午餐吃得像平民,晚餐吃得像乞丐"。中国营养学会也推荐,一日三餐的能量摄入比例应为3:4:3,即中餐最多,早餐和晚餐较少。

但绝大多数人面对的现实是早上赶时间,中午在办公室凑合,只有晚上家人团聚才会享用一日中的盛宴。既然现实无法改变,那我们需要记住"主食+优质蛋白质+蔬菜或水果"的搭配原则,这样,在选择食物时就有了目标。即使午餐因为各种原因无法满足此组合,那么晚餐中应该补充相应的食物。比如,若早餐以及午餐缺乏蔬菜水果,那么晚餐就应该多摄入这一类食物。

(三)晚餐:丰盛但不过度

晚餐的食物种类选择和午餐相似,能量摄入需要稍低于午餐,但对此不能机械看待,需要考虑就餐时间和睡眠时间。一般胃排空需要3~4小时,如果你属于晚睡一族,晚餐的量就不必减少。同时,超重、肥胖的产生并非由于晚餐供能过量,而是累积的日膳食总能量过量,所以不要小看"每日多一口"的威力。

四、外出就餐的饮食搭配

如今,外出就餐或点外卖已成为常态化就餐方式,从营养学和食品安全的角度出发,在外就餐有哪些方面需要注意的呢？

首先，餐厅或外卖的菜单提供蔬菜种类少，且大多经过油焖或过油（炸）等手段以保持蔬菜的色香味，这样的烹调方式导致蔬菜维生素损失较大，油脂含量较高。在营养学上，多数外卖或餐厅菜品的最大特点就是高蛋白、高脂肪、高热量。所以，外出就餐或点外卖的频次需要控制，且在其他餐次中应注意补充富含水溶性维生素的食物，如各类水果。在食品安全方面，夏秋季由于气温高，容易发生微生物污染引起的食品安全事件（食物中毒）。所以，要注意选择具有资质、卫生状况良好的餐厅；同时，外卖的配送时间不能太长，以免微生物过多滋生等。

> **膳食小贴士**
>
> **野味真的比养殖动物更营养、更好吃吗？**
>
> 野味，源自古时的狩猎传统，由于当时生产资料落后，古人食野果、鸟兽之肉，饮自然之水。可是，与现代养殖动物相比，野味真的更好吃、更养生吗？
>
> 其实，绝大部分野味（野生动物）并不好吃。首先，有膻、腥、臭味；其次，毛多、骨头多，可食用部位少，难处理；最后，脂肪少、肉质柴。这些缺点主要由野生动物的生存和生长环境所决定。
>
> 动物养殖的目的之一，就是提供人类食用，只有肉质丰腴香嫩的动物才被人选中饲养。而野生动物为了生存，肌肉多、脂肪少、肉质紧而柴；同时，为了掩盖其不良气味，烹饪时需要加入大量香料。所谓口味好，多半是主观的感受。物以稀为贵，食用野味通常代价不菲。
>
> 就营养价值而言，一般野生动物整体蛋白质含量更高，脂肪含量较低，并无其他营养上的优势。为了保证美味，人们一般采用重油、重盐、重香料的烹饪手法进行制作，故而营养性价比太低。
>
> 2020年2月24日，全国人大常委会表决通过了《全国人大常委会关于全面禁止非法野生动物交易、革除滥食野生动物陋习、切实保障人民群众生命健康安全的决定》，在《野生动物保护法》的基础上，确立了全面禁食野生动物的制度。规定不仅包括在野外生活的野外动物，人工饲养、人工繁殖的陆生野生动物也不得食用，从源头上防范和控制重大公共卫生安全风险。
>
> 在野生植物方面，云南贵州的野生菌菇最为有名，但云贵两省也是我国每年因食用野生菌菇而导致食物中毒案例最高的省份。普通消费者还是不要轻易冒险，野生有毒菌菇引起的食物中毒没有特效药，且死亡率很高。

- 自查：你每周/月外出就餐(或餐食外卖)的频率是怎样的？

测试题

单选题

(1)谷物薯类食物的主要营养价值是_____。
    A．提供丰富的碳水化合物   B．提供丰富的蛋白质
    C．提供丰富的脂肪   D．提供丰富的生物活性物质

(2)下列哪种食物是铁的最佳食物来源？_____
    A．水果   B．蔬菜   C．动物肝脏   D．豆制品

(3)下列哪种食物富含优质蛋白？_____
    A．水果   B．蔬菜   C．大豆   D．精制米面

(4)钙的最佳食物来源是_____。
    A．菠菜   B．虾皮   C．芝麻酱   D．牛奶

第二节　我国地方美食与饮食搭配

中国是具有上下五千年饮食文化的美食大国，地方美食品种繁多，既有传统的八大菜系，也有通过互联网传播的网红美食。得益于发达的物流与交通，我们可以随时随地吃到全国各地的特色美食。本书选择几类有代表性的美食，分析其营养特点，作为饮食选择时的参考。

一、谷物类美食及搭配

食物的营养价值分析显示，谷物薯类食物最大的营养特色是含有丰富的碳水化合物。以米面类为原料的美食很多，其中享有盛誉的包括山西刀削面、兰州拉面、武汉热干面、云南过桥米线，还有山东煎饼、安徽腊八粥等。碳水化合物可以较快地提供能量，所以这些食物可以作为早餐的选择。此外，"驴打滚"、汤圆、荷叶糍粑、粽子、糯米鸡等主要原料是糯米，也提供以淀粉为主的碳水化合物。

选择这类食物时，要注意添加富含优质蛋白质类的食物，如鸡蛋、大豆制品、畜禽肉类、水产类等，以及富含膳食纤维、维生素和矿物质的蔬菜水果类食物，以满足身体对均

衡营养的需要。

精制的米面食物，由于口感细腻而广受欢迎，但也因为加工精度高，容易消化吸收，食用后血糖上升较快，其血糖指数较高，糖尿病病人和肥胖者在选择时要慎重。

二、畜禽肉类美食及搭配

对肉类食物的喜爱是全人类的共同特点，由此发展出烧、烤、腌、熏、焖、卤等各种各样的肉食制作方法。在我国享有盛誉的有新疆烤羊肉、北京烤鸭、江南东坡肉、南京盐水鸭、哈尔滨红肠等。主要原料是各种畜禽肉类，主要营养特点是富含优质蛋白质，且脂肪含量较高，食用时需要与谷物薯类食物配合食用，并注意补充蔬菜水果。

这类食物的烹制方式影响其营养价值，如高温会灭活维生素，尤其是水溶性维生素；熏烤产生的美拉德反应使蛋白质、碳水化合物更难以被人体吸收利用；而且熏烤肉类产生苯并芘及腌制肉类产生亚硝酸盐对人体有害。所以，喜欢这类美食的人群一定要注意蔬菜水果的补充，且日常生活中，这类食物的食用频率也不宜过高。

三、馅类美食及搭配

带馅的美食多种多样，除了传统的饺子、包子，如天津狗不理、南京小笼包以外，还有各种馅饼，如湖北的锅盔、西安的肉夹馍以及各色甜咸粽子等。馅类美食营养比较全面，如皮料的米面富含碳水化合物。而馅料若是畜禽肉类、鱼类、虾仁、鸡蛋等，可提供优质蛋白质；若是蔬菜馅，则提供丰富的膳食纤维、矿物质和维生素；若是荤素兼备，则其营养就更丰富了。当然，由于馅料的量有限，各类营养素无法满足一日的需求，但无疑是一种很好的早餐选择。

四、粥饭类美食及搭配

腊八粥是我国传统节日美食，主要配料有大米、花生、绿豆、红豆、莲子、红枣、桂圆、山药等，既有谷物薯类食物（大米、山药）、杂豆类食物（红豆、绿豆）、坚果类食物（花生、莲子），也有水果类食物（红枣、桂圆）。看似营养很全面，但大米、绿豆、红豆、莲子、山药主要提供以淀粉为主的碳水化合物；红枣和桂圆属于水果干制品，也主要提供以双糖为主的碳水化合物；花生虽然是油脂类坚果，但总量不大，优质蛋白的含量不高。因此，腊八粥的营养特色是碳水化合物丰富，作为主食较为合适。

广式粥点，如皮蛋瘦肉粥、鱼片粥、鸡肉粥、海鲜粥、各类蔬菜粥等，通过不同食材的搭配，可以满足人们对主食、优质蛋白质，甚至蔬菜的需要。当然，其中蔬菜的用量显得不足，膳食中需要额外增加蔬菜、水果的供给。

炒饭类食物和广式粥点类似，可以把畜禽肉类、水产类、蛋类、大豆制品类，甚至蔬菜类食材通过炒制混合起来。和粥不同的是，炒饭中添加的这些食材数量不大，且炒制过程需要大量的油脂。因此，经常以炒饭作为主食的人群需要控制其他食物中油脂的摄入，并应额外增加蔬菜、水果的食用量。

五、自助类美食及搭配

重庆火锅不仅风靡全国，还享誉海外。因其具备一定的自助性质，一顿即可以品尝到不同风味、丰富多样的食材，以及根据个人口味而选择的蘸料，所以外出就餐时，较多人选择火锅。对火锅食材的理性选择，可以让你既满足口腹之欲，又顾及健康。

火锅食材的选择多样，如畜禽肉类、水产类、豆制品、蛋类（鹌鹑蛋）以及蔬菜类食物，还有粉丝、土豆、山药等淀粉含量丰富的食物。从前面所学内容可以知道，平衡的营养需要选择碳水化合物丰富的主食、富含优质蛋白的食物以及蔬菜。对于火锅，还应了解锅底和味碟，市售火锅底料的包装上有食物配料表和营养标签。除了辣椒、花椒、陈皮、草果、茴香、八角等香辛调料外，其主要成分为油脂，如牛油、猪油。此外还应注意的是火锅口味较重，咸辣十足，在外就餐时，食用者很难分辨食材本身的味道，这种情况下也就难以辨识食材的新鲜度。

火锅经过反复的熬煮，畜禽肉类、水产类食物会释放出大量的嘌呤，因此痛风病人、高尿酸血症者要避免火锅。

除了火锅，目前也有很多自助餐厅提供多种多样的菜品供消费者选择，自助餐的好处是食物多样化，营养更为均衡，但可能不知不觉摄入能量超标。所以，对体重控制有要求的人群需要注意食用量的把控。同时，要警惕一些自助餐厅，如海鲜自助、沙拉自助、甜品自助等，虽然种类多样，但食物的本质相似，并没有增加食物的多样性，需要补充其他类别的食物，以达到营养均衡的目的。

六、烘焙糕点类美食

烘焙糕点类美食如月饼、水果蛋糕、巧克力慕斯、葡式蛋挞、马卡龙、提拉米苏等，虽然名字花样翻新，但万变不离其宗，主要原料有三样——精制米面类、油脂类、糖类；主要营养成分是碳水化合物和脂肪。这类食物严重缺乏膳食纤维和维生素，有少量蛋白质，但质量较差。一般作为零食来辅助正餐较好，而不能主次颠倒。表 2.10 列出了一款牛奶饼干的配料，你有何感想？

表 2.10　牛奶饼干的营养成分

配料（360g）	黄油 30g	糖粉 60g	鸡蛋1个（约50g）	低筋面粉 150g	玉米淀粉 30g	奶粉 40g
营养成分(每100g)	能量 1566 kJ	蛋白质 2.7g	脂肪 11.7g	碳水化合物 62.9g	钠 5.7mg	

饼干的配料表显示，360g 原料中有 30g 黄油（脂肪），60g 白砂糖（属于纯能量物质）；营养成分显示，100g 的饼干提供 1566kJ，即 374.5kcal 的热量，其中蛋白质 2.7g，相当于 100mL 牛奶所提供的蛋白质。但脂肪 11.7g，相当于近 400mL 的牛奶所提供的脂肪。与普通的馒头（碳水化合物约为 47%）、炒饭（碳水化合物约为 32%）、炒米（碳水化合物约为 80%）相比，该饼干的碳水化合物仅为 62.9%，似乎不算很高，但该饼干至少 1/3 的碳水化合物为纯能量物质——白砂糖，属于需要限制的添加（游离）糖类。

膳食小贴士

美味与营养——鱼与熊掌如何兼得？

美味与营养能兼得吗？当然可以。营养有客观指标，是否全面、是否均衡比较容易判定。但美味是主观的。虽然大众口味有趋同的一面，但也存在个性化偏好。比如"家乡的滋味"。可见，美味不仅与我们的味蕾有关，也与我们的认知和习惯有关。反复品尝一种新的食物，慢慢就会习惯它的味道从而爱上它。如北方人移居到南方，会慢慢喜欢上南方的美食，反之亦然。所以，如果你的膳食模式存在不合理的地方，在营养均衡的考量下，应尝试新的食物，给它时间去征服你的味蕾，你会慢慢习惯并爱上它。

我们偏爱口味更重的食物，这与我国家庭烹饪中大量使用香辛料有关。但享受食物的本质是品尝"食物本身"的味道。举个简单的例子，在小龙虾风靡的季节，清蒸小龙虾的价格比油焖大虾更高，原因是只有真正新鲜的小龙虾才能用"清蒸"这种烹调方式。

对于你非常喜爱但是营养明显不均衡的食物，要注意控制食用频率或食用量。毕竟，只有保持健康长寿，才能更长久地享用你喜爱的美食。

● 自查：你最喜欢的美食营养价值如何？

测试题

判断题

(1) 选择谷薯类食物时，食物加工精度越高，越容易消化，所以精米面适合作为糖尿病人和肥胖者的能量来源。（ ）

(2) 对肉类进行熏制、腌制是为了延长食物的保质期，这种制作方式中不会产生任何有害物质。（ ）

(3) 火锅经过反复熬煮，畜禽肉类、水产类食物会释放出大量的嘌呤，因此痛风病人、高尿酸血症者最好避免吃火锅。（ ）

第三节　"山珍海味"与饮食搭配

到底什么是"山珍海味"？它们真的更有营养吗？其实"山珍海味"迄今也没有明确的定义，它并不指某一种特定的食物，而是泛指美味珍馐，其最大的特点是稀缺性，由于稀少，所以珍贵。在这个层面上，中国的美食海参、鱼翅、燕窝和冬虫夏草等，以及其他国家的美食鹅肝、松露和鲟鱼籽酱等，都具有这个特点。

一、中国珍味：营养价值与饮食搭配

(一) 海参

在中国的传统饮食中，海参被当做高档食物，是滋补佳品。即使是现代，仍有许多人把海参当做高级营养品。营养学分析显示，每100g海参(干)含蛋白质50.2g、脂肪4.8g、碳水化合物4.5g。矿物质和维生素含量没有特殊之处。水发后，海参的各类营养素含量大幅下降。海参确实是低脂肪高蛋白的食物，但海参的蛋白质属于胶原蛋白，缺乏色氨酸，所以质量不高，其营养价值不如鸡蛋。海参所具有的为普通消费者所熟知的保健功能，如抗氧化、调节免疫力、抗肿瘤等，但基本都是基于细胞或动物实验，而缺乏针对人群调查的证据。海参价格的高昂是因为其养殖困难而导致的稀缺性。鲍鱼和鱼翅在营养价值上与海参类似。

（二）燕窝

燕窝是指雨燕目雨燕科的部分雨燕和金丝燕属的几种金丝燕所分泌出来的唾液，再混合其他物质所筑成的巢穴。

干燕窝的主要营养成分为蛋白质57.9%、脂肪0.2%、碳水化合物21.7%；与海参相似，其矿物质与维生素含量无特别突出之处。而蛋白质也属于胶原蛋白，质量较低。从蛋白质的角度考虑，其营养价值不如鸡蛋。

燕窝富含唾液酸（sialic acid），即N-乙酰基神经氨酸，占燕窝干重的3%~15%。动物实验显示，N-乙酰基神经氨酸与大脑和神经发育有关，补充唾液酸可以提高动物的学习能力。但是，人体自身可以合成唾液酸，不需依靠燕窝提供。

（三）冬虫夏草

冬虫夏草在中药词典中被称为"中药之王"，现实生活中，大众也视之为名贵的滋补品。其实，冬虫夏草是蝙蝠蛾幼虫被虫草菌感染后形成的一种虫和真菌的复合体。迄今为止，其滋补作用的证据尚不充分，且研究人员检测发现，虫草中重金属砷含量超标。2016年原国家食品药品监督管理总局下发《总局关于停止冬虫夏草用于保健食品的通知》（食药监食监三〔2016〕21号），停止冬虫夏草用于保健品的试点工作。

二、世界珍味：营养价值与饮食搭配

对稀缺物质的向往不区分国界，对于珍稀美食的追求更是如此。世界级的名贵食材莫过于鹅肝、松露、鱼子酱了。

（一）鹅肝

生产鹅肝所选用的鹅都是专门挑选的品种，如法国顶级朗德鹅。在鹅出生后的12周内，饲养员会逐日增加鹅的食量，12周后，每只鹅每日被强制喂食12kg左右的玉米和谷物等混合物，它们的胃被完全撑满。还未消化完上一顿食物，又被喂食下一顿，这种状况会持续几周。这样，一副比正常鹅肝肿大6~10倍的"脂肪肝"就被制造成功了。常见的鹅肝其实就是活鹅体内的"脂肪肝"，由于制作过程非常残忍，也被称为世界最残忍美食之一。

普通鹅肝的脂肪含量仅为5%，而肥鹅肝脂肪含量为50%以上，且不饱和脂肪酸含量高，口感好，易被消化吸收。法国鹅肝，如史特拉斯堡鹅肝、朗德鹅肝、图卢兹鹅肝，由于品种好，售价昂贵，每斤高达300欧元。但从营养价值上看，这显然是一个性价比很低的选择。

(二) 松露

松露是一种真菌，与蘑菇、木耳同属菌藻类。但不同于蘑菇、木耳，迄今为止，松露仍然无法成功进行人工培养，故其价格居高不下。因为松露具有强烈气味，常被用做配料，发挥其提味功能，极少直接食用，基本起点缀的作用，其营养价值可以忽略。

(三) 鱼子酱

鱼子酱特指鲟鱼卵的腌制品，又被称为"黑色黄金"。鱼子酱的昂贵来自两个方面：第一，鲟鱼是淡水冷水鱼，对生长环境要求很高，所需饲料质量要求高。一条鲟鱼达到性成熟且产卵符合鱼子酱生产标准的时间为 7~8 年，即养殖成本极高。第二，决定鲟鱼卵化身为美味鱼子酱的重要因素是加工工艺。鱼子酱的加工程序烦琐复杂，且为保证鲜度，需要在短时间内完成，熟练的鱼子酱加工大师也很稀缺。

就营养价值而言，鱼子酱的蛋白质含量为 24.6%，脂肪为 17.9%，且主要为不饱和脂肪酸，富含各种矿物质、B 族维生素和脂溶性维生素。但显然，通过鱼子酱获得这些营养素的代价不低。本质上，鱼子酱的昂贵还是因为其稀缺性。鱼子酱虽然是西方的奢华美食，但中国是鲟鱼子酱的出口大国。

三、美食之国

中国饮食文化源远流长，中国菜系作为世界三大菜系之一，在世界美食中具有独特的地位。此外，其他一些国家的美食也广受美食爱好者的关注。下面着重介绍法国、意大利、日本这几个美食之国的饮食。

(一) 法国

作为世界三大烹饪王国之一的法国，善于吃，也精于吃，法国人在美食美酒上的研究，除了中国，世界上其他国家很难超越。经典的法餐通常由前菜、主菜和甜点(entrée，plat，dessert)三道构成。套餐有时可以三选二，"前菜"加"主菜"，或者"主菜"加"甜点"。不过更加考究的法餐厅则往往具有更庞大的菜式，在三道菜的基础上还包括垫席菜、奶酪等。越是高级的餐厅，菜单会越完善，有些米其林餐厅的菜式可达 7 道之多。

佐餐酒最基本的准则是：红酒配红肉，白酒配白肉(红肉是指牛肉、猪肉、羊肉，白肉是指禽类及海鲜类)。这是经典的搭配，一般不会出错。当然，也可以有更多的创新，例如，口味较重的鸭肉也可以搭配红酒，配对了酒，会让味觉得到极致绽放。下面是一些经典的法菜：

鹅肝：一般搭配甜白葡萄酒。像葡萄酒一样，鹅肝也有分级，如一级的鹅肝酱、高级的整鹅肝等。因为脂肪含量高，比较容易腻，搭配酸性水果可以使口感不那么沉闷。

蜗牛：做法很多，但一般焗着吃，通常搭配黄油或奶油，也可以搭配蒜末、芹菜末，口感与螺肉相似。

生蚝：最简单朴实的吃法是生吃，挤一点柠檬汁，再喝一口冰凉的白葡萄酒，沁人心脾。在营养学上，生蚝是最好的膳食锌来源。

牛排：分全生（blue rare）——未经烹饪的生牛肉，一般只在一些特殊的菜式中存在，如法国鞑靼牛排（steak tartare）、埃塞俄比亚的基福特等；一分熟（rare）——煎烤时只烤肉的表面，几乎是带血的牛肉；三分熟（medium rare）——牛排的表层和底层呈现出浅褐色，但牛排内部有明显的血水；五分熟（medium）——上下两层烤熟，中间约50%的肉质为生肉，有肉汁及少量血水；七分熟（medium well）——牛排的绝大部分是熟透的，只有中间一道缝呈现红色，有肉汁，但几乎没有血水；全熟（well done）——牛排外部深褐色，内部浅褐色，几乎没有肉汁。牛排之所以要分不同的熟度，与牛排的部位有关，餐桌上常见的牛排有西冷、菲力、T骨牛排等，这些不同部位的牛排肉质不同，想要达到最佳的口感，需要不同的熟度。但从食品安全的角度看，七分或全熟的牛排能在获得牛排美味的同时最大限度地避免寄生虫感染。

无论哪种熟度的牛排，只食用牛肉都很容易腻，一般会加些奶酪碎、味道比较强烈的芥末等，再搭配蔬菜色拉和土豆泥。

甜点：除了马卡龙，法国还有熔岩巧克力、焦糖布丁、巧克力慕斯、提拉米苏、拿破仑（千层酥）、欧培拉（糕点）、泡芙等。

上述经典的法菜，其营养特点是丰富的优质蛋白质（蜗牛、牛排、奶酪等）、大量的碳水化合物（土豆泥、甜点）和脂肪（鹅肝、蜗牛、牛排、奶酪、奶油），而缺少蔬菜。法餐中的蔬菜基本起点缀作用。此外，如果选择生吃生蚝或五分熟以下的牛排，要确保原材料的安全，否则容易引起寄生虫感染。

（二）意大利

无论是英国的Yougov、美国的CNN、华纳的Uproxx、英国背包客读物出版商Rough Guides，还是南非美食网站world chefs tour、旅行网站A World to Travel等，意大利菜均名列榜首，可见意大利菜式的魅力。

意大利位于地中海，以其丰富的艺术财富闻名于世。画家达·芬奇、雕塑家米开朗基罗、建筑师拉斐尔、小提琴大师帕格尼尼，以及男高音歌唱家帕瓦罗蒂，都来自这里。意大利有精美的面食、奶酪、火腿、冰激凌、葡萄酒、咖啡等，其美食口味多样、变化复杂。

传统的意大利式正餐一般有四道菜式：头盘一般是鲜肉薄片、沙拉、奶酪等开胃菜；第一道主菜一般是各种汤、意大利粉或饭，但分量较少；第二道主菜主要是海鲜或肉类的菜式，如大虾、牛排、鸡胸肉等；最后是甜品。

下面介绍一些经典的意大利菜：

披萨：即意大利薄饼，是将多种馅料，如猪肉、火腿、黄瓜、洋葱、西红柿等添加到面胚上烘烙而成。那不勒斯披萨最为有名，面胚上面撒满西红柿、马苏里拉奶酪，淋上初榨橄榄油。虽然简单，但面团必须是特定面粉手工制作，西红柿必须是那不勒斯附近的小镇圣马尔扎诺苏尔萨诺种植的，奶酪为意大利地中海水牛奶酪，且必须在中燃木烤箱中烘烤而成。

意大利粉（面）：分为线状、颗粒状、中空状、空心花式状四类，用面粉加鸡蛋、番茄、菠菜或其他辅料加工而成，呈现出白、黄、红、绿等诸多颜色。意大利粉很有嚼劲。

意大利生火腿：用盐腌过的猪腿，再风干熟制而成。吃时切成薄片，看起来像生肉，但吃起来口感柔韧。最有代表性的是闻名世界的帕尔玛火腿，以及圣丹尼火腿。

熟火腿：本质上也是经过熟成的产品，即将修整好的生猪后腿放入混合调味料、香料的盐水中泡制 3~14 天不等，捞出来后再煮熟。吃时也是切成薄片。

米兰萨拉米：是用牛肉做成的香肠，切开可以看见砖红色牛肉中均匀地分布着如米粒般的白色脂肪。

冰激凌：冰激凌是意大利人的发明。意大利冰激凌分为：意式冰激凌（gelato）、雪芭（sorbetto）和乳酪（yogurt）。意式冰激凌 gelato 不同于美式的 ice cream，gelato 的乳脂含量较低，一般不超过 6%，而美式冰激凌的乳脂含量平均约为 15%。相比美式冰激凌的厚重滑腻，gelato 的口感更顺滑、清爽。gelato 在制作的过程中搅拌速度较慢，打入的空气较少，质地更密实，口感更细腻。gelato 在制作过程中一般会加入葡萄糖浆、大量新鲜果汁等，其含糖量一般为 16%~24%，较美式冰激凌高。

意大利的美食不仅有富含碳水化合物的面食，富含优质蛋白的各种鱼类、肉类、火腿，更有橄榄油、葡萄酒这些以植物为原料的美食，且食物制作中也使用多种植物类调料，蔬菜水果的摄入也较多，整体的膳食结构较为平衡。地中海膳食模式常年居美国 CNN 的榜首，而该膳食模式是指希腊、西班牙、意大利等处于地中海沿岸的南欧各地的饮食模式。

（三）日本

日本四面环海，其独特的自然环境带来的优势是，在日本可以品尝到 300 种以上的海鱼；每年日本人均吃鱼约 70 公斤，是世界平均值的 5 倍。但劣势也很明显，日本畜牧业曾经在很长一段时期内不发达，因此，在相当长时期内肉类供应不足。最近几十年，肉类，尤其是牛肉，逐渐成为日本人饮食结构的重要组成部分，神户牛肉，又名和牛、雪花牛肉，是日本最有名的牛肉。

日本饮食文化的最大特色是"生"和"鲜"。日本人的观念里，新鲜的食物营养丰富，蕴含着旺盛的生命力，任何生物的最佳食用期是它的新鲜期。所以，日本人喜欢将食物生吃，不仅是各种蔬菜，还生吃鸡蛋、鱼、肉等。

因为重视食材的原味，日本人在日常食物烹饪中，油腻和辛辣的调味品用得非常少。因此，日本料理特色是：清淡、不油腻、精致、营养，并且重视觉、味觉与器皿的搭配。

传统的日式早餐主要包括米饭、纳豆、味噌汤、海苔、酸梅、鱼、豆腐、日式海藻类沙拉等。日本人的饮食一般也分为主食和副食，主食主要是大米，副食主要是鱼等。日本人很喜欢豆类食物，纳豆在日本人眼中是可以搭配一切食物的。日本人的早餐一般是鸡蛋＋米饭＋烤鱼/火腿肠＋蔬菜与水果＋咸菜＋酱汤，与中国人的早餐相比，食材丰富很多。

日本人的午餐很简单，中午吃饭时间约1小时，故多为快餐，如拉面（面条、火腿/鸡蛋、豆芽），咖喱饭（米饭、牛肉/鸡肉、葱头、土豆、胡萝卜、咖喱汁），盒饭（米饭、鱼/肉、生菜和水果、少许咸菜、青豆、调味品）。

与中国相似，日本人的晚餐相对丰盛，包括米饭、豆腐、天妇罗、海虾1~2尾、生蔬菜、啤酒/清酒、餐后水果、酸奶、茶。

与中国人的饮食相比，日本人的日常饮食有以下几个特点：

（1）分餐制，既保证卫生，且每一份饭中都包括了各种食物，使营养搭配更均衡，也便于掌控自身食物和能量的摄取；

（2）牛奶的摄入量较高，保证钙的需要；

（3）日本料理食物种类多，但量少，总体营养比较均衡。

日本的传统食物寿司和刺身，以及其他日常饮食，均以清淡著称。

日本有名的和牛，肉中带有丰富的大理石斑纹脂肪，瘦肉与脂肪红白相间好像肉上结了霜一样，因此又称霜降牛肉或雪花牛肉。依据脂肪的分布、脂肪的颜色以及肉的颜色，对和牛进行分级，最高等级为A5级，价格非常昂贵。

众所周知，日本人的预期寿命和健康预期寿命一直排在世界第一、第二名，其膳食模式功不可没。日本在世界发达国家中肥胖率最低，2013年联合国粮农组织报告显示，日本人的肥胖率只有4.5%。另一份研究报告指出，日本男性的平均BMI（Body Mass Index，体质指数）为23.3，女性则是21.7。与之相对应，我国作为发展中国家，2015年《中国居民营养与慢性病状况报告》显示，18岁及以上成年人超重率30.1%，肥胖率11.9%。

（4）日本注重餐桌礼仪。良好的餐桌礼仪可能也是日本人较瘦的原因之一。传统的日本料理,偏爱以小巧精致的碗碟做容器,食物的分量都很少。

四、旅途饮食的安全与营养

旅行期间,大部分人限于环境、时间和财务预算,很难达到合理饮食,尤其是蔬菜水果摄入不足。在行李中放一瓶膳食补充剂,如多维片,就能很好地弥补维生素和矿物质的不足。而在旅途中由于无法预料的原因不能及时进餐时,袋装饼干、干脆面、火腿肠等方便食品可以为你快速补充能量。在餐饮选择上,为了饮食安全,应尽量选择正规饭店。如果你特别喜欢打卡各地的网红美食,行李中需要携带口服补液盐(腹泻时用)、盐酸小檗碱片(腹泻时用)、乳酶生片或酵母片(促消化)、吗丁啉(促进胃肠蠕动)等药物,以备不时之需。

> **膳食小贴士**
>
> **价格与价值——谈谈食品营养经济学**
>
> 英国美食纪录片《世界上最昂贵的食物》中介绍了6000多英镑一斤的鱼子酱、5000英镑一杯的白兰地,以及其他诸多贵价的食材。
>
> 对普通人而言,达到食物(营养)满足健康,甚至美味的需求,其成本是可以估算出来的。如提供同样重量的蛋白质,鸡肉(24g/100g,9元/斤)要比牛肉(20g/100g,60元/斤)甚至是鸡蛋(12g/100g,6元/斤)的性价比更高。此外,衡量食物性价比的另一个标准是营养密度。营养密度是指特定的能量下(如100kcal)食物中某种营养素的量,即该食物中某种特定营养素的丰富程度。如我国某品牌的普通全脂牛奶其钙的营养密度为0.35,而提供同样能量的酸奶,其钙营养密度为0.24;从经济学角度考量(表2.6),提供同样重量的钙(100mg),普通全脂牛奶(100mg 1.2元)价格是相应酸奶(90mg 1.8元)约一半(60%)。
>
> **牛乳和酸乳的钙营养密度**
>
> | | 能量(kJ) | 蛋白质(g) | 脂肪(g) | 碳水化合物(g) | 钙(mg) | 钙营养密度(mg/kJ) | 价格(元/100mL) |
> |---|---|---|---|---|---|---|---|
> | 全脂牛奶 | 284.0 | 3.2 | 4.0 | 4.8 | 100.0 | 0.35 | 1.20 |
> | 酸奶 | 377.0 | 2.7 | 3.2 | 12.5 | 90.0 | 0.24 | 1.80 |

- 自查：请画出你的美食地图。

测试题

单选题

(1) 在营养价值上，锌最好的食物来源是_____。
  A. 生蚝 B. 鹅肝 C. 蜗牛 D. 松露

(2) 从食品安全角度看，牛排到达几分熟时，在获得牛排美味的同时，最大限度地避免寄生虫感染？_____
  A. 一分熟 B. 三分熟 C. 五分熟 D. 七分熟或全熟

(3) 鲟鱼鱼籽酱中的脂肪主要是哪类？_____
  A. 不饱和脂肪酸 B. 饱和脂肪酸 C. 甘油 D. 胆固醇

(4) 下列哪一项不属于日本人的日常饮食特点？_____
  A. 分餐制，既保证卫生，且每一份饭中都包括了各种食物，使营养搭配更均衡也便于掌控自身食物和能量的摄取。
  B. 牛奶的摄入量较高，保证钙的需要。
  C. 注重餐桌礼仪。
  D. 日本料理食物种类多、分量大，能满足一整天劳动工作的能量需求。

第四节　养生保健与饮食误区

养生在我国有着悠久的历史和广泛的群众基础，现代意义上的养生是指根据人类生命规律而主动进行的物质和精神的养护活动。古代的食疗，即现代的保健食品是通过调节身体，达到预防疾病，提高生命质量的目的。

一、保健食品

我国《保健食品注册和备案管理办法》(2016年7月1日实施)规定，保健食品，是指声称具有特定保健功能或以补充维生素、矿物质为目的的食品。保健品的产品属性是食品，适用于特定人群食用，具有调节身体功能，但不以治疗疾病为目的，且对人体不产生任何急性、亚急性或慢性危害的食品。保健食品不是药品，不能代替药物治疗疾病。

保健食品上市必须取得行政许可，目前由国家市场监督管理总局颁发。《保健食品注册与备案管理办法》规定了保健食品有备案和注册两种批准形式，备案形式简单，注册相对复杂。除营养补充剂类之外，宣称具有保健功能的产品需要进行注册，且注册的功能要在国家规定的范围之内，这类保健食品又称功能性保健食品。

保健食品是食品，首先要保证食用安全。2012 年，食药监总局发布关于设立冬虫夏草用于保健食品试点的通告。2016 年，食药监总局对冬虫夏草、冬虫夏草粉及纯粉片产品的监测检验发现其总砷含量超过了《食品安全国家标准 保健食品》(GB 16740—2014)规定的保健食品中总砷的限量值(1mg/kg)，长期食用冬虫夏草、冬虫夏草粉及纯粉片等产品，会造成砷的过量摄入，并可能在人体内蓄积，存在较高健康风险。因此，2016 年 3 月 4 日，原国家食品药品监督管理局总局网站下发《总局关于停止冬虫夏草用于保健食品试点工作的通知》。

2003 年我国实施的《保健食品检验与评审技术规范》包括 27 项保健食品功能。2018 年 7 月 4 日，我国卫健委发布《关于宣布失效第三批委文件的决定》，其中两部涉及保健食品《保健食品检验与评价技术规范》和《卫健委关于印发保健食品良好生产规范审查方法与评价准则的通知》。2019 年 3 月，国家市场监管总局征求调整保健食品保健功能意见的公告，调整后的保健功能范围将缩窄，仅剩下 18 种，即 12 个"有助于"、2 个"缓解"、1 个"辅助"；而"耐缺氧""清咽润喉""改善缺铁性贫血"未做调整。

(1) 12 个"有助于"：有助于增强免疫力、有助于抗氧化、有助于促进骨骼健康、有助于润肠通便、有助于调节肠道菌群、有助于消化、有助于调节体脂、有助于改善黄褐斑、有助于改善痤疮、有助于改善皮肤水分状况、有助于改善记忆、有助于改善睡眠。

(2) 2 个"缓解"：缓解体力疲劳、缓解视觉疲劳。

(3) 1 个"辅助"：辅助保护胃黏膜。

(4) 拟取消：美容(改善皮肤油分)/改善皮肤油分、促进生长发育/改善生长发育、促进泌乳。

(5) 有待于进一步研究论证的保健功能：辅助降血压、辅助降血糖、辅助降血脂、对化学性肝损伤有辅助保护功能、对辐射危害有辅助保护作用、促进排铅等。

(6) "有助于"：表示该保健功能只能起到促进作用；"辅助"：表示该保健功能应该和别的药物或干预措施共同使用才有效。而与老龄群体最常见的"三高"(高血压、高血糖、高血脂)打擦边球的"辅助降血压""辅助降血糖""辅助降血脂"等 3 项保健功能将有待进一步研究。

保健食品原料的种类相对丰富，常见的有植物类、动物类、真菌类、益生菌类、生物活性物质类，但是产品申报的保健功能过于集中，主要是增强免疫力、缓解体力疲劳。其中,"增强免疫力"这一项保健功能注册的保健食品就有3040个,未来这种现象会有所改善,且"增强免疫力"将退出历史舞台,以后使用时须强调"有助于"三个字。"增强免疫力"的评价方法沿用的是2003年原卫生部发布的《保健食品检验与评价技术规范》(已失效),评价方法仅为细胞和小动物水平实验,结果要求不高,容易达到检测目标。

> **健康小贴士**
>
> **如何辨别保健食品的真伪?**
>
> 我国保健食品的监管依据为《中华人民共和国食品安全法》和《保健食品注册和备案管理办法》,保健食品的选购要认准产品包装上的保健食品标志(蓝帽子)和保健食品批准文号。
>
> 合格的保健食品有"蓝帽子",其下方有"保健食品"四个字,"保健食品"下面是标准文号;国产保健食品的批准文号为"卫食健字"或"国食健字",如果是进口保健食品,则在文号中再多一个"进"字。保健食品包装上不得含有"安全""无毒副作用""无依赖"等承诺,也不得含有"最新科技""最高科学""最先进制法"等绝对化用语。
>
> 应到正规的商场、超市、药店等经营单位购买保健食品,保健产品的注册信息可以在国家市场监督管理总局网站(http://www.samr.gov.cn/tssps/)查询。切不可抱着"花钱买健康"的想法,将保健食品当成药品购买。如果遇到保健食品以"超纲"的保健功能进行销售,或对所购买的保健食品质量有质疑,可以向当地市场监督管理部门举报(电话12315)。

二、有机食品

有机食品(organic food)是指根据有机农业生存规范进行生产加工,并经过独立的认证机构认证的农产品及其加工产品。有机食品在生产过程中遵循自然规律和生态学原理,不采用基因工程,不使用化学合成的农药、化肥、生长调节剂、饲料添加剂等物质。这种生产方式具有环境友好、发展可持续性,但同时也具有产量低和成本高的特点。而且由于产量低,占用的农田更多,在某种程度上,并不比普通食品更环保。有研究指出,现有证据并不支持有机食品比普通食品更有营养,也没有足够的证据表明有机食品比传统食品更美味。但在农药和重金属残留上,有机食品确实比传统食品更低,但传统食品的农药残留和重金属也是符合安全标准的。

美国环境工作组(environmental working group,EWG)每年抽查市场上的农产品,并评估其农药残留情况。2019 年榜单显示，农药残留最高的蔬菜水果分别是草莓、菠菜、羽衣甘蓝、油桃、苹果、桃子、樱桃、梨、番茄、西芹等，残留量较低为牛油果、甜玉米、菠萝、甜豆等，可以在选择农产品时参考该榜单。

有机食品没有全球统一的标准。美国、欧盟、日本的有机认证可以互认，中国的有机认证则是一套独立的系统，分为有机食品、绿色食品、无公害食品和普通食品。无公害食品是指限量、限品种、限时间地使用人工合成的安全的化学农药、化肥和生长调节剂、饲料添加剂等物质。绿色食品介于无公害食品和有机食品之间，分为 A 级和 AA 级两种，其中 A 级接近无公害食品，而 AA 级接近有机食品。图 2.1 所示为这几种食品的认证标志。

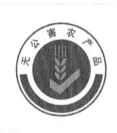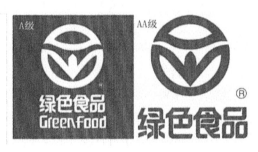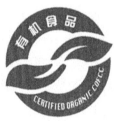

图 2.1　食品认证标志

但需要注意的是，比起食物是否有机，日常饮食中营养素的足量摄入和比例平衡对健康更重要。

三、药食两用食品

药食两用又称"药食同源"，药食同源思想在我国文化中源远流长，药食两用食品是指按照传统既是食品又是中药材的物质。

我国古代人民很早就有把百合、山药、玫瑰、山楂、白芷、小茴香、白扁豆等既做食品又做药品的习惯。1982 年《中华人民共和国食品卫生法（试行）》规定了 61 种中药材是药食同源食品，1991 年、1998 年又分别增加了 8 种、7 种。2002 年，为规范保健食品原料的管理，原卫生部印发《既是食品又是药品的物品名单》《可用于保健食品的物品清单》和《保健食品禁用物品名单》（卫法监发〔2002〕51 号），药食两用物品共 87 种。见表 2.11。

表 2.11 药食两用物品、保健食品清单

种类	名 称	文件
药食同源物品	丁香、八角茴香、刀豆、小茴香、小蓟、山药、山楂、马齿苋、乌梢蛇、乌梅、木瓜、火麻仁、代代花、玉竹、甘草、白芷、白果、白扁豆、白扁豆花、龙眼肉(桂圆)、决明子、百合、肉豆蔻、肉桂、余甘子、佛手、杏仁(甜、苦)、沙棘、牡蛎、芡实、花椒、赤小豆、阿胶、鸡内金、麦芽、昆布、枣(大枣、酸枣、黑枣)、罗汉果、郁李仁、金银花、青果、鱼腥草、姜(生姜、干姜)、枳椇子、枸杞子、栀子、砂仁、胖大海、茯苓、香橼、香薷、桃仁、桑叶、桑葚、橘红、橘梗、益智仁、荷叶、莱菔子、莲子、高良姜、淡竹叶、淡豆豉、菊花、菊苣、黄芥子、黄精、紫苏、紫苏籽、葛根、黑芝麻、黑胡椒、槐米、槐花、蒲公英、蜂蜜、榧子、酸枣仁、鲜白茅根、鲜芦根、蝮蛇、橘皮、薄荷、薏苡仁、薤白、覆盆子、藿香	卫法监发〔2002〕51号
可用于保健食品的物品	人参、人参叶、人参果、三七、土茯苓、大蓟、女贞子、山茱萸、川牛膝、川贝母、川芎、马鹿胎、马鹿茸、马鹿骨、丹参、五加皮、五味子、升麻、天门冬、天麻、太子参、巴戟天、木香、木贼、牛蒡子、牛蒡根、车前子、车前草、北沙参、平贝母、玄参、生地黄、生何首乌、白及、白术、白芍、白豆蔻、石决明、石斛(需提供可使用证明)、地骨皮、当归、竹茹、红花、红景天、西洋参、吴茱萸、怀牛膝、杜仲、杜仲叶、沙苑子、牡丹皮、芦荟、苍术、补骨脂、诃子、赤芍、远志、麦门冬、龟甲、佩兰、侧柏叶、制大黄、制何首乌、刺五加、刺玫果、泽兰、泽泻、玫瑰花、玫瑰茄、知母、罗布麻、苦丁茶、金荞麦、金樱子、青皮、厚朴、厚朴花、姜黄、枳壳、枳实、柏子仁、珍珠、绞股蓝、葫芦巴、茜草、荜茇、韭菜子、首乌藤、香附、骨碎补、党参、桑白皮、桑枝、浙贝母、益母草、积雪草、淫羊藿、菟丝子、野菊花、银杏叶、黄芪、湖北贝母、番泻叶、蛤蚧、越橘、槐实、蒲黄、蒺藜、蜂胶、酸角、墨旱莲、熟大黄、熟地黄、鳖甲	卫法监发〔2002〕51号
保健食品禁用物品	八角莲、八里麻、千金子、土青木香、山莨菪、川乌、广防己、马桑叶、马钱子、六角莲、天仙子、巴豆、水银、长春花、甘遂、生天南星、生半夏、生白附子、生狼毒、白降丹、石蒜、关木通、农吉痢、夹竹桃、朱砂、米壳(罂粟壳)、红升丹、红豆杉、红茴香、红粉、羊角拗、羊踯躅、丽江山慈姑、京大戟、昆明山海棠、河豚、闹羊花、青娘虫、鱼藤、洋地黄、洋金花、牵牛子、砒石(白砒、红砒、砒霜)、草乌、香加皮(杠柳皮)、骆驼蓬、鬼臼、莽草、铁棒槌、铃兰、雪上一枝蒿、黄花夹竹桃、斑蝥、硫黄、雄黄、雷公藤、颠茄、藜芦、蟾酥	卫法监发〔2002〕51号

续表

种类	名　　称	文件
香辛料和调味品	菖蒲(根茎)、洋葱(鳞茎)、大葱(植株)、小葱(叶)、韭葱(叶、鳞茎)、蒜(鳞茎)、高良姜(根、茎)、豆蔻(果实、种子)、香豆蔻(果实、种子)、草果(果实)、砂仁(果实)、莳萝/土茴香(果实、叶)、圆叶当归(果、嫩枝、根)、细叶芹(叶)、芹菜(植株)、辣根(根)、龙蒿(叶、花序)、杨桃(果实)、黑芥籽(种子)、刺山柑(花蕾)、辣椒(果实)、葛缕子(果实)、桂皮/肉桂(树皮)、阴香(树皮)、大清桂(树皮)、芫荽(种子、叶)、藏红花(柱头)、枯茗(果实)、姜黄(根、茎)、香茅(叶)、枫茅(叶)、小豆蔻(果实)、阿魏(根、茎)、小茴香(果实、梗、叶)、甘草(根)、八角(果实)、刺柏(果实)、山柰(根、茎)、木姜子(果实)、月桂(叶)、杜松(未成熟果实)、薄荷(叶、嫩芽)、椒样薄荷(叶、嫩芽)、留兰香(叶、嫩芽)、调料九里香(叶)、肉豆蔻(假种皮、种仁)、甜罗勒(叶、嫩芽)、甘牛至(叶、花序)、牛至(叶、花)、欧芹(叶、种子)、多香果(果实、叶)、荜拨(果实)、黑胡椒/白胡椒(果实)、石榴(干鲜种子)、迷迭香(叶、嫩芽)、胡椒/芝麻(种子)、白欧芥(种子)、丁香(花蕾)、罗晃子(果实)、蒙百里香(嫩芽、叶)、百里香(嫩芽、叶)、香椿(嫩芽)、香旱芹(果实)、葫芦巴(果实)、香荚兰(果荚)、花椒(果实)、姜(根、茎)	卫法监发〔2002〕51号

2020年1月6日，卫健委官网发布《关于当归等6种新增按照传统既是食品又是中药材的物质公告》(2019年第8号)和《关于对党参等9种物质开展按照传统既是食品又是中药材的物质管理试点工作的通知》，当归、山柰、西红花、草果、姜黄和荜茇等6种物质纳入药食两用名单，并对党参、肉苁蓉、铁皮石斛、西洋参、黄芪、灵芝、山茱萸、天麻和杜仲叶等9种物质开展药食两用物质的生存经营试点工作。截至目前，我国药食两用物品共93种。

《中华人民共和国药典》(2020年版)收载了当归、山柰、西红花、草果、姜黄和荜茇。我国传统将当归、山柰、西红花、草果、姜黄和荜茇作为香辛料和调味品食用，且列入《香辛料和调味品名称》(GB/T 12729.1)，在食药物质目录中所列的基源植物和食用部分与中国药典记载的一致。

四、新食品原料(原"新资源食品")

我国2007年12月1日实施《新资源食品管理办法》规定了新资源食品的定义并公布了相应的新资源食品。新资源食品是指在我国新研制、新发现、新引进的无传统食用习惯的物品，符合食品基本要求，对人体无害的食品。2013年10月1日，《新资源食品管理办

第二章　生活中的营养学

法》废止,《新食品原料安全性审查管理办法》(以下简称《办法》)实施,以"新食品原料"取代"新资源食品",二者在内涵外延上相同。《办法》规定,新食品原料应当具有食品原料的特性,符合应当有的营养要求,且无毒、无害,对人体健康不造成任何急性、亚急性、慢性或者其他潜在性危害。这类在我国无传统食用习惯的物品种类包括:① 动物、植物和微生物;② 从动物、植物、微生物中分离的成分;③ 因采用新工艺导致原有成分或结构发生改变的食品成分;④ 其他新研制的食品原料。《办法》规定,新食品原料应当经过国家卫健委安全性审查后,方可用于食品生产经营。因此,经过国家卫健委(原卫生计生委)安全性审查并公告了的新食品原料是安全的。

2008年以来,我国原卫生部、原卫生计生委以公告、批复、复函形式同意作为新食品原料的物品共100多种,如玛咖粉、辣木叶、低聚木糖、透明质酸、雪莲培养物、人参(人工种植)、蛹虫草、枇杷叶、雨生红球藻、奇亚籽、湖北海棠叶、西兰花种子水提物、β-羟基-β-甲基丁酸钙等,该名单仍在持续增加中①。

五、常见饮食误区

民以食为天,饮食是维持人体健康的根本。因此,食品营养、食品安全牵动每个人的心。以下介绍几类常见的饮食误区。

(一)"纯天然""零添加"

由于瘦肉精、苏丹红、三聚氰胺等一系列食品安全事件,很多人宁愿花高价钱买"纯天然""零添加"食品,以杜绝食品中的添加剂。

那么,"纯天然""零添加"食品就一定安全吗?如四季豆是纯天然的,但如果烹调不彻底,其中的植物凝集素没有彻底灭活,容易引起食品中毒问题;又如在我国云贵地区,因食用纯天然的毒蘑菇而造成的食品安全事故年年发生,且由于没有针对性的解毒药,死亡率很高。看来"纯天然"食品不一定安全。再来看看"零添加"食品。

日常生活中食用的烹调油——植物油脂,如果没有添加抗氧化剂,一个夏季过去就会产生哈喇味。因为植物油脂中不饱和脂肪酸含量高,而含有的不饱和键越多(如多不饱和脂肪酸),在空气中越不稳定,越容易被氧化而变质。

深受广大吃货喜爱的糕点、甜品,以及肉类加工食品,因其营养丰富,也是细菌的最爱,如果没有防腐剂,细菌会大量滋生,产生毒素,从而导致食物中毒。

有些食品,自身不需要防腐剂,比如高糖的蜂蜜、蜜饯;水分含量很低的干面条、饼

---

① http://www.nhc.gov.cn/sps/pztq/201612/712553a5f7554e0e9ec1dfdbcc91e99a.shtml?from=singlemessage

干，以及pH值较低的酸菜、泡菜等，细菌很难在其中生存，是不需要添加防腐剂的。但是，不添加防腐剂，并不意味着不含其他食品添加剂，比如挂面，常常添加食品添加剂碳酸氢钠，即小苏打。

随着现代食品加工业的发展，想找到"零添加"的加工食品并不容易。加工食品丰富的色、香、味，以及口感、嚼劲，都需要食品添加剂来帮忙。面包需要添加膨松剂，冰激凌及各类饮料需要添加酸味调节剂、色素，酸奶需要添加增稠剂，火腿肠需要添加亚硝酸盐等。事实上，食品添加剂的使用并非自古就有、必须存在，而是根据市场需求即广大消费者的偏好选择所决定的。

世界各国对食品添加剂都有着严格的管理，每种食品添加剂都有其适用的添加范围和添加剂量，需要经过严格的毒理学评价。迄今所发生的因食品中添加了有害成分而造成的食品安全事件，那些有害成分都不属于食品添加剂。所以，与其琢磨"零添加""纯天然"，不如保持每日膳食均衡，开开心心地享受食品，因为食品添加剂在规定的使用范围和使用剂量下对健康是没有危害的。

(二) 猪蹄、凤爪可美容

婴儿的皮肤吹弹可破，老人的皮肤沟沟壑壑，究其原因，是婴儿的皮肤富含胶原蛋白。通过补充胶原蛋白达到美容的目的，是许多爱美人士的选择。

营养学上，胶原蛋白因为缺乏必需氨基酸——色氨酸，属于不完全蛋白(质量较差的蛋白)；蛋白作为大分子营养素，只能在小肠被水解为短肽、氨基酸后才能被吸收入血液。根据氨基酸吸收的"木桶理论"，食物蛋白质氨基酸比例与人体蛋白质氨基酸比例越接近，吸收利用率就越高。而胶原蛋白由于缺乏色氨酸，比例与我们机体的需要差别较大，故吸收利用率就较低。而机体细胞合成蛋白质只能利用氨基酸为原料进行，胶原蛋白分解后即使有短肽也无法被利用。因此，饮食上注意摄入充足的优质蛋白(鸡、鱼、肉、蛋、奶和大豆)，多吃新鲜的蔬菜水果(维生素C促进胶原蛋白的合成)，饮食结构均衡合理；生活上注意作息规律，睡眠充足；护肤上注意清洁、保湿、防晒；保持心态平和，身体自身合成胶原蛋白不受影响，就是最好的美容。

胶原蛋白属于劣质蛋白，摄入过量，将导致机体缺乏必需氨基酸。为了补充这些必需氨基酸需要摄入更多的蛋白质，相应增加的代谢产物需要通过肾脏排泄，从而加重肾脏负担。

(三) 红枣、红糖可补血

日常生活中所说的贫血是指血液中血红蛋白浓度不足(每100mL血液中男性低于12g，女性低于11g)，也称缺铁性小细胞贫血，是由于机体缺铁所致，补充铁的摄入即可改善。

铁的食物来源像钙一样很丰富，但与钙不同的是，植物性食物中的铁由于是非血红素三价铁，需要还原为二价铁才能被机体吸收，且容易受很多膳食因素的影响，如蔬菜的草酸、谷物的植酸、茶和咖啡的鞣酸、植物性食物的膳食纤维等，其吸收利用率较低，一般低于5%。红枣(含铁2.7mg/100g)和红糖(2.2mg/100g)的含铁量是比较低的，吸收利用率也不高，虽然膳食中的新鲜蔬菜水果能提供充足的维生素C，而维生素C可促进非血红素铁的吸收，但依靠红枣、红糖来预防或治疗贫血是非常困难且不现实的。

铁的最佳食物来源是动物性食物，如动物肝脏(22.6mg/100g)、瘦肉(3.0mg/100g)、动物血(8.7mg/100g)。动物性食物中的铁属于血红素铁，吸收率可达到25%。

贫血对身体健康危害很大，尤其是处于生长发育期的儿童少年，贫血会导致生长发育迟缓、免疫力下降，因此，出现了贫血要尽快纠正，必要时可以服用铁补充剂，如硫酸亚铁。

(四) 食物相克

以下认识误区要引起注意：

(1)"菠菜豆腐不能一起吃"。菠菜含大量草酸，豆腐富含钙，草酸易和钙结合形成不溶于水的草酸钙，无法被机体吸收利用，所以有人说菠菜和豆腐一起吃，轻者会影响豆腐中钙的吸收，重者易患肾结石。

菠菜豆腐一起吃确实会降低钙的吸收利用率，对此，解决方案是：先把菠菜放开水中焯水，捞起后再和豆腐一起炒。草酸溶于水，开水烫过的菠菜草酸含量大幅下降。

但"易患肾结石"的说法是站不住脚的。事实上恰恰相反，如果菠菜中的草酸不在肠道内与钙(豆腐富含钙)结合形成不易吸收的草酸钙从肠道随粪便排出，那么其被肠道吸收后就会和血液中的钙结合，形成草酸钙，含有大量草酸钙的血液通过肾脏滤过变成原尿，经过肾脏的重吸收、浓缩作用，反而可能升高草酸钙沉积于肾脏的风险，导致肾结石。

(2)"海鲜不能和水果一起吃"。海鲜与水果同吃会中毒，理由是海鲜中含有五价砷，易被水果中大量维生素C还原成三价砷，生成剧毒的砒霜(三氧化二砷，三价砷)。理论上看，这种说法不无道理，因为维生素C具有很强的还原性，的确能把五价砷(五氧化二砷，毒性小)还原为三价砷(三氧化二砷，俗称砒霜，毒性大)。但抛开剂量谈毒性是不合适的，人砒霜中毒剂量是500mg，以此计算，在维生素C充足的情况下，每次至少要吃上40斤海鲜才有砒霜中毒的可能。

(五) 豆制品中含大量植物雌激素，女人长期喝豆浆会得乳腺癌，男人喝了会不长胡子

大豆中的生物活性成分——大豆异黄酮，与雌激素的结构类似，可与雌激素受体结合，故被称为"植物雌激素"。但大豆异黄酮的雌激素活性一般不到雌二醇的千分之一，所

以大豆异黄酮往往具有特殊的双向调节作用，表现为对低雌激素水平者，可以弥补雌激素不足，对高雌激素水平者，可竞争性的与雌激素受体结合，发挥抗雌激素作用。

早在2008年，《营养学杂志》上有研究就表明，亚洲妇女通过喝豆浆可降低三分之一乳腺癌发病率。至于豆制品会导致男人女性化这种说法，迄今尚缺乏科学证据。

（六）木瓜丰胸

木瓜丰胸美容的说法流传甚广，这主要是根据"以形补形"的说法，因为木瓜外形很像女人的乳房，这与"核桃补脑""腰子补肾"有异曲同工之妙。然而，真是这样吗？乳腺组织的大小主要和雌激素的分泌相关，雌激素能刺激乳腺组织的发育，但木瓜中并无雌激素，木瓜富含木瓜蛋白酶，但是在胃蛋白酶的作用下，木瓜酶被分解失活。此外，木瓜确实营养丰富，能为人体提供大量的β-胡萝卜素，但其并无雌激素的功能。

吃什么可以丰胸呢？乳房主要是由肌肉组织、脂肪组织、结缔组织构成；结缔组织附着在胸部肌肉上，牵拉着整个乳房。适当运动、增加胸肌可以让乳房看起来更挺拔。脂肪组织占了乳房大约三分之二的体积，多吃甜食、脂肪等高热量食物可以间接丰胸。但与此的同时，会带来全身的肥胖。因此，乳房是否丰满，很大程度上是"天注定"，能使其改变的，通常是医学美容，而不是食物。

（七）吃水果讲究时间

水果该什么时候吃，也成为令很多人纠结的问题，饭后不能吃？空腹不能吃？饭前半小时吃？除此之外，还有"早上吃是金，中午吃是银，晚上吃是铜"的说法。真的是这样吗？事实上，水果的食用时间并没有特殊要求。水果一般富含膳食纤维，饱腹感强，热量通常又比较低，对于有减重需求的人群，饭前食用水果，有利于防止正餐进食过量，对控制体重有好处。但是，患有胃病的人，空腹吃水果有可能会对胃产生刺激，导致胃肠道产生不适。

对于时间紧张的上班族，饭后一个水果，可以使食物种类更加丰富，营养更加均衡。但是，如果有体重控制的要求，则可能导致每餐能量摄入超标。

（八）牛奶致癌

喝牛奶致癌理由是酪蛋白含量较多，这种蛋白质极难消化分解，并影响钙的吸收和利用。实际上，牛奶蛋白质的必需氨基酸比例非常接近人体，消化吸收率高，是营养学界公认的优质蛋白。更关键的是，牛奶是钙的良好来源，每100g牛奶含钙110mg左右；牛奶中的钾、镁、乳糖和维生素D都能够促进钙的吸收和利用。

过量蛋白质摄入，确实会造成钙随尿液流失增多；但我国国民的蛋白质摄入水平并不高,尤其是从牛奶中摄入的蛋白质。欧美等发达国家,人均每天喝牛奶约 1000mL,再加上食用以肉类为主的膳食,每天蛋白质摄入量达到 100g 以上;而我国居民牛奶消费量平均每人每天仅 20g 左右,每日蛋白质摄入大约只有 60g,每日钙摄入量也远远达不到推荐的水平。因此,对大多数中国人而言,要考虑的是牛奶摄入不足,而不是过量的问题。

有研究显示,过多的牛奶摄入会增加前列腺癌和帕金森病风险,但同时我们也应该看到更多的研究表明,饮用牛奶,尤其是低脂乳品,能降低心血管疾病、结直肠癌、高血压、糖尿病、痛风和肥胖的风险。多数研究中,只有摄入超过 750mL 的奶制品才有可能增加患病风险。中国营养学会推荐的每人每天 300mL 左右牛奶饮用量是安全的。

(九)喝酒脸红的人酒量大

有的人喝酒面不改色,但有的人一沾酒就会脸红。喝酒脸红的人是否真的能喝?要回答这个问题,首先要了解为什么有些人喝酒会脸红。酒的主要成分是水和乙醇(酒精),乙醇在胃和小肠很快被吸收进入血液。除了少部分乙醇经呼吸(肺)和排尿(肾脏)直接排出体外,90%以上乙醇需要肝脏代谢分解。肝脏的乙醇脱氢酶负责把乙醇转化为乙醛;乙醛脱氢酶负责把乙醛转化为乙酸,此时,乙酸即可被代谢为水和二氧化碳。喝酒脸红的人是缺乏第二种酶——乙醛脱氢酶,导致进入血液的乙醇被肝脏转化成乙醛,但乙醛不能快速转化为乙酸,大量的乙醛堆积在血液中,而乙醛具有扩张毛细血管的作用,所以,脸部毛细血管扩张,脸就变红了。

乙酸可以被代谢为水和二氧化碳,分别随尿液和呼吸排出体外,所以乙酸对机体而言是一种无害的物质。喝酒带来的危害主要在于乙醛,喝酒脸红的人体内缺乏代谢乙醛的酶(乙醛脱氢酶),更容易造成乙醛堆积。而乙醛堆积过多,心、肝、脑等器官和组织都将受到更大的毒害,甚至可能造成 DNA 损伤,有一定的致癌性。有研究发现,喝酒脸红的人食道癌发病风险比不脸红的人要高 8~16 倍,所以不建议喝酒脸红的人喝酒。

(十)高纤饼干很健康

膳食纤维具有缓解便秘(通过吸水膨胀增加粪便体积,刺激肠道蠕动)、降低血胆固醇(通过干扰食物胆固醇吸收和把随胆汁排出的胆固醇打包入粪便)、控制体重(吸水膨胀后体积大,饱腹感强)等的功能,而受到人们推崇。为了满足消费者对健康的需求,市面上有许多高纤(或粗粮)饼干。这些饼干真的那么健康吗?

首先看看配料表,如果其主要成分依然是小麦粉,而不是全麦粉、燕麦、玉米等粗、杂粮,或这些粗、杂粮只是列在食物成分表的最后几位,或添加了一些麸皮,就说明这款饼干没有宣称的那么健康。

真正的高纤维、含粗粮较多的饼干,口感是较差的,消费者并不会喜欢。为了改善口感，生产厂家会加入大量饱和脂肪酸和反式脂肪酸来酥化纤维。如果仔细查看营养标签，会发现普通饼干的脂肪含量基本在20%左右，而高纤维（或粗粮）饼干的脂肪含量基本在30%以上，即吃100g高纤饼干，当天的脂肪摄入量就可能已经超过了中国营养学会每天食用油25～30g的推荐量。

像这样的误区还有很多很多，比如层出不穷的减肥、增高、增强记忆力、抗癌等相关信息和产品等。营养学的研究证据基于群体，但每个个体都是独特的，遗传背景、个性差异、所处的社会环境、职业环境、生活环境的不同，会形成不同的选择空间和选择喜好，随着年龄增加、身体机能的变化等，也都会使得人的饮食具有很强的个性化特征。要做到平衡膳食，需要在中国居民膳食宝塔和中国居民膳食指南的大框架下，观察自身身体对食物的反应。

马斯洛认为，人的需求包括生理、安全、感情、尊重和自我实现五个层次。其中，生理需求属于物质层次，安全需求属于物质和精神层次，感情、被尊重和自我实现属于精神层次。在食品消费上也存在类似的需求层次，即生理需求（满足生存）、安全需求（满足健康）、感官需求（追求品质）、营养需求（追求养生、健康长寿）和文化需求（满足情感与社交需要）。随着我国改革开放和经济发展，人们对食品的生理、安全甚至感官需求已基本满足，保健食品更多是满足民众对食品的营养和文化需求。因此，很多保健食品在宣传产品营养价值的同时，力推情感营销，以触动消费者的心理诉求。如脑白金为无锡健特药业有限公司生产的保健食品（卫食健字1997第723号），其广告语"今年过年不收礼，收礼就收脑白金"家喻户晓。脑白金的主要成分是MT和低聚糖；保健功能是改善睡眠，调节肠道功能；适宜人群为中老年人。MT即melatonin，中文名称为褪黑激素，是大脑松果体分泌的一种激素，具有调节人体生物节律（睡眠）的作用。随着年龄的增加，松果体分泌褪黑激素的能力逐渐下降。由于缺乏分解相应糖苷键的酶，人体无法消化吸收和利用低聚糖，但肠道内的细菌可以，因此低聚糖对维持肠道菌群的健康生态有利。脑白金的广告语与产品的功能毫无关系，使其成为送礼佳品，就是采用了情感营销策略。中国是一个传统的礼仪之邦，孝文化是中华传统文化的重要组成部分，逢年过节带着礼物看望长辈，是表达孝敬之情的重要方式。

作为消费者，购买保健食品时应该仔细阅读产品说明书，了解其功效。

测试题

多选题

（1）保健食品的特点是_____。

A. 维持人体健康　　　　　　B. 是一种食品
C. 可以声称具有保健功能　　D. 对人体不产生任何危害

(2) 保健食品与药品的区别体现在以下哪些方面？_____

A. 药品以治疗疾病为目的，而保健食品不以治疗疾病为目的。保健食品重在调节机体生理功能。
B. 药品允许一定程度的毒副作用，而保健食品不得对人体产生可观察或检测到的急性、亚急性或慢性危害。
C. 保健食品作为食品，无需医生处方，无剂量限制，按机体正常需要摄取。
D. 保健食品可以在超市购买，而药品只能在药店购买。

(3) 下列有关日常饮食的说法错误的是？_____

A. 猪蹄、凤爪美容　　　　　B. 红枣、红糖补血
C. 木瓜丰胸　　　　　　　　D. 牛奶致癌

本章测试题答案

第一节　单选题(1)A　　(2)C　　(3)C　　(4)D
第二节　判断题(1)✗　　(2)✗　　(3)✓
第三节　单选题(1)A　　(2)D　　(3)A　　(4)D
第四节　多选题(1)ABCD　(2)ABC　(3)ABCD

第三章
食物选择与健康

健康是人最重要的财富。WHO 关于健康的定义告诉我们,健康是躯体、心理、社会交往以及道德四个方面的完善,而躯体健康是其他三方面的物质基础。怎样才能达到健康呢?影响健康因素有哪些?日常生活中该如何做才能维护健康,提升生活及生命质量?

☞ **本章主要内容:**

1. 生命周期的营养
2. 身体与食物
3. 食物的选择
4. 营养的科学性

☞ **本章学习目标:**

1. 熟悉食物的概念
2. 掌握影响健康的因素、健康饮食的原则
3. 掌握辨别营养学信息的方法
4. 掌握知行理论,审视和改善日常膳食行为

第一节 生命周期的营养

从一个细胞(受精卵)到一个成年人,生命的繁殖、生长、发育和成熟过程需要大量的原材料(食物),所以食物对于健康的重要性不言而喻。

一、食物与膳食

食物是营养素的载体。在医学上，食物是机体摄入的，通过消化吸收以维持机体生存和发展的物质。但在社会学上，能够被社会接受而作为食物的物质，在不同社会文化下，是不完全相同的，如在我国有人喜欢吃动物内脏、蹄筋等，而在大多数西方国家，这些是不被作为食物的。

现代营养学不仅研究食物中营养素与人体健康的关系，如营养素或能量摄入过少或过多，或营养素之间的比例失调等所导致的营养不良(malnutrition)，而且也研究食物相关的行为，如食物选择及膳食。膳食是指我们日常生活中对食物的选择，即每餐的食物组合。合理的食物组合能够给机体提供足够的、丰富的、平衡的各类营养素，促进生长发育，维持机体健康。如果食物的组合不合理，某种或几种营养素过多或过少，经过较长时间的积累，机体的机能或生存会遭受严重的影响。

世界卫生组织发布的《2018年世界卫生统计报告》显示，2016年，世界范围内约4100万人死于慢性非传染性疾病，主要是：心脑血管疾病，死亡1790万人(44%)；癌症，死亡900万人(22%)；慢性呼吸系统疾病，死亡380万人(9%)；糖尿病，死亡160万人(4%)。低收入国家(21%)和中等收入国家(23%)成人的死亡风险是高收入国家(12%)的几乎2倍。而且，30岁男性在70岁前死于上述任一疾病的风险高于同年龄的女性(22% vs 15%)。

二、营养与健康

影响健康的因素很多，除了饮食，还有遗传背景、自然和社会环境、生活方式、体力活动等。

遗传(genetics)：即亲代通过繁殖把表达相应性状(phenotype)的基因传递给后代，使后代获得其父母信息的现象，如身高、相貌、性格、智商等。很多疾病也可以通过遗传从父母传递给后代。研究表明，很多疾病与遗传有着或多或少的关系，但典型的与遗传有关的疾病有4000多种，如红绿色盲、镰刀型贫血、地中海贫血、白化病、血友病等。遗传在这些疾病的发生发展中起着决定性的作用，而与膳食、环境以及生活方式关系不大，也没有办法通过改变环境、膳食和生活方式而改善。

另外一些疾病则不仅受遗传因素影响，同时受膳食、环境和生活方式的影响，如Ⅱ型糖尿病、高血压、心脏病以及某些癌症等。对于这类疾病，日常生活中膳食、生活方式和体力活动的选择将会对疾病的发生、发展和预后产生重要影响。糖尿病或高血压患者，如果能够保持正常的体重，且膳食中控制总能量和饱和脂肪酸的摄入，则出现并发症的概率显著低于肥胖者。

表观遗传学（epigenetics）：是指基因的核苷酸（DNA）序列不发生改变，但表型出现可遗传的变化。最典型的例子是同卵双胞胎的性格、健康等方面存在差异，尤其是当他们的养育环境不同时，这种差异表现得更显著。说明由于环境因素的影响，在基因的DNA序列没有发生变化的情况下，生物体的一些表型却发生了改变。表观遗传学提醒我们，要注意日常生活的饮食、睡眠、生活方式等对健康的影响，而且这种影响可以遗传。即使你基因强大，癌症的风险较低，但如果日常生活中吸烟、饮酒，且伴随其他不良的生活方式，如熬夜，饮食不合理、不规律等，则癌症风险会因此而增加，同时累及后代。

从遗传学上，我们对很多疾病无能为力，只能通过产前诊断尽量避免有基因缺陷的胎儿出生，如唐氏儿。在表观遗传方面，我们可以做的有很多，如选择健康的生活方式，包括平衡合理的膳食、适量的运动、充足的睡眠、平和的心态等，这些因素通过改变基因表达，而不是改变基因的DNA序列而影响健康；而且这种影响也是可以遗传的。所以，注重膳食与生活方式带来的健康，不仅自身受益，也惠及后代。西方有句谚语"You are what you eat"（人如其食），说明了外部环境对健康的影响，而这里的外部环境包括膳食、自然和社会环境以及生活方式等。所以，健康是可以掌握在我们自己手里的。想要对表观遗传学有更多了解，可以搜索美国NOVA的视频短片《Epigenetics》。其中的一句话"不仅您吃什么，甚至是您父母、祖父母吃什么，都会影响您的健康状况"，简明扼要地说明了表观遗传的作用。

有些疾病与食物息息相关，纯粹是由于缺乏营养导致的，称为营养缺乏性疾病，如佝偻病（缺乏维生素D）、夜盲症（缺乏维生素A）、脚气病（缺乏维生素B_1）、坏血病（缺乏维生素C）、小细胞贫血（缺乏铁）、克汀病（缺乏碘）、克山病（缺乏硒）等。我国发生的食品安全事件，如三聚氰胺事件，则是由于奶粉中蛋白质含量不足导致的蛋白质-能量营养不良。这类疾病一经明确诊断，补充相应的营养素即可得到解决。

综上所述，疾病与营养的关系越密切，通过膳食预防和治疗的作用越大。

随着经济状况的提升，营养缺乏所导致的疾病逐渐减少，营养不平衡引起的疾病快速增长，肥胖、糖尿病、高血压、心脑血管疾病、癌症等都与膳食不合理有关。但这些疾病的发病隐匿、进展缓慢，且几乎持续终生，病因错综复杂而难以简单归因，而膳食因其"日常化"的特点容易被忽视。

- **自查**：你认为影响自身健康的因素有哪些？

测试题

判断题
(1) 营养不良是由于营养素缺乏所导致的。 （   ）
(2) 疾病与营养的关系越密切,通过膳食预防和治疗的作用越大。 （   ）
(3) 影响健康的因素很多,除了饮食,还有遗传背景、自然和社会环境、生活方式、体力活动等,饮食与营养是其中一个重要因素。 （   ）

第二节　身体与食物

无论是工作学习,还是运动、休息,甚至睡眠,人的身体时刻在消耗能量,进行着新陈代谢,而这些能量来自每日摄入的食物,身体所需要的六大类营养素均可以由食物提供。研究显示,身体构成与食物相似,其中60%~70%为水。蛋白质、碳水化合物和脂肪,不仅是构成机体组织器官的原料,而且是供能物质,提供机体必需的能量。维生素和矿物质虽不能直接给机体提供能量,但参与机体的能量代谢,如维生素B_1(硫胺素)是糖代谢中的重要辅酶,维生素B_2(核黄素)参与生物氧化与能量生成,维生素B_3(烟酸)参与脂质代谢和糖类的无氧酵解等;参与机体的构建,如钙、磷构成骨骼和牙齿等;调节机体的功能,如维生素A促进生长发育、维持视觉,维生素C促进胶原蛋白合成,铁是构成血红蛋白的关键成分,参与氧的运输,调节组织呼吸等。

一、食物与健康

食物提供机体所需要的六大类营养素:蛋白质、碳水化合物、脂肪、矿物质、维生素和水。其中,前三大类营养素不仅提供构成机体的原材料,还直接提供机体必需的能量。能量是人类赖以生存的基础,人类的生长、发育、繁衍和各种生产活动都需要能量。蛋白质、碳水化合物和脂肪也叫做产能营养素。它们在机体内经过消化、吸收、分解、代谢,每1g可分别产生4kcal、4kcal和9kcal的能量。而每1g酒精(乙醇)产生7kcal能量,每1g膳食纤维产生约2kcal能量。

科学家不仅测量了食物中所含的能量和各种营养素的量,而且计算出了处在不同生命周期的群体(或个体)对能量和各种营养素的需求,详细的数据信息可以参考《中国居民膳食营养素参考摄入量》,它仅提供样表供参考(表3.1)。对于一个特定的个体,能够计算

表 3.1 食物成分表（部分）

名称	可食部(g)	能量(kcal)	水分(g)	蛋白质(g)	脂肪(g)	膳食纤维(g)	碳水化合物(g)	维生素A(μg)	维生素B_1(g)	维生素B_2(g)	烟酸(g)	维生素E(mg)	钠(mg)	钙(mg)	铁(mg)	维生素C(mg)	胆固醇(mg)
稻米（大米）	100	346	13.3	7.4	0.8	0.7	77.2	0	0.11	0.05	1.9	0.46	3.8	13	2.3	0	0
稻米（优标）	100	349	12.8	8.3	1	0.5	76.8	0	0.13	0.02	2.6	0	1.2	8	0.5	0	0
豆腐	100	81	82.8	8.1	3.7	0.4	3.8	0	0.04	0.03	0.2	2.71	7.2	164	1.9	0	0
菠菜（赤根菜）	89	24	91.2	2.6	0.3	1.7	2.8	487	0.04	0.11	0.6	1.74	85.2	66	2.9	32	0
苹果	76	52	85.9	0.2	0.2	1.2	12.3	3	0.06	0.02	0.2	2.12	1.6	4	0.6	4	0
牛肉（肥瘦）	100	190	68.1	18.1	13.4	0	0	9	0.03	0.11	7.4	0.22	57.4	8	3.2	0	84
草鱼（白鲩鱼，草包鱼）	58	112	77.3	16.6	5.2	0	0	11	0.04	0.11	2.8	2.03	46	38	0.8	0	86
鲍鱼（干）	100	322	18.3	54.1	5.6	0	13.7	28	0.02	0.13	7.2	0.85	2316	143	6.8	0	0
蛋糕	100	347	18.6	8.6	5.1	0.4	66.7	86	0.09	0.09	0.8	2.8	67.8	39	2.5	0	0
花生油	100	899	0.1	0	99.9	0	0	0	0	0	0	42.06	3.5	12	2.9	0	0
白砂糖	100	400	0	0	0	0	99.9	0	0	0	0	0	0.4	20	0.6	0	0
二锅头（58度）		352	0	0	0	0	0	0	0.05	0	0	0	0.5	1	0.1	0	0

出其大概所需要的蛋白质、碳水化合物等营养素的需要量(表3.2)。

表3.2 中国居民膳食能量与供能营养素的DRIs

人群	能量(kcal/d)		总碳水化合物钙EAR/AI(g/d)	总脂肪AMDR %E	蛋白质EAR(g/d)		蛋白质RNI(g/d)	
	男	女			男	女	男	女
0~1岁	90kcal/(kg·d)	90kcal/(kg·d)	60(AI)	48(AI)	—	—	9(AI)	9(AI)
1~4岁	1250	1200	120	35(AI)	25	25	30	30
18岁以上(成人)	2600	2100	120	20—30	60	50	65	55
50岁以上	2450	2050	120	20—30	60	50	65	55
65岁以上	2350	1950	—	20—30	60	50	65	55
80岁以上	2200	1750	—	20—30	60	50	65	55
孕妇(早)	—	+0	130	20—30	—	+0	—	+0
孕妇(中)	—	+300	130	20—30	—	+10	—	+15
孕妇(晚)	—	+450	130	20—30	—	+25	—	+30
乳母	—	+500	160	20—30	—	+20	—	+25

随着现代科技的发展，目前可以提取或合成所有的这些营养素，最典型的例子是各类膳食补充剂。我们是否可以依靠这些营养素混合物生存呢？答案是肯定的。针对特殊病理时期病人的营养需求，科学家很早就研制出了配方食品，这类食品由不同的食物成分、提取物和/或合成物质组成，提供给接受手术或其他无法进食的病人。除此之外，这类配方食品也可以帮助处于不同生理周期的人，如婴幼儿、孕妇、老年人或有饮食障碍的人，以补充所需营养素。目前，该类食品属于特殊医学用途配方食品(FSMP)，即特医食品。这样的配方食品一般给予数天或数周，帮助病人从营养缺乏、感染或损失中恢复，以延续生命。研究证据显示，特医食品可以帮助病人生存，但无法维持他们生命力的旺盛。

临床上经口服使用特医食品，称为肠内营养(enteral nutrition)。但特殊情况下，患者自身的胃肠道无法利用，只能通过静脉(中心静脉或周围静脉)提供营养，这种方式称肠外营养(parenteral nutrition)。肠外营养过程复杂，且必须是经过严格医学训练的医护人员才可以实施。更多肠外营养的信息可参见第十四章第五节"临床营养"。

二、代餐食品

代餐食品也是一种配方食品,前期主要针对有特殊需求的人群,如针对肥胖人群的减肥食品。

目前,针对健康人群的代餐食品有很多,如最著名的 Soylent,是一种根据健康成年人对营养素的需求,把各种不同的营养素混合起来的食品。

Soylent 最大特色是脂肪含量比较高,脂肪能量占总能量的 47%,饱腹感强。而一般代餐食品脂肪能量的占比约为 25%。Soylent 所含的必需脂肪酸 α-亚麻酸(欧米伽 3 系列)和亚油酸(欧米伽 6 系列)比例为 4∶1,传统膳食中这两种脂肪酸的比例一般在(10~15)∶1。研究显示,α-亚麻酸和亚油酸比例为 5∶1 时有益于健康。

虽然代餐食品由人体必需营养素混合而成,但与传统食品相比,混合代餐食品依然有很多局限性。

首先,人的食管、胃肠道是活跃的、有生命的器官。当人看到、闻到或品尝食物时,胃肠道会做出相应的变化,如分泌相应的激素、胃液和肠液等。而混合的营养素基本不具备各类食物所特有的色、香、味和组织质感。

其次,食物在口腔需要经过咀嚼进入胃肠道,食物在口腔破碎的过程中同时促进胃肠道分泌消化液,为食物的消化吸收做好准备。

再次,随着经济发展,人们的生活水平逐步提高,现代食品工业的快速发展使得当今食品的种类极大丰富,食物不再仅仅满足饱腹的需求,还提供情感上的满足。纵观世界各地,美食影视大行其道,如法国的《美食总动员》、日本的《深夜美食》、我国《舌尖上的中国》等广受欢迎。人们对食品需求的变化,我们从航空航天食品的演变上也可以窥得一斑:早期的航天食品是牙膏式的膏状;后来发展为冷冻干燥,食用时再复水的食物;现在,航天食品是冷藏的新鲜食品。如今我们对食物的诉求已经超越了饱腹这一基本要求。

最后,近几十年来,科研界对食物中的生物活性成分的研究显示,食物,尤其是植物性食物,含有很多生物活性物质,如番茄红素、白藜芦醇、花青素、大豆异黄酮等,这些虽然不是人类生存必需的营养素,但对人体机能具有调节作用。我国 2013 年发布的《中国居民膳食营养素参考摄入量》对一些生物活性物质的每日摄入量做了推荐,这些物质都是代餐食品无法提供的。

膳食是人类维持生命的基础,而食物的合理搭配能保证人体所需各种营养素的均衡摄入,从而促进健康长寿。不合理的膳食则会带来相应的问题。如肯德基、必胜客、麦当劳等高热量食品是许多人的心头挚爱,油炸食品和膨化食品刺激着人们的味蕾,而当人们在快餐店大快朵颐,甚至一日三餐都依靠外卖时,慢性非传染性疾病已慢慢地在人们的体内落地生根。自2000年以来，我国的青少年和成人超重和肥胖的发生率不断攀升，与我们膳食结构的改变息息相关。

- 自查：你所知道的代餐品牌及其营养信息有哪些？

测试题

单选题

(1) 蛋白质、碳水化合物和脂肪也称为产能营养素。它们在机体内经过消化、吸收、分解、代谢，每1g可分别产生多少能量？_____

  A. 4kcal 4kcal 9kcal   B. 4kcal 9kcal 4kcal

  C. 7kcal 4kcal 9kcal   D. 2kcal 4kcal 7kcal

(2) 一般情况下，下列哪种人群不需要通过特殊医疗用途配方食品（FSMP）补充所需营养？_____

  A. 孕妇及婴幼儿 B. 老年人 C. 饮食障碍患者 D. 健康成年人

(3) 下列关于代餐食品描述正确的是_____。

  A. 由人体必需营养素混合而成

  B. 混合的营养素基本具备各类食物所特有的色、香、味和组织质感

  C. 代餐食品不再仅仅满足饱腹的需求，还提供情感上的满足

  D. 代餐食品还可以提供各种生物活性成分

第三节 食物的选择

2020年联合国粮农组织发布《2020年世界粮食安全和营养状况报告》显示，当前有近6.9亿人处于饥饿状态，占世界总人口的8.9%。而2019年末持续至今的新冠肺炎疫情可能导致全球食物缺乏的人数进一步增加，联合国《2030年议程》中零饥饿的目标将难以实现。所以，请珍惜食物。

一、食物的种类

随着我国经济和食品工业的快速发展，市场上能提供的食物种类繁多，令人眼花缭

乱，选什么、如何选，成为一个难题。下面先厘清几个概念：

全食物（whole food）：这个词汇是舶来品，就是指基本食物。这些食物是具有较长食用历史且没有经过加工的谷物、肉类、奶类、蛋类、蔬菜水果等。

强化食品（fortified food）：是指添加一种或几种营养素的食品。强化食品的营养价值与未添加前的食物息息相关；如果原食物是基本食物，则强化食品可能更富有营养，如小麦粉强化维生素 B_1 以弥补精加工过程中维生素 B_1 的损失；婴儿配方奶粉强化维生素 D，以弥补牛乳中维生素 D 含量的不足等。如果原食物本身营养价值不高，则强化食品也未必更有营养，如强化膳食纤维的高纤饼干，脂肪含量非常丰富；强化维生素 C 的各类饮料，其本身富含添加糖。

垃圾食品（junk food）：没有严格的定义。其特点为高热量、高脂肪、高碳水、高添加糖或高盐，如汉堡、薯条、油条、方便面等。但对于这些食品的好坏、优劣不能简单下判断，如对于重体力劳动者，其能量消耗大，且大量出汗，给予其高热量、高脂肪、高糖、高盐的食品其实是合理的。

功能性食品：是指富含生物活性物质，提供超额健康收益（如降低慢性非传染性疾病的风险等）的食品。这类食品基本是各类蔬菜水果，尤其是水果。但应该注意的是，食物选择的首要因素是营养素，营养素提供人类机体最基本的健康支持，生物活性物质的健康收益是建立在营养均衡的基础上的。

加工食品（processed food）：营养丰富与否，和它的原始材料以及加工方式有关。如土豆，我国的经典吃法是清蒸土豆、醋熘土豆丝、红烧土豆，而西方则是炸土豆条（french fries）、炸土豆片（potato chips）。蒸、熘、烧、炸，这四种加工方式的温度逐渐增加，土豆中的维生素随温度升高而加速失活，且四种加工方式赋予土豆逐渐增多的油脂，使土豆的能量密度增加、营养素密度下降。对于需要维持健康体重的人而言，油炸这种增加食物能量密度的烹调方式显然是不推荐的。

二、健康膳食原则

任何食物都有它独特的营养特点，没有一种万能的食物可以提供人类生存和发展所需要的所有营养素。有的食物提供蛋白质，有的食物提供碳水化合物，有的食物提供矿物质和维生素。即使是母乳，这种对婴儿而言是基本完整的食物，也缺乏维生素 D 和铁。所以，膳食（diet），即食物的合理搭配，而不是单一的食物，才是影响健康最重要的因素。

以下五点是健康膳食的基本原则，日常生活如果能遵循此基本的膳食原则，能显著降低慢性非传染病的患病风险：

第一，是否足够（adequate），即该食物组合是否提供足够的每一种营养素、膳食纤维和能量。

第二，是否平衡(balance)，即该食物组合不要过度强调一种营养素，而过低的估计其他营养素，要使营养素之间保持相对平衡。

第三，控制能量摄入(calorie control)，能量满足机体的基本代谢、生长发育和繁衍、机体修复、日常活动、食物热效应等，但不能过高。

第四，适度(moderate)，即食物组合中不要提供过多的脂肪、精制糖、盐、或其他非必需的成分，但也不需要完全避免。例如，高热能食物可以采取少量多次食用的方法，或大量低频食用的策略，既可以享受美食，又可以避免不良后果。不仅如此，适度的原则对膳食纤维、生物活性物质这些被公认的能带来额外健康收益的物质同样适用。适量的膳食纤维能促进排泄，维持胃肠道健康，过量的膳食纤维不仅所提供的能量较低(对生长发育时期的儿童少年不利)，而且影响其他矿物质的吸收利用。

第五，多样化(variety)，即食物要多种多样，要经常变换着吃，不要坚守几种食物不变。提倡食物多样化，不仅在于每种食物的营养特点不同，还在于每种食物的生物活性物质不同，以及可能含有的毒素或污染物不同，多样化在获取丰富营养的同时，尽可能避免了毒素或污染物在体内的蓄积，如海产品的汞污染。

三、食物选择的影响因素

影响食物选择的因素有很多，从以下几方面加以阐述：

第一，生理层面，如饥饿、食欲和口味。研究显示，人们在选择食物时，口味(taste)是第一位的。口味是咀嚼食物时产生的综合的感觉，包括色(appearance)、香(smell)、味(palatability)、口感(texture)，甚至包括对食物的熟悉感(familiarity)。超市琳琅满目的食物几乎都是在吃的驱动下发展丰富起来的。

第二，经济因素，食物的价格以及消费者的收入也是影响食物选择的关键因素。一般情况下，低收入群体更倾向于选择不平衡的膳食，摄入蔬菜水果较少。当然，更多的钱并不意味着更高的膳食质量，但有更多选择食物的机会。

第三，可及性或便利性。现代生活、工作的节奏加快，许多人需要在饮食上节约时间。经常性的外出就餐或点外卖食品会带来不少问题，如蔬菜较为缺乏；餐厅或外卖食品为了抓住消费者的"胃"，会使用脂肪、盐、精制糖、以及大量的香辛料等。

第四，其他影响因素。食物选择还受消费者的受教育程度、对食物和营养的认知，以及朋友、家庭、文化背景以及宗教信仰等影响。从心理层面而言，压力、应激、情绪等也会影响食物的选择。

四、健康零食

零食（snack），顾名思义，是指一日三餐之外所吃的食物或喝的饮料。零食对处于快速生长发育期的儿童少年非常重要。对学生和上班族而言，由于长时间学习/工作，零食也是必要的补充。对有糖耐量异常或糖尿病的患者，为维持血糖稳定，零食也是必不可少的。

零食的种类很丰富，大致可分为：① 高碳水化合物的面点类，如各类面包、糕点、饼干等，这类零食比较容易消化，可以快速提供所需能量；② 高蛋白质的肉类、水产类、蛋类和豆制品类，如牛肉干、烤鱼片、卤鹌鹑蛋、豆干等，这类零食能提供优质的蛋白质，对生长发育时期的儿童少年较好；③ 脂肪丰富的坚果类，如核桃、大杏仁、开心果等，富含不饱和脂肪酸，不仅提供人体所需要的必需脂肪酸，而且饱腹感强；④ 维生素、矿物质及膳食纤维丰富的果蔬类，如甜胡萝卜、黄瓜、西红柿和各类水果等；⑤ 饮料类，如各种风味酸奶。但需要注意的是，有很多产品并不是真正的酸奶，辨识的标准是检查营养标签上的蛋白质含量。我国《食品安全国家标准 发酵乳》（GB 19302）规定，每100g发酵乳要求蛋白质含量≥2.9g，调味发酵乳≥2.3g，如果低于这个标准，就属于奶饮料的范畴，而不是真正的酸奶。

儿童少年正处于身体发育的特殊时期，对能量和各种营养素的需要量比成年人相对要多，且该时期儿童少年活动量较大，能量消耗也较高。在零食选择上，倾向于能量较高的面点类、肉类或不饱和脂肪酸含量丰富的坚果类，而不是能量较低的果蔬类。此外，儿童少年时期既是骨骼发育的重要时期，也是钙储备的重要时期，钙含量丰富的奶制品是必不可少的。

虽然儿童少年需要更多的能量，但有些零食依然不建议选择，如炸薯条、蜜饯、糖果、各种饮料、果冻、熏烤油炸食品等。炸薯条所提供的更多是饱和脂肪酸，熏烤食品在制作过程会产生多环芳烃类有害物质，蜜饯和糖果里添加了很多游离糖，而各种饮料和果冻则会使用很多种类的食品添加剂，如色素、甜味剂、酸度调节剂等。虽然食品添加剂在其添加范围和添加剂量下是安全的，但不能带来额外的营养或健康收益。

对于成年人而言，在吃好一日三餐的前提下，零食的选择应该倾向于能量较低的果蔬类，可以弥补正餐中蔬菜的不足。

对于肥胖、糖耐量异常、糖尿病、高血压或其他慢性疾病的病人，零食的选择则需要在医生的指导下进行。

零食的选择要注意以下几点：① 尽量不要在接近正餐的时间吃，以免影响食欲；② 临睡前2小时内不要吃零食。一般胃排空时间为3~4小时，睡前吃零食会增加胃肠道负担，影响睡眠；③ 不要看电视时吃零食，容易过量；④ 零食不能取代主食；⑤ 注意饮食卫生，食用前洗手；⑥ 注意口腔卫生，吃完漱口或刷牙。

选购零食时，还要注意观察其包装上的品名、配料表、营养标签、净含量、厂名、厂址、生产日期、产品标准和保质期等标识标注是否齐全，并尽量到信誉较好的大商场、大超市购买，以避免食品安全隐患。

> **健康小贴士**
>
> **安慰剂效应**
>
> 安慰剂效应（placebo effect）并不局限于患者主观意识上的"感觉更好"，而是在生理层面可以客观检测到的"病情改善"，在医学上是一种可测量的、可观测的、可感知的身体或行为的改善，这种改善并不是源自所给予的医药或治疗方案。而且，安慰剂效应并不局限于药物，还有手术。2014 年，发表在 BMJ 的一篇综述文章表明，在超过一半的研究中，安慰剂手术和真正手术的效果没有差别。
>
> 目前的研究证实，安慰剂效应在许多疾病治疗中存在，如肠易激综合征、高血压、神经性疼痛、慢性下背痛、重度抑郁症、帕金森病，甚至癌症患者的疲劳。然而，保健食品的安慰剂效应可能仅仅使消费者得到"心理安慰"。例如，富含欧米伽-3 脂肪酸（EPA 和 DHA）的深海鱼油被认为能够降低心脑血管疾病的患病风险而广受热捧，美国的膳食指南也推荐富含欧米伽-3 脂肪酸的食物。但是，2018 年"考克兰系统综述数据库"①对涵盖 112059 参与者、研究时长至少 12 个月的 79 项随机临床研究（RCTs）的系统综述表明，欧米伽-3 脂肪酸对于全死因死亡率、心血管死亡率、心血管事件、冠心病死亡率、中风等没有保护作用。2020 年 11 月，著名期刊 JAMA 中有文章②显示，欧美亚 3 洲 22 地区 13078 名接受稳定剂量他汀类药物治疗的高心血管事件风险者，随机给予他们欧米伽-3 脂肪酸（EPA 和 DHA）或玉米油，在长达 42 个月的中位随访期间，欧米伽-3 并没有表现出明显的益处，且欧米伽-3 组更容易出现药物相关的不良事件。
>
> 保健食品是食品的一种，不要期望它能发挥神奇的作用，当面对声称"秘方""古法制作""特效"的保健品时，需要理性思考。

---

① Abdelhamid A S, Brown T J, Brainard J S, et al. Omega-3 fatty acids for the primary and secondary prevention of cardiovascular disease[J]. Cochrane Database Syst Rev., 2018, 18, 7(7)：CD003177. doi：10.1002/14651858. CD003177. pub3.

② Nichols S J, Lincoff A M, Garcia M, et al. Effect of high-dose omega-3 fatty acids vs corn oil on major adverse cardiovascular events in patients at high cardiovascular risk：the STRENGTH randomized clinical trial[J]. JAMA, 2020, 324(22)：2268-2280. doi：10. 1001/jama. 2020. 22258.

- 自查：您的膳食是否满足 ABCMV 要求？

测试题

多选题

(1) 下列食品相关的概念说法正确的是_____。
   A. 强化食品是指添加一种或几种营养素的食品
   B. 功能性食品是指富含生物活性物质，提供超额健康收益的食品，如降低慢性非传染性疾病的风险等
   C. 垃圾食品是指无法提供任何能量和营养素的食品
   D. 加工食品中的营养丰富与否和它的原始材料以及加工方式有关

(2) 健康膳食的基本原则是_____。
   A. 提供足够的各种营养素
   B. 各种营养素之间比例平衡
   C. 控制能量摄入适宜
   D. 保证食物摄入适度和多样化原则

(3) 以下哪些因素会影响民众的食物选择？_____
   A. 生理因素，如饥饿、食欲和口味
   B. 经济因素，即食物的价格以及消费者的收入
   C. 食物的可及性或便利性
   D. 消费者的受教育程度

第四节 营养学的科学性

在我国，有关营养学的争议很多，因为其与养生很接近，常被质疑是伪科学。与现代医学相比，现代营养学都是一门相对年轻的学科。绝大多数营养学的研究是 20 世纪后进行的，比如第一个维生素发现于 1897 年，第一个蛋白质结构直到 20 世纪 40 年代才弄明白。营养学是年轻的、活跃的，正处于不断累积的过程，在这个过程中会出现相互矛盾的解读。这在科学界是正常现象，但这些没有经过反复确认的知识传递给普通民众，常常造成很多误解，让他们怀疑营养学的科学性。

一、营养学研究的确定性与不确定性

目前,营养学研究中已经确定的是营养素的主要功能。但随着经济的发展,民众的食谱和疾病谱都在变化,尤其是慢性非传染性疾病的发生率逐年上升,与民众对生活质量和生命质量的增长需求产生矛盾。民众诉之于饮食养生,却发现营养学家竟然经常给出不一致甚至矛盾的结论。

营养学的建议是怎么来的,营养学家又是如何做研究的呢?

科学家对于证据的获取一般开始于系统的提出一个科学问题(也叫科学假设,见图3.1)。在此基础上,利用科学方法,通过实验设计、实施去获得结果,然后分析所获得的结果是否回答了最开始提出的问题。如果所获得的证据无法证实或否定提出的问题(假设),科学家会设计更多的实验,直到该问题(假设)被证实或否定。此时,科学家会把这些发现撰写为论文,并向该领域的科学期刊投稿。期刊把稿件发给该领域的其他科学家进行评审,该过程称为同行评审(peer review),主要审查实验设计、实验方法是否合理,实验结果的解读是否符合逻辑,是否存在漏洞等。论文如果通过了同行评审,会发表在该期刊上。

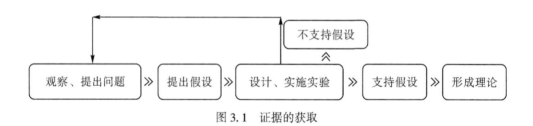

图 3.1 证据的获取

论文发表后会有更多的科学家阅读,同时带来更多的质疑。也会有很多科学家跟进,看是否能复制该论文的结果。如果其他科学家对论文有疑问,而编辑认为这种质疑合理,则会在该期刊以来信(letter)的方式发表。同时要求论文作者对其他科学家的质疑给予回复(reply)。来信和回复都会发表在该期刊上,供读者辨别和争论。如果论文存在比较严重的问题,即使已经发表,也有可能会被撤稿。普通民众在各种媒体上阅读到的营养学信息,基本都是对科学期刊上营养学论文的通俗解读。

早期的营养学研究主要聚焦于营养缺乏病,如坏血病(维生素C)、糙皮病(烟酸)、贫血(铁)、甲状腺肿大(碘)等,这些疾病都是因为膳食中缺乏了特定的营养成分导致的。这些疾病的影响因素单一,从缺乏到出现明显的临床症状的时间较短,且一旦补充相应的营养素后,问题即可得到解决。据此,科学家发现六大类营养素是人类生存所必需的。但目前我们面对的慢性非传染性疾病,如肥胖、糖尿病、高血压、心脑血管疾病、癌症等,影响因素复杂,发病缓慢,一旦患病,常常伴随一生。探索这类疾病的成因需要非常长的时间,需要考察个体/群体的遗传背景、膳食结构、社会环境和生活方式等,才有可能发现致病的风险因素。而营养学研究方法的局限性、研究对象的伦理学问题、科研的人力物力成本以及生活方式的快速变化等,使得短期的营养学发现存在一定的不确定性。

二、营养学研究的方法

现代营养学主要依靠以下三种研究方法去探索食物与健康之间的关系(association),甚至是因果关系(causal effect)。

(一)案例报道(case report)

在医学上,案例报道是指发表在科学期刊上,对个体症状、体征、诊断、处理,以及随访等信息的详细描述。生活中,我们会接触大量的类似案例报道的事件,如某人吃了某物后,某病就得到了缓解。

科学期刊上,案例报道有很多。2020年暴发新冠肺炎疫情,最开始发表的文章基本都是案例报道。例如,2018年发表在Pediatrics杂志上的案例,讲的是一个19个月大,有哮喘和过敏性皮炎疾病史的女孩,因其父母觉得其面容苍白、容易疲劳,故带她去看儿科医生。医生检查发现她的身高、体重在正常范围,但血红蛋白只有7.0g/dL,经过膳食调整和补铁治疗,7周后她的血红蛋白依然只有7.6g/dL。最后被转给血液和胃肠科医生[1]。

案例报道的优势是:可鉴别一种新的趋势或疾病;发现食物或其他食品的新作用,当然包括有益的和有害的作用;可起到经验交流的作用;可鉴别一种很少见的症状或疾病。但是案例报道一般无法进行归纳和推广,因为它不是基于系统的研究,它所呈现的关系可能并不是因果关系。案例报道有时会强调一些离奇的事件,或者存在关注误导性的成分等。

(二)流行病学调查(epidemiological investigation)

营养流行病学是对人群的研究,观察膳食因素与疾病发生之间的关系,发现增加疾病发生的膳食危险因素,或降低疾病发生的膳食保护因素,为制定预防疾病发生的卫生政策提供依据。包括横断面调查、病例-对照研究、队列研究和干预研究。

---

[1] Conway M, Marcon P, Meinert P, et al. A toddler with treatment resistant iron deficiency anemia[J]. Pediatrics, 2018, 142(1): e20172971. doi: 10.1542/peds.2017-2971.

(1)横断面研究(cross-sectional study):针对一个特定的群体,在某一个时间点或在一个较短的时间区间内收集资料,评估膳食暴露与疾病的状况。它反映的是这一特定的时间点或区间内某一特定疾病分布与膳食之间的关系。横断面研究又称为现况研究(prevalence survey),即所收集的资料是调查当时所获得的现况资料。比如入学体检,就是在入学这一特定时间调查学生健康状况与人口特征的信息。营养学上常见的现况调查,如社区某一特定人群(60岁以上老年人群)膳食特点与高血压患病情况调查等。

(2)病例-对照研究(case-control study):是指观察确诊的患有某种疾病(如高血压)的人群(病例)和具有可比性的健康人群(对照),通过调查(收集资料、实验室检查等),比较病例组和对照组在暴露因素(膳食)上的差异,分析暴露因素(膳食)与疾病(高血压)之间的关系。

病例对照研究适合为病因性研究(如队列研究、干预研究)提供线索。病例-对照研究是回顾性(retrospective)的调查,它受被调查者记忆偏倚的影响。"Adherence to the Mediterranean dietary pattern in relation to glioma: A case-control study"这项研究募集了经过病理学新确诊的神经角质细胞瘤患者128人,对照组256人来自该医院其他科室就诊的无明显疾病的就诊者。用食物频率问卷法(food frequency questionnaire, FFQ)评估两组人群的膳食暴露情况,最后分析地中海膳食模式与神经胶质细胞瘤的关系。在校正两组人群的年龄、性别、BMI、能量摄入、体力活动、家族疾病史、婚姻状态、受教育程度、手机使用时间、高血压史、是否吸烟、是否染发等因素后发现,坚持地中海饮食的人群罹患神经胶质细胞瘤的风险较低①。

(3)队列研究(cohort study):将某一特定人群按照是否暴露于某一因素分为暴露组和非暴露组,然后追踪(follow)两组人群的结局(outcome),如死亡、发病等发生情况,比较两组之间结局发生率的差异,从而推断出该暴露因素与结局之间是否存在因果联系以及联系的强度。典型的例子是,观察膳食模式比较特殊的人群,如僧侣和普通人群的健康状况,探索导致某种疾病的膳食因素。"Lower rates of cancer and all-cause mortality in an Adventist cohort compared with a US Census population"这项研究的暴露组是美国于2002年起建立的安息日基督信徒队列(Adventist Health Study 2,观察对象86610人),平均追踪时间为7.8年,收集跟踪期间参与者的全死因死亡情况和癌症的发病情况。全死因死亡率比较的对照组是美国的全国死亡率队列(national longitudinal mortality study,观察对象383600人),癌症发病率比较的对照组是美国SEER(surveillance, epidemiology, and end results,观察对象

---

① Mousavi S M, Shayanfar M, Rigi S, et al. Adherence to the Mediterranean dietary pattern in relation to glioma: A case-control study[J]. Clinic nutrition, 2021(40): 313-319. doi: 10.1016/j.clnu.2020.05.022 0261-5614.

62074人)18个地区癌症登记队列。分析发现，安息日基督信徒的全死因死亡率和癌症发病率显著低于普通人群，说明基督信徒的生活方式，尤其是膳食模式，对健康是有益的[①]。

队列研究根据研究对象进入队列时间和终止观察时间的不同，分为回顾性队列研究（retrospective cohort study）和前瞻性队列研究（prospective cohort study）。回顾性队列研究是指研究开始时，研究者（如营养学家）就已经掌握了研究对象在过去某个时间点的暴露状况（如独特的生活方式），从而根据现在的结局（如某种疾病）来分析暴露与结局之间的关系。前瞻性队列研究是指根据研究对象目前的暴露状况分组，但研究结局需要追踪一段时间才能得到。

队列研究最大的特点是：基本不存在回忆偏倚，收集的资料比较可靠；因为观察的暴露（膳食）在前，结局（疾病）在后，一般可以证实病因关系。当然，缺点也很明显：随访时间长，人力物力成本很高；容易产生失访偏倚。

人体健康受遗传（基因）和环境的双重影响，但先天遗传和后天环境以及二者交互作用对健康的影响如何，却一直是学术界争论的焦点。因此，队列研究中有一类特殊的研究很好地回答了健康的遗传和环境因素：双生子研究（twin study）、收养研究（adoption study）、家庭研究（family study），以及移民研究（migration study）。

双生子研究：同卵双生子携带的遗传物质100%相同，异卵双生子的遗传物质50%相同。如果所生活的环境相同（环境相同，基因不同），同卵双生子比异卵双生子呈现出更高的某种疾病的倾向，则这一疾病特征很大可能来自遗传。

收养研究：同卵双生子被送给不同的家庭抚养（环境不同，基因相同），同卵双生子所呈现出的疾病特征差异则很可能是环境造成的。而如果收养家庭有和该同卵双生子年龄相似的小孩，则两个孩子在疾病谱上的差异很可能是遗传造成的（环境相同，基因不同）。

家庭研究：虽然没有双生子和抚养研究那么明确的优势，但对某些疾病，家庭研究在区分遗传和环境的作用上依然有效，如厌食症和贪食症常常与某些精神疾患并存，家庭研究发现，这些患者的亲属罹患该饮食失调症的风险更高。

移民研究：移民是指民众从一个地方迁移到另一个地方居住，成为永久或半永久居民。由于环境的变化，移民的健康状况和疾病谱，与其原祖籍所在地的民众的差异很有可能受环境的影响。美国于1975—2003年间进行的移民研究发现，亚裔第一代移民的癌症发病率与其原籍民众相似，但他们后代的癌症发病率与美国本土居民相似，尤其是与激素相关的癌症，如乳腺癌、前列腺癌、卵巢癌、子宫内膜增生等，以及与西方膳食相关的癌症，如结直肠癌。而与东方膳食相关的癌症，如胃癌的发病率则随着他们在美国居住时间

---

① Fraser G E, Cosgrove C M, Mashchak A D, et al. Lower rates of cancer and all-cause mortality in an Adventist cohort compared with a US Census population[J]. Cancer, 2020, 126(5): 1102-1111. doi: 10.1002/cncr.32571. Epub 2019 Nov 25.

的延长而降低。

(4) 干预研究(intervention study): 医学上的随机对照研究(randomized controlled trial, RCT), 是指把一个特定的群体随机分为两组, 一组施加实验因素, 即实验组; 另一组不施加实验因素或仅给予安慰剂, 即对照组, 然后观察干预措施的效果。如果被实验组和对照组的参与者不知道自己是实验组还是对照组, 称为单盲(single blind)实验; 如果实验参与者与干预研究的实施者均不知道哪一组为实验组或对照组, 则称为双盲(double blind)实验。2019年发表在《柳叶刀》(糖尿病内分泌子刊)上的一篇文章展示了我国大庆从1986年开始建立的针对糖耐量受损患者(即糖尿病前期)的随机临床干预研究[①]。大庆的33所医疗机构, 被随机分为对照或提供三种干预(膳食/锻炼/膳食+锻炼)方式中的任何一种, 共有577名患者参与实验, 其中438名患者接受干预, 138名患者被分配至对照组。经过30年的跟踪, 取得了540名患者的结局资料, 如糖尿病发病率、心血管事件、微血管并发症、心血管疾病死亡事件、全死因死亡率、以及预期寿命等。分析结果显示, 与对照组相比, 接受"膳食+锻炼"干预的血糖损害患者发展为糖尿病的时间延迟, 心血管事件和微血管并发症较少发生, 心血管疾病死亡率和全死因死亡率更低, 且平均预期寿命增加1.44年。

(三) 基础实验研究

基础实验研究是利用细胞、组织或器官, 我们称之为体外研究(in vitro); 或动物, 我们称之为整体或体内研究(in vivo), 以探索膳食因素与疾病之间的内在联系和分子机制。所谓机制研究, 是指研究A(膳食成分)与B(疾病)之间关系的内在原因, 而不是表象。比如, 缺铁(A)导致贫血(B), 是由于携带氧气的血红蛋白, 其关键成分是血红素和珠蛋白, 而血红素由原卟啉和铁构成, 铁是合成血红素必不可少的成分。因此, 缺铁, 导致血红蛋白的合成最常用的实验手段是"loss and gain", 即通过药理学的(激动剂或抑制剂)或遗传学的(基因敲除或过表达)方法把动物或细胞内的某一特定基因删除, 或过量表达, 从而确定该基因与健康效应的内在关系。

三、营养学研究的证据分级

从表面上看, 互联网的普及, 使人们获取信息的成本很低, 事实上, 由于信息的质量

[①] Gong Q H, Zhang P, Wang J P, et al. Morbidity and mortality after lifestyle intervention for people with impaired glucose tolerance: 30-year results of the Da Qing Diabetes Prevention Outcome Study [J]. Lancet Diabetes Endocrinol, 2019, 7(6): 452-461. doi: 10.1016/S2213-8587(19)30093-2. Epub 2019 Apr 26.

参差不齐，无法鉴别信息的真伪，反而使人们获得正确信息的成本增加。那么，面对海量的养生、保健、膳食、营养等信息，该如何识别呢？

前面讲过，营养学家通常把通过科学研究获得的结果发表在同行评审的科学杂志上，而不是媒体上。由于科普作家相对较少，媒体上膳食、营养相关的文章大都有媒体记者撰写。因专业差别，媒体在解读这些科学结果时，存在解读不足、错误解读，或过度解读的可能。此外，营养学的快速发展也催生了海量的数量可观的科研发现，即使是营养学专家，也需要365天每天读文献才能跟上本领域的科学进展。如何把最新、最佳的证据传递给普通民众？如何把最好的证据应用于日常的生活中？这需要循证医学的证据等级和评价系统。

循证医学、循证营养学中的"循证"，英文是"evidence based"，是"基于证据"的意思。证据，在法律上是认定案件事实的依据，证据问题是诉讼的核心问题。同样的，在营养学上证据也是一个营养学问题的核心。当一个营养学问题有几种不同的证据时，判断这个证据是否可信以及可信的程度的方法如下：

(1) 1998年美国预防医学工作组把证据分五级[1]：

Ⅰ：至少有一个证据来自设计合理的随机对照试验。

Ⅱ-1：证据来自设计良好的非随机对照试验；

Ⅱ-2：证据来自设计良好的队列或病例对照研究，最好是来自多个中心或研究团队；

Ⅱ-3：证据来自多个有/没有干预的系列案例。无对照的但意外获得的结果，如1940年的青霉素的发现。

Ⅲ：专家的意见，描述性研究、案例报道或专家委员会的报告。

(2) 英国牛津循证医学中心发布的五级证据[2]：

1a：随机对照实验的系统综述(同质性)；

1b：单个的随机对照研究(置信区间小)；

1c：全或无随机的对照研究。

2a：队列研究的系统综述(同质性)；

2b：单个的队列研究或低质量的随机对照研究(比如只有80%的追踪率)；

2c："临床实效研究"、生态学研究。

3a：病例-对照研究的系统综述(同质性)；

3b：单个的病例-对照研究。

---

[1] 翻译自 Berg A O, Allan J D. Introducing the third U. S. preventive services task force[J]. Am. J, Prev. Med, 2001, 20: 21-35

[2] 翻译自 Oxford Centre for Evidence-based Medicine — Levels of Evidence, March 2009.

4：案例系列(低质量的队列、低质量的病例-对照研究)。

5：无明确批判性评价的专家意见或基于生理学、基础实验研究、"第一性原理"的专家意见。

2001年，美国纽约州立大学医学中心发布"新九级证据金字塔"，首次把基础研究(动物和细胞研究)纳入证据分级体系。该证据缺少推荐级别标准，但因为其图像直观形象而深入人心(见图3.2)。想比较系统了解证据的历史和现况，可以参考文章《国际循证医学证据分级体系的发展与现状》。

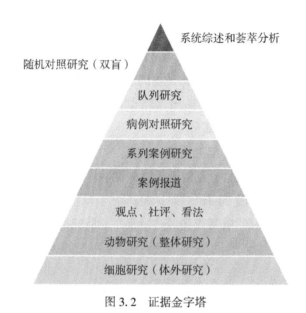

图3.2 证据金字塔

目前，一些营养学结果让普通民众感觉扑朔迷离，认为营养学不靠谱。除了媒体的解读问题，还与科学研究自身的不断进步有关。科学是不断被证伪和完善的，我们对世界的认知是不断修正、不断加深的。

例如，现在我们知道维生素D的主要功能是维持骨骼、牙齿的健康，缺乏维生素D者会出现佝偻病、骨质软化或骨质疏松等。但维生素D的研究过程是这样的：① 有案例报道佝偻病的患儿其体内维生素D水平较低；② 流行病学调查发现，膳食维生素D缺乏且户外运动很少的儿童少年更容易发生佝偻病；③ 干预研究发现，给予膳食维生素D缺乏且户外运动很少的儿童少年补充维生素D，则该人群中佝偻病的发生率显著下降；④ 基础研究发现，动物膳食中去除维生素D，动物骨骼发育受到显著影响，但在给予维生素D补充后其骨骼的发育显著改善，甚至恢复正常；⑤ 基础研究进一步利用基因敲除或过表达的方式证明维生素D是通过与其受体结合、激活不同的信号通路，促进机体对钙的吸收而发挥作用；⑥最后，也是最关键的，以上的结果可以被不同的研究团队多次重现，经得起时间的检验。此时才可以下结论"维生素D与骨骼健康有因果关系"。

单一的研究，即使发表在权威的科学期刊上，也不足以证明或证伪任何膳食成分与健康或疾病的因果关系。确定的因果关系需要重复证据，且证据来自不同的实验设计，以及来自不同的研究团队。科学的理论体系是发展变化的，随着研究的深入不断完善。

又如，在百度搜索引擎中输入"排骨汤补钙"，搜索的结果上百万，大都认可排骨汤具有一定的补钙效果。早在1999年，中山大学营养与食品卫生学教研室的蒋卓勤教授在《食品科学》上发表《不同烹调方法对骨汤中钙含量的影响》，结果显示，无论是改变煮骨头的水，用不同的锅，还是延迟煮汤时间，汤中钙的浓度与自来水中差别不大。只有加入大量的醋，才能比较显著地提升汤中钙的水平，但此时骨头汤的口感已经不能为一般人所接受。2002年发表的《食用醋酸对骨头汤中钙离子含量影响的探讨》和2004年发表的《骨头汤中加醋溶钙的实用价值研究》均证实了这一结论。2013版《中国居民膳食营养素参考摄入量》中推荐成年人每日钙摄入量为800mg，喝骨头汤补钙显然是无法实现的。

四、如何解读媒体上的营养学信息

对于媒体所传递的营养信息，我们该报以什么样的态度，以及如何解读呢？首先，媒体的首要任务是吸引读者的关注。这样的情况下，与养生相关的"标题党"文章非常多。所以不要被题目迷惑，要通读全文；但有时候即使通读全文可能也会被误导，媒体常常会使用"我们知道""事实的真相是"等用语，但科学家经常会用"可能""也许"这类词语，因为他们知道来自单个研究的结论会遇到很多挑战，甚至有可能被那些后来的研究所推翻。

其次，媒体从业者由于缺乏相关的学科背景，常常会错误地解读复杂的科学研究；有时媒体报道即使是真的，也存在过度解读的可能。例如，媒体报道燕麦可以降低胆固醇，但却忽略了重要的问题——膳食中燕麦的量需要多少才足以产生这样的效果？如果换成燕麦的加工食品又会如何呢？所以，阅读膳食营养相关的信息时，我们应当关注文章中是否提到了研究方法和研究对象，这是最容易被忽略的部分。还需要注意该信息是来自细胞、动物的基础研究，还是针对特定人群进行流行病学调查。如果是针对人群的流行病学调查，是什么样的人群？参与的人群是100人还是10000人？这些都将影响到对结果的解读。如果你本人和该研究中的研究对象越相近，如年龄、性别、职业、受教育程度、居住环境、生活方式等，这样的研究结果对你而言就越有参考价值。

最后，随着自媒体时代的到来，有一些被曝光的新发现并没有得到后续研究的证实。作为营养学家或科普作家，在展示一个新的膳食营养新发现时，还应该提供了关于这个科学问题是否有其他的研究结果，或与之相关的研究结果如何，给读者展现一个比较全面的知识体系。

五、如何鉴别网站可信度

互联网上关于营养与健康的信息鱼龙混杂，鉴别的成本很高。如何才能比较快地识别互联网上的信息呢？找可靠的网站是一种比较快捷的方式，那又怎样识别网站的可信度呢？

第一，了解这个网站是谁负责，是研究机构、高等院校、国家或私人企业，还是个人，其在业界的信誉如何。一般而言，非营利机构提供的信息不容易受商业的影响。

第二，网站发布营养相关信息的同时，是否提供了信息提供者的名字和资质。目前，丁香园是知名度比较高的健康相关网站（App或微信公众号），它在发布信息的时候会告诉读者撰写这篇文章的作者是谁，具有怎样的专业背景。

第三，注意网站上的营养学信息是否经常更新。科学研究是持续进行的，知识也不断更新。今天的发现明天可能就会受到质疑，所以信息的更新非常重要。

第四，注意网站是否提供链接到其他可信任网站的链接。能够经受检验的发现才是科学的，所以能链接到其他非营利、可信任的网站，尤其是具有不同声音的网站才是比较"可信任"的。

第五，注意网站是否售卖产品或服务。有很多网站是企业为了售卖产品而建立的，这样的网站也能起到一定的科普作用。但企业的首要目标是营利，在这样的前提下，保持客观、中立就比较困难。

第六，随着互联网的发展，知识付费逐渐得到越来越多民众的认可。但正如阳光、空气是免费的一样，好的东西不意味着您一定要付费。科学研究是昂贵的，任何一个国家用于不以营利为目的的科学研究的资金都是国家投入的，即每一个纳税人的钱。只要您方法得当，完全可以免费或以很低的成本获得靠谱的信息。

六、膳食行为的改变

健康常识很多人都知道，并且会体现到行为上，比如规律的一日三餐、适当的运动、充足的睡眠等。

(一) 知-信-行模式

如何把知识变成行动并维持下去呢？科学家通过对人类行为的长期观察发现，知识确实是行动的前提，但仅有知识是远远不够的，还需要坚定的信念，即坚信这个知识对自己是有好处的，然后才会有行动。行为改变最常见的理论首推知-信-行（knowledge-attitude-practice，KAP）模式，即你知道、相信，那么你就会行动。KAP虽然是运用最为广泛的健康教育理论，但经过KAP教育后，行为转化的实际效果并不理想，关键就在于在传递知识的时候不能确认接收者是"真的知道"。

（二）健康信念模式

健康信念模式（health belief model）与KAP相似，最大的不同是强调belief，即信念。这个信念主要指：① 感知危害，即认识到不改变现有的行为将会导致的疾病及其后果；② 感知收益，即认识到如果改变现有的行为将能够有效降低疾病的威胁，并能够预防疾病；③ 感知障碍，即认识到行为的改变是有难度的，比如锻炼要花费时间，早睡早起会感觉"痛苦"，行为改变的效果无法即时看到等等。在深刻了解行为改变的内在原因和障碍后，才能够制定切实可行的计划和策略，也才能更好地坚持。

（三）阶段变化模式

阶段变化模型（transtheoretical model）是来源于对吸烟者戒烟的研究：决定吸烟者是否戒烟的是他是否已经为此做好准备。因此，阶段变化模型主要关注个体有意识改变的决策。假设前提是：人们行为的改变不会是快速的、决断性的，尤其是习惯性行为，行为改变是一个持续性的过程。阶段变化模型认为个体的行为改变要经过以下六个阶段：前意向阶段（pre-contemplation）、意向阶段（contemplation）、准备阶段（preparation）、行动阶段（action）、维持阶段（maintenance）和终极阶段（termination），见表3.3。

表3.3 健康行为改变阶段理论表

阶段	特点	行动
前意向阶段（pre-contemplation）	没考虑改变；无改变意愿；没看到目前行为的问题。	收集目前行为相关健康效应的信息；收集行为改变潜在益处的信息
意向阶段（contemplation）	承认改变或许是必要的，并权衡变和不变的利弊。	立志改变，并设立具体日期
准备阶段（preparation）	准备改变某个特定的行为。	写出行动计划；规划改变细节，设立小的目标；告知他人自己的计划
行动阶段（action）	花费时间和精力去改变，按照计划去改变特定的行为。	开始新的行为；管理行为改变过程中情绪和体力反应

续表

阶段	特点	行动
维持阶段（maintenance）	努力把新的行为整合到日常生活中，努力使之永久。	在反复中坚持；教授其他人并帮助其他人达成目标
终极阶段（termination）	新的行为变成日常。	经过数月或一年的维持，没有反复，开始下一个目标

综上所述，如果你在某方面想要做出改变，首先你需要知道自己的问题在哪里。一些问题比较容易识别，如不吃水果；而另一些问题则比较隐蔽，如缺钙。通过记录每日膳食的食物，与《中国居民膳食指南》进行比较，能较容易地发现膳食的优势和不足。而一旦确定问题，就需要确立小的、具体的、可行的目标。如减肥，目标应该是具体的计划，如：每日膳食的热量、体力活动的强度和时间等，而不是泛泛地计划"要减掉10公斤"。

每个人都"知道"不吃早餐对身体不好。一项有14000名青少年参与，时间长达3年的研究发现，不吃早饭的人胖了。而另一项涉及2184名参与者的早餐与心血管健康的研究也发现，不吃早饭的人腰围变粗，BMI增加，心血管健康不良。由此是否可以下结论：不吃早饭的人容易变胖、容易生病。仅仅看研究结果，似乎符合我们的日常认知。但仔细查看研究过程发现，很多不吃早餐的人花费了更多时间在无意义的事情上；不吃早餐的人喜欢在午餐和晚餐摄入高糖高热食物。虽然这些研究仅仅是探索早餐与健康间的联系（association），而不是因果关系（causal effect），但也说明不吃早餐和胖、不健康没有必然的联系。

其实，膳食健康关注的是营养均衡、饮食规律。偶尔错过早餐对健康的影响可以忽略不计；即使规律的不吃早餐，也不成问题，因为有的人的饮食规律可能就是没有早餐这一项。但就怕不吃早餐是偶尔为之的不规律行为，那么身体和各个脏器就需要不断地调整可能受到伤害。

规律的三餐、规律的睡眠、规律的运动等都是常识，知道这些常识几乎不需要花费代价，但行动是要付出代价的。看电视、刷手机等可以给予大脑即时快乐，从这些项目中脱离出来，转而投入短期内感受不到效果的项目，如规律的睡眠、规律的运动，对于绝大多数人来说都是非常困难的。

> **健康小贴士**
>
> **中国公民健康素养66条**
>
> 2008年，我国原卫生部发布了《中国公民健康素养——基本知识与技能（试

行)》,又称"中国公民健康素养66条"。随着经济的发展,我国居民的主要健康问题和健康需求在不断发生变化,我国于2015年修订编制了《中国居民健康素养——基本知识与技能(2015版)》。健康素养的整体框架没变,依然包括基本知识和理念、健康生活方式与行为、基本技能三个部分。但针对近些年我国人民突出的健康问题,增设了精神卫生、慢性病防治、安全与急救、科学就医、合理用药、妇女生殖健康以及健康信息的获取、甄别和利用等内容。

2019年,我国卫生健康委员会在31省(自治区、直辖市)336个县区级,对15~69岁常住人口的监测(共74683份调查问卷)结果显示,我国居民健康素养水平达到19.2%;其中城市居民健康素养水平24.8%,农村居民15.7%;我国东部地区居民健康素养24.6%,中部地区16.3%,西部地区14.3%。在六类健康素养方面,我国居民的安全与急救素养最高,而传染病防治素养最低。

- 自查:针对"中国公民健康素养66条",测一测你的健康素养水平。

测试题

1. 单选题
(1) 以下哪种途径的营养学信息相对比较可靠?_____
   A. 政府或权威健康机构网站发布的健康信息
   B. 新闻的健康信息
   C. 专家意见
   D. 娱乐杂志的信息
(2) 以下证据中最可信的是哪项?_____
   A. 系统综述和荟萃分析　　　　B. 队列研究
   C. 案例报道　　　　　　　　　D. 专家的意见、社评、看法
(3) 营养学的研究方法包括_____。
   A. 案例报道　　B. 流行病学调查　　C. 动物实验　　D. 以上都是

2. 多选题
(1) 健康教育理论中的行为模式有_____。
   A. KAP模式　　B. 健康信念模式　　C. 阶段变化模式　　D. 被动接受模式
(2) 健康素养的基本框架包括_____。

A. 基本知识和理念　　　　　　　　B. 健康生活方式与行为
C. 基本技能　　　　　　　　　　　D. 专业知识与技能

本章测试题答案

第一节　判断题(1)×　(2)√　(3)√
第二节　单选题(1)A　(2)D　(3)A
第三节　多选题(1)ABD　(2)ABCD　(3)ABCD
第四节　1. 单选题(1)A　(2)A　(3)D　　2. 多选题(1)ABC　(2)ABC

附　中国公民健康素养66条

一、基本知识和理念

1. 健康不仅仅是没有疾病或虚弱，而是身体、心理和社会适应的完好状态。
2. 每个人都有维护自身和他人健康的责任，健康的生活方式能够维护和促进自身健康。
3. 健康生活方式主要包括合理膳食、适量运动、戒烟限酒、心理平衡4个方面。
4. 劳逸结合，每天保证7~8小时睡眠。
5. 吸烟和被动吸烟会导致癌症、心血管疾病、呼吸系统疾病等多种疾病。
6. 戒烟越早越好，什么时候戒烟都为时不晚。
7. 保健食品不能代替药品。
8. 环境与健康息息相关，保护环境能促进健康。
9. 献血助人利己，提倡无偿献血。
10. 成人的正常血压为收缩压低于140毫米汞柱，舒张压低于90毫米汞柱；腋下体温36~37℃；平静呼吸16~20次/分；脉搏60~100次/分。
11. 避免不必要的注射和输液，注射时必须做到一人一针一管。
12. 从事有毒有害工种的劳动者享有职业保护的权利。
13. 接种疫苗是预防一些传染病最有效、最经济的措施。
14. 肺结核主要通过病人咳嗽、打喷嚏、大声说话等产生的飞沫传播。
15. 出现咳嗽、咳痰2周以上，或痰中带血，应及时检查是否得了肺结核。
16. 坚持正规治疗，绝大部分肺结核病人能够治愈。
17. 艾滋病、乙肝和丙肝通过性接触、血液和母婴3种途径传播，日常生活和工作接触不会传播。

18. 蚊子、苍蝇、老鼠、蟑螂等会传播疾病。
19. 异常肿块、腔肠出血、体重骤然减轻是癌症重要的早期报警信号。
20. 遇到呼吸、心脏骤停的伤病员，可通过人工呼吸和胸外心脏按压急救。
21. 应该重视和维护心理健康，遇到心理问题时应主动寻求帮助。
22. 每个人都应当关爱、帮助、不歧视病残人员。
23. 在流感流行季节前接种流感疫苗可减少患流感的机会或减轻流感的症状。
24. 妥善存放农药和药品等有毒物品，谨防儿童接触。
25. 发生创伤性出血，尤其是大出血时，应立即包扎止血；对骨折的伤员不应轻易搬动。

二、健康生活方式与行为

26. 勤洗手、常洗澡，不共用毛巾和洗漱用具。
27. 每天刷牙，饭后漱口。
28. 咳嗽、打喷嚏时遮掩口鼻，不随地吐痰。
29. 不在公共场所吸烟，尊重不吸烟者免于被动吸烟的权利。
30. 少饮酒，不酗酒。
31. 不滥用镇静催眠药和镇痛剂等成瘾性药物。
32. 拒绝毒品。
33. 使用卫生厕所，管理好人畜粪便。
34. 讲究饮水卫生，注意饮水安全。
35. 经常开窗通风。
36. 膳食应以谷类为主，多吃蔬菜水果和薯类，注意荤素搭配。
37. 经常食用奶类、豆类及其制品。
38. 膳食要清淡少盐。
39. 保持正常体重，避免超重与肥胖。
40. 生病后要及时就诊，配合医生治疗，按照医嘱用药。
41. 不滥用抗生素。
42. 饭菜要做熟；生吃蔬菜水果要洗净。
43. 生、熟食品要分开存放和加工。
44. 不吃变质、超过保质期的食品。
45. 妇女怀孕后及时去医院体检，孕期体检至少5次，住院分娩。

46. 孩子出生后应尽早开始母乳喂养，6个月后合理添加辅食。
47. 儿童青少年应培养良好的用眼习惯，预防近视的发生和发展。
48. 劳动者要了解工作岗位存在的危害因素，遵守操作规程，注意个人防护，养成良好习惯。
49. 孩子出生后要按照计划免疫程序进行预防接种。
50. 正确使用安全套，可以减少感染艾滋病、性病的危险。
51. 发现病死禽畜要报告，不加工、不食用病死禽畜。
52. 家养犬应接种狂犬病疫苗；人被犬、猫抓伤、咬伤后，应立即冲洗伤口，并尽快注射抗血清和狂犬病疫苗。
53. 在血吸虫病疫区，应尽量避免接触疫水；接触疫水后，应及时进行预防性服药。
54. 食用合格碘盐，预防碘缺乏病。
55. 每年做一次健康体检。
56. 系安全带(或戴头盔)、不超速、不酒后驾车能有效减少道路交通伤害。
57. 避免儿童接近危险水域，预防溺水。
58. 安全存放农药，依照说明书使用农药。
59. 冬季取暖注意通风，谨防煤气中毒。

三、基本技能

60. 需要紧急医疗救助时拨打120急救电话。
61. 能看懂食品、药品、化妆品、保健品的标签和说明书。
62. 会测量腋下体温。
63. 会测量脉搏。
64. 会识别常见的危险标志，如高压、易燃、易爆、剧毒、放射性、生物安全等，远离危险物。
65. 抢救触电者时，不直接接触触电者身体，会首先切断电源。
66. 发生火灾时，会隔离烟雾、用湿毛巾捂住口鼻、低姿逃生；会拨打火警电话119。

第四章
营 养 评 价

前面的章节介绍了食物的营养价值以及如何选择食物,但营养学的重点是研究食物与健康的关系,要评估食物与健康的关系,我们需要知道在正常生理状况下,不同的群体(或个体)对各种膳食营养素的需要量,以及群体(或个体)的膳食摄入是否满足了身体的需要。

☞ **本章主要内容:**

1. 膳食营养素参考摄入量
2. 膳食结构与膳食指南
3. 膳食评价与食谱设计
4. 食物成分表
5. 营养标签

☞ **本章学习目标:**

1. 熟悉针对一般人群的中国居民膳食推荐摄入量
2. 掌握"中国居民膳食指南"和"膳食餐盘"
3. 掌握评估自身膳食是否合理性的方法
4. 了解如何给自己和家人设计食谱并评估其合理性

第一节　膳食营养素参考摄入量

为了维持健康,人体每天需要从膳食中获取各种营养物质,人体对营养素的需要量与

第四章 营养评价

性别、年龄和生理状况息息相关；成年人需要保障机体功能；儿童少年除了维持机体功能，还需要更多的营养以满足生长发育的需要；而妊娠期的妇女需要更多的营养以保证胎儿和母体相关组织的生长；乳母需要额外的营养以保证泌乳的需要等。如果某种营养素长期摄入不足或摄入过多，可能产生营养不足或营养过多的危害。为了使民众通过食物获得充足的营养素和能量，达到适宜的健康状态，各国的营养学家在现有研究结果的基础上，提出了适用于不同性别、年龄、生理状态和劳动强度人群的膳食营养素参考摄入量（dietary reference intakes, DRIs），作为判断膳食质量和计划膳食供应的科学依据。

一、摄入量制定的基础和原则

营养素的生理需要量（nutritional requirement）是制定膳食营养素参考摄入量的基础。营养素生理需要量是指人体为了达到良好的健康状态，在一定时期内每天必须获得的该营养素的最低量。FAO/WHO联合专家委员会提出了营养素生理需要量的三个层次：

储备需要量：维持组织中的营养素有一定储备的需要量。

基本需要量：达到该水平后机体能够正常生长和繁殖，但机体内很少或没有此种营养素的储存。

预防临床缺乏症的需要量：维持机体不出现临床疾病症状的营养素水平，比基本需要量更低。

这三个层次的需要量是依次降低的，即预防临床缺乏症的需要量是最低限量，低于此水平，人体会出现明显的临床缺乏症状。

制定膳食营养素参考摄入量的基本原则是：① 循证营养学（evidence-based nutrition），即利用现有的研究数据，收集最佳证据，引导DRIs的制定；有关证据的获取和分级可以参照第三章相关内容。② 风险评估（risk assessment），是指评估人体暴露于某种危险因素下出现不良健康效应（营养缺乏、营养过剩）的可能性和严重程度，也是制定DRIs所要遵循的。

我国2013年发布的《膳食营养素参考摄入量》（DRIs）是对2000年版的修订。膳食营养素参考摄入量由原来的4个增加到7个。首次提出一些微量营养素预防非传染性慢性病的建议摄入量（PI-NCD），明确提出了宏量营养素的可接受范围（AMDR），加入了植物化合物对人体的作用，并首次提出其他膳食成分的特定建议值（SPL）。

二、膳食参考摄入指标体系

我国的膳食参考摄入指标体系（见图4.1）是参照美国的模式设立的，目前以下包括7

个指标：

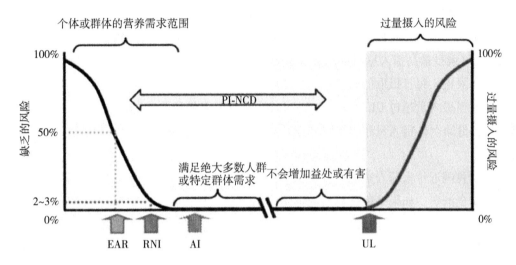

EAR：平均摄入量；RNI：推荐摄入量；AI：适宜摄入量；
UL：可耐受的最高摄入量；PI-NCD：预防非传染性慢性疾病的建议摄入量
图 4.1 膳食推荐摄入量(DRIs)指标体系的关系

(1)平均需要量(estimated average requirement，EAR)：是群体中每个个体需要量的平均值，是根据个体需要量的研究资料计算得到的。EAR 是可以满足某一特定性别、年龄及生理状况的群体中50%的个体需要量的摄入水平。但这一摄入水平不能满足这一特定群体中另外50%的个体对该营养素的需要。EAR 是制定 RNI 的基础。

(2)推荐摄入量(recommended nutrient intake，RNI)：相当于传统使用的 RDA(recommended daily allowance，RDA)，是可以满足某一特定性别、年龄及生理状况群体中绝大多数(97%~98%)个体需要量的摄入水平。长期摄入 RNI 水平，可以满足身体对该营养素的需要，保持健康和维持组织中有适当的储备。RNI 是个体每日摄入该营养素的目标。

RNI 是以 EAR 为基础制定的，RNI 为 EAR 加减两个标准差，即 RNI＝EAR±2SD。如果关于需要量的资料不够充分，不能计算 SD 时，则一般设 EAR 的变异系数为10%，即 RNI＝1.2×EAR。

(3)适宜摄入量(adequate intake，AI)：当某种营养素的个体需要量研究资料不足，无法计算出 EAR，因而不能求得 RNI 时，可设定适宜摄入量来代替 RNI。AI 是通过观察或实验获得的健康人群某种营养素的摄入量。例如纯母乳喂养的足月产健康婴儿，从出生到

4~6个月，他们的营养素全部来自母乳。母乳中供给的各种营养素量就是他们的 AI 值。AI 也是个体每日营养素摄入量的目标。

AI 与 RNI 相似之处是二者都是个体摄入量的目标，能够满足目标人群中几乎所有个体的需要。AI 和 RNI 的区别在于，AI 的准确性远不如 RNI，可能明显高于 RNI。

（4）可耐受最高摄入量（tolerable upper intake level，UL）：是平均每日可以摄入该营养素的最高限量。每日摄取的营养素达到 UL 水平，对群体中的几乎所有个体都不至于损害健康。但当摄入量超过 UL 并进一步增加时，健康损害的风险将随之增大。对大多数营养素而言，健康个体摄入量超过 RNI 或 AI 水平不会有更多的收益。UL 并不是一个建议的摄入水平。

鉴于我国近年来营养素强化食品和膳食补充剂的快速发展，有必要制定营养素的 ULs 来指导安全消费。如果某种营养素的毒副作用与摄入总量相关，则该营养素的 UL 值需要依据食物、饮水及膳食补充剂提供的该营养素的总量来制定。如果它的毒副作用仅与强化食物和补充剂相关，则它的 UL 值要依据这些来源而不是总摄入量来制定。对许多营养素来说，当前还没有足够的资料来制定它们的 UL，所以没有 UL 值并不意味着过多摄入这些营养素不存在潜在的危险。

（5）宏量营养素可接受范围（acceptable macronutrient distribution ranges，AMDR）：是指蛋白质、碳水化合物和脂肪这三大产能营养素的理想摄入范围。如果在每日的摄入量在该范围内，有利于降低慢性非传染性疾病的患病风险。AMDR 用三大产能营养素占总能量的百分比表示。我国目前的 AMDR 是：蛋白质 10%~15%，碳水化合物 55%~65%，脂肪 20%~30%。

（6）预防非传染性疾病的建议摄入量（proposed intakes for preventing non-communicable chronic disease，PI-NCD）：是以非传染性慢性病为一级预防目标而提出的营养素的每日摄入量。当慢性非传染性疾病的易感人群中某种营养素的摄入量达到 PI-NCD 时，其发生 NCD 的风险降低。2013 版 DRIs 提出 PI-NCD 值的有钠、钾、维生素 C。

（7）特定建议值（specific proposed levels，SPL）：是指某些膳食成分的摄入量达到这一水平时，有利于促进人体健康。2013 版 DRIs 提出 SPL 值的膳食成分有大豆异黄酮（55mg/d）、叶黄素（10mg/d）、番茄红素（18mg/d）、植物甾醇（0.9mg/d）、氨基葡萄糖（1000mg/d）、花色苷（50mg/d）、膳食纤维（25mg/d）、原花青素（800mg/d）和姜黄素（720mg/d）为 UL 值。

DRIs 能够对膳食进行规划，包括制定食谱、设计食品配方以及食物保障在内的膳食规划；同时 DRIs 也是膳食评价、膳食调查和改善、健康咨询以及营养风险评估等的依据。EAR、RNI 和 AI 主要是营养素预防缺乏，UL 防止营养素过量，而 AMDR、PI-NCD 和 SPL 的目标是预防慢性非传染性疾病。

- 自查：你的关键营养素的 DRIs 值是多少？

 测 试 题

多选题

(1) 当一个健康成年人长期摄入某营养素的该群体 RNI 水平，以下说法正确的是_____。

    A. 满足身体对该营养素的需要　　B. 维持机体组织有适当的储备
    C. 保持健康状态　　D. 保证满足人群中全部个体对该营养素的需求

(2) 营养素生理需要量的三个层次是_____。

    A. 储备需要量　　B. 基本需要量
    C. 预防临床缺乏症的需要量　　D. 预防非慢性非传染性疾病的建议摄入量

(3) 膳食营养素参考摄入量（DRIs）是一组每日平均膳食营养素摄入量的参考值，包括_____。

    A. EAR　　　　B. RNI　　　　C. AI　　　　D. UL

第二节　膳食结构和膳食指南

一、膳食结构

膳食结构（dietary pattern）是指一个国家或地区或个体，日常饮食中食物的种类、数量及其所占的比例。理想的膳食结构是平衡的，而平衡膳食是制定膳食指南的基础。一个国家或地区，其膳食结构与当地的资源、文化及民族特征、宗教信仰等有关。所以，每种膳食结构都有着各自的优势和局限。一般根据其食物所提供的能量和各种营养素的量和比例来衡量某种膳食结构是否合理。

（一）以植物性食物为主的东方膳食结构

大多数东方发展中国家的膳食以植物性食物为主，以动物性食物为辅。其特点是谷物等植物性食物提供每日总能量的 50% 以上，动物性食物提供的蛋白质量低于蛋白质总量的

第四章 营养评价

30%。来自动物性食物的营养素，如铁、钙、维生素 A 等，摄入常常不足，但膳食纤维充足。这种膳食结构容易出现蛋白质-能量营养不良，但心脑血管疾病、Ⅱ型糖尿病的发病率较低。

(二) 以动物性食物为主的西方膳食结构

大多数西方发达国家的膳食以动物性食物为主。该膳食结构的特点是粮谷类食物消费低，动物性食物提供的蛋白质高，如肉类、奶和奶制品类、蛋类等。这种膳食结构体现出高能量、高脂肪、高蛋白和低膳食纤维，容易导致肥胖、高血压、Ⅱ型糖尿病、心脑血管疾病以及肿瘤等慢性非传染性疾病。

(三) 日本膳食结构

日本的膳食结构较好地保持了植物性食物和动物性食物的平衡，既保留了东方膳食结构的特点，又采纳了西方膳食的优点，蛋白质、碳水化合物和脂肪的供能比合适，能较好地避免营养不良和营养过剩带来的疾病负担。日本人平均预期寿命在世界范围内排名前三，其膳食结构对此有很大贡献。

(四) 地中海膳食结构

居住在地中海地区的居民，如意大利、希腊等地，其膳食结构的特点是蔬菜水果的摄入较高，虽然动物性食物较多，但鱼类占一定比例，畜禽肉类占比较低，油脂主要为橄榄油，整体上饱和脂肪酸较低，而不饱和脂肪酸较高。该地区居民的心脑血管疾病和Ⅱ型糖尿病的发病率较低。

随着我国经济的快速发展，我国的膳食结构也在快速的变化中。由于经济发展水平的不平衡，我国当前的膳食结构并不单一。经济发达的一、二线城市在迅速地向西方"三高"的膳食模式靠近，偏远和贫困地区则保持着东方膳食结构，其他地区在介于东方和西方膳食模式之间，并向西方膳食模式过渡。因此，正确评估目前的膳食状况，建立合理的膳食结构，是一项紧迫的任务。

《中国居民膳食指南》《健康中国 2030 纲要》《健康中国行动计划》发展豆类、奶类、禽肉类和水产类的生产加工，建立和完善国家营养和慢性病监测体系，以及加大营养和食品领域专业队伍建设等，都立足于引导民众建立合理的膳食模式，解决我国居民营养不足和营养过剩的双重问题。

二、膳食指南

膳食指南(dietary guidelines, DG)是指在考虑当地食物生产供应和人群生产实践的情况下，由政府和科学团体，依据营养科学规范和人体对营养的需要，专门制定的引导民众选择食物和身体活动的指导性意见。膳食指南的目的是满足 DRIs 的要求，实现平衡膳食。

我国分别于1989年、1997年、2007年和2016年发布了四版膳食指南。下面介绍中国营养学会2016年5月发布的第四版针对一般人群的膳食指南。

一般人群膳食指南适用于2岁以上的健康人群，根据该人群的生理特点和营养需要，结合我国居民膳食结构特点，膳食指南制定了6个条目，以期达到平衡膳食、合理营养、保证健康的目的。

第四版膳食指南最大的变化是覆盖人群从6岁改为2岁，明确了2岁幼儿应该开始与成人一致的膳食模式。核心指南有6条，较2007年的版本减少了4条，更简明扼要。

(一) 食物多样，谷类为主

人类的食物是多种多样的。各种食物所含的营养成分不完全相同，每种食物都至少可提供一种营养物质。除母乳对0~6月龄婴儿来说是单一食物来源以外，任何一种天然食物都不能提供人体所需的全部营养素。平衡膳食必须由多种食物组成，才能满足人体各种营养需求，达到合理营养、促进健康的目的。因而，提倡人们广泛食用多种食物。

在第一章中，我们把食物可分为如下不同的大类：

(1) 谷类及薯类，谷类包括米、面、杂粮，薯类包括马铃薯、甘薯、木薯等，主要提供碳水化合物、蛋白质、膳食纤维及B族维生素。

(2) 畜禽肉类、水产类、蛋类和奶类，主要提供优质蛋白质、脂肪、矿物质、维生素A、B族维生素和维生素D。

(3) 豆类和坚果类，主要提供优质蛋白质、脂肪、膳食纤维、矿物质、B族维生素和维生素E。

(4) 蔬菜水果类和菌藻类，主要提供膳食纤维、矿物质、维生素C、胡萝卜素、维生素K及有益健康的植物化学物质。

(5) 纯能量食物类，包括动植物油、淀粉、食用糖和酒类，主要提供能量。但动、植物油还可提供维生素E和必需脂肪酸。

每天的膳食应包括谷物薯类、蔬菜水果类、畜禽肉蛋奶类、大豆坚果类等。一般每天最好摄取12种以上，一周达25种以上，如果不能达到，也不用太过勉强，尽量使摄入食物多样化即可。

一般成年人，每天摄取谷物薯类食物的量宜为半斤到八两，其中最好包括一些全谷物、杂豆类和薯类，以获得充足的膳食纤维、矿物质和维生素。

(二) 吃动平衡，健康体重

进食量和运动是保持健康体重的两个主要因素，食物提供人体能量，运动消耗能量。

如果进食量过大而运动量不足，多余的能量就会在体内以脂肪的形式积存下来，造成超重或肥胖；相反，若食量不足，则会由于能量不足而引起体重过低或消瘦。

体重过高和过低都是不健康的表现。所以，要做到食不过量，尤其要控制总能量的摄入，保持能量的平衡。同时，每个年龄段的人群都应每天运动，保持健康体重；我国成人的健康体重是指体质指数 BMI 在 18.5~23.9 之间的体重。

运动不仅有助于保持健康体重，还能够降低患高血压、中风、冠心病、Ⅱ型糖尿病、结肠癌、乳腺癌和骨质疏松等慢性疾病的风险，同时还有助于调节心理平衡，有效消除压力，缓解抑郁和焦虑症状，改善睡眠。目前我国大多数成年人体力活动不足或缺乏体育锻炼，应改变久坐少动的不良生活方式，养成每天运动的习惯，坚持每天多做一些消耗能量的活动。建议成年人每天进行累计相当于步行 6000 步以上的身体活动，如果身体条件允许，最好每周进行 5 天，或至少 3 天、每次 50 分钟左右中等强度的身体活动，累积 150 分钟以上。

(三) 多吃蔬果、奶类、大豆

新鲜蔬果水分多、能量低，是平衡膳食的重要部分，也是维生素、矿物质、膳食纤维和植物化学物质的重要来源。蔬菜水果由于富含膳食纤维，促进肠道健康，所以近年来各国膳食指南都强调增加蔬菜和水果的摄入种类和数量。推荐我国成年人每天吃蔬菜 6 两到 1 斤，最好深色蔬菜约占一半；新鲜水果 4 两到 7 两，但果汁不能代替新鲜水果。

奶类营养成分较齐全，且比例适宜。奶类除含丰富的优质蛋白质外，含钙量较高，且消化吸收利用率也很高，是膳食钙质的最好来源。研究表明，儿童青少年饮奶有利于其生长发育、增加骨密度，从而推迟其成年后发生骨质疏松的年龄；中老年人饮奶可以减少其骨质丢失，有利于骨健康。2002 年中国居民营养与健康状况调查结果显示，我国城乡居民钙摄入量仅为每日 389mg/标准人，不足推荐摄入量的一半；奶类制品摄入量为每日 27g/标准人，仅为发达国家的 5% 左右。因此，我国居民应大大提高奶类的摄入量。建议每人每天饮奶 300g 或相当量的奶制品，有高血脂和超重肥胖者应选择低脂、脱脂奶及其制品。

大豆不仅富含优质蛋白和不饱和脂肪酸、B 族维生素，还含有丰富的植物化学物质，如大豆异黄酮等。大豆是植物性食物中唯一的优质蛋白质来源。为提高农村居民的蛋白质摄入量及防止城市居民过多消费肉类带来的不利影响，应适当多吃大豆及其制品。建议每人每天摄入 30~50g 大豆或相当量的豆制品。

(四) 适量吃鱼、禽、蛋、瘦肉

鱼、禽、蛋和瘦肉的摄入要适量。这几类食物均属于动物性食物，是人类优质蛋白、脂类、脂溶性维生素、B族维生素和矿物质的良好来源，是平衡膳食的重要组成部分。动物性食物中蛋白质不仅含量高，而且氨基酸组成更适合人体需要，尤其富含赖氨酸和蛋氨酸，如与谷类或豆类食物搭配食用，可发挥蛋白质互补作用，提高其吸收利用率。但动物性食物一般都含有一定量的饱和脂肪和胆固醇，过多摄入可能增加心血管病的患病风险。

鱼类脂肪含量一般较低，且含有较多的多不饱和脂肪酸，有些海产鱼类富含二十碳五烯酸（EPA）和二十二碳六烯酸（DHA），对预防血脂异常和心脑血管病等有一定作用。禽类脂肪含量也较低，且不饱和脂肪酸含量较高，其脂肪酸组成也优于畜类脂肪。蛋类富含优质蛋白质，各种营养成分比较齐全，是非常经济的优质蛋白质来源，但蛋黄中胆固醇含量较高，每天的摄入量不宜超过一个鸡蛋。畜肉类一般含脂肪较多，且主要为饱和脂肪酸，不宜摄入过多。瘦肉脂肪含量较低，铁含量高且利用率好。

推荐成人每周吃鱼5两到1斤，畜禽肉类5两到1斤，蛋类5两到7两，每天平均2两到4两。优先选择鱼类和禽类，吃鸡蛋不应该丢弃蛋黄，蛋黄的营养更为丰富。少吃肥肉、腌制的和熏制的食品等。

（五）少盐少油，控糖限酒

2002年中国居民营养与健康状况调查结果显示，我国城乡居民平均每天摄入烹调油42g，已远高于《中国居民膳食指南》的推荐量25g。每天食盐平均摄入量为12g，是世界卫生组织建议值的2.4倍。与1992年相比，我国成年人超重上升了39%，肥胖上升了97%，高血压患病率增加了31%。食用油和食盐摄入过多是我国城乡居民共同存在的营养问题。

建议我国居民应养成清淡少盐的饮食习惯，少吃油炸、腌制食品。成人每天的食盐不要超过6g（包括酱油、酱菜、调酱料等），每天的烹调油为25~30g。同时控制添加糖的摄入量，每天不要超过1两（50g），最好控制在半两（25g）以下。反式脂肪酸的摄入量每天不要超过2g。

在我国传统饮食文化中，饮酒是一种习俗，尤其是节假日、喜庆和交际场合。高度酒是纯能量物质，世界卫生组织把酒精列为一级致癌物。若需饮酒，应尽可能饮用低度酒，并控制在适当的限量以下，建议成年男性一天饮用酒的酒精量不超过25g（即53°白酒1两），成年女性一天饮用酒的酒精量不超过15g。孕妇、乳母和儿童青少年应忌酒。

水是膳食的重要组成部分，是一切生命必需的物质。体内水的来源有饮水、食物中含的水和体内代谢产生的水。水的排出主要通过肾脏，以尿液的形式排出，其次是经肺呼出、经皮肤和随粪便排出。进入人体内的水和排出来的水基本相等，处于动态平衡。

人体水的需要量主要受年龄、环境温度、身体活动等因素的影响。一般情况下，健康成人每天需要水2500mL左右。在温和气候条件下，轻体力活动的成年人每天需要1500~1700mL(7~8杯)水。高温或强体力劳动条件下，应适当增加。饮水不足或过多，都会对人体健康带来危害。

市面上饮料多种多样，需要合理选择，如乳饮料和纯果汁饮料含有一定量的营养素和有益膳食成分，适量饮用可以作为膳食的有益补充。有些饮料添加了一定的矿物质和维生素，适合热天户外活动和运动后饮用。有些饮料只含糖和香精香料，营养价值不高。多数饮料都添加一定量的糖，大量饮用，会在不经意间摄入过多能量，造成体内能量过剩。另外，饮后如不及时漱口刷牙，残留在口腔内的糖会在细菌作用下产生酸性物质，损害牙齿健康。因此，建议饮用白开水或淡茶水，不要喝或尽量少喝含糖饮料。

(六)杜绝浪费，兴新食尚

为保证食品安全，在选择食物时要选择新鲜卫生的。同时，食物制备时要生熟分开，避免污染。如果是熟食的二次加热，要保证热透，杀死微生物。

为避免食物中的营养素大量损失，适宜的烹调方式非常重要，如蒸和煮的方式比油炸能保留食物中更多的维生素；炒菜时添加食醋，能保护水溶性维生素不容易失活等。

在选择预包装食物时，要学会阅读食品标签，如食物配料表、营养标签等，有助于保持膳食平衡。

目前，世界范围内有6.9亿人处于饥饿状态，我们要珍惜食物，按需备餐，提倡分餐不浪费。最后，尽量多回家吃饭，享受食物和亲情。传承优良文化，兴饮食文明新风。

三、中国居民平衡膳食宝塔和膳食餐盘

2016年发布的《中国居民平衡膳食宝塔》(Food Guide Pagoda for Chinese Residents)是根据《中国居民膳食指南》(Dietary Gudielines for Chinese Residents)，结合中国居民膳食结构特点设计，以2007版作为基础修订而成的。它把平衡膳食的原则转化成各类食物的重量，并以宝塔这种直观的形式表现出来，便于民众理解和在日常生活中实施。

平衡膳食宝塔提出了一个营养上比较理想的膳食模式。它所建议的食物量，特别是奶类和豆类食物的量，可能与大多数人当前的实际膳食还有一定差距，对某些贫困地区来讲，可能差距还很远，但为了改善中国居民的膳食营养状况，应把它看作是一个奋斗目标，努力争取，逐步达到。

与2007年版比较，2016版的《中国居民平衡膳食宝塔》在重量的要求上有降有升。首

先,五类食物重量下降:① 食盐由 6g,变为小于 6g;② 大豆坚果类由 30~50g,变为 25~35g;③ 畜禽肉类由 50~75g,变为 40~75g;④ 水产品类由 75~100g,变为 40~75g;水果类由 200~400g,变为 200~350g,但强调了果汁不能代替新鲜水果。其次,饮水量上升,由原来的 1200mL(6~8 杯)调整为 1500~1700mL(7~9 杯)。

2015 年世界卫生组织公布的《成人和儿童糖摄入指南》中强调,成人和儿童每天摄入的"游离糖"含量,最好控制在每天总热量摄入的 5% 以下,换算成蔗糖大约是成年男性 27.5g、成年女性 22.5g。最高上限是占每天摄入总热量的 10%。世界卫生组织要限制的游离糖,是指单糖(如葡萄糖、果糖)和双糖(如蔗糖)以及天然存在于蜂蜜、糖浆、果汁和浓缩果汁中的糖。游离糖不包括新鲜完整的水果中天然存在的糖、奶类中的乳糖。

新版膳食宝塔首次提出了"控糖"(游离糖)的概念,推荐每天糖的摄入量不超过 50g,最好控制在 25g 以下。一听可乐(250mL)的含糖量约为 26.5g,控糖任务的艰巨性可见一斑。

(一) 平衡膳食宝塔

如图 4.2 所示,平衡膳食宝塔共分五层,包含我们每天应吃的主要食物种类。宝塔的层次和每层面积的不同,一定程度上反映了各类食物在膳食中的地位和所占比重。

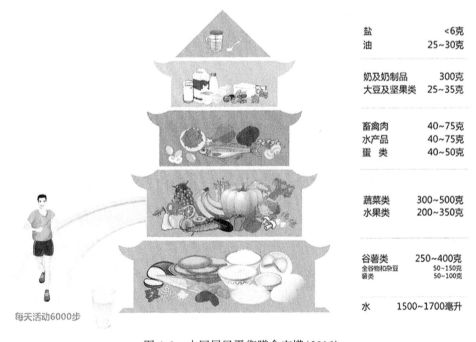

图 4.2 中国居民平衡膳食宝塔(2016)

谷物薯类居于塔底，每人每天应吃 250~400g；第二层是蔬菜和水果，推荐每天应吃 300~500g 蔬菜和 200~350g 水果；第三层是畜禽肉类、水产类和蛋类等动物性食物，推荐每天应吃畜禽肉 40~75g，水产品 40~75g，蛋类 40~50g；第四层是奶类、大豆和坚果类食物，建议每天应吃奶及奶制品 300g，大豆及坚果类 25~35g。最上端的塔尖是油脂和食盐，油脂每天为 25~30g，食盐不超过 6g。

《中国居民平衡膳食宝塔》没有建议食糖的摄入量。因为我国居民现在平均吃食糖的量还不多，少吃或适当多吃可能对健康的影响不大。但多吃糖有增加龋齿的危险，尤其是儿童、青少年不应吃太多的糖和含糖食品。食盐和饮酒的问题在《中国居民膳食指南》中已有说明。

应用膳食宝塔时，有如下注意事项：

(1) 宝塔建议的各类食物的摄入量一般是指食物的生重，且每一类食物的重量是指这一类食物的总重量，而不是某一种具体食物的重量。如谷物薯类和杂豆类的量，包括了面粉、大米、玉米粉、小麦、高粱、红薯、土豆等的重量总和。它们是膳食中能量的主要来源，也是农村居民膳食中蛋白质的主要来源。多种谷类掺着吃比只吃一种要好，特别是玉米或高粱作为主要食物时，应当更重视搭配一些其他的谷类或豆类食物。

(2) 蔬菜和水果有许多共性。但两者各有优势，不能完全相互替代。蔬菜的膳食纤维含量更高，而水果则提供更多的单糖、双糖，因而能量相对蔬菜更高。一般而言，红、绿、黄等颜色较深的蔬菜和水果其生物活性物质的含量更丰富，故每天的蔬果中应包括深色蔬菜和水果。

(3) 中国居民膳食结构中，含钙丰富的食物主要是谷物薯类和蔬果类，而这两类食物因富含膳食纤维、植酸等，导致钙的消化吸收利用率不高，故我国居民缺钙比较普遍。奶类最大的特点是钙含量高，且人体的吸收利用率高，是钙的最好食物来源。若有乳糖不耐症，建议引用酸奶或其他发酵奶制品。

(4) 膳食对健康的影响是长期的，良好的膳食习惯要从小培养，并坚持不懈，才能充分体现膳食营养对人体健康的促进作用。

(二) 膳食餐盘

如图 4.3 所示，平衡膳食餐盘是《中国居民膳食指南》核心内容的集中体现。餐盘分成谷薯类、鱼肉蛋大豆类、蔬菜类、水果类四个部分。其中蔬菜类和谷薯类占据的面积较大，分别为 34%~36%，26%~28%；水果为 20%~25%；而提供优质蛋白的动物性食物和大豆最少，约为 15%。餐盘旁边的牛奶杯(300g)强调奶类的重要性。膳食餐盘比宝塔更简洁、更容易记忆。

第二节 膳食结构和膳食指南

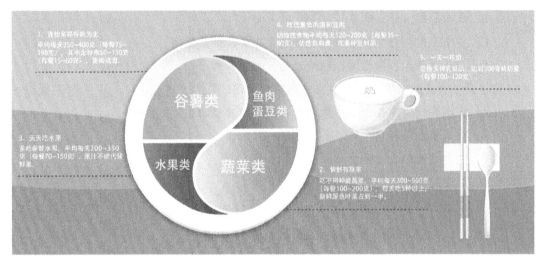

图 4.3　中国居民平衡膳食餐盘(2016)①

中国饮食的传统是合餐制，中国的很多菜肴也适合合餐制。从卫生的角度讲，合餐制确实存在疾病传播的风险，尤其是以消化道或体液为传播途径的疾病，如乙型肝炎病毒、幽门杆菌等。2020年出现的新冠肺炎疫情又一次把分餐制提到台面讨论。而膳食餐盘则是一个很好的分餐制提醒符号。

• 自查：记录一周的膳食，与膳食宝塔和膳食指南做比较并评价。

测 试 题

多选题
(1) 下列关于膳食结构说法正确的是_____。
   A. 东方膳食结构以植物性食物为主
   B. 西方膳食结构以动物性食物为主
   C. 日本的膳食结构较好的保持了植物性食物和动物性食物的平衡
   D. 地中海膳食结构的特点是蔬菜水果的摄入较高，且整体上不饱和脂肪酸较高
(2) 关于我国2016版《膳食指南》说法正确的是_____。
   A. 食物多样，谷类为主

---

① 来自中国居民膳食指南网站 http://dg.cnsoc.org/index.html

B. 吃动平衡，健康体重

C. 多吃蔬果、奶类、大豆，适量吃鱼、禽、蛋、瘦肉

D. 少盐少油，控糖限酒，杜绝浪费，兴新食尚

(3) 以下关于膳食宝塔应用时的注意事项，正确的是_____。

    A. 宝塔建议的各类食物的摄入量一般是指食物的生重

    B. 蔬菜和水果各有优势，不能完全相互替代。

    C. 奶类是钙的最好食物来源。

    D. 膳食对健康的影响是长期的

第三节　食物成分表

要准确、详细地描述食物的营养特点，评价膳食对民众健康的影响，需要知道每种食物中有哪些营养素，以及含量多少。食物成分表（food composition table），正是这种记录食物成分数据的资料。

一、食物成分表的构建

《食物成分表2002》（第一册）以食物原料为主，收集了各种食物的31项营养成分数据共1506条。

《食物成分表2004》（第二册）以包装食品为主，是对《食物成分表2002》的重要补充。收集了757条食物的一般营养成分数据，239条食物的氨基酸数据，323条食物的脂肪酸数据。此外，还扩充了部分食物的胆碱、生物素、泛酸、维生素K和维生素D的数据。《食物成分表2002》和《食物成分表2004》是针对科研人员或政府工作人员应用的标准版，《食物营养成分速查》是普及版。

《食物成分表2004》在食物分类、编码、营养数据表达等方面与《食物成分表2002》保持一致。下面以《食物成分表2002》为主进行讲述。

（一）基本内容

《食物成分表2002》内容分为使用说明、食物成分表和附表3个部分。

食物成分表分为一般营养成分表、食物氨基酸含量表、食物脂肪酸含量表。其中提供的食物以原料为主，包括1506条食物的31项营养成分数据，657条食物的18种氨基酸数据，441条食物的32种脂肪酸数据，171条食物的叶酸数据，130条食物的碘含量数据，

114 条食物的大豆异黄酮数据。而其附录中收录了 208 条食物的血糖生成指数数据、中国膳食营养素参考摄入量，以及相关的营养法规等。

(二) 食物的分类

食物分类采取了"食物类"和"亚类"的双级分类法，将所有食物分为 21 个食物类，对同一个食物类中的食物，根据属性分为不同的亚类，对难以分配的食物亚类归入相应食物类的"其他"亚类。

一条食物成分数据的编码在食物成分表中具有唯一性。编码采取 6 位数字，前两位数字是食物的类别编码，第 3 位数字是食物的亚类编码，最后 3 位数字是食物在亚类中的排列序号。如 054102 表示该食物为第 05 类食物，第 4 亚类，第 102 条食物。

21 类食物分别是：01 谷类及制品；02 薯类、淀粉及制品；03 干豆类及制品；04 蔬菜类及制品；05 菌藻类；06 水果类及制品；07 坚果、种子类；08 畜肉类及制品；09 禽肉类及制品；10 乳类及制品；11 蛋类及制品；12 鱼虾蟹贝类；13 婴幼儿食品；14 小吃、甜品；15 速食食品；16 饮料类；17 含酒精饮料；18 糖、蜜饯类；19 油脂类；20 调味品类；21 药食两用植物及其他。

2019 年 8 月，《食物成分表》(标准版)出版第六版，分三个分册，目前已经出版第一、第二分册。第一分册是我国现有植物性食物营养成分数据的集合，包含了 1110 余条食物的一般营养成分数据，修订了胡萝卜素、维生素 A、碘、血糖生成指数数据，增加了 250 余条脂肪酸数据，增加了 870 余条食物中胆碱等植物化学物数据，增加了 800 余条食物中维生素和碘的数据等。第二分册是动物性食物营养成分数据的集合，收集了 8 类 3600 余条食物，共 75600 条数据。增加了 490 中食物的嘌呤数据，增加了部分国外水产品中 DHA 的数据等。

二、食物成分表覆盖的营养素及其说明

目前食物成分表已经电子化，利用很多营养相关应用软件可方便查找，如"薄荷营养师"App。食物成分表中营养素及其计算方法如下：

(1) 能量：食物成分表中的"能量"不是直接测定的，而是由蛋白质(4kcal/g)、碳水化合物(4kcal/g)和脂肪(9kcal/g)、膳食纤维(2kcal/g)的含量计算出来的。过去习惯以 kcal 为能量的计量单位，现在国际通用计量单位 kJ，食物成分表中"能量"一栏列出两种计量单位，kcal 和 kJ(1kcal=4.184 kJ)。

(2) 蛋白质：食物成分表中"蛋白质"一栏是指粗蛋白，除了蛋白质外，还含有其他含

氮物质。

(3) 碳水化合物：不是直接测定，而是计算出来的值。成分表中的数据均以100g可食部计算的。因此100g食物中的碳水化合物(单位：g)的计算，即：

100-(水分+蛋白质+脂肪+膳食纤维+灰分) = 碳水化合物

(4) 膳食纤维：膳食纤维不是单一的，包括很多组分，如纤维素、半纤维素、木质素、角质等不可溶性纤维，以及果胶、树脂等可溶性纤维。食物成分表中所列的数据为不可溶性纤维，不包括可溶性纤维。

(5) 维生素A：是维生素A和维生素A原(类胡萝卜素)合并，以视黄醇当量计算：1μg维生素A=1μg视黄醇当量；1μg β-胡萝卜素=0.167μg视黄醇当量。

(6) B族维生素：B族维生素有很多种，食物成分表中仅列出了维生素B_1(硫胺素)和维生素B_2(核黄素)。

(7) 维生素C：又称抗坏血酸。食物成分表中只列出食物中总抗坏血酸的含量，包括氧化型的和还原型的维生素C。两类维生素C在体内起到相同的生理作用。

(8) 元素钙(Ca)：是身体内的常量元素。铁(Fe)、锌(Zn)和碘(I)是人体内含量较少的元素，称为微量元素。食物成分表中只列出上述这四种元素。

(9) 脂肪和脂肪酸：脂肪是由甘油三酯和脂肪酸构成的。脂肪中的甘油三酯是提供能量的重要成分。每1g脂肪在身体内可产生9kcal能量。脂肪可分为动物脂肪和植物油脂两大类。动物脂肪含较多的饱和脂肪酸，温度稍低即为固体，如猪油；植物油脂富含不饱和脂肪酸，4℃依然呈液态。

脂肪酸以碳链数目和碳链连接方式(单/双键)及双键数目表示不同的脂肪酸。例如18：0，此脂肪酸由18个碳原子组成，碳与碳间只有单键(C键C)；18：1，18个碳原子，有一个双键，其他是单键；18：2，18个碳原子、2个双键。

(10) 表中符号说明："…"表示"未检出"；"---"表示未测定；"微量"表示测出的营养素含量太少，由于表格位置的限制，无法将具体数值列入；"0"表示该食物中不含这种营养素。

三、食物成分表的优势和局限性

(一)优势

食物成分表是膳食设计不可或缺的工具；也是膳食调查和评估的计算依据；是科学研究和教学，以及营养科普教育的重要技术支撑。同时，在国家公共政策制定、企业食品加工的配料选择、营养标签制作等方面，食物成分表也是重要的参考依据。

(二)局限性

食物成分表中的数据是特定时间点、特定地区(或特定地区混合平均)的食物的数据，无法反映地区、季节的差异，以及随着时间的变化。目前的食物成分表是 2004 年发布的，其气候、土壤环境与现在有一定的差异。因此，利用食物成分表进行膳食评价或食谱设计，其营养素含量存在一定的差异，应将其视为估计值。

膳食小贴士
英国、美国的膳食指南

一、英国的膳食指南

英国的膳食指南针对 2 岁以上的人群。2016 年，英国对 2010 版膳食指南进行了更新，将 Eatwell Plate(吃好餐盘)改为 Eatwell Guide(吃好指南)，移除了含糖饮料和高脂、高盐、高糖食物，新指南内容如下：

(1)每日最少 5 份不同种类的水果和蔬菜；

(2)主食选择土豆、面包、米饭、面条或其他淀粉类食物，尽可能选择全麦型；

(3)食用牛奶或乳制品，查看标签，优先选择低脂者；

(4)食用豆类、鱼、鸡蛋、肉类和其他蛋白质；

(5)选择少量不饱和油脂和涂抹酱；

(6)尽量避免高脂、高盐、高糖的食物，如果选择，请少量；

(7)每天喝 6~8 杯饮品，包括水、低脂牛奶、无糖饮料包括茶和咖啡；

(8)利用食物标签帮助选择低脂、低饱和脂肪、低糖和低盐的食物。

二、美国的膳食指南

美国的膳食指南针对 2 岁以上人群。2016 年，美国更新的膳食指南包括以下 5 条核心建议：

(1)终生保持健康的饮食模式；健康饮食模式包括水果、蔬菜、蛋白质、乳品、谷物、油脂，但限制饱和脂肪、反式脂肪酸、添加糖、盐；

(2)选择多种多样的营养素密度高的食物；

(3)限制来自添加糖、饱和脂肪的热量，减少钠摄入量；

(4)选择更健康(营养素密度更高)的食物和饮料；

(5) 无论何时何地，都支持和实践健康饮食模式。

2020年12月，美国发布2020—2025膳食指南，核心有如下四条：

1. 不推荐低碳饮食，或限制碳水化合物的摄入

目前，美国民众的膳食中从蔬菜、水果、谷物和豆类中摄入的碳水化合物较少。按照美国疾病预防控制中心的调查，10人中仅1人每日摄入足够的蔬菜和水果。低碳水化合物、高动物蛋白和动物脂肪的膳食增加罹患Ⅱ型糖尿病和心脏病的风险。低碳水化合物膳食导致早死。一项研究表明，摄入碳水化合物最低的人群其全死因死亡风险上升32%。建议膳食能量的三分之二来自碳水化合物。

2. 建议以水取代牛奶作为饮料

乳类产品占美国民众膳食饱和脂肪酸来源的第一位。2015—2020版膳食指南中建议民众避免摄入饱和脂肪酸的原因是，饱和脂肪酸与心脏病有关。

科学证据表明，牛奶和其他乳类产品增加哮喘、乳腺癌、卵巢癌、前列腺癌、认知减退和早死的风险，但对骨健康几乎没有保护作用。

最新的加拿大膳食指南已经推荐"以水作为饮料"。

3. 警示民众不要摄入过多的肉类和加工肉类

2015—2020膳食指南已经明确了摄入过多加工肉类，如热狗、培根等会增加结直肠癌、乳腺癌、前列腺癌、胰腺癌的风险，此类证据依然在增加，且研究显示，红肉增加心脏病、糖尿病和某些癌症风险。

4. 继续鼓励基于植物的膳食模式

以植物为主的膳食，包括丰富的水果、蔬菜、全谷物和豆类，富含膳食纤维、维生素和矿物质，不含胆固醇，且能量和饱和脂肪酸较低。以植物性食物为主的人群心脏病、Ⅱ糖尿病、肥胖以及其他健康风险较低。

- 自查：利用食物成分表（可参考食物伙伴网 http://db.foodmate.net/yingyang/）核查你最喜欢的食物的营养素含量。

测试题

判断题

1. 食物成分表，是指记录食物成分数据的资料。（　　）

2. 食物成分表分为一般营养成分表、食物氨基酸含量表、食物脂肪酸含量表。（   ）

3. 一条食物成分数据的编码在食物成分表中不具有唯一性，即一条食物成分数据编码可以代表多种食物。（   ）

第四节　膳食评价与食谱设计

营养学是研究食物与健康关系的科学。要想知道食物与健康的关系，不仅需要知道机体的健康状况，还需要知道每天的饮食都吃了些什么、吃了多少。机体健康状况可以通过测量体重、身高、腰围、臀围各种体格检查以及实验室的生物化学检验来判断，那么如何了解膳食情况呢？要想了解一个特定的个体或群体的膳食摄入情况，就需要做膳食调查。膳食调查是通过不同的方法对膳食摄入量进行评估的一种方法，从而了解在一定的时间内个体或群体膳食摄入状况以及他们的膳食结构、饮食习惯，由此来评价营养需要得到满足的情况。

一、膳食调查

膳食调查（dietary survey）的目的一般是了解个体或群体营养需要的满足程度；为国家制定膳食营养相关政策提供依据，可以引导食品工业的发展方向，以及为营养教育部门有针对性地进行营养教育提供基础数据等。

膳食调查对象的确定要以调查目的，可调配的人力、物力而定，选择的原则应具有代表性。因为食物种类在每个季节不同，所以调查时间的选择最好每季一次。如果限于人力和物力，最少也要在夏秋和冬春各进行一次，每次3~7天或最少3天，且3天要包括节假日和工作日。

膳食调查的方法主要有以下几种：24小时回顾法、食物频率问卷法、称重法、查账法、膳食日记法、化学分析法等。这里主要介绍24小时回顾法、食物频率问卷法和称重法。

（一）24小时回顾法（24 hour recall）

24小时回顾法是指通过问卷或面对面访谈的方式，询问被调查对象在过去24小时内的膳食摄入状况，从而对其食物、营养素摄入量进行计算和评价的一种方法。见表4.1。

第四章 营养评价

表4.1 24小时回顾法问卷

进餐时间		食物重量
1. 早晨 4:00-9:00am	4. 下午 2:00-5:00pm	1两=50克
2. 早午 9:00-11:30am	5. 晚上 5:00-8:00pm	2两=100克
3. 中午 11:30-2:00pm	6. 夜晚 8:00-4:00am	半斤=250克;1斤=500克

	工作人员填写		过去24小时您吃的食物与喝的饮料	
进餐时间	食物ID	食物编号	食物名称与描述 列出食物和饮料的名称,并给出主要原材料名称	食用数量

24小时回顾法是目前最常用的一种回顾性膳食调查方法,但是在运用这种方法的时候要注意:① 数据的收集凭借被调查对象的回忆,它仅适用年龄在7~70岁的人群,即使如此,该方法也存在回忆偏倚;② 食物的估量,需要借助食物模型或食物图谱,如《中国居民膳食指南》附录中的各类食物图谱、南京医科大学开发的食物图片等,有助于调查对象对其所摄入的食物进行估算,但这种估算误差较大;③ 调查者必须接受专门的培训,掌握咨询的技巧和方式,鼓励和帮助调查对象回忆过去24小时所摄入的膳食。

(二)食物频率问卷法(FFQ)

食物频率问卷法是被调查对象在过去一段时间内对于某种食物的摄入频率进行调查的方法。可以通过问卷或面对面访谈进行。食物频率问卷法常用来研究既往膳食习惯与某些慢性非传染性疾病之间的关系。见表4.2。

表4.2 食物频率问卷法——食物清单

食物和数量 食物编码	过去一年平均食用的情况						
	从没吃过或 每月1次	每月1~3次	每周1次	每周2~4次	每天1次	每天2~3次	每天4次以上
肉类或类似食物							
带皮鸡肉或火鸡(100g)							
无皮鸡肉或火鸡(100g)							
牛肉(100g)							
鸡蛋(100g)							
……							
乳及乳制品类							
脱脂牛奶(100mL)							
低脂牛奶(100mL)							
冰激凌(100g)							
豆奶(100mL)							
……							
水果类							
新鲜苹果(100g)							
苹果汁(100mL)							
新鲜橙子(100g)							
橙汁(100mL)							

续表

食物和数量	过去一年平均食用的情况						
食物编码	从没吃过或每月1次	每月1~3次	每周1次	每周2~4次	每天1次	每天2~3次	每天4次以上
蔬菜类							
……							
甜品与糕点类							
……							
面包、麦片、淀粉类							
……							
饮料类							
……							
其他类							
……							

(三) 称重法

称重法是膳食调查的金标准。具体操作步骤如下：① 记录每一餐各种食物及调味品的名称；② 准确称量各种食物的生重(去掉不可食部分)、熟重和剩余量，通过生熟比(生食重量/熟食重量)计算所吃食物相对应的生食重量；③ 按食物分类计算每人每天的食物消耗量；④ 按照食物成分表计算每人每天的营养素摄入量；⑤ 与中国居民膳食参考摄入对比，评估个人/群体营养素的摄入水平。

称重法数据较为准确，但费时费力。食物频率法因借助食物清单，减轻了应答者的负担，应答率比较高。但食物频率法一般做定性研究，半定量研究的准确性较差，但一般与24小时回顾法相互印证。24小时回顾法是目前应用最广的一种膳食调查方法，简单易行、省时省力，但存在回忆偏倚。

在进行膳食调查时，要根据调查对象和调查目的，选择具体膳食调查方法。

二、膳食评价(dietary assessment)

下面介绍采用24小时回顾法进行膳食调查的案例。

【案例1】 某位女大学生,她某日的膳食数据通过24小时回顾法收集:早餐:一杯牛奶150mL,一碗牛肉面(估算:面粉75g、瘦牛肉25g、油脂5g),苹果100g;午餐:猪肉芹菜(估算:猪肉50g、芹菜100g、油脂5g),番茄鸡蛋(估算:番茄100g、鸡蛋50g、油脂5g),大米25g,橘子100g;晚餐:清炒菠菜(估算:菠菜200g、油脂10g),肉末豆腐(估算:猪肉末25g、豆腐100g、油脂5g),大米25g。见表4.3。

表4.3 女大学生一日膳食食物及食物营养素含量

餐次	食物名称	重量(g)	能量(kcal/100g)	蛋白质(g/100g)	脂肪(g/100g)	碳水化合物(g/100g)	膳食纤维(g/100g)	维生素A(μg RAE/100g)	维生素C(mg/100g)	维生素B1(g/100g)	维生素B2(g/100g)	钙(mg/100g)	铁(mg/100g)
早餐	牛奶	150	54	3.0	3.2	3.4	0	24.0	1.0	0.05	0.1	107.0	0.3
	面粉	100	366	13.3	2.2	73.5	0.3	0.0	0.0	0.1	0.0	23.0	0
	瘦牛肉	25	98	20.1	1.0	2.2		3.0		0.0	0.2	5.0	4.2
	油脂	5	45		5								
	苹果	100	53	0.4	0.2	13.7	1.7	4.0	3.0	0.0	0.0	4.0	0.3
中餐	猪肉	50	143	20.3	6.2	1.5		44		0.5	0.1	6	3.0
	芹菜	100	13	1.4	0.2	1.8	0.9	63	5	0	0.2	38	6.9
	鸡蛋	50	144	13.3	8.8	2.8		234		0.1	0.2	56	2.0
	番茄	100	15	0.9	0.2	3.3		31	14	0	0	4	0.2
	大米	25	346	7.9	0.9	77.2	0.6	0	0	0.2	0	8	1.1
	油脂	10	90		10								
	橘子	100	44	0.8	0.1	10.2	0.5	41	35	0	0	24	0.2
晚餐	菠菜	200	28	28	2.6	0.3	4.5	1.7	243	0	0.1	66	2.9
	豆腐	100	84	6.6	5.3	3.4				0.1	0	78	1.2
	猪肉	25	143	20.3	6.2	1.5		44		0.5	0.1	6	3.0
	植物油	15	135		15		0.6						
	大米	25	346	7.9	0.9	77.2	5.1	0	0	0.2	0	8	1.1

第四章 营养评价

针对24小时回顾法的调查结果,通常可以用以下指标对个体/群体进行膳食评价:

(1)与膳食宝塔比较,评估膳食结构及食物多样性。

表 4.4 某女大学生食物分类及与膳食宝塔比较

食物分类	膳食宝塔要求
谷物薯类:面粉75g,大米50g	250~400g
蔬菜类:芹菜100g,番茄100g,菠菜200g	300~500g
水果类:苹果100g,橘子100g	200~350g
畜禽类:瘦牛肉25g,瘦猪肉75g	40~75g
鱼虾类:0	40~75g
蛋类:鸡蛋50g	40~50g
豆类及坚果:豆腐100g	25g以上
奶制品类:牛奶150mL	300g
能量类:烹调油脂30g	25~30g

由表4.4可见,对比膳食宝塔,该女大学生总体情况良好,食物多样化。但也存在些问题,如谷物薯类的量较低,畜禽肉类的量偏高,缺少鱼虾类和坚果类,牛奶的量不足。

(2)总能量和关键营养素的需求是否满足,如一个轻体力活动的正常男性成年人,他的能量需要量是2250kcal,钙800mg,铁12mg,锌12.5mg,硒60mg,维生素D 10μg,维生素C 100mg等。通过查找《食物成分表》或营养相关网站及应用软件,找出该例中女大学生一日膳食中包括的各种食物的营养素含量。见表4.5。

(3)蛋白质、脂肪、碳水化合物在每天总能量中的占比是否适合,即是否在10%~15%,20%~30%,55%~65%的范围内。

(4)食物中优质蛋白的含量是否占膳食总蛋白的1/3或以上,优质蛋白主要来自鱼肉蛋奶、水产类和大豆类。

(5)三餐的能量分配是否符合3:4:3。

(6)膳食中铁的来源是否1/3来自动物性食品。

(7)与膳食宝塔比较,评估膳食结构及食物多样性。

表 4.5 女大学生一日膳食所摄入营养素含量

餐次	食物名称	重量(g)	份数	能量(kcal)	蛋白质(g)	脂肪(g)	碳水化合物(g)	膳食纤维(g)	维生素A(μgRAE)	维生素C(mg)	维生素B_1(g)	维生素B_2(g)	钙(mg)	铁(mg)
早餐	牛奶	150	1.5	81	4.5	4.8	5.1	0	36	1.5	0.05	0.15	160.5	0.45
	面粉	100	1.0	366	13.3	2.2	73.5	0.3	0.0	0.0	0.1	0.0	23.0	0
	牛肉	25	0.25	24.5	5	0.25	0.6	—	0.8	—	0.0	0.05	1.2	1.0
	油脂	5	5.0	45		5								
	苹果	100	1.0	53	0.4	0.2	13.7	1.7	4.0	3.0	0.0	0.0	4.0	0.3
小计				569.5	23.2	12.4	92.9	2.0	40.8	4.5	0.15	0.2	188.8	1.8
中餐	猪肉	50	0.5	71.5	10.2	3.1	0.8	—	22	—	0.25	0.05	3	1.5
	芹菜	100	1	13	1.4	0.2	1.8	0.9	63	5	0	0.2	38	6.9
	鸡蛋	50	0.5	72	6.65	4.4	1.4	—	117	—	0.05	0.1	28	1
	番茄	100	1	15	0.9	0.2	3.3	—	31	14	0	0	4	0.2
	大米	25	0.25	86.5	1.975	0.225	19.3	0.2	0	0	0.05	0	2	0.3
	油脂	10	10	90		10								
	橘子	100	0.2	88	1.6	0.2	20.4	1	82	70	0	0	48	0.4
小计				436	22.7	18.3	47	2.0	315	89	0.35	0.4	123	10.3

续表

餐次	食物名称	重量(g)	份数	能量(kcal)	蛋白质(g)	脂肪(g)	碳水化合物(g)	膳食纤维(g)	维生素A(μgRAE)	维生素C(mg)	维生素B_1(g)	维生素B_2(g)	钙(mg)	铁(mg)
晚餐	菠菜	200	2	56	5.2	0.6	9	3.4	486	64	0	0.2	132	5.8
	豆腐	100	1	84	6.6	5.3	3.4				0.1	0	78	1.2
	猪肉	25	0.25	35.75	5.1	1.6	0.4		11		0.12	0.02	1.5	0.8
	植物油	15	15	135		15								
	大米	25	0.25	86.5	2.0	0.2	19.3	0.15	0	0	0.05	0	2	0.28
小计				397.25	18.9	22.7	32.1	3.6	497	64	0.28	0.22	213.5	8.0
总计				1402.8	64.8	53.5	172	7.6	852.8	157.5	0.78	0.78	525.2	20.1
标准*				1800	45–67.5 (10%–15%)	40–60 (20%–30%)	247–292 (55%–65%)	30	700	100	1.2	1.2	800	20
达标情况**				78%	18%	34%	48%	25%	121%	157%	65%	65%	65%	100%

注：*轻体力活动成年女性每日所需能量和各类营养素（2013版DRIs）；

**蛋白质达标计算公式：蛋白质(g)×4(kcal/g) / [蛋白质(g)×4(kcal/g)+脂肪(g)×9(kcal/g)+碳水化合物(g)×4(kcal/g)]×100%

脂肪与碳水化合物计算公式类似。

三、食谱设计与编制(meal planning and recipe developing)

食谱设计与编制是为了帮助人们通过膳食获得足够的营养素,达到健康的目的。

(一)食谱设计

食谱设计是根据合理营养原则把一天、一周或一月中各餐主副食的品种、数量、烹调方式、进餐时间做详细的计划并编排成表格形式,称为食谱编制。

食谱设计的前提是要了解就餐者的基本情况、文化程度、种族、信仰、经济背景、既往的饮食史、食物的过敏史等。食谱编制的目的是借助食物成分表数据,把膳食营养素参考摄入量和膳食指南的原则及要求具体化,并落实到就餐者的一日三餐,使其按照人体的生理需要摄入适宜的能量和营养素以达到合理营养促进健康的目的。

(二)食谱编制

食谱编制的总原则是平衡膳食。

首先,满足就餐者对营养素和热能的需要。基于就餐者的年龄、性别、职业、劳动强度、生理特点、健康需要等要求,确定合理的营养素摄入量,并注意各种营养素之间的平衡。选择合理的烹调方法,在保持食物的色、香、味、形,增加就餐者食欲的同时,尽量避免营养素损失,以及避免产生对健康有害的物质。

其次,编制食谱时,还要了解就餐者的膳食习惯、口味偏好,就餐者的经济承受能力、当地的食物供应情况,以及食物烹调加工人员的烹调技术和烹调设备条件等。不能实施的食谱,只是一纸空文。

再次,食物原料多样化、粗细搭配、荤素搭配。

最后,要满足特殊营养素的供给。我国某些地区其环境中存在某些矿物质的含量过低或过高,如黑龙江省的克山地区硒严重缺乏;湖北省的恩施地区富含硒。我国一些地区爱好腌制食品,如河南林县,其膳食中钠含量过高。在食谱设计时,需要通过强化或弱化相应的营养素,以达到合理营养的目的。

食谱的编制有两种方法:营养计算法和食物交换法。

1. 营养计算法

编制食谱主要有以下步骤:
(1)确定机体的能量需要量。
① 计算机体的能量需求:体重和体型,BMI=体重(kg)÷身高的平方(m^2);借助估算

表计算能量。

② 查《中国居民膳食营养素参考摄入量》。

(2) 确定三大产能营养素的能量比例：蛋白质 10%~15%，脂肪 20%~25%，碳水化合物 55%~65%。

(3) 确定三大产能营养素的重量。

(4) 确定三餐供能比（早餐 30%、午餐 40%、晚餐 30%）。

(5) 确定主食品种和数量（基于碳水化合物）。

(6) 确定副食品种和数量（基于蛋白质）。

(7) 计算烹调油用量（基于脂肪）。

(8) 确定蔬菜和水果数量（搭配）。

(9) 食谱评价。

(10) 食谱调整。

【案例2】 服务对象：一个身高 1.75m、体重 70kg 的 35 岁男性，职业是锻造工（中等体力活动者）。

第一步，确定服务对象的每日总能量需要。

确定个人每日能量需要有两种方法：计算法和查表法。

计算法：首先，计算该工人的 BMI 为 $22.8(70/1.75^2)$，在我国标准下属于正常范围。查阅成人每日能量供给量估算表，正常范围的中等体力活动者，每天需要摄入 35kcal/kg 的热量，则他每天所需能量为 2450kcal（35×70）。

查表法：直接查阅 2013 版《中国居民膳食营养素参考摄入量》，中等体力活动的成年男性每天需要 2600kcal。下面就以 2600kcal 来设计食谱。

第二步，确定该成年男性所需要的产能营养素的量。按照中国营养学会的推荐，把产能营养素蛋白质、脂肪和碳水化合物的供能比设定为 15%、25% 和 60%，可计算出该成年男性所需要的蛋白质、脂肪和碳水化合物所提供的能量分别为 390kcal（2600×15%）、脂肪 650kcal（2600×25%）和碳水化合物 1560kcal（2600×60%）。

第三步，按照三大产能营养素所提供的能量，根据三大产能营养素的热能系数（4、9、4）计算出该成年男性需要的蛋白质、脂肪、碳水化合的重量，分别为 97g（350/4），72g（650/9）和 390g（1560/4）。

第四步，把三大产能营养素分配至一日三餐。设定三餐能量比为 3:4:3，即早、晚餐能量分别占总能量的 30%，午餐能量占总能量的 40%。故早、晚餐需要蛋白质各 29g（97×0.3），脂肪 22g（72×0.3），碳水化合物 117g（390×0.3）。同理，中午需要蛋白质 39g（97×0.4），脂肪 29g（72×0.4），碳水化合物 156g（390×0.4）。

第五步，上述是营养素的重量，我们需要把它转换为食物的重量。先从主食开始，主食主要提供碳水化合物。如果早餐想吃馒头(熟食),喝小米粥(熟食),并设定早餐117g碳水化合物中的80%用馒头提供(117×0.8=93.6g),剩下的20%用小米粥提供(117×0.2=23.4g)。查《食物成分表2004》得知,馒头的碳水化合物含量47%,小米粥碳水化合物含量8.4%。通过计算得到93.6g碳水化合物的馒头总重量199g(93.6/0.47),23.4g碳水化合物的小米粥重量是279g(23.4/0.084)。

基于同样的道理,如果中餐和晚餐都吃大米饭,则分别需要大米(生食,碳水化合物含量76%)205g(156/0.76)和154g(117/0.76)。

第六步,计算出主食所需要量后,再来计算副食(一般指动物性食物或大豆类)的需要量。虽然主食富含碳水化合物,但也含有蛋白质,只是蛋白质的质量较差。所以,在计算副食需要提供的蛋白质时,需要扣除主食中已经提供的蛋白质的量。

早餐提供的蛋白质量:通过查找《食物成分表》得知,馒头蛋白质含量7.0%,小米粥蛋白质含量1.4%,则早餐已有蛋白质为17.8g(199×7.0% + 279×1.4%)。由第四步得知,早餐共需要蛋白质29g,扣除主食已提供的蛋白质17.8g,需要副食提供的蛋白质为11.2g(29-17.8)。

如早晨再加1个鸡蛋,喝杯牛奶。鸡蛋蛋白质含量12.8%,1个鸡蛋大约60g,因为有蛋壳,可食部占88%,则1个鸡蛋的蛋白质量为6.8g(60g×88% ×12.8%);牛奶一般含蛋白质3.0g/100mL,换算为147mL[(11.2-6.8)/3%]。即1袋150mL的牛奶即可满足营养需求。

这样,早餐需要199g馒头,279g小米粥,1个鸡蛋,1袋150mL牛奶。

中餐和晚餐的计算方法同理。

中餐的205g大米已提供蛋白质15g(205×7.4%),中餐副食需要提供蛋白质24g(39-15)。如果中餐想吃猪肉、草鱼、豆腐,且各提供1/3的蛋白质,即8g,则豆腐为99g(8/8.1%),猪瘦肉为39g(8/20.3%),草鱼为83g(8/16.6%/58%)(草鱼的蛋白质含量16.6%,整个草鱼的可食部为58%)。当然,如果炒菜直接用鱼肉,就不需要用可食部调整了。

同样,晚餐蛋白质需要量和早餐一样,即29g。扣除大米的蛋白质11.4g(154×7.4%),副食提供17.6g(29-11.4),约18g。如果选择牛肉、腐竹和牛奶各提供1/3的蛋白质,即6g,则牛肉为6/19.9% = 30g;腐竹(干)为14g(6/44.6%),牛奶为200mL(6/3%)。

第七步,确定烹调油的数量。在《食物成分表》中查找早、中、晚餐各种食物的脂肪含量,计算出各种食物提供的脂肪量为34.8g,见表4.6。由第二步可知,该成年男性每天需要脂肪72.2g[650kcal/(9kcal/g)],则烹调油用量为37.4g(72.2-34.8)。可选择调和油30g,麻油7g。

第四章 营养评价

表 4.6 食谱中各种食物的脂肪含量

食物名称	脂肪含量(g/100g)	食物名称	脂肪含量(g/100g)
猪肉(肥)	88.6	鸡腿	13.0
猪肉(肥瘦)	37	鸭	19.7
猪肉(后臀尖)	30.8	草鱼	5.2
猪蹄	18.8	带鱼	4.9
猪肉(里脊)	7.9	大黄鱼	2.5
猪蹄筋	1.4	海鳗	5
猪肝	3.5	鲤鱼	4.1
猪大肠	18.7	鸡蛋	8.8
牛肉(瘦)	2.3	鸡蛋黄	28.2
羊肉(瘦)	3.9	鸭蛋	13
鹌鹑	3.1	核桃	58.8
鸡	9.4	花生(炒)	44.4
鸡翅	11.8	葵花子(炒)	52.8

第八步,确定蔬菜和水果的种类和数量。

水果类:早餐:苹果 200g;晚餐:橙子 150g。

蔬菜类:莴苣 200g,小白菜 200g,青椒 50g,胡萝卜 50g。

配菜:红椒 5g,青葱 5g,生姜 5g,蒜头 10g,

调味料:豆腐乳 5g,盐 4g,胡椒粉 2g,干淀粉 10g,白糖 5g,料酒 10g,味精 2g,生抽 5g。

初步确定菜谱为:

早餐:馒头 199g,小米粥 279g,煮鸡蛋 53g(去除蛋壳 7g),牛奶 150mL,苹果 200g。

午餐:大米 200g(做成米饭约 400g),椒丝姜葱鱼(鱼 83g),蒜茸炒莴苣(莴苣 200g),家常豆腐(豆腐 99g),青椒肉丝(青椒 50g,瘦肉 41g)。

晚餐:大米 150g(米饭约 300g),胡萝卜腐竹炒牛肉(牛肉 30g、腐竹 14g、胡萝卜 50g),清炒小白菜(小白菜 200g),牛奶 200mL,橙子 150g。

第九步,食谱的评价。虽然蔬菜水果的能量不高,但在搭配蔬菜水果后依然需要对总能量进行重新评估。蔬菜水果提供丰富的矿物质、维生素和膳食纤维,需要整体评价该食谱提供的营养素是否平衡,尤其是关键的营养素是否缺乏,如钙、铁、维生素 A、维生素 C、维生素 D 等。

膳食评价的步骤简述如下：

(1) 按食物类别把食物归类，并列出数量，与中国居民膳食宝塔比较，评价食物种类是否齐全，是否实现多样化，膳食结构是否合理。

(2) 从《食物成分表》中查找食谱中各种食物的营养素含量，计算出每种食物所含的营养素的量，并累计算出所有食物提供的各种营养素的含量。最后将每种营养素的结果与《中国居民膳食营养素参考摄入量》中成年男性中等强度体力活动者比较，评价能量是否充足，能量和各种营养素的摄入量是否适宜。一般在±10%以内视为正常范围。

注意：《食物成分表》的营养素数据是基于 100g 食物；有些食物的可食部并不是 100%，如鸡蛋，可食部占 88%；绝大多数数据是基于食材，即生的食物，如大米、面粉，只有少量食物是熟食，如馒头、米饭等。

(3) 根据三大产能营养素的能量折算系数，分别计算其供能比，与 DRIs 的宏量营养素的可接受范围比较，评价其适宜性。

(4) 计算三餐能量的分配，是否符合 3 : 4 : 3。

(5) 计算优质蛋白占总蛋白的比例，是否符合 1/3 以上。

(6) 计算铁的来源，动物性食物提供的铁是否占总铁的 1/3 以上。

第十步，调整食谱。经过第九步后，若发现该食谱中某种营养素与 RNI（或 AI）偏离（不足或超过）较大，则应进行调整，直至基本符合要求。

四、食品交换份法编制食谱

食物交换份法将常用的食物按照其营养素含量的近似值归类，同一类食物内每种食物的一个交换份所含的能量和营养素的量(如蛋白质、脂肪、碳水化合物等)相似，因此在制定食谱时，同类食物中的各种食品之间可以进行互换。

食物交换份将食品分为以下五类：

(1) 谷类及薯类。谷类(每份 25g)包括米、面、杂粮，薯类(每份 50g)包括马铃薯、甘薯、木薯等，主要提供碳水化合物、蛋白质、膳食纤维、B 族维生素。每份大约提供能量 90kcal，蛋白质 2g，碳水化合物 20g。

(2) 动物性食物。包括肉(25~50g)、禽(50g)、鱼(75g)、奶(250g)、蛋(60g)等。主要提供蛋白质、脂肪、矿物质、维生素 A 和 B 族维生素。每份大约提供能量 90kcal，蛋白质 6g，脂肪 5g，碳水化合物 6g。

(3) 豆类及制品。包括大豆及其干豆类，主要提供蛋白质、脂肪、膳食纤维、矿物质和 B 族维生素。每份大约提供能量 90kcal，蛋白质 9g，脂肪 4g，碳水化合物 4g。

(4) 蔬菜水果类。包括鲜豆、根茎、叶菜、茄果等，主要提供膳食纤维、矿物质、维生素 C 和胡萝卜素。每份大约提供能量 90kcal，蛋白质 5g，碳水化合物 17g。

（5）纯能量物质。包括动植物油脂、淀粉、食用糖、酒类，主要提供能量，植物油还能提供维生素 E 和必需脂肪酸。每份大约提供能量 90kcal，脂肪 10g。

表 4.7 列出了 7 个不同能量水平建议的食物摄入量的推荐食物份数。以下用食物交换份法给上文案例中那位成年中等体力活动的男性设计食谱。提供 2600kcal 能量，需要 24.5 份，其中谷薯类 8 份、蔬菜 1 份、水果 2 份、肉禽蛋类 4.5 份、奶类 1 份、豆类 2 份、油脂 6 份。然后，基于三餐能量比，将以上的食物份数分配到三餐，其中，早餐：谷物薯类 2.4 份、水果 1 份、肉禽蛋 1.5 份；午餐：谷物薯类 3.2 份、蔬菜 0.5 份、肉禽蛋 2 份、豆类 1 份、烹调油 3 份；晚餐：谷物薯类 2.4 份、蔬菜 0.5 份、水果 1 份、肉禽蛋 1 份、奶类 1 份、豆类 1 份、烹调油 3 份。再按照食物交换表将食物的份数换算成食物的量。后续利用《食物成分表》进行评估和调整，与计算法相似。

表 4.7 不同能量水平建议的食物交换份

	人体能量需求水平（kcal）	1600	1800	2000	2200	2400	2600	2800
食品种类（份）	谷类	250(5)	300(6)	325(6.5)	350(7)	400(8)	400(8)	450(9)
	大豆类	30(1)	30(1)	40(1.5)	40(1.5)	40(1.5)	50(2)	50(2)
	蔬菜	300(0.6)	300(0.6)	350(0.7)	400(0.8)	450(0.9)	500(1)	500(1)
	水果	200(1)	200(1)	300(1.5)	300(1.5)	400(2)	400(2)	500(2.5)
	肉类	50(1)	50(1)	50(1)	75(1.5)	75(1.5)	75(1.5)	75(1.5)
	乳类	300(1)	300(1)	300(1)	300(1)	300(1)	300(1)	300(1)
	蛋类	25(0.5)	25(0.5)	25(0.5)	50(1)	50(1)	50(1)	50(1)
	水产品	50(1)	50(1)	75(1.5)	75(1.5)	75(1.5)	100(2)	100(2)
	烹调油	20(4)	25(5)	25(5)	25(5)	30(6)	30(6)	30(6)

利用交换份法设计食谱时需要注意：首先，食物交换只能在同类食物之间进行，如早餐谷薯类 1 份既可以是面包 75g，也可以是马铃薯 250g，还可以是挂面 50g。其次，食品交换份法比较简单，也比较粗略，在实际应用中，可以将计算法与食物交换份法相结合，首先用计算法确定食物的需要量，然后用食物交换份法确定食物种类和数量，通过同类食物的互换可以设计出一周、一月的食谱。

前面我们讲的是针对个人的食谱设计，如果是由不同年龄、性别、生理阶段和劳动强度的各类人员组成的群体,又该如何做呢?

【案例3】 某一职工食堂,就餐总人数200人。年龄20~45岁188人,其中机关工作人员50人(男30人、女20人),司机70人(男40人、女30人),建筑工人40人(男29人、女11人),孕妇(孕中期)3人,哺乳期妇女5人;年龄50~59岁教师有22人(男10人、女12人)。

首先,按照性别、年龄、生理状态、工作的劳动强度等把人群归类,根据2013版《中国居民膳食营养素参考摄入量》,查得相应群体的能量推荐摄入量,以成年轻体力劳动强度的男性为标准人,他每天的能量需要量2250kcal为基准,经过折算,某职工食堂的就餐标准人数为206人。食谱的制作按照206个标准人的能量,即206×2250=463500(kcal)进行,见表4.8。后续的步骤与上述计算法相同。

表4.8 某食堂就餐人群膳食能量需要量

年龄	人群	男(人)	女(人)	劳动强度	能量推荐摄入量(kcal)		标准人摄入量(kcal)	折合标准系数		折合总人日数		能量需要量
					男	女		男	女	男	女	
20~45岁	机关工作人员	30	30	轻	2250	1800	2250	1	0.8	30	24	
	司机	40	30	中	2600	2100		1.16	0.93	46.2	28	
	建筑工人	29	11	重	3000	2400		1.33	1.07	38.7	11.7	
	孕妇		3	孕妇(孕中期)		2400			1.07		3.2	
	哺乳妇女		5	乳母		2600			1.16		5.8	
50~59岁	教师	10	12	轻	2100	1750		0.93	0.78	9.3		
合计										124.2	82	
										206.3		

膳食小贴士

食物是否"垃圾",谁说了算?

某网络社区发布"白米饭是垃圾食品之王"的文章,声称米饭几乎不含蛋白质、脂肪、维生素、矿物质,只有淀粉和糖,是典型的高糖、高热量、低蛋白的垃圾食品。大家几乎每天必吃的白米饭竟然是"垃圾食品"?是这样吗?

首先,"垃圾食品"是英文"junk food"的翻译,虽然网络上充斥着类似"世界卫生组织公布垃圾食品名单",但世界卫生组织并没有对"垃圾食品"做过官方定义。早在 2015 年，世界卫生组织也明确表示，世卫组织从未发布过垃圾食品名单。而且，无论是国内还是国外营养学界，均未对"垃圾食品"做过明确的定义，更没有公布过任何"垃圾食品名单"。百度百科对"垃圾食品"的定义是："垃圾食品是指仅仅提供一些热量，别无其他营养素的食物，或提供超过人体需要，变成多余成分的食品。"而民众对垃圾食品的共识是高热量、高脂肪、高糖、高盐类的食物。可见，"高热量"几乎是"垃圾食品"的代名词。但对于有"飞鱼"之称的运动员迈克尔·菲尔普斯而言，训练期间每天需要摄入 12000kcal 热量，高能量密度的食物是他的常规选项。

白米饭，由精制大米蒸制而成。比较干的大米饭水分占一半左右，即 2 斤米饭需要 1 斤米。虽然大米在精制过程中损失了较多维生素和矿物质，但依然提供维生素 B_1、烟酸、镁、钙等，且 100g 大米(4 两米饭)含蛋白质 7.9g，碳水化合物 77.2g，脂肪 0.9g，提供能量约 346kcal。

不可否认的是，精加工的大米膳食纤维含量很低，容易消化吸收，升血糖速度很快，其血糖指数(glycemic index, GI)为 88，属于高血糖指数的食物，对于糖尿病病人和肥胖病人不利。但是，对于不需要血糖控制的个体或群体而言，米饭可以快速提供身体所需能量，且较为经济。米饭如果搭配其他粗杂粮，如在米饭中加入玉米、小米、高粱等，可降低 GI 值。所以，食物的搭配，膳食结构的平衡才是最重要的。每日膳食多样化，参照膳食宝塔或食物餐盘，是不需要担心"垃圾食物"的。

- 自查：请记录一周的饮食，并评价其优缺点。

测试题

1. 单选题

(1) 膳食调查的金标准是_____。

  A. 24 小时回顾法   B. 食物频率问卷法

  C. 化学分析法   D. 称重法

(2) 进行膳食评价时，以下哪一项不包括在内？_____

  A. 与膳食宝塔比较，评估膳食结构及食物多样性

  B. 总能量和关键营养素的需求是否满足

C. 蛋白质、脂肪、碳水化合物在每天总能量中的占比是否适合

D. 各种营养素膳食比例及来源是否合理

2. 多选题

(1) 膳食调查的目的是为了_____。

A. 了解个体或群体营养需要的满足程度

B. 为国家制定膳食营养相关政策提供依据

C. 可以引导食品工业的发展方向

D. 为营养教育部门有针对性地进行营养教育提供基础数据

(2) 食谱编制的基本原则：_____。

A. 总原则是平衡膳食，要满足就餐者对营养素和热能的需要

B. 不同地区饮食文化和经济水平也要考虑在内

C. 食物原料多样化、粗细搭配、荤素搭配

D. 对于不同地区、不同人群，要满足特殊营养素的供给

第五节 营养标签

购买预包装食品，很多人会关注食品的生产日期和保质期，却忽视了能提供更多、更有价值信息的"配料表"和"营养标签"。

一、食品配料表

配料表(ingredients)是《食品标识管理规定》(2009年修订版)和《食品安全国家标准预包装食品标签通则》(GB 7718—2011)明确规定在预包装食品标签标识中强制标识的内容。

豁免条件：食品包装最大表面面积小于 $10cm^2$。

配料表的目的是指导消费者购买食品，了解食品的成分；是企业作为责任主体，给消费者的质量承诺；是向监管部门提供必要的信息，以便于监督管理。

配料表中不同配料的标识要遵循以下规定：

(一) 一般要求

(1) 配料名称标示规范：反映配料真实属性的具体名称。要求观其名即可知其属性，不可使消费者误解或混淆配料的固有属性。

(2) 配料标示顺序：各种配料按加入的质量或重量计算，依递减顺序一一排列。加入

的质量百分数不超过2%的配料可以不按递减顺序排列。

(二) 食品添加剂的标示

(1)配料表中应如实标示所使用的食品添加剂在GB2760中的通用名称。如可以标示为：山梨酸、脱氢乙酸、卡拉胶；或食品添加剂(山梨酸、脱氢乙酸、卡拉胶)；或防腐剂(山梨酸、脱氢乙酸)、增稠剂(卡拉胶)等。

(2)应当在食品配料表中标示所有在终产品中具有功能作用的每种食品添加剂。

(3)食品中直接使用甜味剂、防腐剂、着色剂的，应当在配料表中食品添加剂项下标注具体名称。

(三) 复配食品添加剂的标示

(1)复配食品添加剂：由两种或两种以上单一品种食品添加剂经物理方法混匀而成。

(2)复配食品添加剂在配料表中的标示：在食品添加剂项下将每种复合成分与其他直接使用的食品添加剂按加入量的递减顺序一并进行标注。如果绿的产品配料主要由"柠檬黄+亮蓝"复配而成，应标示为复配着色剂(柠檬、亮蓝)。

(四) 食品强化剂的标示

应按照《食品营养强化剂使用标准》(GB14880—2012)或卫生行政部门公告中的名称标示。如果一种配料既是食品添加剂(或营养强化剂)，又作为其他配料使用，则应该按照其在终产品中发挥的作用规范标示。作为食品添加剂，标示GB2760中规定的名称；作为食品营养强化剂，标示GB14880—2011中规定的名称，若作为其他配料发挥作用，则标示具体名称即可。

例如，味精(谷氨酸钠)作为调味品时，标示为味精；作为食品添加剂时，标示为谷氨酸钠。核黄素(维生素 B_2)作为着色剂(食品添加剂)时，标示为核黄素；作为食品营养强化剂时，标示为维生素 B_2，或核黄素(维生素 B_2)。

总之，配料表能反映食品的本质，比如全麦面包，若配料表的第一位是小麦粉而不是全麦粉，则这款全麦面包所谓的"全麦"可能只是加了点麸皮。又如一款牛排，配料表为"牛肉、水、小麦粉、香辛料、白砂糖、食用盐、大豆分离蛋白……卡拉胶……"，说明是这是一款拼接牛排，因为真正的牛排，配料表中只有牛肉。

配料表结合营养标签，能告诉你更多食物的真相。如无糖食品，配料表中常常有"麦芽糊精"，而营养标签中的碳水化合物含量并不低。号称"低脂"的食品，很可能碳水化合物含量惊人，总能量并不低。

二、营养标签

很多人可能会纳闷,为什么有的人说减肥就可以减肥成功,而另一些人却越减越胖呢?也许,这秘密就藏在营养标签(nutrition facts label)里。

先来个小测试:表 4.9 中列出的三款酸奶,你认为哪款更适合减肥的人?

表 4.9 不同酸奶营养成分比较

营养素/100g 酸奶	酸奶 A	酸奶 B	酸奶 C
能量	414 kJ	317 kJ	344 kJ
蛋白质	2.8g	1.4g	4.2g
脂肪	3.1g	0g	4.8g
碳水化合物	14.8g	17.3g	5.6g
钠	60mg	21mg	90mg

食品营养标签是向消费者提供食品营养信息和特性的说明,是让消费者直观的了解食品营养成分和特征的方式。2009 年 6 月 1 日,《中华人民共和国食品安全法》规定了食品安全标准,而食品营养标签是食品安全标准的一部分。《预包装食品营养标签通则》于2013 年 1 月 1 日正式实施,该标准仅适用于"预包装食品营养标签"上营养信息的描述和说明,不适用于保健食品及预包装特殊膳食食品标签上营养标签的相关标识。

营养标签标准是食品安全国家标准,属于强制执行的标准。如图 4.4 所示,为一款营养标签,规定了营养成分表、营养素、核心营养素定义和营养声称、健康声称的定义,以及营养素参考值等。

(1)核心营养素:食品中存在的,与人体健康密切相关,具有重要公共卫生意义的营养素。摄入缺乏,可引起营养不良,影响儿童和青少年生长发育和健康;摄入过量,则可导致肥胖和慢性病发生。每个国家的全面营养状况、营养失衡相关疾病的发生率、技术监督能力和企业承受能力等是不同的。我国的食品营养标签是在充分考虑居民营养健康状况和慢性病发病情况的基础上,结合国际贸易

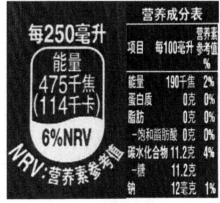

图 4.4 营养标签

需要与我国社会发展需求等多种因素而确定的，包括蛋白质、脂肪、碳水化合物、钠四种。

(2) 营养成分表：标有食品营养成分名称、含量和营养素参考值(nutrient reference value，NRV)百分比的规范性表格。

(3) 营养声称：对食物营养特性的描述和说明，包括营养成分含量声称和比较声称。

(4) 营养素参考值(NRV)：用于比较食品营养成分含量的参考值，是提供给消费者在选择食品时的一种营养素参考尺度。NRV 考虑了《中国居民膳食营养素参考摄入量》，在膳食推荐摄入量的基础上制定的，但不同于膳食推荐摄入量。它是以 60kg 体重的成年男性为标准即能量为 2400kcal、蛋白质为 60g、脂肪 60g、碳水化合物 300g、钠 2000mg 的标准制定的。

(5) 可食部分：食品包装内净含量去除其中不可食用的部分。

三、营养标签的基本要求

(1) 食品营养标签的营养信息应真实、客观，不得虚假，不得夸大产品的营养作用或其他作用。

(2) 营养成分表应以"方框表"形式表示(特殊情况除外)。

(3) 食品营养成分含量应以具体数值表示，各营养成分的营养素参考值见表 4.10。

表 4.10 食品营养素参考值(NRV)

营养成分	NRV	营养成分	NRV
能量	8400 kJ	泛酸	5mg
蛋白质	60g	生物素	30mg
脂肪	<60g	胆碱	450mg
饱和脂肪酸	<20g	钙	800mg
胆固醇	<300mg	磷	700mg
碳水化合物	300g	钾	2000mg
膳食纤维	25g	钠	2000mg
维生素 A	800mgRE	镁	300mg
维生素 D	5mg	铁	15mg
维生素 E	14mg α-TE	锌	15mg
维生素 K	80mg	碘	150mg

续表

营养成分	NRV	营养成分	NRV
维生素 B1	1.4mg	硒	50mg
维生素 B2	1.4mg	铜	1.5mg
维生素 B6	1.4mg	氟	1mg
维生素 B12	2.4mg	铬	50mg
维生素 C	100mg	锰	3mg
烟酸	14mg	钼	40mg
叶酸	400mg DFE		

四、营养标签的标识内容

营养标签的标识内容包括强制与可选择两种。

(一) 强制标识内容

(1) 能量、核心营养素(蛋白质、脂肪、碳水化合物、钠)的含量值及其占 NRV 的百分比。

(2) 若按照国家相关标准使用了营养强化剂,除上述要求外,还应标识强化食品中该营养素的含量及其占 NRV 的百分比。

(3) 食品配料表中含有/生产过程中使用了氢化和/或部分氢化油脂时,应标识出反式脂肪(酸)含量。

(4) 对除能量和核心营养素外的营养成分进行营养声称或营养成分功能声称时,在营养成分表中必须标识该营养成分的含量及其占 NRV 的百分比。

营养声称是对食物营养特性的描述和说明,包括营养成分含量声称和比较声称。按照国家食品安全标准规定,所有采用"富含""添加""高""低""有""无""增加""减少"等声称用于说明营养特征的食品,都要在营养成分表中列出相应的营养成分含量并符合规定的声称标准,如高蛋白食品规定每 100g 食品中蛋白质的含量大于等于 12g 或每 100mL 食品中蛋白质的含量大于等于 6g。如果是低脂食品就要求每 100g 食品中脂肪含量小于等于 3g 或 100mL 食品中小于等于 1.5g。

营养成分功能声称是指食品上可以采用规定用以来说明某种营养素对维持人体正常生长发育和正常生理功能等方面的功能作用。凡是进行功能声称的食品,都应该在营养成分表中列出相应的营养成分含量,并符合声称的条件。

(5)未规定营养素参考值的营养成分仅需标识含量。

(二)可选择标识内容

(1)营养成分表可以标识出强制标识内容以外的其他成分的名称、含量及其占 NRV 的百分比。

(2)某种营养成分的含量标识值符合含量声称或比较声称的要求和条件时,可以同时使用两种声称方式或仅使用含量声称。可以使用 GB28050 中规定的营养成分功能声称标准用语,不应对功能声称用语进行任何形式的删改、添加和合并。

例如:

① 仅标识能量和核心营养素的营养标签;

② 标注更多营养成分的营养标签;

③ 附有外文的营养标签;

④ 横排格式的营养标签;

⑤ 包装总面积≤100cm² 的食品;

⑥ 附有营养声称和/或营养成分功能声称的营养标签。

(三)免除强制标识营养标签的预包装食品范围

(1)生鲜食品:是指预先定量包装的、未经烹煮、未添加其他配料的生肉、生鱼、禽蛋、生蔬菜和水果等;未添加其他配料的干制品类,如干蘑菇、木耳、干水果、干蔬菜等,以及生鲜蛋类等。但预包装速冻面米制品和冷冻调理食品,如速冻饺子、包子、汤圆、虾丸等,不属于豁免范围。

(2)乙醇含量≥0.5%的饮料酒类:包括发酵酒及其配制酒、蒸馏酒及其配制酒以及其他酒类(如料酒等)。酒类产品除水分和酒精外,基本不含任何营养素,可不标示营养标签。

(3)总包装面积≤100cm² 或最大表面面积≤20cm² 的食品(两者满足其一即可):允许自愿标示营养信息;这类产品自愿标示营养信息时,可使用文字格式,并可省略营养素参考值(NRV)标示。

(4)现制现售的食品:是指现场制作、销售并可即时食用的食品。但食品加工企业集中生产加工、配送到商场、超市、连锁店、零售店等销售的预包装食品,应当按标准规定标示营养标签。

(5)包装饮用水:是指饮用天然矿泉水、饮用纯净水及其他饮用水。这类产品主要提供水分,基本不提供营养素,因此可豁免强制标示营养标签。

对于包装饮用水，依据相关标准标注产品的特征性指标，如偏硅酸、碘化物、硒、溶解性总固体含量以及主要阳离子（K^+、Na^+、Ca^{2+}、Mg^{2+}）含量范围等，不作为营养信息。

(6) 每日食用量≤10g 或 10mL 的预包装食品：指食用量少、对机体营养素的贡献较小，或者单一成分调味品的食品，包括：

① 调味品：味精、食醋等；

② 甜味料：食糖、淀粉糖、花粉、餐桌甜味料、调味糖浆等；

③ 香辛料：花椒、大料、辣椒等单一原料香辛料和五香粉、咖喱粉等多种香辛料混合物；

④ 可食用比例较小的食品：茶叶（包括袋泡茶）、胶基糖果、咖啡豆、研磨咖啡粉等；

⑤ 其他：酵母，食用淀粉等。

但是，对于单项营养素含量较高、对营养素日摄入量影响较大的食品，如腐乳类、酱腌菜（咸菜）、酱油、酱类（黄酱、肉酱、辣酱、豆瓣酱等）以及复合调味料等，应当标示营养标签。

(7) 其他法律法规标准规定可以不标识营养标签的预包装食品。

需要注意的是，豁免强制标识营养标签的预包装食品，如果在其包装上出现任何营养信息时，需要按照《食品安全国家标准 预包装食品营养标签通则》（GB 28050）执行。

(四) 含营养强化剂的预包装食品

使用了营养强化剂的预包装食品，除遵从上述规定标示外，在营养成分表中还应标示强化后食品中该营养素的含量及其占 NRV 的百分比。

既是营养强化剂又是食品添加剂的物质，如维生素 C、维生素 E、β-胡萝卜素、核黄素、碳酸钙等，若按照 GB14880 规定作为营养强化剂使用时，应当按照本标准要求标示其含量及 NRV%（无 NRV 值的无需标示 NRV%）；若仅作为食品添加剂使用，则可不在营养标签中标示。

五、营养标签中需要说明的问题

(一) 能量及其折算

能量是指食品中蛋白质、脂肪、碳水化合物等产能营养素在人体代谢中产生能量的总和。营养标签上标示的能量主要由计算法获得，即蛋白质、脂肪、碳水化合物等产能营养素的含量乘以各自相应的能量系数并进行加和，能量值以千焦（kJ）为单位标示。

当产品营养标签中标示核心营养素以外的其他产能营养素，如膳食纤维等，还应计算膳食纤维等提供的能量；未标注其他产能营养素时，在计算能量时可以不包括其提供的能量。

(二) 蛋白质及其含量

蛋白质是一种含氮有机化合物，以氨基酸为基本单位组成。食品中蛋白质含量可通过食品中各氨基酸含量的总和来确定，还可通过"总氮量"乘以"蛋白质折算系数"计算，公式为：

$$\text{蛋白质}(g/100g) = \text{总氮量}(g/100g) \times \text{蛋白质折算系数}$$

(三) 脂肪及其含量

脂肪的含量可通过测定粗脂肪(crude fat)或总脂肪(total fat)获得，在营养标签上两者均可标示为"脂肪"。粗脂肪是食品中一大类不溶于水而溶于有机溶剂(乙醚或石油醚)的化合物总称，除了甘油三酯外，还包括磷脂、固醇、色素等，可通过索氏抽提法或罗高氏法等方法测定。总脂肪是通过测定食品中单个脂肪酸含量并折算脂肪酸甘油三酯总和获得的脂肪含量。

(四) 碳水化合物及其含量

碳水化合物是糖(单糖和双糖)、寡糖和多糖的总称。食品中碳水化合物的量可按减法或加法计算获得。减法是以食品总质量为100，减去蛋白质、脂肪、水分、灰分和膳食纤维的质量，称为"可利用碳水化合物"；或以食品总质量为100，减去蛋白质、脂肪、水分、灰分的质量，称为"总碳水化合物"。在标签上，上述两者均以"碳水化合物"标示。加法是以淀粉和糖的总和为"碳水化合物"。

(五) 食品中的钠

这是指食品中以各种化合物形式存在的钠的总和。食盐是膳食中钠的主要来源。世界卫生组织推荐健康成年人每日食盐摄入量不超过5g，中国营养学会推荐每日食盐摄入量不超过6g。

(六) 反式脂肪酸

反式脂肪酸是油脂加工中产生的含1个或1个以上非共轭反式双键的不饱和脂肪酸的总和，不包括天然反式脂肪酸。在食品配料中含有或生产过程中使用了氢化和(或)部分氢化油脂时，应标示反式脂肪(酸)含量。

如何理解配料表中含有氢化和/或部分氢化油，但营养成分表中反式脂肪酸含量为"0"

的情况呢？当配料中氢化油和/或部分氢化油所占比例很小，或者植物油氢化比较完全，产生的反式脂肪酸含量很低时，终产品中反式脂肪酸含量低于"0"界限值(每100g产品中反式脂肪酸含量≤0.3g)，此时反式脂肪酸应标示为"0"。

(七)糖醇和糖醇的能量系数

糖醇是指酮基或醛基被置换成羟基的糖类衍生物的总称，属于碳水化合物的一种。我国相关国家标准中尚未规定糖醇的能量系数。鉴于目前糖醇在部分类别食品中使用较多，为科学计算能量，建议赤藓糖醇能量系数为0kJ/g，其他糖醇的能量系数为10kJ/g。

(八)"份"的标示

"份"是企业根据产品特点或推荐量而设定的，每包、每袋、每支、每罐等均可作为1份，也可将1个包装分成多份，但应注明每份的具体含量(g、mL)。

用"份"为计量单位时，营养成分含量数值"0"界限值应符合每100g或每100mL的"0"界限值规定。例如，某食品每份(20g)中含蛋白质0.4g，100g该食品中蛋白质含量为2.0g，按照"0"界限值的规定，在产品营养成分表中蛋白质含量应标示为0.4g，而不能为0。

综上所述，营养成分表有5个基本要素：表头、营养成分名称、含量、NRV%和方框。

(1)表头：以"营养成分表"作为表头；

(2)营养成分名称：按标准表的名称和顺序标示能量和营养成分；

(3)含量：指含量数值及表达单位。为方便理解，表达单位也可位于营养成分名称后，如能量(kJ)；

(4)NRV%：能量或营养成分含量占相应NRV的百分比；

(5)方框：采用表格或相应形式。

营养成分表各项内容应使用中文标示，若同时标示英文，应与中文相对应。

【案例4】 采用计算法制作营养标签。

以产品A为例。首先，确认产品A的配方和原辅材料清单。见表4.11。

表4.11 产品A的配方和原辅材料清单

原辅材料名称	占总配方百分比(%)
小麦粉	60
黄油	20
白砂糖	10
鸡蛋	10

其次,收集各类原辅材料的营养成分信息,并记录每个营养数据的来源,见表4.12。

表4.12 各类原辅材料的营养成分信息及每个营养数据的来源

原辅材料名称	原辅材料的营养成分信息(每100g)					数据来源
	能量(kcal)	蛋白质(g)	脂肪(g)	碳水化合物(g)	钠(mg)	
小麦粉	362	15.7	2.5	70.9	3.1	中国食物成分表第一册、中国食物成分表第二册、英国食物标准局和食物研究所、美国农业部营养素数据
黄油	888	1.4	98.0	0	40.3	
白砂糖	400	0	0	99.9	0.4	
鸡蛋	139	13.1	8.6	2.4	13.15	
合计	1789	30.2	109.1	173.2	57	

再次,通过上述原辅材料的营养成分数据,计算产品A的每种营养成分数据和能量值,并结合能量及各营养成分的允许误差范围,对能量和营养成分数值进行修约。见表4.13。

表4.13 计算产品A的每种营养成分数据和能量值

项目	100g(修约前)	表达单位	100g(修约前)	修约间隔	100g(修约后)
能量(kcal)	1789	千焦(kJ)	7488.487	1	7488
蛋白质(g)	30.2	克(g)	30.2	0.1	30.2
脂肪(g)	109.1	克(g)	109.1	0.1	109.1
碳水化合物(g)	173.2	克(g)	173.2	0.1	173.2
钠(mg)	56.95	毫克(mg)	56.95	1	57

最后,根据修约后的能量、营养成分数值和营养素参考值,计算NRV%,并根据包装面积和设计要求,选择适当形式的营养成分表。

六、营养声称和营养成分功能声称

《预包装食品营养标签通则》(GB 28050—2011)附录规定:
(1)营养声称:对食物营养特性的描述和声明,包括含量声称和比较声称。营养声称必须满足标准附录C规定。
(2)含量声称:是指描述食品中能量或营养成分含量水平的声称,如"含有""高"

"低"或"无"等声称用语。附录 C 中表 C.1 列出的营养成分均可进行含量声称,并应符合相应要求。

(3) 允许使用的含量声称用语:附录 C 中表 C.2 规定了含量声称用语,包括标准语和同义语。对营养成分进行含量声称时,必须使用该表中规定的用语。

(4) 允许声称"高"或"富含"蛋白质的情形:当食品中蛋白质含量≥12g/100g,以及≥6g/100mL,或≥6g/420kJ 时,可以声称"高"蛋白或"富含"蛋白质。

(5) 比较声称:指与消费者熟知的同类食品的能量值或营养成分含量进行比较之后的声称,如"增加""减少"等。比较声称的条件是能量值或营养成分含量与参考食品的差异≥25%。

比较声称用语分为"增加"和"减少"两类,可根据食品特点选择相应的同义语,见标准附录 C 中表 C.4。

(6) 比较声称的参考食品:是指消费者熟知的、容易理解的同类或同一属类食品。

选择参考食品应考虑以下要求:

① 与被比较的食品是同组(或同类)或类似的食品;

② 大众熟悉,存在形式可被容易、清楚地识别;

③ 被比较的成分可以代表同组(或同类)或类似食品的基础水平,而不是人工加入或减少了某一成分含量的食品。例如,不能以脱脂牛奶为参考食品,比较其他牛奶的脂肪含量高低。

(7) 含量声称与比较声称的区别:含量声称和比较声称都是表示食品营养素特点的方式,其差别如下:

① 声称依据不同:含量声称是根据规定的含量要求进行声称,比较声称是根据参考食品进行声称;

② 声称用语不同:含量声称用"含有""低""高"等用语;比较声称则用"减少""增加"等用语。

(8) 营养成分功能声称:指某营养成分可以维持人体正常生长、发育和正常生理功能等作用的声称。同一产品可以同时对两个及以上符合要求的成分进行功能声称。

标准规定:只有当能量或营养成分含量符合附录 C 营养声称的要求和条件时,才可根据食品的营养特性选用附录 D 中相应的一条或多条功能声称标准用语。例如,只有当食品中的钙含量满足"钙来源""高钙"或"增加钙"等条件和要求后,才能标示"钙有助于骨骼和牙齿的发育"等功能声称用语。

(9) 营养成分功能声称标准不得删改、添加和合并,更不能任意编写。

例如,某产品声称"高钙"。可选择标准中给出的 1 条或多条功能声称用语,但不能删改、添加和合并。

若同时使用钙的两条功能声称用语,正确的方法是:

① 钙是骨骼和牙齿的主要成分,并维持骨骼密度。钙有助于骨骼和牙齿更坚固。

② 钙是人体骨骼和牙齿的主要组成成分,许多生理功能也需要钙的参与。钙有助于骨骼和牙齿的发育。

使用营养成分功能声称用语,必须同时在营养成分表中标示该营养成分的含量及占NRV的百分比,并满足营养声称的条件和要求。

(10)功能声称应满足的条件。

例如,蛋白质功能声称,应满足蛋白质的营养声称要求,即满足含量声称或比较声称的条件之一,才能进行蛋白质的功能声称,见表4.14。

表 4.14 蛋白质的功能声称用语及条件

可选用的功能声称用语	产品需满足条件
蛋白质是人体的主要构成物质并提供多种氨基酸。 蛋白质是人体生命活动中必需的重要物质,有助于组织的形成和生长。 蛋白质有助于构成或修复人体组织。 蛋白质有助于组织的形成和生长。 蛋白质是组织形成和生长的主要营养素。	含量声称的条件: 含量>6g/100g 或>3g/100mL 或>3g/420kJ。 比较声称的条件: 与参考食品相比,蛋白质含量增加或减少25%以上。

七、解读预包装食品的营养标签

解读预包装食品的营养标签时应着重关注以下几个方面:

(1)关注食物重量,营养标签中各种营养素的含量是基于100g(mL),还是基于"份"。

(2)关注 NRV%,NRV 值是指100g 的该食物能提供一个60kg 体重的成年男性每日需要营养素的百分比。

(3)关注能量,该食物100g 能提供多少千卡(kcal)的能量,NRV 是多少,可以帮助你估计吃多少合适。

(4)关注核心营养素,目前是蛋白质、碳水化合物、脂肪和钠。最好比较下三大产能营养素的能量占比,以便在日常膳食中互相补充。

(5)关注营养标签上"声称"的含义:

"高钙":每100g 食品中钙含量≥240mg,或每100mL 食品中钙含量≥120mg。

"无糖食品"：每 100g(或 mL)食品中碳水化合物含量≤0.5g；

"低糖"：每 100g(或 mL)食品中碳水化合物含量≤5.0g；

"高蛋白"：每 100g 食品中蛋白质含量≥12g，或每 100mL 食品中蛋白质含量≥6.0g。

"低脂"：每 100g 食品中脂肪含量≤3.0g，或每 100mL 食品中脂肪含量≤1.5g。

"低胆固醇"：每 100g 食品胆固醇含量≤20mg，或每 100mL 食品胆固醇含量≤10mg。

"低钠"(也叫"低盐")：每 100g(或 mL)食品中钠含量≤120mg。

"低能量"：每 100g 食品能量≤170kJ，或每 100mL 食品能量≤80kJ。

(6) 营养标签只能提供"量"的信息，并不能提供食品营养素质量信息，如营养标签并不提供蛋白质是否是优质蛋白，脂肪是否是不饱和脂肪酸，以及碳水化合物是单糖、双糖还是淀粉。

八、读懂预包装食品的配料表

预包装食品的配料表与营养成分表结合，能提供更丰富的营养信息。

首先，预包装食品中各种配料应按制造或加工时的加入量进行递减排列，即在配料表中排名越靠前的，添加的量就越大。下面就几个常见问题展开分析。

问题 1：酸奶的稀稠与营养有关吗？

大部分人认为浓稠的酸奶才是最好的。然而事实是，牛奶经过发酵后，乳糖转化为乳酸，pH 值下降，牛奶蛋白质主要是酪蛋白，等电点为 pH=4.7 左右，此时会变性沉淀(变稠)；但把 pH 值调回 5~6 后，蛋白质复性，酸奶就又回到像牛奶一样的液态了。判断酸奶变稠是 pH 值改变还是增稠剂，查一查配料表即可知道，如天然增稠剂：海藻酸(盐)、淀粉、阿拉伯胶、瓜尔胶、卡拉胶、果胶和琼脂等；化学合成增稠剂有 CMC-Na、藻酸丙二酯等。

问题 2：是牛奶还是奶饮料？

这可以通过看营养标签(蛋白质含量<2.0%)判断，还能从配料表上判断，看看配料表第一位是水还是鲜奶。如配料表的第一位是水，那么可以明确是奶饮料。

问题 3：方便面为什么这么好吃？

以某方便面面饼的配料表上除了小麦粉、植物油、食用盐、白砂糖这些熟悉的材料以外，还有多达 10 多种其他材料，包括增味剂、酸度调节剂、水分保持剂、乳化剂、增稠剂、色素等。汤底包的配料更复杂，多达 20 多种。

配料表中会标注可能引发过敏的物质，如花生、牛奶、鸡蛋、麸质等，以警示、帮助那些过敏体质的消费者避免受到伤害。

健康小贴士

美国营养标签是"1+14",我国的为什么是"1+4"?

美国是全世界最早开始标注食品营养标签的国家。早在1990年,美国就通过了"营养标签与教育法案",1994年全面实施,是营养标签法规最为严谨和完善的国家。

美国营养标签要求"1+14",即:能量、脂肪提供的能量百分比、脂肪、饱和脂肪、反式脂肪酸、胆固醇、总碳水化合物、糖、膳食纤维、蛋白质、维生素A、维生素C、钠、钙和铁。此外,企业还可以自愿标注一些其他项目,比如单、多不饱和脂肪,可溶、不可溶膳食纤维,其他维生素与矿物质,等等。

2016年,美国FDA发布新的预包装食品营养标签格式,要求食品企业2018年7月26日按照新的标签要求标示。但对于年销售量较小的企业,可进一步推迟。

美国新旧版营养标签对比

新的营养标签反映新的科学进展,包括膳食与肥胖、心脑血管等非传染性慢性疾病的关系。美国营养标签新旧版对比主要的修改如下:

(1) 设计样式:新的营养标签以更大、更醒目的字体显示"能量"数据、食品包装中含有的分量、每份的大小等信息。这与美国国民日益增长的体重相契合,美国成年人超重率接近70%,超过3成的成年人肥胖(BMI≥30)。

(2) 增加"添加糖"标示,反映食品中加入的非天然糖分。研究显示,添加糖是美国人超重肥胖的主要推手。

(3) 对强制标示成分进行修改。钾和维生素 D 因为摄入不足,由原先的自愿标识变为强制标示,维生素 A 和维生素 C 因缺乏改善而由强制标示变为自愿标识。我国居民因为以植物性食物为主(钾含量丰富),以及动物内脏也被视为食物(动物肝脏尤其是鱼肝富含维生素 D),所以这两种营养素尚没有纳入营养标签。

(4) "总脂肪""饱和脂肪""反式脂肪"继续保留,"来自脂肪的能量"不再做要求。

世界各国因为膳食结构不同、可利用的食物不同,膳食的营养特点有一定的差异,而且经济水平也决定了一个国家如何制定营养标签。下表列出了部分国家和地区核心营养素数量及种类,可见,各国强制要求标示的营养素的差异还是很大的。这与各国的居民营养状况、经济发展水平、企业实力(承受能力)以及居民的营养知识水平等有关。

部分国家和地区核心营养素数量及种类

国家或地区	能量+核心营养素
国际食品法典委员会	1+6:能量、蛋白质、可利用碳水化合物、脂肪、饱和脂肪、钠、总糖
美国	1+14:能量、脂肪、饱和脂肪、胆固醇、总碳水化合物、糖、添加糖、膳食纤维、蛋白质、维生素 A、维生素 C、钠、钙、铁、反式脂肪酸
加拿大	1+13:能量、脂肪、饱和脂肪、反式脂肪(同时标出饱和脂肪与反式脂肪之和)、胆固醇、钠、总碳水化合物、膳食纤维、糖、蛋白质、维生素 A、维生素 C、钙、铁
澳大利亚	1+6:能量、蛋白质、脂肪、饱和脂肪、碳水化合物、糖、钠
马来西亚	1+4:能量、蛋白质、脂肪、碳水化合物、总糖
新加坡	1+8:能量、蛋白质、总脂肪、饱和脂肪、反式脂肪、胆固醇、碳水化合物、膳食纤维、钠
日本	1+4:能量、蛋白质、脂肪、碳水化合物、钠
中国台湾地区	1+6:能量、蛋白质、脂肪、饱和脂肪、反式脂肪、碳水化合物、钠
中国香港特别行政区	1+7:能量、蛋白质、碳水化合物、总脂肪、饱和脂肪、反式脂肪、糖、钠

我国的营养标签始于1987年的《食品标签通用标准》，规定热量、营养素含量为推荐性标示内容。1992年，全国营养调查结果显示，我国居民的营养不良问题颇为严重。国务院办公厅因此发布了《中国营养改善行动计划》，并首次将制定《营养标签管理办法》提上议事日程。2007年，我国首部食品营养标签管理办法《食品营养标签管理规范》发布，但标示内容仍为推荐性。2011年《预包装食品营养标签通则》依据2002年开展的全国居民营养与健康状况调查结果，选择和确定了强制标示的营养素。该调查显示，我国城市居民脂肪和能量摄入偏高，高血压、糖尿病、血脂异常等慢性病患病率不断增加。因此，结合我国居民膳食中高"盐"的特点，该通则最后制定了"1+4"的核心营养素标示原则。2013年1月1日《预包装食品营养标签通则》正式实施，并将对营养标签的要求上升到食品安全国家标准的高度，指导消费者在选购和食用食品时做出更健康的选择。

2020年8月31日，卫健委发布《食品安全国家标准 预包装食品营养标签通则》(征求意见稿)，向社会公开征求意见，主要包括：

(1)营养标签的强制标识项目由目前的"1+4"调整为"1+6"，在原来的基础上增加"饱和脂肪酸"和"糖"两个指标。

(2)对营养成分的标示和表达方式进行了修改，如增大字号、改变颜色等，使标识的内容更醒目。

(3)增补营养素参考值(NRV)的适用范围与意义，如"明确GB 28050的NRV是适用于4岁以上人群"。

(4)细化能量和碳水化合物的计算方式，如细化了能量和碳水化合物的计算，增加了乙醇、有机酸和糖醇等功能物质系数统计的含量要求，使碳水化合物和能量的计算更精确。

(5)增加对"份"表达时的标示要求。当企业以"份"为单位制作营养成分表时，可参考附录E中推荐的19类预包装食品的份量范围来确定产品合适的份量值。

(6)修改了豁免标示的内容，如酒类豁免条件由原来的"乙醇含量≥0.5%的饮料酒类"修改为"乙醇含量≥0.5%，且糖含量<0.5%的饮料酒类"。

(7)明确比较声称的基准物，将比较声称的参考食品明确和细化。

(8)增加营养素的功能声称用语，如拟增加α-亚麻酸、糖、维生素K、生物素、胆碱、磷、硒、钾等8个的营养素功能声称用语。

- 自查：你购买食物时如何应用营养标签？

测 试 题

1. 单选题

(1) 以下关于营养标签的说法错误的是_____。
   A. 食品营养标签的营养信息应真实、客观，不得虚假，不得夸大产品的营养作用或其他作用
   B. 可根据宣传需要夸大营养素含量
   C. 营养成分表应以方框表形式表示(特殊情况除外)
   D. 食品营养成分含量应以具体数值表示

(2) 下列不属于免除强制标识营养标签的预包装食品的是_____。
   A. 预包装速冻饺子　　　　　　　　B. 未经烹煮的蔬菜水果
   C. 乙醇含量≥0.5%的饮料酒类　　　D. 现制现售的食品

(3) 以下有关营养成分表内容描述正确的是_____。
   A. 表头　　　　　　　　　　　　　B. 营养成分名称和含量
   C. NRV%和方框　　　　　　　　　 D. 以上全部

2. 多选题

(1) 选择比较声称的参考食品应考虑以下哪些要求？_____
   A. 与被比较的食品是同组(或同类)或类似的食品
   B. 大众熟悉，存在形式可被容易、清楚地识别
   C. 被比较的成分能够代表同组(或同类)或类似食品的基础水平
   D. 任意食品都可作为参考食品

本章测试题答案

第一节　多选题(1)ABC　(2)ABC　(3)ABCD

第二节　多选题(1)ABCD　(2)ABCD　(3)ABCD

第三节　判断题(1)√　(2)√　(3)×

第四节　1.单选题(1)D　(2)D　　2.多选题(1)ABCD　(2)ABCD

第五节　1.单选题(1)B　(2)A　(3)D　　2.多选题(1)ABC

第五章
神奇的身体

人的一生大约需要吃掉 60 吨的食物，那么这些食物进入我们身体之后是如何被利用，以维持我们的生存和健康呢？本章主要讲一讲人体由什么构成，具有哪些功能，食物在体内是如何被消化、吸收，并转化为组织、器官，维持机体的各项生命活动。

☞ **本章主要内容**：

1. 神经内分泌系统
2. 免疫系统
3. 心血管系统
4. 消化系统
5. 排泄系统

☞ **本章学习目标**：

1. 熟悉人的身体组成和基本功能。
2. 掌握免疫、心血管、消化系统的组成和功能。
3. 了解排泄系统的组成和功能。

第一节 概　　述

构成人体的基本单位是细胞，细胞构成组织，组织又构成器官、系统。多种器官和系统构成了复杂的人体。

细胞，如神经细胞、肌肉细胞、脂肪细胞等，是构成机体的基本结构和功能单位。人体内的细胞以亿万计，每个细胞都具有特定的功能和营养需求——水、氧气、必需营养素。除了极少数的细胞如红细胞外，细胞都是由细胞膜、细胞质、细胞核三部分组成。每一个细胞核都包含有 DNA 即生物体的遗传物质，而 DNA 的长链可以形成 23 对染色体。携带了遗传信息的 DNA 片段即称为基因，基因存在于染色体上。基因包含有指导蛋白质合成的信息，有的基因合成一个蛋白质，而有的基因合成多个蛋白质。细胞需要靠这些蛋白质来执行相应的机体功能。基因会影响营养素的利用，而营养素也会影响基因的表达和功能。

组织是结构和功能相同或相似的细胞和周围的细胞间质构成的工作单位，人体有四大组织，即上皮组织、肌肉组织、神经组织和结缔组织。

器官是两种或以上的不同组织构成的具有一定形态和功能的单位，如心脏、肝脏、肾脏等。

系统是指多个器官结合起来，共同组成完成某种生理功能的体系。人体包括运动、呼吸、循环、消化、免疫、泌尿、生殖、神经和内分泌九大系统。各个系统在神经体液的调节下，彼此联系，相互协作，共同构成一个完整的机体，即人体。

"忒修斯之船"是最为古老的思想实验之一。它描述的是，一艘可以在海上持续航行的船，由于持续的维修和损坏部件的替换，最终船上的所有功能部件都不是最开始的那些了。那么，这个时候的船还是原来的吗？每 7~10 年，我们全身的细胞，包括骨骼细胞，至少更新一遍。从理论上来说，10 年之后你就不是原来的你了。食物是我们身体中细胞新老更替的基础，那么每天的食物对我们有什么影响呢？以下将会一一加以阐述。

第二节　机体调度——神经内分泌系统

为什么有的人胖，有的人瘦？这其中有遗传因素的影响。但同为兄弟姐妹的人，胖瘦也会各不相同，其中很重要的因素是饮食行为，它是大脑和消化系统交流的结果。

一、基本构成与生理功能

神经系统由神经组织构成，分为中枢神经系统和周围神经系统。中枢神经系统包括脑和脊髓，主要接收感觉感受器信号，通过解读、传达指令来调节机体的功能，如视觉、听觉、触觉、嗅觉、味觉等。周围神经系统包括脑神经和脊神经，主要连接脑、脊髓与身体其他部分。

内分泌系统主要包括垂体、甲状腺、胰岛、肾上腺等。激素是内分泌腺或内分泌细胞分泌的，具有高效能的化学物质。这些化学物质经血液传递化学信息至靶细胞、靶组织或靶器官，发挥兴奋或抑制的作用。

激素按照化学结构分为两种，一种是含氮类激素，如下丘脑分泌的调节肽，垂体分泌的促激素、胰岛素、甲状腺素等；另一种是类固醇激素，如肾上腺皮质激素、性腺激素等。激素的调节依靠下丘脑—垂体—靶腺轴调节，如食欲/饥饿、战斗/逃跑（应激反应）等。下丘脑—垂体—靶腺轴也调节营养物质的利用，比如胰腺分泌胰岛素和胰高血糖素来调节机体的血糖水平。

激素和神经系统通常是协同工作的，以监控和调节营养素传递到需要的组织。如饥饿（hunger）-摄食（eating）行为就是通过神经—内分泌—胃肠道协调完成的。

二、饥饿的调节

生理学家最开始认为饥饿来自胃，是胃排空造成的。但实验发现，动物在切除了支配胃的神经后，对饥饿感有影响，但饥饿感并不消失，仍有摄食行为。临床上胃被大部分切除的病人，与正常人的饥饿感没有差异。临床观察显示，垂体或下丘脑肿瘤的患者，会出现拒食或过度进食等症状。而后动物实验证实，下丘脑有饱中枢（腹内侧核 VMH）和摄食中枢（腹外侧核 LHA），其中的神经细胞通过感知血液中葡萄糖浓度或脂类浓度的变化，来调节摄食行为：当血液葡萄糖浓度下降时，饱中枢神经元放电频率下降，摄食中枢神经元放电频率增高，产生饥饿感；反之，则产生饱腹感。当然，摄食行为的调节是一个复杂的系统，如来自胰腺的胰岛素（insulin）、胰高血糖素（glucagon）通过影响血糖水平影响摄食行为；来自脂肪细胞的瘦素（leptin）和来自胃肠道的饥饿素（ghrelin）均直接作用于下丘脑调节饮食行为等。

战斗/逃跑（fight/flight）反应中，神经释放神经递质，刺激内分泌器官释放激素，加速代谢以提供能量；此时，瞳孔扩大，可以看得更清楚，肌肉紧张，能更好地跑或战斗，呼吸加快以提供更多的氧，肝糖原加速分解，心率加快，血压升高，给机体其他器官提供更多燃料；而消化道系统的功能此时处于抑制状态，因为机体需要把能量供给最需要能量的组织和器官，使生存最大化。在现代社会中，这种应激反应以更加隐秘的方式大量存在，但它对心血管的压力及由此造成的后果——心脏病，却不容忽视。

三、甲状腺激素的调节功能

甲状腺是机体最大的内分泌腺，甲状腺上皮细胞有很强的摄取碘的能力，然后以碘和酪氨酸为原料合成甲状腺素。甲状腺激素主要以四碘甲腺原氨酸和三碘甲腺原氨酸的形式存在于体内，而三碘甲腺原氨酸活性相较四碘甲腺原氨酸活性要高，但机体90%以上甲状腺激素是以四碘甲腺原氨酸的形式存在于机体的。人体每天从饮食中可以摄取100~200μg的碘。其中，约有1/3进入甲状腺组织合成甲状腺素。大部分甲状腺激素通过脱碘酶作用而降解，其中20%经过肝脏灭活。

甲状腺的主要生物学作用如下：

(1) 生热效应：增加机体的产热量，增强基础代谢率，促进机体内物质的氧化，增加机体耗氧量。所以，饮食量没有显著变化，但机体逐渐消瘦者，需核查机体的甲状腺素水平。

(2) 三大物质代谢：

蛋白质：生理剂量下，甲状腺素会促进蛋白质合成；大剂量甲状腺素会加速蛋白质的分解，特别是骨骼肌蛋白。

脂肪：促进脂肪的分解。

糖：具有双相性，可促进小肠对糖的吸收和肝糖原的分解，使血糖上升；也可以促进外周组织对糖的利用，使血糖下降。

甲状腺的调节机制依然是依靠下丘脑—垂体—靶腺轴，这里的靶腺体就是甲状腺。下丘脑在接收到刺激信号后分泌促甲状腺激素释放激素(TRH)，TRH作用于垂体，此时垂体分泌促甲状腺激素(TSH)，在TSH作用下甲状腺合成、分泌甲状腺素，从而促进以上的各种代谢活动。

> **健康小贴士**
>
> **熬夜对健康的影响有哪些？**
>
> 熬夜的本质含义是睡眠不规律和/或睡眠时间不足。那些长期晚睡晚起的人，只要时间规律且保证充足的睡眠时间，就不能算熬夜。
>
> 不规律、不充足的睡眠会导致一系列健康损害效应，例如，短期会出现记忆力下降、内分泌紊乱，长期则会出现免疫机能下降、心血管疾病风险增加。
>
> 2017年，诺贝尔医学奖获奖的内容是"昼夜节律"，从基因层面上证明了人类"日出而作，日落而息"的生活习惯。
>
> 昼夜节律是指自然界中每24小时出现一次规律性的昼夜更替。人类的生理和这种规律息息相关。它调控着人类的睡眠周期、体内各种激素、因子、递质的分泌和传递，从而调节人类的物质和能量代谢，以及心理和情绪。
>
> 当清晨第一缕阳光照射进来时，唤醒了眼中的"监事"——黑视蛋白，它把信号沿着神经传递到大脑中掌控昼夜节律的区域——视交叉上核，视交叉上核收到

信息后告诉"大脑天亮了，起床了"。然后身体的激素、神经递质各司其职，开始工作。天黑想睡觉也是一样的道理，太阳落山后，进入眼中的光线变少，"监事"就向大脑传递信息"天黑了"。大脑受到信号，就开始抑制一些激素的分泌，刺激松果体分泌褪黑素，降低机体的反应能力，身体进入休息状态。

一旦昼夜节律出现混乱，比如熬夜到很晚，刚入睡不久天就亮了，生物钟（生物节律）就不能适应了，于是体内的褪黑素和其他激素的分泌开始紊乱，继而影响神经系统、认知能力、情绪等，在机体的各种系统混乱的情况下，必然影响健康。

那么，熬一夜后，是否补一觉就能恢复健康呢？无数的研究证实，职业上不得不调班的人，如护士、安保等，他们熬夜后虽然能补觉，但其代谢性疾病和心脑血管疾病的患病率显著高于正常人群。

- 自查：你对"熬夜"的定义是怎样的？你熬夜的频率又是怎样的？

测试题

单选题

(1) 以下有关甲状腺激素的描述正确的是_____。
   A. 甲状腺激素，在生理剂量下，促进蛋白质合成
   B. 甲状腺激素能降低胃酸分泌
   C. 甲状腺激素能减少心肌收缩，使心率变慢
   D. 甲状腺激素会减少机体产热

(2) 以下哪个不是中枢神经系统的作用？_____
   A. 发送信号
   B. 接收信号
   C. 连接脑、脊髓与身体其他部位
   D. 调节功能

(3) 下列哪种激素能够调节睡眠，降低机体反应能力，使身体进入休息状态？_____
   A. 褪黑素
   B. 胰岛素
   C. 胰高血糖素
   D. 瘦素

第三节 机体屏障——免疫系统

一、基本概念

(1) 免疫：机体免于病原体引起疾病的能力。我们生活的环境不是真空，而是充满了各种微生物，如细菌、病毒、真菌等。这些微生物存在于我们使用的工具、食用的食品甚至我们的身体上。正常情况下，我们能与它们和谐相处，此时，机体的免疫系统能够保护机体免受外来的入侵者，如病毒、细菌、真菌等的伤害。但每到季节更迭、寒暖交替时，总会有一些人会罹患感冒，但有些人却不会；一般而言，我们称后者的免疫力即机体免于感冒病毒感染并引发感冒的能力较前者为强。

(2) 免疫器官：机体的免疫系统是由免疫器官、免疫细胞、免疫分子组成的，而免疫器官又由中枢免疫器官和外周免疫器官组成。中枢免疫器官包括胸腺和骨髓；胸腺主要分泌胸腺激素，是T淋巴细胞分化成熟的场所；骨髓是机体的造血器官，也是各种免疫细胞的发源地。外周免疫器官包括脾、淋巴结、黏膜淋巴组织等，是成熟免疫细胞(T、B淋巴细胞)的定居场所，也是免疫反应的场所。

(3) 免疫细胞：是指所有参与免疫反应的细胞，包括造血干细胞、淋巴细胞、吞噬细胞等。

(4) 免疫分子：包括各种免疫球蛋白、补体、细胞因子等。在抗感染、炎症反应、清除外源病原体、调节免疫细胞功能和自身性免疫疾病中发挥作用。

无论是免疫细胞还是免疫分子，其正常功能的维持都有赖于充足的营养素供给。

二、免疫功能

人体的免疫系统犹如一支精锐的部队，24小时昼夜不停地维护着机体健康。每时每刻，免疫系统都在调配这支精锐部队中具有不同职能的"军人"，使机体免受细菌、病毒的侵入。机体免疫系统的主要功能包括免疫防御、免疫自稳以及免疫监视。

(一) 免疫防御(immunological defense)

免疫防御是机体排斥外来抗原性异物的一种免疫保护功能。正常情况下，机体通过免疫系统的正常免疫应答，阻止和清除入侵的病原体的能力。防御过度(过强)，会产生超敏反应；防御不足(过弱)，则产生免疫缺陷，这两种情况均属异常反应。

超敏反应，又称为变态反应，是指机体对某些抗原初次应答致敏后，再次接触相同抗原刺激时，所出现的一种以生理功能紊乱或组织细胞损伤为主的异常免疫应答，如哮喘、风疹等。常见的过敏原有花粉，食物中的某些蛋白质、药物等。

免疫缺陷，包括原发性和继发性免疫缺陷，是指先天遗传或后天因素造成的免疫系统在发育、分化、代谢或相互调节的不同环节上发生障碍，导致免疫功能低下或缺失，临床上表现为以感染为主的综合征。先天性疾病，如严重综合型免疫缺失症（SCID）；后天性疾病，如艾滋病。

所以，"好免疫力"指的是一种平衡状态。

(二) 免疫自稳 (immunological homeostasis)

免疫自稳是机体免疫系统维持内环境相对稳定的一种生理功能。正常时，机体可及时清除体内损伤、衰老、变性的细胞和抗原—抗体复合物，而对自身成分保持免疫耐受；异常时，发生生理功能紊乱、自身免疫病等。

自身免疫性疾病，是当机体免疫系统受某些内因、外因或遗传等因素作用，产生针对自身正常或变性的组织、器官、细胞、蛋白质或酶类等自身抗原的免疫应答，导致自身组织器官损伤或功能障碍所致的疾病称自身免疫性疾病。

在正常的情况下，人体的免疫系统是认识自己的，不会攻击自身的细胞和组织。但是在某些尚未清楚的原因下，免疫活性细胞会攻击自身的组织，出现自身免疫性疾病，如红斑狼疮、风湿性关节炎、硬化病、肌无力症等。

此外，若因感染、辐射、胸腺功能紊乱等原因导致 T 细胞功能抑制，此时 B 细胞因失去 T 细胞控制而功能亢进，也可能会产生大量自身抗体，并引起各种自身免疫性疾病。

(三) 免疫监视 (immunological surveillance)

免疫监视是机体免疫系统及时识别、清除体内突变、畸变和病毒干扰细胞的一种生理保护作用，防止肿瘤发生或出现病毒的持续感染。

免疫系统的完整性是机体免疫防御、自稳和监视功能的基本保证。但免疫系统的各个部分都可能发生缺陷，任何一个成分的缺失或功能不全都可导致免疫功能障碍，由此而引起的疾病称为免疫缺陷病。

三、机体免疫防疫线

(一) 第一道免疫防线

机体通过口腔、鼻腔、尿道和肛门这四道关口，以及皮肤，与外界进行交换，这也是病原微生物入侵的途径。如果人体是一座"城堡",皮肤和黏膜就是"城墙",构筑了机体的第一道屏障,是机体防止外源病原微生物入侵的第一道防线,在机体免疫防御中起非常重要的作用。

皮肤由多层扁平细胞组成,能阻挡微生物侵入;皮肤的汗腺分泌的乳酸使汗液呈酸性,不利于微生物生长。鼻腔前部的鼻毛能阻挡大部分灰尘和较大的微生物,鼻腔后部的纤毛和黏膜能黏附绝大部分的微生物,并通过喷嚏、鼻涕等,把病原微生物扫地出门。呼吸道由上皮细胞覆盖,上皮细胞分泌黏液,黏附病原微生物,阻碍其进入细胞;上皮细胞的纤毛通过摆动作用使黏液和黏液中病原微生物向咽喉移动,通过咳嗽和吞咽将其排出体外。口腔唾液中的溶菌酶能高效分解细菌;胃液的pH值为1~2,几乎可以杀死食物中绝大多数的微生物,胃蛋白酶也可以分解微生物;而肠道中定居着数以万亿计的有益菌则可以和病原微生物形成竞争,使之没有立足之地,肠道和尿道可以通过定期排泄将病原微生物排出体外。

(二)第二道免疫防线

非特异性免疫(又称固有免疫、天然免疫、先天性免疫等)是机体的第二道免疫防线。主要是体液中的杀菌物质和吞噬细胞,是机体在长期进化过程中逐渐形成的防御功能,可以经遗传获得,并不针对特定的抗原。其特点是先天具有、无特异性、无记忆性、作用快。非特异性免疫包括炎症反应、补体系统、干扰素、温度反应等等。

(三)第三道免疫防线

特异性免疫是机体免疫的第三道防线,是指人体出生后逐渐建立起来防御功能,是机体接触特异性抗原(如病原微生物等)后针对特定的抗原而发生的反应。特异性免疫的特点是后天获得的、只针对某一特定的病原体或异物起作用,有记忆性。特异性免疫的作用缓慢,但比较强。

特异性免疫主要由免疫器官(胸腺、脾脏和淋巴结)和免疫细胞(淋巴细胞)构成,其中淋巴B细胞负责抗体介导的体液免疫,T淋巴细胞负责细胞免疫。

B细胞介导的体液免疫应答是指B淋巴细胞在抗原刺激下活化、增殖为浆细胞产生抗体并发生特异性免疫效应的过程。抗体是受抗原刺激后产生的,并能与相应抗原进行特异性的结合。抗体主要存在于血液中,也存在于淋巴液及外分泌液中。

抗体本身并不直接杀死入侵的病原体,而是通过分子标记使病原体称为免疫细胞攻击的目标,最终使病原体分解。初次免疫应答弱,但会产生记忆细胞。再次免疫应答会激活B记忆细胞,此时的免疫应答会相应增强。

T细胞介导的细胞免疫应答,是指由T杀伤淋巴细胞和T辅助淋巴细胞直接对入侵的病原体、被病原体感染的细胞,如癌细胞、器官移植的异体细胞等的反应,从而直接使靶细胞裂解。在感应阶段,免疫细胞的主要任务是分清这些物质是敌人的还是自己的;如果是敌人的,淋巴细胞开始增殖,进入反应阶段,发挥杀伤作用。细胞免疫最后一般也需要体液免疫来完成。

四、被动免疫与主动免疫

(一) 被动免疫

被动免疫是指机体被动接受抗体、致敏淋巴细胞或其他产物而获得的特异性免疫能力,特点是效应快,无潜伏期,一经输入,即可获得免疫力,但维持时间较短,一般用于治疗或特殊情况下的紧急预防。

被动免疫一般分为天然被动免疫和人工被动免疫。天然被动免疫是机体在天然情况下被动获得的免疫力,如母体内的抗体可以通过胎盘或乳汁传递给胎儿,使其获得一定的免疫力。人工被动免疫是直接给人或动物输入免疫物质,如通过输入免疫球蛋白、免疫血清(抗病毒、抗菌血清)等获得免疫力。

(二) 主动免疫

主动免疫是利用抗原刺激机体使之产生抗体,从而对随后的感染具有抵抗能力。疫苗是指把致病性微生物用各种物理或化学手段处理,使之丧失或大幅度降低致病性,或自然界中存在的和致病微生物同类、但没有或致病力很小的微生物,或通过基因工程技术把控制抗原合成的基因插入到某种微生物细胞内,使之产生抗原而制作成的。预防接种是一种主动免疫,把疫苗接种在健康人身体内,使之在不发病的情况下,产生抗体,获得特异性免疫。主动免疫需要经过一段时间才能发挥效用,但能够持续较长时间,有的甚至可以维持终生。

总之,免疫系统的功能主要是防止"敌人"进来,或在"敌人"进来的第一时间把"敌人"杀死。所以,防御和杀敌的能力非常重要,但识别"敌人"更为重要。只有这三道免疫防线同时、完好地发挥作用时,我们的身体健康才能得到保障。

健康小贴士

哪种食品可以增强机体的免疫力?

病原微生物虽然是感染性疾病的必备条件,但是否发病,却取决于人体的免疫力。人体的免疫力强，就不容易被感染。如何增强机体的免疫力呢？有可以增强机体免疫力的食物吗？

虽然食物在免疫功能中扮演着非常重要的角色，无论是免疫细胞还是免疫分子，其正常功能的维持都有赖于充足的营养素供给，但这是长期践行平衡膳食的结果，而不是食用哪一种具体的食物就可以达到的。要增加免疫力，应尽量做到：

第一，充足的睡眠。睡眠是机体自我修复的时间，是保证免疫系统正常工作的基础。

第二，平衡的膳食。免疫分子、免疫细胞、免疫器官等都是营养素打造的，而营养素来自食物。虽然目前的研究证明，一些植物活性物质，如大豆异黄酮、花青素、番茄红素等，在慢性非传染性疾病中有一定的预防功效，但前提是需要膳食营养平衡。

第三，平和的心态。随着物质生活质量的提升，人的精神面貌对健康的影响越来越凸显。

第四，良好的生活方式。

也就是说，没有哪种食物能"增强"免疫力，要想让自身的免疫力发挥最优的效能，你需要的是"综合实力"。

- 自查：你如何评价自己的免疫力？依据是什么？

测试题

单选题

(1) 下列不属于免疫正常功能范畴的是_____。
　　A. 免疫防御　　　　B. 免疫自稳　　　　C. 免疫监视　　　　D. 免疫过激

(2) 以下有关机体免疫屏障的描述错误的是_____。
　　A. 由口腔、鼻腔、尿道和肛门以及皮肤构成机体的第一道免疫屏障
　　B. 非特异性免疫是机体的第二道免疫防线
　　C. 特异性免疫是机体免疫的第三道防线
　　D. 人工接种疫苗构成外在保护的免疫屏障

(3) 下列关于保持良好免疫状态的行为，正确的是_____。

A. 充足的睡眠　　B. 平衡的膳食　　C. 平和的心态
D. 良好的生活方式　E. 以上全部

第四节　机体动力——心血管系统

一、基本组成

机体的循环系统非常重要，但任务也相对单纯，除了传递各种"信号"（激素、递质、因子等），就是把营养素运送到全身各处，再把全身各处的代谢废弃物运送出去。

循环系统是血液循环的动力和管道系统，由心血管系统和淋巴系统组成的。心血管系统包括心脏、血管和毛细血管。心脏主要是负责将血液从心脏泵入血管系统，心脏的营养由冠状循环血管供应。血管是运送血液的一系列管道。人体除角膜、毛发、指甲、牙质等外，血管遍布全身。血管分为动脉、静脉和毛细血管。动脉将富含氧气的血液从心脏输送到全身各组织和细胞；而静脉将含有二氧化碳的血液从全身各处组织运送回心脏；毛细血管负责将动脉和静脉连接起来，输送血液到每个细胞。毛细血管只有一层细胞，血管壁很薄，有很高的通透性，使血液中的氧气和营养物质通过血管壁进入组织，而组织中的二氧化碳和代谢产物通过管壁进入血液。

二、生理功能

根据血液循环在心血管系统的循环途径和功能，分为体循环和肺循环。体循环也叫大循环，由左心室泵出，经主动脉、毛细血管网，从静脉回到右心房。此过程是将氧气运输到全身各种组织细胞，将二氧化碳和其他代谢产物输送到肺排泄出来。肺循环是血液从右心室泵出，经肺动脉，达到肺部毛细血管网，再经肺静脉返回左心房。通过肺循环，把血液中的二氧化碳经肺泡排出体外，而吸入肺的氧气经肺泡进入血液。

机体的血液由血浆和血细胞组成。其中，血浆约占血液体积的55%，主要含白蛋白、球蛋白和纤维蛋白等。白蛋白维持血浆的胶体渗透压，当白蛋白不足时，血液会渗出体外，形成水肿。球蛋白含有多种抗体，能与抗原如病毒、细菌、异体蛋白结合，杀灭并清除它们。纤维蛋白原和凝血酶可以促进血液的凝集，在伤口愈合中起着重要的作用。血浆富含有机物，如葡萄糖、脂肪酸、胆固醇等，以及无机物，如各种矿物质，这些物质的浓度受膳食因素的影响。血液中的有形成分包括各种细胞,如红细胞,主要携带氧气;白细胞,主要发挥免疫功能;而血小板在凝血功能中发挥重要作用。

淋巴系统是封闭的管道系统,包括淋巴管道和淋巴器官。淋巴器官由淋巴结、扁桃体、脾脏、胸腺组成,是血液系统的支流。淋巴系统的主要功能是产生淋巴细胞,过滤淋巴和产生抗体,在免疫学上有重要的作用。

循环系统中流动的液体只是体液的一种,体液分为细胞外液和细胞内液。细胞外液是指细胞外的液体,如血液、淋巴液、组织间液等;而细胞内液是指细胞内的液体。细胞内液和细胞外液可以经过毛细管壁的间隙进行交换。

> **健康小贴士**
>
> **食物酸碱性的说法是真的吗?**
>
> 目前有种说法:"长期食用碱性食物能够改变身体的酸碱性,从而预防各类疾病。"这种说法有根据吗?我们先来看看人类体液的酸碱度:胃液 pH=1~2,酸性较强(日常烹调醋 pH=3),但局限在胃内;肠液、胆汁 pH=8,偏碱性(日常烹调用小苏打 pH=9),也仅限于肠内、胆囊内。只有血液可以通达身体的各个器官、组织,才能影响整个机体的酸碱性。血液 pH=7.35~7.45,超出这个范围将引发酸中毒或碱中毒。当人体的体液 pH<6.8 或 pH>8 时,将导致死亡。正因为如此,血液有强大的缓冲能力。任何酸性或碱性的食物通过胃肠道后都会被中和,不会对体液的酸碱度造成影响。但是,过酸或过碱的食物对上消化道,如口腔、咽、食管等,有损伤作用。

• 自查:你的安静心率是多少?心率的快慢意味着什么?

测试题

判断题
(1)动脉将富含氧气的血液从心脏输送到全身各组织和细胞;静脉将含有二氧化碳的血液从全身各处组织运送回心脏;毛细血管负责将动脉和静脉连接起来,输送血液到每个细胞。( )
(2)体循环也叫大循环,由左心室泵出,经主动脉、毛细血管网,从静脉回到右心房。( )

(3)淋巴系统的主要功能是产生淋巴细胞，过滤淋巴和产生抗体，在免疫学上有重要的作用。（　　）

(4)只有过酸的食物才对上消化道，如口腔、咽、食管等有损伤作用。（　　）

第五节　物质转化——消化系统

要理解食物在机体内转化为身体燃料的过程，我们需要从消化系统开始。消化系统主要由消化管和消化腺组成。消化管包括口腔、咽、食管、胃、小肠和大肠，而消化腺包括与上述消化管相接的腺体，如唾液腺、肝脏、胰腺，以及消化道管壁上的腺体，如胃腺、肠腺。消化腺借助排出管将分泌物排出消化管，对食物进行化学性消化。消化系统的主要功能是用机械方法，如切碎、搅拌食物，和化学的方法，如各种消化液，把食物中的大分子分解为小分子，供机体吸收利用的过程。

一、营养素的消化

口腔中的舌和牙齿辅助切碎食物和搅拌食物；舌上有味蕾，对食物具有感知功能，味觉主要有咸、甜、苦、酸、鲜味以及脂肪味。口腔内有唾液腺，唾液腺主要对口腔起润滑的作用；唾液中的水分帮助溶解食物；唾液中的黏液蛋白把食物粘合起来形成易于吞咽的团状；唾液中的淀粉酶对碳水化合物进行初步的消化；而唾液中的溶解酶可杀死口腔中的微生物保持口腔的清洁。

咽是位于声门和食管之间的；而会厌在吞咽时关闭声门，以免食物进入气管；食管是连接咽和胃的管道，并通过蠕动把食物从口腔推送到胃。

胃负责存储和消化食物。胃腺中的各种细胞所分泌物质混合形成胃液，呈酸性（pH=1.0~2.0）。无活性的蛋白酶原主要是胃主细胞分泌；而胃壁细胞分泌的盐酸的主要功能是激活胃蛋白酶原，从而分解蛋白质为多肽和氨基酸。盐酸可杀死进入胃内的微生物，盐酸造成的酸性环境也有助于矿物质尤其是铁和钙的吸收。胃颈黏液细胞分泌黏液，覆盖在胃内膜表面，以防止盐酸对胃组织的腐蚀。

成人每日分泌胃液为1500~2500mL，食物在胃内经过机械消化和化学消化后形成半液体状的食糜（约含50%水）。食物从胃排入十二指肠的过程称为胃排空。一般情况下，食物在胃内停留时间2~3小时；食物离开胃的顺序依次为碳水化合物、蛋白质和脂肪。脂肪在胃内停留的时间最长。胃排空的时间不仅受食物组成的影响，如脂肪和蛋白质含量比较高的膳食，胃排空时间延长，也受锻炼的影响（降低血液流经胃肠道，延缓胃排空）等。

小肠是食物消化的主要场所,食糜进入小肠后在小肠机械运动,以及胰液、小肠液和胆汁作用下基本上完成食物的消化和吸收过程。小肠约有6m长,分为十二指肠、空肠和回肠三个部分。消化的食物——食糜,经过幽门口进入十二指肠;一般餐后2~3小时后食物到达十二指肠,酸性食糜进入十二指肠后刺激小肠壁分泌激素,促进胰腺分泌胰液。

胰液由无机成分和有机成分组成。胰液的无机成分主要是碳酸氢盐,以中和来自胃的酸性溶液,避免肠黏膜受到胃酸腐蚀;同时,为小肠中的酶类提供适宜的pH环境。胰液中的有机物主要是酶类,即胰淀粉酶、胰脂肪酶、胰蛋白酶原和糜蛋白酶原。胰淀粉酶主要分解淀粉成为麦芽糖和葡萄糖,而胰脂肪酶分解脂肪成为甘油一酯和脂肪酸或甘油。胰蛋白酶原和糜蛋白酶原被肠致活酶激活后,分解蛋白质成为多肽及氨基酸。

小肠液是由小肠腺分泌的,呈弱碱性,pH为7.6左右,成人每日分泌1000~3000mL;小肠液具有消化食物和保护肠黏膜免受机械和胃酸腐蚀的作用;小肠分泌的肠抑胃素降低肠蠕动,使食物得以充分的消化和吸收。锻炼对食物消化的影响有两面性,轻强度促进消化,高强度则抑制消化。

肝脏负责合成胆汁,成人每日分泌800~1000mL胆汁,存储在胆囊中,在胆囊收缩素的作用下释放入小肠。胆汁中无消化酶,其中的胆盐可降低脂肪的表面张力使脂肪乳化成小滴,增加胰脂肪酶的作用表面,有利于脂肪的消化;胆盐还与脂肪酸结合形成水溶性复合物,促进脂肪和脂溶性维生素的消化吸收。除合成和分泌胆汁外,肝脏还在血液进入系统循环之前,通过门静脉系统调节血液中营养素的代谢;存储脂溶性维生素、铁等,在机体缺乏时,通过释放、储存或合成以纠正缺乏状态;灭活外源性的毒素,但有时也会增强其毒性。

一般情况下,机体消化道对食物中碳水化合物的消化能力较其他营养素高,对动物性食物的整体消化能力较植物性食物高。

二、营养素的吸收

营养素的主要吸收部位是小肠。

小肠壁具有指状突起(绒毛)和绒毛上的小指状突起(微绒毛),使小肠表面面积显著增大,可以达到200m^2,增强其营养素吸收功能。食物在小肠停留的时间较长(3~8小时),使得营养素的吸收有充分时间。水溶性营养素经肠绒毛进入血液并被运送到肝脏;脂溶性营养素进入淋巴液并进入邻近的心血管。

小肠的吸收作用主要靠被动转运和主动转运两种。被动转运主要包括被动扩散和易化扩散,被动扩散是物质从浓度高的一侧向浓度低的一侧转移,不借助载体也不消耗能量;由于细胞膜是类脂双分子层结构,脂溶性的物质更容易进入细胞。易化扩散是指非脂溶性物质或亲水性的物质，如钠、钾、葡萄糖、氨基酸等，不能透过细胞膜的双层脂质，需要在细胞膜蛋白的帮助下由高浓度向低浓度转运的过程。主动转运是指某种营养成分必须要逆着浓度梯度穿过细胞膜，该营养物质的转运需要细胞膜上的载体协助，主动转运消耗能量。

三、肝和胃的养护

民间常见"养胃护肝"秘方，真有用吗？

从证据强度上评价，所见的"养胃护肝"方法都属于案例报道，即证据的强度较弱。

肝脏作为代谢器官，不建议轻易地进行"补""护"，因为任何吃下去的东西，都要靠肝脏代谢。轻则增加肝脏负担，重则可能给肝脏带来伤害。我们饮食首要的目标是安全，然后才是营养、养生。如果出现一种每日可以吃的食物有保护肝脏的作用，它可以有效防止人抽烟、喝酒、熬夜等不良行为对肝脏的伤害，那就不能称之为食物了。

中国胃癌为男性癌症发病率的第二位，且胃癌五年生存率不到50%。与欧美等发达国家相比，我们的膳食模式中植物性食物相对较高，而动物性食物占比较低。且我国有吃腌制、熏制、烤制、油炸食物的传统。这些都是胃癌的危险因素。

护肝养胃从本质上说，从饮食上参照膳食指南和膳食宝塔，生活上注意节制，尽量不饮酒、不吸烟、不熬夜，规律生活。注意饮食安全，避免感染，如胃的幽门杆菌感染、肝脏的病毒感染等都会显著增加癌症的罹患风险。

❧ 健康小贴士

饮酒有益还是有害？

传统认为酒精有活血化瘀的作用，适量饮酒有利于健康。但适量饮酒真的有利于健康吗？

生活中的白酒、红酒、啤酒，甚至黄酒，其主要成分是酒精，即乙醇。新冠肺炎疫情让我们大众知道，75%酒精是杀毒剂，可以杀灭病毒、细菌等微生物，即生命体。酒精杀毒靠的是乙醇，是有机溶剂，它可以穿透细胞膜的脂质层进入细胞，而一旦进入细胞，就能使细胞内的蛋白质结构改变——变性，蛋白质功能丧失，从而杀死细胞。

酒精饮料中的乙醇，与其他醇类相比，毒性较低，且一般的白酒中乙醇含量约为50%，红酒约为15%，啤酒约为5%，其他果酒在5%~10%之间。

2016年，全球疾病负担研究团队在《Lancet》上发文，研究分析了1990—2016年27年间全球195个国家和地区多种疾病导致死亡负担，其中，在50岁以上人群，酒精引发的死亡原因是癌症；在 15~49 岁人群，酒精引发癌症、心血管疾病、传染性疾病、故意伤害等。饮酒是全球第七大死因。即使是适量饮酒，也会损害脑组织的正常结构和功能①。

2017 年美国临床肿瘤协会的数据显示，饮酒与 41% 的口腔癌、23% 的喉癌、22% 的肝癌以及 21% 的食管癌相关②。

影响健康的因素很多，也很复杂。如果偶尔小酌能让你心情愉悦，久别重逢的友人饮酒以表达情谊，这种情况下，致癌的风险，你可以考虑暂时放下。

- 自查：你日常最后一餐的时间，以及睡眠时间是怎样的？

测试题

1. 单选题

(1) 下列有关营养素在机体内消化的描述错误的是_____。

　　A. 口腔中的舌和牙齿辅助切碎食物和搅拌食物

　　B. 食管是连接咽和胃的管道，并通过蠕动把食物从口腔推送到胃

　　C. 胃负责食物营养素的消化与吸收

　　D. 肝脏负责合成胆汁，胆汁有利于脂肪的消化

(2) 机体消化和吸收营养素的主要部位是_____。

　　A. 胃　　　　　　B. 小肠　　　　　　C. 大肠　　　　　　D. 食管

2. 判断题

(1) 适量饮酒，也会损害脑组织的正常结构和功能。　　　　　　　　　（　　）

(2) 正确护肝养胃的做法应该在饮食上参照膳食指南和膳食宝塔，生活上注意节制，尽量不饮酒、不吸烟、不熬夜，规律生活。　　　　　　　　　　　　　　（　　）

---

① GBD 2016 Disease and Injury Incidence and Prevalence Collaborators. Global, regional, and national incidence, prevalence, and years lived with disability for 328 diseases and injuries for 195 countries, 1990—2016: A systematic analysis for the Global Burden of Disease Study 2016[J]. Lancet, 2017, 390(10100): 1211-1259. doi: 10.1016/S0140-6736(17)32154-2.

② LoConte N K, Brewster A M, Kaur J S, Merrill J K, Alberg A J. Alcohol and cancer: A statement of the American society of clinical oncology[J]. J Clin Oncol., 2018, 36(1): 83-93. doi: 10.1200/JCO.2017.76.1155.

第六节　机体"排毒"——排泄系统

一、概述

排泄是指动物在新陈代谢过程中不断产生不能再利用甚至是有毒的代谢物，以及动物摄入的过量物质，必须不断地经过血液循环运送到排泄器官，并排出体外的生理过程。

每天摄入的蛋白质、脂肪、碳水化合物等经过机体代谢后，分解产生小分子氨基酸、脂肪酸、糖等被机体吸收利用，重新合成蛋白质、核苷酸等，这一部分组成了我们身体的各种组织；而一些不能消化吸收的物质则会被排出。机体主要有四个排出通路：

(1) 胃肠道：不能消化吸收的物质通过大肠以粪便的形式排出体外；
(2) 肺：排出代谢产生的二氧化碳和少量的水；
(3) 皮肤：少量的水、无机盐、尿素等小分子代谢产物经由皮肤排出体外；
(4) 尿：溶于水的代谢废物，通过肾脏以尿的形式排出。

二、尿的形成

(一) 尿液的形成

尿液的形成过程包括肾脏肾小球滤过、肾小管和集合管重吸收、肾小管和集合管分泌、排泄三个步骤。

1. 肾小球滤过

当血液流经肾小球毛细血管时，血浆中的水分、小分子溶质(葡萄糖等)、各种无机离子(钠、氯离子等)通过滤过膜进入肾小球囊，此时的滤液是原尿。原尿和血浆的差别是，原尿几乎不含血细胞和大分子血浆蛋白质。

2. 肾小管和集合管重吸收

当原尿流经肾小管和集合管时，原尿中的水分、小分子溶质会全部或部分透过肾小管上皮细胞，通过毛细血管重新回到血液。原尿中所有的葡萄糖、大部分水、小分子溶质、部分尿素、尿酸等会被重吸收，而剩下的水、小分子溶质和尿素等形成尿液。

3. 肾小管和集合管分泌、排泄

肾小管和集合管的上皮细胞将代谢产物(氢离子、钾离子、氨等)或血液中某些物质(肌酐、尿酸等)排入小管液。

4. 尿的浓缩和稀释

由于肾小管尿中 NaCl 被重吸收，水不被重吸收，进入集合管的尿是低渗的，而集合管周围的组织液为高渗。在抗利尿激素存在的情况下，集合管中的水进入管周围组织，尿液的浓度升高，即尿浓缩；反之，集合管的水留在尿内，尿被稀释。

5. 尿生成的调节

(1)肾内自身调节：首先靠肾小管液中溶质的浓度(渗透压)调节，溶质越多，排出的尿越多，即渗透性利尿。其次是球管平衡，即无论肾小球滤过率(GFR)如何增加或减少，近球小管重吸收始终占 GFR 的 65%~70%，保持尿中的钠离子浓度的稳定。

(2)神经内分泌调节：当肾脏交感神经兴奋时，尿量减少；抗利尿激素的作用是使尿量减少；醛固酮的作用是保钠离子，排泄钾离子，并保水；甲状旁腺素减少钙离子的排除；心钠素促进钠离子和水的排泄等。

一个体重 70kg 的成人每天约摄入和排出 2500mL 水，相当于身体总水量的 6%。在排出的 2500mL 水中，经肾脏(尿)约 1500mL，经皮肤(包括汗液、眼泪、鼻涕等)约 500mL，经由呼吸(水蒸气)约 350mL；经大肠(粪便)约 150mL。尿液中 96% 为水分，另外的 4% 中，2.5% 为含氮废物，如尿素、尿酸、肌酸酐等，1.5% 为各种盐类，如氯化钠、氯化钾、硫酸根、磷酸根等。尿酸主要来自核蛋白的分解，在水中的溶解度较低，容易形成小的结晶，从而形成结石，如肾结石、膀胱结石，甚至痛风等。

早晨起床眼睑水肿，可能与失眠、月经来潮、妊娠、饮食太咸、睡前大量饮食等有关。但如果排除了以上因素，就要小心肾脏出问题。

肾脏是调节血压的重要器官，也是高血压最常损害的器官。高血压与肾脏病常常同时存在，且相互影响。高血压肾病是指原发性高血压导致的肾脏损害，而肾性高血压是肾脏病变导致的高血压。当肾脏的"净化"功能受损时，肾脏处理水、钠的能力下降，体内大量的水无法排出，潴留在体内，发生水肿，轻则眼睑、面部水肿，严重则全身水肿。

经常憋尿，轻则诱发尿路感染、泌尿系统结石、前列腺炎等，严重则会导致膀胱破裂，甚至膀胱癌。

机体的很多代谢物通过尿液排出体外，尿液的颜色在一定程度上能反映身体的机能，正常情况下，尿液的颜色呈现浅黄色，如饮水过多，则尿液基本无色；如果饮水不足，则尿液可能呈现黄褐色。非正常情况下，尿液的颜色如下：① 红色，可能为尿血，考虑膀胱或尿道有问题；② 浓茶样，排除饮食、药物的影响，可能是肝胆疾病；③ 小便起泡（蛋白尿），可能肾脏有问题。

三、粪便的形成

从摄取食物到粪便形成主要经过以下几个步骤：

(1) 口腔：食物首先在口腔内被斩得支离破碎，并刺激口腔的各种感受器，带来美味的同时，给胃、肝、胰腺发出信号，让它们做好准备。

(2) 咽与食管：支离破碎的食物被裹上唾液，变成了食团；舌头把食团推到咽部，这个时候，需要凝神静气（否则会被呛着），咽部把食团继续送到食管。食管则把"食团"快速地推送给胃。

(3) 胃：胃里 pH=1.5 的胃酸、胃蛋白酶很快将食团里的蛋白质分解成肽、氨基酸。食团和胃液搅和在一起，变成食糜。不停蠕动的胃再把食糜一点一点（每次 1~2mL）送到小肠（包括十二指肠、空肠和回肠），这个过程需要花费 2~4 小时。

(4) 小肠：进入小肠的食糜被胰腺分泌的胰淀粉酶、胰蛋白酶、胰脂肪酶分解成单糖、脂肪酸、氨基酸。经过 5~7 小时的搅拌、挤压，此时食物仅仅剩下一点残渣和一些牺牲的消化道上皮细胞一起进入大肠。

(5) 大肠：大肠里有以数以亿计的细菌，"吃下"食物残渣，排出大量的氨、硫化物、吲哚等臭味废弃物，以及甲烷、乳酸、二氧化碳这些无味的废弃物。同时，肠道细菌也能合成部分维生素 B、维生素 K。

正常情况下，机体每天会产生 500~1500mL 的气体（俗称"屁"）。如果食物中低聚糖、膳食纤维比较丰富，气体量会显著增加。如果食物中肉、蛋、大豆比较多，气体的味道就会比较丰富。

大肠没有小肠那么活跃，比较慢，食物的残渣可以在里面待上一天，然后把细菌排出的废弃物、大肠上皮细胞、死亡细菌、少量胆盐组成粪便，通过蠕动推到乙状结肠。

(6) 乙状结肠和直肠：乙状结肠里的粪便积累到一定程度后，把粪便推给直肠，粪便刺激直肠，给大脑信号，粪便下一步就会被排出。一般情况下，大便的频次在一日三次到一周三次都属于正常范围。

经常憋粪，会导致便秘，诱发痔疮，诱发盆底综合征，严重的，尤其是有心血管疾病的老年人，有猝死风险。经常憋屁，则因为屁不会凭空消失，所以只能想办法从口腔出来。

与尿液相似，粪便的形状与颜色也和健康有关。大便形状的专业描述是"布里斯托大便形状分类"：① 一颗一颗硬球；② 香肠状，但表面凹凸不平；③ 香肠状，但表面有裂痕；④ 香蕉状或蛇状，表面光滑；⑤ 断边光滑的柔软块状；⑥ 粗边蓬松块状、糊状大便；⑦ 水状、无固体块(完全呈液体状)。这其中，最理想的是第四种，第三种和第五种也在可接受的范围。大便过硬，容易引起便秘，一般是膳食中蔬菜水果的量太少所致；大便太稀软，甚至没有形状，一般是消化不良、感染等导致。

正常情况下，大便的颜色为黄褐色，如果呈现以下几种颜色，则需要谨慎对待：① 柏油色或黑色，一般是比较靠上位置的消化道出血，如胃、十二指肠等；② 粪便有较鲜艳的血液，一般是消化道结直肠部分出血；③ 灰白色，可能是肝胆有问题，导致胆汁无法正常排出，粪便中粪胆原含量较少所致；④ 黏血便，一般为感染等导致。

健康小贴士

益生元

超过90%与人体共生的微生物生活在人消化道内，称为"肠道菌群"，对人体健康起着重要作用。肠道菌群通过多种方式影响机体的神经、免疫、内分泌三大系统功能。一个体重70kg、身高170cm的成年男性，其体内细菌/自身细胞比例约为1:1，细菌总质量约为0.2kg。肠道菌群的结构和功能受宿主遗传、饮食等多方面因素的影响，且饮食和生活方式等环境因素对肠道菌群的塑造作用要强于遗传，食物多样性与宿主肠道微生物群多样性密切相关。饮食作为宿主与肠道菌群之间的一种共享基质，对宿主的健康和疾病状态有直接的影响。

益生元(prebiotics)由英国的Gibson于1995年提出。2017年，益生元的定义修订为：能够被宿主微生物选择性利用，从而带来健康益处的物质(substance)。简单地说，益生元是益生菌的食物，能为宿主的肠道益生菌提供养料，从而改善宿主的健康状况。虽然益生元的定义并没有局限其必须属于碳水化合物，但目前广泛应用的益生元几乎都属于碳水化合物，包括多糖、低聚糖、糖醇等，如菊粉、低聚果糖、抗性糊精、低聚半乳糖、异麦芽糖醇、乳糖醇、木糖醇等可溶性膳食纤维。益生元的作用包括改善肠道菌群、调节肠道功能、免疫功能、调节能量代谢，以及降低糖尿病等非传染性慢性疾病的发病风险等。

目前，有关益生元的研究大多集中于动物实验，针对广泛的、高质量的人群观察和干预实验还比较缺乏。而且益生元的功效被许多商家和媒体过度宣传，忽视了益生元也存在一定的副作用。2018年，《Cell》发表的研究发现，长期(6个月)大量摄入富含"菊粉"(可溶性膳食纤维，7.5%)的高脂膳食后，40%的患有代谢性疾病的小鼠和 10% 的野生型小鼠诱发黄疸性肝细胞癌①。用其他水溶性膳食纤维（果胶和低聚果糖）代替菊粉，依然有 13% 和 12.5% 的野生型小鼠诱发了肝癌。将菊粉含量将至 2.5% 时，依然会诱发肝癌。虽然这仅仅是一个动物性研究，但也揭示了过多摄入膳食纤维的风险。膳食纤维的补充应该慎重，尤其是患有肠道、代谢疾病的人群。2009 年，我国卫生相关部门规定，菊粉的日摄入量不应该超过 15g。

- 自查：你日常是否注意粪便的颜色？

测试题

1. 单选题

(1) 下列关于机体排泄功能的描述正确的是_____。

  A. 不能被机体消化吸收的物质通过大肠以粪便的形式排出体外

  B. 物质代谢产生的二氧化碳和少量的水通过肺以呼吸的方式排出体外

  C. 溶于水的代谢废物，通过肾脏以尿的形式排出

  D. 以上全部

(2) 尿液形成的完整过程包括_____。

  A. 肾小球滤过　　　　　　　　　B. 肾小管和集合管重吸收

  C. 肾小管和集合管分泌、排泄　　　D. 以上全部过程

2. 多选题

(1) 机体的哪些器官在血压调节中具有重要作用？_____

  A. 小肠　　　　B. 心脏　　　　C. 肾脏　　　　D. 肝脏

第七节 "面子"工程——皮肤管理

皮肤是人体最大的器官，具有多方面的生理功能，在身体健康起着重要作用。皮肤

---

① Singh V, Yeoh B S, Chassaing B, et al. Dysregulated microbial fermentation of soluble fiber induces cholestatic liver cancer[J]. Cell, 2018, 175(3): 679-694. e22. doi: 10. 1016/j. cell. 2018. 09. 004.

是反映机体内部状况的晴雨表,皮肤如果皮肤出现异常,表明机体的内在代谢存在问题,如面色苍白,有可能贫血;而面色赤红,除了害羞、愤怒、饮酒,还有可能是高原红,或者皮肤过敏。学习皮肤的基本结构和功能,有助于皮肤疾病的预防和护理,维持皮肤健康。

一、皮肤的结构和功能

在免疫系统中我们讲过,皮肤是机体的第一道防线,不仅保护身体(屏障、机械缓冲),还能调节体温、分泌排泄(代谢排汗)、感觉(触、压、冷、热、复合感觉)、吸收(药物作用的基础)、代谢(合成维生素 D、维持酸碱平衡)等。皮肤的结构如图 5.1 所示。

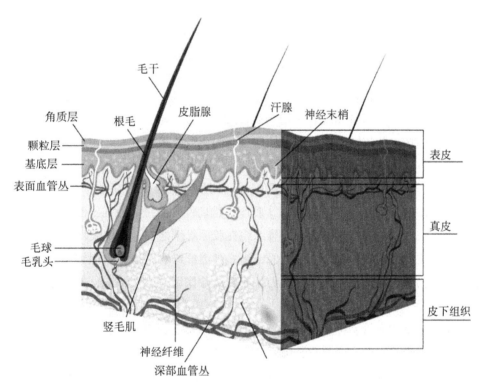

图 5.1　皮肤结构图

成人的皮肤面积为 $1.5 \sim 2.0 \text{ m}^2$,不同部位其厚度为 $0.5 \sim 4.0 \text{ mm}$。全身皮肤 pH = $4 \sim 9$,面部皮肤 pH = 5.5,呈弱酸性。皮肤分为表皮(epidermis)、真皮(dermis)和皮下组织(hypodermis)三层。

表皮从外到内分为角质层、透明层、颗粒层、棘层、基底层。

角质层：是皮肤的最外层，由数层角化细胞组成，含有角蛋白。能抵抗摩擦，阻止水分、电解质和微生物的通过，起到屏障的作用。角蛋白吸水力强，一般含水量≥10%，维持皮肤柔润，如果含水量低于此，则会出现皮肤干燥、皲裂。含水量达到20%，皮肤健康饱满；但过度补水，会导致皮肤角质层脱离，皮肤屏障作用削弱。

透明层：由2~3层无核的扁平透明细胞构成，含有角母蛋白。是具有防止水分和电解质通过的屏障带，仅存在于掌跖的表皮。

颗粒层：由2~4层梭形细胞组成，在颗粒层和角质层之间形成防水屏障，使体内的水分不易渗出，也阻止体外的水分向内渗入。

棘层：由4~8层多角形棘细胞组成，由内而外，棘细胞逐渐变得扁平，在角质形成细胞外组成一层薄膜，具有屏障作用。

基底层：由一层圆柱细胞组成，呈栅状排列。相邻的基底细胞、棘细胞间以桥粒相连。基底膜带具有渗透屏障作用。基底层细胞不断分裂，并逐渐向上推移、角化、变形，形成表皮其他各层，最后角化脱落。基层细胞分裂至脱落的时间一般28天，也称更替时间。

基底层含有黑色素细胞（树突状细胞），能产生黑色素，决定着皮肤颜色的深浅；黑色素细胞主要起到遮挡和反射光线、保护细胞核免受辐射损伤。其中朗格汉斯细胞能识别、处理入侵抗原，在皮肤超敏反应、皮肤移植免疫和免疫监视等方面起作用，而麦克尔细胞则与感觉功能有关。

真皮是整个皮肤的支架结构，由胶原纤维、网状纤维、弹力纤维、细胞和基质构成。胶原纤维是真皮的主要成分，约占95%。胶原纤维韧性大、抗拉力强，但缺乏弹性。网状纤维是一种未成熟的胶原纤维。弹力纤维缠绕在胶原纤维之间，使皮肤具有弹性。

真皮中细胞有成纤维细胞，产生胶原纤维、弹力纤维和基质；组织细胞，具有吞噬微生物、代谢产物、色素颗粒和异物的能力，故有清除作用；肥大细胞，能贮存和释放组织胺和肝素等。

真皮中有丰富的血管、神经末梢、触觉小体，以及皮脂腺、毛囊和汗腺等。皮脂腺分泌的皮脂通过毛囊排出，皮脂是皮肤屏障的组成部分，主要起润泽、滋养作用，和汗液一起形成脂质膜，保护皮肤，防止水分蒸发，且皮脂的弱酸性还可以抑制甚至杀灭皮肤表面的细菌。如果毛囊内的皮脂不能及时排出，就会产生痤疮，原本在毛囊中生活的痤疮丙酸杆菌就会引发炎症反应。

皮脂腺的分泌主要受内分泌影响，如雄性激素分泌多时，会导致皮脂分泌旺盛。不规律的作息（如熬夜），不平衡的饮食（如糖类、脂肪过多），生活工作的压力太大等，都会使内分泌的平衡被打破，从而使皮脂的分泌失衡。

皮肤感染或受损，如果仅仅侵袭到表皮，愈合后不会留下疤痕；若伤及真皮，则会留下疤痕。

皮下组织：真皮之下，由疏松结缔组织和脂肪小叶构成。皮下组织具有防止散热、储备能量、抵御外部的机械冲击和参与脂肪代谢等功能。

二、食物与皮肤美容

皮肤的功能有如下一些：

(1)皮肤具有屏障作用，目的是保护自身的物质(水、电解质等)不外渗，并阻挡外面的物质进来；所以，若皮肤有痤疮(青春痘)，不要挤、抓，否则皮肤破损会给外界的病原微生物入侵机体的机会。

(2)皮肤内有免疫细胞，具有识别"异己"即非自身物质的能力。异物的入侵能导致机体产生免疫(过敏、超敏)反应，所以，在使用护肤品时，要确保皮肤不会对其中的成分过敏(免疫反应)。

(3)虽然基底层黑色素细胞具有保护细胞核免受辐射作用，但防晒依然是防止皮肤癌发生最有效的措施；美白皮肤需要做到，尽量避开上午10点以后、下午2点以前的太阳；出门时应尽量使用物理防晒，如使用防紫外线遮阳伞、太阳帽等；如不能使用物理防晒，在非阳光直射情况下应使用SPF15~SPF25的防晒霜；阳光直射时(如在海滩)，需要SPF50或以上的防晒霜。

(4)皮肤的柔润取决于水含量，而角蛋白具有吸水保水能力，做好皮肤保湿，对皮肤健康事半功倍；但过度保湿，则会导致细胞间隙过大，皮肤自身修复和屏障作用受损；而且，真正的补水不是让皮肤直接"喝水"，而是每天喝充足(约1500mL)的水分(注意饮水过多也会增加肾脏负担)。

(5)皮肤的弹性取决于胶原蛋白和弹性蛋白，但胶原蛋白和弹性蛋白的合成不取决于你吃了多胶原蛋白和弹性蛋白，而是吃的蛋白质是否充足、质量是否够好(优质蛋白)，以及是否有充足的维生素C，因为胶原蛋白合成中需要维生素C参与氨基酸羟化。

随着年龄逐年增加，胶原蛋白和弹性蛋白的合成能力下降，皮肤不再富有弹性，皱纹日益增加，除非通过医学美容的手段，例如进行肉毒素注射、胶原填充来增加皮肤弹性，否则皮肤弹性降低是不可改变的。

传统美容食物，如猪蹄、鱼翅、海参、燕窝等，确实富含胶原蛋白，在胃和小肠分解为氨基酸，且缺乏必需氨基酸——色氨酸。所以，以上食物所提供的蛋白质为非完全蛋白，即质量不高。现代美容食物，如桃胶、银耳等，富含可溶性膳食纤维，是肠道细菌的好食物，维持肠道健康，皮肤确实会受益，只是可溶性膳食纤维的来源很多，如普通的水果就可以实现。

第五章 神奇的身体

对于普通人而言,做好 WHO 对健康的要求,即身体、心理、社会、道德的健康;再做好清洁+保湿+防晒,在护肤上就已经能保持得相当好了。

市面上的美妆产品的主要优势应该是遮盖瑕疵。但这都需要在皮肤上进行。而各种化学试剂对皮肤是有伤害的。

❦ 健康小贴士

养颜需要"排毒"?

近几年,市面上出现了青汁、酵素、各种胶囊等号称能"排毒"的产品。还出现了肝脏排毒、肾脏排毒、小肠排毒等项目,大多是清宿便,排肠毒。

先从身体方面分析,在本章我们讲过人体的代谢废物主要通过四种途径排出体外,这是正常的新陈代谢过程。如果正常排出通路出现问题,如便秘、肾功能降低等,需要着力于解决通路问题,而摄入"排毒物质"只能加重排出通路的问题。这里讲的"排毒物质"属于食物范畴,而不是医疗药物范畴。吃进去的食物,经过消化、吸收最终变成粪便,本就需要约 30 小时才能排出体外,正是所谓的"宿便",也就是说,有"宿便"是正常现象。如果出现便秘,即每周排便少于 3 次,且排便费力、粪便干结,则确实需要使用手段促进排便,如用医疗手段,或饮食上多摄入富含膳食纤维的食物等。

再从产品方面分析,青汁、酵素这种产品的本质是什么?大麦青汁的主要原料为大麦苗粉,而酵素是植物性食物的发酵产物。我国工业和信息化部〔2018〕第 67 号公告,《酵素产品分类导则》(T/CBFIA 08001—2016)于 2019 年 7 月 1 日正式实施。该导则中"酵素"的定义是:以动物、植物、菌类等为原料,经微生物发酵制得的含有特定生物活性成分的产品。"食用酵素"是指以动物、植物、食用菌等为原料,经微生物发酵制得的含有特定生物活性成分的可食用的酵素产品。"日化酵素"是指以动物、植物、菌类等为原料,经微生物发酵制得的含有特定生物活性成分的用于化妆品、口腔用品、洗涤用品等的酵素产品。而"生物活性成分"是指来自生物体内的对生命现象有影响的微量或少量物质,包含多糖类、寡糖类、蛋白质及多肽、氨基酸类、维生素类等。

酵素就是把原料中物质通过发酵转变为小分子物质,使机体更容易消化吸收,发酵过程能产生一些维生素 B、维生素 K 等,但这些物质并不特别,也不稀缺。通过酵素摄入这些营养物质是没有必要的,因为酵素的生产过程是有风险的,如:用于发酵的器具消毒是否彻底?发酵过程是否有杂菌污染?复合发酵菌的代谢过程和代谢产物是否可控?菌种是否变异?等等。还没有考虑发酵产品在原材料处理过程中存在的化学品安全。这些风险,即使是现代化的工业都未必能全部解决,家庭式的手工发酵则更加危险。以这样的风险去换取那些普通的可替代的营养素,真的划算吗?

• 自查:你的护肤做对了吗?

测试题

1. 单选题

(1) 下列关于皮肤生理功能说法错误的是_____。

  A. 免疫屏障功能   B. 体温调节功能

  C. 合成维生素D,排泄代谢物质的功能   D. 药物消化活化功能

(2) 遮挡和反射光线、保护细胞核免受辐射损伤的黑色素细胞存在于表皮的哪一层?_____

  A. 角质层   B. 透明层   C. 颗粒层   D. 基底层

2. 判断题

(1) 皮肤的柔润取决于水含量,而角蛋白具有吸水保水能力,做好皮肤保湿对皮肤健康事半功倍,所以做好皮肤补水就不需要再日常饮水。( )

(2) 皮肤的弹性取决于胶原蛋白和弹性蛋白,所以可以通过多食用肉皮、猪脚来补充胶原蛋白。( )

本章测试题答案

第二节 单选题(1)A (2)C (3)A

第三节 单选题(1)D (2)D (3)E

第四节 判断题(1)√ (2)√ (3)√ (4)×

第五节 1. 单选题(1)C (2)B 2. 判断题(1)√ (2)√

第六节 1. 单选题(1)D (2)D 2. 多选题(1)BC

第七节 1. 单选题(1)D (2)D 2. 判断题(1)× (2)×

第二篇 营养学基础

第六章 蛋白质

每当提起蛋白质，大家都不约而同地想起鸡、鸭、鱼、肉，这当然没有错，可是，你知道吗？我们每天的主食，如米饭、馒头、面条、米粉等，已满足了身体每日对蛋白质需求的几乎一半，甚至更多。

☞ **本章主要内容**

1. 蛋白质基础
2. 蛋白质功能
3. 食物蛋白质消化与吸收
4. 食物蛋白质营养学评价
5. 蛋白质需求与食物来源

☞ **本章学习目标**

1. 熟悉蛋白质的构成及基本功能
2. 掌握蛋白质营养价值的评价指标
3. 掌握蛋白质的 RNI 和食物来源

第一节 蛋白质基础

蛋白质（protein）是一切生命的物质基础，任何能够独立生存的生物都含有蛋白质，所以，没有蛋白质就没有生命。蛋白质是构成机体细胞、组织和器官的关键成分，也是调节机体功能的各种因子，如酶、激素、抗体、细胞因子等的重要组成成分。正常情况下，一

第六章 蛋　白　质

个60kg体重的健康成年男性，体内大约有10kg蛋白质。机体内的蛋白质维持在一个分解与合成的动态平衡中，以保证机体组织更新与修复过程的正常进行。所以，一般成年人每天约有3%的蛋白质更新。

一、氨基酸

(一) 概念

氨基酸(amino acid)是蛋白质的基本组成单位。蛋白质是由不同的氨基酸按照一定的排列顺序通过肽键连接而成。

自然界有300多种氨基酸，但构成人体的氨基酸只有20种，见表6.1。

表6.1　氨基酸种类表

氨基酸(英文缩写)	氨基酸(英文缩写)	氨基酸(英文缩写)	氨基酸(英文缩写)
*异亮氨酸(Ile)	*苏氨酸(Thr)	天门冬氨酸(Asp)	#组氨酸(His)
*亮氨酸(Leu)	*色氨酸(Trp)	天门冬酰胺(Asn)	脯氨酸(Pro)
*赖氨酸(Lys)	*缬氨酸(Val)	谷氨酸(Glu)	丝氨酸(Ser)
*蛋氨酸(Met)	丙氨酸(Ala)	谷氨酰胺(Gln)	& 半胱氨酸(Cys)
*苯丙氨酸(Phe)	精氨酸(Arg)	甘氨酸(Gly)	& 酪氨酸(Tyr)

注：* 必需氨基酸；
　　# 婴儿必需氨基酸；
　　& 条件必需氨基酸。

微生物和植物能在体内合成所有的氨基酸，而动物则有一部分氨基酸不能在体内合成，需要通过食物获取，这一部分氨基酸，称为必需氨基酸。

(1) 必需氨基酸(essential amino acid)：人体所必需的，但无法自身合成或合成速度无法满足需要，必须通过食物获得的氨基酸。构成人体的氨基酸中有8种为必需氨基酸。但对于婴儿而言，组氨酸也属于必需氨基酸，因此有9种。

(2) 条件必需氨基酸(conditionally essential amino acid)：半胱氨酸与酪氨酸在人体内分别由蛋氨酸和苯丙氨酸转变而来，若膳食能直接提供这两种氨基酸，则人体对蛋氨酸和苯丙氨酸的需要可分别减少30%和50%。因此，半胱氨酸与酪氨酸被称为条件必需氨基酸。然而，若食物中蛋氨酸与苯丙氨酸供给不足，或者机体不能转化(如苯丙酮尿症病人)，则半胱氨酸与酪氨酸也是必需氨基酸，必须由食物提供。

(二)氨基酸模式

各种必需氨基酸在蛋白质中的构成比例,称为氨基酸模式,主要用来评价不同食物,其蛋白质的必需氨基酸种类及含量的差异,见表6.2。

表6.2 氨基酸模式

氨基酸	人体	全鸡蛋	牛奶	牛肉	大豆	面粉	大米
异亮氨酸	4.0	3.2	3.4	4.4	4.3	3.8	4.0
亮氨酸	7.0	5.1	6.8	6.8	5.7	6.4	6.3
赖氨酸	5.5	4.1	5.6	7.2	4.9	1.8	2.3
蛋氨酸+半胱氨酸	3.5	3.4	2.4	3.2	1.2	2.8	2.3
苯丙氨酸+酪氨酸	6.0	5.5	7.3	6.2	3.2	7.2	3.8
苏氨酸	4.0	2.8	3.1	3.6	2.8	2.5	2.9
缬氨酸	5.0	3.9	4.6	4.6	3.2	3.8	4.8
色氨酸	1.0	1.0	1.0	1.0	1.0	1.0	1.0

计算方法:将该种蛋白质的色氨酸含量设定为1,分别计算出其他必需氨基酸的相应比例,所得的一系列比值即该蛋白质的氨基酸模式(表6.2)。比值最低的氨基酸称为该食物的限制性氨基酸。

食物蛋白质的氨基酸模式与人体越接近,必需氨基酸被人体利用的程度就越高,食物蛋白质的营养价值也就越高。因此,根据食物中蛋白质的氨基酸模式,把蛋白质分为以下三种:

(1)完全蛋白(complete protein):该种蛋白质所含的必需氨基酸种类齐全,且氨基酸模式与人体蛋白质接近,其营养价值高,不仅可以维持成人健康,而且可以促进儿童生长发育。这类蛋白质通常在鸡、鱼、肉、蛋、奶类等动物性蛋白质及植物性食物大豆蛋白中。鸡蛋因为与人体氨基酸模式最为接近,因此在实验研究中常用作参考蛋白。

(2)半完全蛋白:蛋白质中必需氨基酸的种类齐全,但其氨基酸模式与人体蛋白质差异较大。因为一种或几种必需氨基酸含量较低,导致其他氨基酸不能被机体充分利用。这类蛋白质可以维持生命,但不能促进生长发育。大部分植物蛋白因为赖氨酸、色氨酸、苏氨酸和色氨酸含量很低,导致其氨基酸模式与人体蛋白质相差较大,属于半完全蛋白。

(3)不完全蛋白:蛋白质中的必需氨基酸种类不齐全,长期食用这类蛋白质既不能维持生命,也无法促进生长发育。一般动物结缔组织中的胶原蛋白属于此类。

(三) 蛋白质的互补作用

蛋白质的互补作用(protein complementary action)是指不同食物间相互补充必需氨基酸不足的作用，从而改善蛋白质的氨基酸模式。通常把两种或以上的食物混合使用，以提高植物蛋白质的营养价值。如含赖氨酸较低的米、面类，和富含赖氨酸的大豆类混合食用，可以提高食物蛋白质的利用率。

二、蛋白质结构与种类

蛋白质具有多种生理功能，目前有些学者根据生理功能对蛋白质进行分类，分为结构蛋白(如胶原蛋白等)、支架蛋白(如胰岛素受体底物等)、酶(如胰蛋白酶等)、调节蛋白(如胰岛素、生长素等)、贮存蛋白(如铁蛋白等)、收缩和游动蛋白(如肌动蛋白、微管蛋白等)、保护和开发蛋白(如免疫球蛋白、抗冻蛋白)和异常蛋白等。蛋白质功能的多样性与其特定的空间结构密切相关。

一级结构：蛋白质多肽链中氨基酸的排列顺序，是由基因上遗传密码的顺序决定的。蛋白质的一级结构是理解蛋白质结构、作用机制和同源蛋白质生理功能的基础。一级结构相似的蛋白质其功能也相似，如不同哺乳动物的胰岛素一级结构相似，它们都具有相同的生物学功能。当一级结构发生改变，蛋白质的功能也发生改变，如血红蛋白由两条 α 链和两条 β 链组成，正常 β 链的第六位是谷氨酸，当变成缬氨酸，红细胞携氧能力下降——镰刀状红细胞贫血。

二级结构：多肽链中主链的局部空间排布，依靠不同氨基酸之间的氢键形成稳定结构，有 α 螺旋与 β 折叠。

三级结构：蛋白质多肽链在各种二级结构的基础上再进一步盘旋或折叠形成的具有一定规律的空间结构。

四级结构：具有两条或以上独立三级结构的多肽链组成的蛋白质，如血红蛋白。

蛋白质的生理功能与其结构息息相关，当蛋白质结构被破坏，即蛋白质变性后，会丧失相应的活性功能。蛋白质变性是指蛋白质在热、辐射、酸、碱、酒精，或重金属盐作用下会发生变性。蛋白质变性是其解体、失去功能的第一步。热、辐射、酸、碱、酒精和重金属是导致蛋白变性的危险因素。如当人吞下重金属时，重金属会与口腔、食管、胃、肠道的黏膜蛋白发生作用，从而损害消化系统功能，此时救急的方法是喝牛奶，重金属与牛奶中的蛋白质相互作用，从而挽救、减轻人体器官组织受到重金属伤害的程度。人类在消化食物中的蛋白质时，胃酸(盐酸，$pH=1\sim2$)首先使蛋白质变性，打开蛋白质的结构，然后消化酶才能发挥作用，把肽键切开，分解蛋白质为短肽和氨基酸。

> **健康小贴士**
>
> **蛋白粉能增肌吗？**
>
> 很多健身爱好者会购买大量的蛋白粉，甚至氨基酸补品，以帮助自己增肌。大量食用蛋白粉或氨基酸，能达到增肌的目的吗？
>
> 虽然构建肌肉组织需要蛋白质，运动员训练时消耗蛋白质也有助于构建新的肌肉蛋白，但身体肌肉的构建是需要基因调控的。运动带来的肌肉损伤刺激蛋白质合成，如果膳食中不能提供充足的优质蛋白，吃点蛋白粉确实有利于增肌。而且对于运动强度较大的运动员，食欲会有一定程度的抑制，此时蛋白粉比食物蛋白更容易消化吸收。但前提是食用质量合格的优质蛋白粉。如果摄入大量低质量蛋白粉，不仅起不到增加肌肉的目的，而且还很有可能由于蛋白质摄入过多，氮的代谢产物也多，这些代谢物需要通过肾脏排出体外，从而增加肾脏负担。
>
> 所以，是锻炼刺激肌肉蛋白质合成，而不是蛋白粉增肌，一定不能把两者的因果关系搞错了。

测试题

1. 单选题

(1) 氨基酸模式是指蛋白质中_____。

  A. 各种氨基酸的含量　　　　B. 各种必需氨基酸的构成比

  C. 各种非必需氨基酸构成比　　D. 各种氨基酸的构成比

(2) 下列属于婴儿必需氨基酸的是_____。

  A. 谷氨酸　　B. 丝氨酸　　C. 甘氨酸　　D. 组氨酸

2. 判断题

(1) 蛋白质的互补作用是指不同食物混合食用，相互补充必需氨基酸的不足，改善蛋白质的氨基酸模式，以提高植物性食物蛋白质的营养价值。（　　）

第二节　蛋白质的功能

蛋白质独特的结构使之能够在身体中行使不同的功能。

(1) 构成机体组织器官。人体组织器官，如肌肉、心、肝、肾、大脑等，含有大量蛋

第六章 蛋　白　质

白质；肌腱、软骨、骨骼和牙齿含有胶原蛋白；指甲、毛发含有角蛋白等。新生组织需要氨基酸的连续供应，蛋白质每时每刻都在帮助替换人体内已经衰弱的细胞。如消化道内壁的细胞只能存活3天，红细胞存活3~4个月，几乎所有的细胞都会经历生成、生存和死亡的过程。

(2) 构成机体重要的生理活性物质。胶原蛋白像"胶水"，把相邻的细胞连接起来。激素，如胰岛素，调节血糖水平；酶，如唾液淀粉酶，能把部分淀粉在口腔转化为单糖/双糖；载体，如血红蛋白，通过血液运送氧气；神经递质，如多巴胺，是快乐之源；免疫蛋白，如抗体，能杀灭和清除外来入侵物。

(3) 维持体液和酸碱平衡。细胞内液体过多，会导致细胞肿胀；过少，则细胞丧失功能。蛋白质不能自由进入细胞，却可以吸引水分子(自由进出)，细胞通过维持其蛋白质含量而保留蛋白质所需要的液体。如果这一体系失常，组织细胞之间就会有大量的水积累，从而引起水肿。蛋白质-能量缺乏中有一类表现为水肿型，非常具有迷惑性，早期不容易察觉。

正常情况下，机体不断生成酸和碱，通过血液运送到排泄器官。蛋白质的氨基酸侧链带有负电荷，能够容纳带正电荷的氢，因此，血液中的蛋白质可以在氢太少的时候将其释放出去，保持血液正常的pH值。

(4) 凝固血液。血液中有特殊的蛋白质(纤维蛋白)在机体受伤流血时会使血液凝固，防止血液流失。

(5) 提供能量。食物中每克蛋白质在体内可产生约16.7kJ(4kcal)的能量。

- 自查：你喜欢吃比较烫的食物吗？

测试题

1. 多选题

(1) 蛋白质具备以下哪些功能？_____
　　A. 构成机体组织器官　　　　　　B. 维持体液和电解质平衡
　　C. 构成机体内重要的生理活性物质　D. 提供能量

2. 判断题

(1) 蛋白质对于身体生长发育十分重要，所以膳食中蛋白质比例越高越好。　　(　　)

(2) 蛋白质是构成机体各种组织的重要成分，所以蛋白质不参与机体酸碱平衡的调节。

(　　)

第三节 食物蛋白质的消化与吸收

未经消化的蛋白质无法被机体吸收，食物中的蛋白质只有在分解为氨基酸和短肽后才能被吸收。食物的消化一般从口腔开始，但唾液中有消化碳水化合物和脂肪的酶，没有消化蛋白质的酶类，所以食物中蛋白质的消化始于胃。

胃：胃酸的 pH 值为 1.0~2.0(醋的 pH≈3)，蛋白质遇胃酸变性，空间结构被破坏而打开。在胃酸刺激下，胃蛋白酶原转化为有活性的胃蛋白酶，分解蛋白质为小分子多肽和氨基酸。胃的内壁也是蛋白质，构成内壁的上皮细胞本身对胃酸有一定的抵抗性，同时可以分泌一层黏液保护胃壁，从而抵御胃酸和酶的侵蚀。

小肠：大部分蛋白质在胃内被分解为多肽，而后进入小肠。在小肠内，胃酸被胰腺分泌的碱性液中和，pH 值上升到 7(中性)。蛋白质被胰腺分泌的胰蛋白酶和糜蛋白酶分解多肽为寡肽和氨基酸，被小肠黏膜细胞吸收，小肠黏膜细胞中的寡肽酶再将寡肽分解为氨基酸。通过肠黏膜细胞吸收的氨基酸，经门静脉进入肝脏和其他组织器官，再被机体利用。

理解蛋白质的消化过程，就会明白为何"胶原蛋白""酵素"作为蛋白质，进入胃肠道后会被消化分解，而无法发挥任何作用。

吸收的氨基酸储存于人体的组织、器官和体液中，这些游离氨基酸统称为"氨基酸池"。氨基酸池中的游离氨基酸除来自食物外，大部分来自体内蛋白质的水解。

氨基酸出入细胞是依靠氨基酸转运子(载体)实现的，而转运氨基酸的载体存在于肠黏膜细胞、肾小管细胞、肌肉细胞、脂肪细胞、白细胞、网织红细胞、纤维细胞上。进入细胞内的氨基酸，主要被用来合成人体蛋白质，不断更新和修复机体组织和器官。未被机体利用的氨基酸则经过代谢转变成尿素、氨、尿酸、肌酐等，通过尿或其他途径排出体外，或转化为糖原和脂肪。

必要的氮损失(obligatory nitrogen losses)：机体每天由于皮肤细胞脱落、毛发脱落、肠道菌体死亡、妇女月经期失血等损失约 20g 以上的蛋白质，是机体不可避免的氮消耗。膳食中蛋白质一般不作为能量提供者(由碳水化合物和脂肪提供能量)。所以，理论上讲，膳食能够提供必要的氮损失量的蛋白质，即可满足机体对蛋白质的需要。但由于食物蛋白质的消化吸收利用率不会达到 100%，且我国居民膳食蛋白约一半以上来自植物性食物，蛋白质利用率较低，所以膳食蛋白的推荐摄入量是成人每千克体重每天 1.16g。

蛋白质摄入不足，或摄入的蛋白质质量不高，均可导致蛋白质营养不良。长期蛋白质摄入不足，儿童容易导致生长发育迟缓、免疫力下降，成人容易导致体力下降、抗病能力减弱等。而蛋白质摄入过多，尤其是动物蛋白质摄入过多，会增加动物脂肪和胆固醇的摄入，造成机体骨骼钙质流失，若长期过量，会增加肾脏负担，以及心血管疾病的风险。

氮平衡(nitrogen balance)是指蛋白质的摄入量和蛋白质的排出量之间的关系。蛋白质的推荐量是基于人们氮平衡，即排泄的氮和从食物中摄入的氮比较。

$$B=I-(U+F+S)$$

其中，B：氮平衡；I：摄入量；U：尿氮；F：粪氮；S：皮肤氮。

零氮平衡(B=0)：健康成年人一般维持在零氮平衡，并富余5%。

正氮平衡(B>0)：满足机体对蛋白质的额外需要，如处于生长发育时期的儿童、孕妇、疾病恢复期病人等。

负氮平衡(B<0)：饥饿、疾病等。应尽可能减轻或改变负氮平衡。

膳食小贴士

如何避免食物过敏？

对很多人而言滋味鲜美的食物，对另一些人而言可能很不友好，很可能还是杀手。如花生，有的人对花生过敏，轻则面部水肿、皮肤风疹，重则喉头水肿，可以导致窒息，危及生命。

2016年，北京协和医院对1952次严重过敏的回顾性研究发现，906次重度过敏反应中，患者平均发病年龄34岁，且57%是由小麦诱发的。最经典的食物过敏是IgE介导的，即当消化道接触到过敏食物后，身体经过辨识，将该食物视为"敌人"，分泌IgE抗体，并把相关信息传递给免疫细胞，从而引发大战——炎症反应。IgE介导的食物过敏，症状出现快，过敏反应涉及呼吸系统、肠胃系统、中枢神经系统、皮肤、肌肉和骨骼等系统，临床症状包括皮肤瘙痒、荨麻疹、水肿、腹痛、呕吐、哮喘等。虽然大多食品过敏反应相对温和，但严重情况下会引发休克，甚至死亡。

目前为止，对食物过敏尚无有效的治疗手段。2010年，美国国立过敏及感染性疾病研究所发表的《食物过敏指南》指出，避免摄入特殊过敏原是管理食物过敏的主要策略。

常见的过敏食物有哪些呢？要做好食物过敏预防工作，一定要知晓"八大样"和"八小样"，前者包括禽蛋、牛奶、花生、黄豆、小麦、树木坚果、鱼类和甲壳类食品，后者包括芝麻籽、葵花籽、棉籽、罂粟籽、水果、豆类、豌豆和小扁豆。这些食品几乎占食品过敏案例过敏原中的90%。

● 自查：你的常规体检单上，哪项与蛋白质代谢有关？

测试题

1. 单选题

(1) 机体中蛋白质消化最开始的场所是_____。

  A. 口腔　　　B. 食道　　　C. 胃　　　D. 小肠

(2) 不属于需要额外维持正氮平衡的人群有_____。

  A. 孕妇　　　B. 青少年　　　C. 婴儿　　　D. 正常成年人

2. 判断题

(1) 蛋白质摄入不足，或膳食蛋白质质量不高可导致机体蛋白质营养不良。　　（　　）

第四节　食物蛋白质营养学评价

评价食物蛋白质的营养价值，对于食品品质的鉴定、新的食品资源的研究和开发、指导人群膳食等许多方面都具有十分重要的作用。各种食物蛋白质的含量、氨基酸模式等都不一样，人体对不同的蛋白质的消化、吸收和利用程度也存在差异。所以，营养学上主要从食物蛋白质含量、蛋白质质量，以及被人体消化、吸收、利用程度三方面进行评价。下面介绍一些常用的评价指标。

一、蛋白质含量

虽然蛋白质含量不等于质量，但是没有一定数量，再好的蛋白质，其营养价值也有限。所以，蛋白质含量是食物蛋白质营养价值的基础。食物中蛋白质含量测定一般使用微量凯氏定氮法，测定食物中的氮含量，再乘以由氮换算成蛋白质的换算系数，就可得到食物蛋白质的含量。

由于2008年的三聚氰胺事件，目前对于食品中蛋白质的测定虽然依然采用凯氏定氮法，但同时会利用快速检测法来检测三聚氰胺。

二、蛋白质消化率

蛋白质消化率(digestibility)不仅反映蛋白质在消化道内被分解的程度，而且还反映消化后的氨基酸和肽被吸收的程度。

第六章 蛋 白 质

蛋白质消化率(%) = 食物氮−(粪氮−粪代谢氮)×100/食物氮

该计算结果是食物蛋白质的真消化率。在实际应用中，往往不考虑粪代谢氮，这种消化率叫做表观消化率。一般动物性食物的消化率高于植物性食物，如鸡蛋、牛奶、肉、大豆、大米和面粉的消化率分别是97%、95%、94%、86%、87%和86%。

三、蛋白质利用率

食物蛋白质的利用率是评价食物蛋白质被机体消化吸收后在体内的利用程度，评价的指标较多，主要有如下几种：

(一) 生物价

蛋白质生物价(biological value, BV)是反映食物蛋白质消化吸收后，被机体利用程度的指标。生物价的值越高，表明其被机体利用程度越高。计算公式如下：

$$生物价 = \frac{储留氮}{吸收氮} \times 100$$

储留氮 = 吸收氮 − (尿氮 − 尿内源性氮)

吸收氮 = 食物氮 − (粪氮 − 粪代谢氮)

一般动物性食物的生物价高于植物性食物，如鸡蛋、牛奶、鱼、牛肉、大豆、大米、面粉的生物价分别是94、87、83、74、73、63和52。

(二) 蛋白质净利用率

蛋白质净利用率(net protein utilization, NPU)是反映食物中蛋白质被利用的程度，它包括食物蛋白质的消化和利用两个方面，因此更为全面。计算公式如下：

蛋白质净利用率(%) = 消化率 × 生物价

(三) 蛋白质功效比值

蛋白质功效比值(protein efficiency ratio, PER)是用处于生长阶段中的幼年动物在实验期内，其体重增加和摄入蛋白质的量的比值来反映蛋白质的营养价值的指标。计算公式如下：

蛋白质功效比值 = 动物体重增加(g)/摄入蛋白质(g)

(四) 氨基酸评分

氨基酸评分(amino acid score, AAS)：也叫做蛋白质化学评分，用被测食物蛋白质的必需氨基酸评分和参考蛋白质相应的必需氨基酸含量进行比较，反映蛋白质构成和利用率的关系。计算公式如下：

$$氨基酸评分 = \frac{每克被测蛋白质中特定氨基酸(mg)}{每克参考蛋白质中特定氨基酸量(mg)}$$

氨基酸评分可以比较容易地发现被测蛋白质的限制性氨基酸，如被测蛋白质中某种必需氨基酸相当于同等质量下参考蛋白质该氨基酸的60%，则被测蛋白质该氨基酸的评分为60，简单明了。但该方法没有考虑食物蛋白质的消化率，因此，美国FDA通过一种新方法——消化校正的氨基酸评分(protein digestibility corrected AAS，PDCAAS)。如鸡蛋蛋白的PDCAAS为1.0，牛肉、豌豆粉、菜豆、燕麦粉的PDCAAS分别为0.92、0.69、0.68、0.57。

- 自查：你膳食中蛋白质的营养价值如何？

测试题

判断题

(1) 蛋白质含量是食物蛋白质营养价值的基础，所以蛋白质数量越多，蛋白质营养价值越高。（ ）

(2) 蛋白质消化率不仅反映了蛋白质在消化道内被分解的程度，同时还反映消化后的氨基酸和肽被吸收的程度。（ ）

(3) 食物蛋白质的利用率是评价食物蛋白质被机体消化吸收后在体内的利用程度。（ ）

(4) 蛋白质生物价是反映食物蛋白质消化吸收后被机体利用程度的指标，生物价的值越低，表明其被机体利用程度越高。（ ）

第五节　蛋白质的需求与食物来源

一、蛋白质的缺乏与过剩

成人和儿童都可能出现蛋白质缺乏(deficiency)，但因为儿童正处于生长发育阶段，更容易出现蛋白质缺乏，一旦出现缺乏，后果很严重。2003年的安徽阜阳"大头娃娃"事件和 2008 年的"三聚氰胺"事件都证明了生长发育期的幼儿蛋白质缺乏的严重后果。

蛋白质-热能营养不良有两种表现，一种是消瘦型（marasmus），另一种是水肿型（kwashiorkor），前者表现为消瘦、无力，后者表现为水肿、虚弱。两种情况既可以单独存在，也可以合并存在。蛋白质-热能营养不良的患儿因免疫力下降，容易因感染其他疾病而死亡。

当然，过多地摄入蛋白质也没有必要，甚至是有害的。动物性蛋白质摄入过多时，常常伴随着动物脂肪的摄入增加；蛋白质过多时，机体分解代谢过程需要大量的水，增加肾脏负担；而含硫氨基酸摄入过多时，会增加骨骼中钙丢失的风险，容易发生骨质疏松症（osteoporosis）。蛋白质本身与心脏病的发病风险关联性不强，但富含蛋白质的食物常常带来饱和脂肪酸，如动物性食物，尤其是猪、牛、羊等红肉，是需要警惕的。

评价人体蛋白质是否充足，血清白蛋白（40~45g/L）检测是常用的指标，但由于白蛋白的生物半衰期较长，故难以反映早期缺乏状况；而血清前白蛋白（250~400mg/L）生物半衰期仅 2 天，敏感性较好。血清氨基酸比值（serum amino acid ratios, SAAR）是蛋白质营养不良时机体适应性代谢的结果，SAAR<2 为正常，当 SAAR>3 时为蛋白质营养不良。而反应机体总体蛋白质存储的指标是上臂肌围和上臂肌区。

二、蛋白质的推荐摄入量与食物来源

我国以植物性食物为主，虽然理论上成人每天摄入约 30g 蛋白质即可满足零氮平衡，但从安全性考虑，成人按每日 0.8g/kg 蛋白质更好，但由于我国居民主要以植物性食物为主，所以我国成人的蛋白质推荐摄入量为每日 1.16g/kg。根据中国营养学会发布的 RDIs，中国成人每天蛋白质的 RNI 为男性 65g，女性 55g；1~2 岁幼儿每天蛋白质 RNI 为 25g。

动植物食物均提供蛋白质，植物性食物中的谷物薯类、杂豆类、淀粉类坚果等，动物性食物中的鸡、鱼、肉、蛋、奶等。一般植物性食物蛋白质含量较低，质量较差；但大豆（黄豆和黑豆）除外，大豆蛋白不仅蛋白质含量高（约 40%），且质量接近动物蛋白。但植物性食物因富含膳食纤维、植物固醇、植酸等导致其蛋白质的消化吸收利用率较低。

> **膳食小贴士**
>
> **哪些食物不能一起吃？**
>
> 1935 年，我国生物化学家郑集曾经搜集了 184 对民间相传的"相克"食物，从中选出 14 对在日常生活中比较容易遇到的组合，包括螃蟹与柿子、大葱与蜂

蜜等，用老鼠、狗和猴子做实验，他本人和一名同事也试验了其中的7种组合，没有发生中毒。郑集也是我国最长寿的科学家(营养学家)之一，终年110岁。

2008—2009年，中国营养学会分别与兰州大学公共卫生学院、哈尔滨医科大学合作，进行了一些更严格的"食物相克"实验。兰州大学的实验选了5组传说会相克的食物，由60名健康志愿者连续食用一周，没有发现哪一组食物会引起异常；哈尔滨医科大学则选择12组食物，30名志愿者连续吃3天，也未发现异常。

两件相关的事情是否具有因果联系，是科学研究特别是流行病学研究的核心问题。以烟草和肺癌为例，尽管流行病学数据显示吸烟和肺癌有很高的相关性，但到底是吸烟导致肺癌，还是肺癌病人特别喜欢吸烟，没有定论，直到1996年从香烟烟雾中找到致癌物苯并芘才结束争论。再看看流传甚广的"螃蟹和柿子同食会造成腹痛"的食物相克案例。螃蟹是水产品，在流通过程中很容易死亡变质。即便鲜活，若烹煮不彻底，螃蟹携带的致病菌仍然可能造成消化道感染，引发腹痛。而柿子富含鞣酸，在胃酸中会和蛋白质生成鞣酸蛋白，容易造成胃柿石症。柿子的鞣酸含量与成熟度相关，成熟度越高的柿子，鞣酸的含量越低，因此，吃没有完全成熟的柿子，且大量、空腹吃柿子，容易导致腹痛，甚至可能引发胃柿石症。如果螃蟹新鲜、柿子成熟且不过量，这样的两种食品放在一起吃是没有问题的，当然，前提是对海鲜不过敏。

再来看看"维生素C和虾相克"的说法。1985年8月《纽约时报》一则短讯称，伊利诺伊大学三位科学家Gail Czarnecki, David Baker和John Garst发现海鲜，特别是贝类和甲壳类中的五价砷在和大量维生素C结合时可能会产生有毒的三价砷。这三位科学家提醒人们注意其中潜在的风险。虽然"五价砷是否在体内被维生素C还原为三价砷"的问题依然在讨论中，即使人体是该还原反应的绝佳场所，摄入的五价砷均可被转化为三价砷，一个人要吃多少虾蟹类才足以中毒？根据我国食品安全国家标准，食品中污染物限量标准GB 2762，虾蟹类食品中允许的无机砷上限为0.5mg/kg鲜重，即每公斤鲜虾含无机砷不能超过0.5mg。对健康成年人而言，砒霜的经口致死量为100~300mg。按100mg砒霜计算，其中含砷元素为75mg(100mg×150/198)；即使所吃的虾中砷的污染达到上限，也需要吃掉150kg(75mg/0.5mg/kg)虾，才能被砒霜毒死。

但日常膳食中确实有一些食物最好不要一起吃，比如大米饭配土豆丝，因为从营养价值来说，土豆和米饭都是实实在在的主食，主要提供碳水化合物。又如食用排骨莲藕汤时，可以不需要另吃主食了，因为藕就是主食。

膳食小贴士

素食与杂食，哪种更健康？

先从食物上分析，素食分四种：严格素食，即避免任何由动物身体制成的食品，如肉类、蛋类、乳类、干酪、蜂蜜等以及其副产品；乳蛋素食，即食用奶蛋类食品来取得身体所需之蛋白质，其他与素食者相同；奶素食，即不吃蛋及蛋制品，但食用奶类和其相关产品，如奶酪、奶油或酸奶；蛋素食，即不吃奶及奶制品，但食用蛋类和其相关产品。

根据膳食宝塔和膳食指南，素食者会面临如下的营养缺乏风险：

(1) 维生素 B_{12}：造血过程和神经系统所必需的营养素，几乎只存于动物性食品中，螺旋藻类、海生植物类虽然含有维生素 B_{12}，但缺乏活性且吸收不佳；严格素食者很容易缺乏维生素 B_{12}，严重时会出现特殊的视幻觉；且维生素 B_{12} 缺乏时，血液半胱氨酸含量增加，心血管疾病的患病风险上升。严格素食者需要通过膳食补充剂补充维生素 B_{12}，蛋奶素食者则基本可以通过蛋类和奶类满足对维生素 B_{12} 的需求。

(2) 钙：钙是人体骨骼生长发育的必须元素，在禁食奶制品的素食者中，缺钙的现象非常普遍。虽然植物性食物也提供丰富的钙，但由于其自身富含膳食纤维、植酸、植醇等物质，钙容易被结合导致吸收下降。30 岁左右是人一生中骨密度的峰值，此后逐年下降。如果青年时期钙储备不足，中年后骨质疏松的风险显著增加。素食者应谨慎补充钙和维生素 D 补充剂。

(3) 铁：携带氧气的物质血红蛋白需要二价铁，植物性食物中的铁为三价铁，且植物性食物中膳食纤维、植酸、植醇等抑制铁、钙等离子的吸收；而动物性食物中的铁是卟啉铁(二价)，更容易吸收。素食者应注意利用膳食补充剂补充铁。

(4) 锌：锌的食物来源主要为海产品，如牡蛎、生蚝，或动物性食物，如肉类、肝脏、蛋类等。缺锌影响儿童的生长发育、免疫功能。素食者应通过膳食补充剂谨慎补锌。

(5) 蛋白质质量较低：绝大多数植物性食物提供的蛋白质质量不高，多为半完全蛋白或非完全蛋白，大豆类及其制品是唯一能够提供丰富赖氨酸的植物性食物，但大豆蛋白质的蛋氨酸含量较低，因此，素食者要利用食物蛋白质的互补作用，做好食物搭配，提升食物蛋白质的利用率。

素食的优势是：膳食中饱和脂肪酸的摄入较低，机体胆固醇水平较低，心脑血管的发病率较低；相较于植物的种植，动物饲养对生态环境的破坏更大，减少动物性食物的消耗,可以减少对环境的压力。

现有的研究显示,与杂食者相比,素食者寿命更长;但不可忽视的混杂因素是,有关素食的大型研究中,素食者多为特殊人群,如僧侣等。这样的群体一般有更健康的生活方式,如不嗜烟酒、心态平和等,这类人群的长寿很可能是长期健康生活方式的结果,而不是或不仅仅是素食的原因。

- **自查:评估你的膳食结构。**

测试题

1. 单选题

(1) 长期蛋白质缺乏容易出现什么疾病?_____
  A. 夜盲症　　　　　　　　B. 佝偻症
  C. 脚气　　　　　　　　　D. 蛋白质-热能营养不良

(2) 以下有关评价人体蛋白质水平的描述错误的是_____。
  A. 血清白蛋白是最常用的检测指标
  B. 血清氨基酸比值 SAAR<2 为蛋白质营养正常
  C. 血清氨基酸比值 SAAR>3 为蛋白质营养正常
  D. 反映机体总体蛋白质存储的指标是上臂肌围和上臂肌区

2. 判断题

(1) 植物性食物因富含膳食纤维、植物固醇、植酸等导致其蛋白质的消化吸收利用率较低。　　　　　　　　　　　　　　　　　　　　　　　　　　　(　　)

(2) 大豆蛋白不仅蛋白质含量高,且质量接近动物蛋白。　　　　(　　)

(3) 鸡蛋是优质蛋白的良好来源。　　　　　　　　　　　　　　(　　)

本章测试题答案

第一节　1. 单选题(1)B　(2)D　2. 判断题(1)√

第二节　1. 多选题(1)ABCD　2. 判断题(1)×　(2)×

第三节　1. 单选题(1)C　(2)D　2. 判断题(1)√

第四节　判断题(1)×　(2)√　(3)√　(4)×

第五节　1. 单选题(1)D　(2)C　2. 判断题(1)√　(2)√　(3)√

第七章
碳水化合物

世界范围内，中国人膳食中碳水化合物(糖类)的占比较高。虽然近三十年随着我国经济的发展，碳水化合物在人们膳食中的比重一直在下降，但目前仍然占国人每日膳食能量的50%以上。在三大类宏量营养素中，碳水化合物的种类最为丰富，有单糖、双糖、寡糖、多糖，多糖又分为淀粉、糖原、膳食纤维等，且不同种类的糖各有其生理功能，尤其是膳食纤维，其独特的生理功能曾为其赢得"第七类营养素"的美称。

☞ **本章主要内容**

1. 碳水化合物的分类
2. 碳水化合物的生理功能
3. 碳水化合物的消化和吸收
4. 血糖生成指数与血糖负荷
5. 碳水化合物参考摄入量与食物来源

☞ **本章学习目标**

1. 熟悉碳水化合物的概念和种类
2. 掌握碳水化合物的基本功能，尤其是低聚糖和膳食纤维的功能
3. 熟悉碳水化合物的消化、吸收以及血糖的调节
4. 掌握血糖生成指数和血糖负荷的概念，并能够在生活中应用
5. 学会辨别日常食物中的"隐形糖"

第一节 碳水化合物分类

碳水化合物(carbohydrates)是由碳(C)氢(H)氧(O)三种元素组成的有机化合物，也称

糖类，广泛存在于植物中。碳水化合物是含有叶绿素的植物通过光合作用，将二氧化碳、水和太阳能结合而形成；是支撑地球上所有生命的食物链的第一环。几乎所有的碳水化合物都来自植物，乳品中的乳糖是唯一来自动物的碳水化合物。

根据《中国居民膳食营养素参考摄入量》，碳水化合物分为三类。

（一）糖

糖包括单糖、双糖和糖醇。

单糖（monosaccharide）：是最简单的碳水化合物，由6个碳原子及氧原子和氢原子组成。食物中最常见的单糖是葡萄糖（glucose）和果糖（fructose）。葡萄糖是人体禁食后唯一游离存在的单糖。果糖是糖类中最甜的，其甜度是蔗糖的1.2~1.5倍，水果、蜂蜜中都含有丰富的果糖。半乳糖（galactose）是乳类产品中乳糖分解而成的单糖，在自然界中没有半乳糖存在。食物中的单糖可以在人体肠道内直接被吸收进入血液。进入血液的单糖被送到肝脏，经过肝脏中酶的转变后被人体利用。

糖醇（sugar alcohol）：单糖还原后的产物，如山梨醇、甘露醇等。山梨醇在体内转化为果糖，吸收代谢较慢，相较于葡萄糖，糖醇代谢吸收后对血糖的影响更小，因此常用在糖尿病人的食品中作甜味剂。

双糖（disaccharide）：由两个单糖分子结合而成。食物中的双糖有蔗糖、麦芽糖和乳糖。这三种双糖均含有一分子的葡萄糖。蔗糖是我们最熟悉的食用糖，日常生活中提到的糖通常指的是蔗糖。蔗糖由一分子葡萄糖和一分子果糖构成，主要来源于甘蔗和甜菜；很多水果中也富含蔗糖。乳糖由一分子葡萄糖和一分子半乳糖构成，仅在乳品存在。麦芽糖是淀粉的分解产物，由两分子葡萄糖构成。食物中的双糖需要人体小肠细胞中的酶将其分解为单糖，才能被吸收进入血液。

（二）低聚糖

低聚糖（oligosaccharide）又称寡糖，由3~10个糖分子通过糖苷键聚合而成。人体肠道的消化酶无法分解低聚糖上的化学键，但结肠的益生菌可以分解低聚糖产生短链脂肪酸，故一次大量食用，容易导致肠道胀气。

（三）多糖

多糖（polysaccharide）是由10个以上糖分子通过糖苷键连接而成的聚合物。分为可利用多糖，如淀粉；以及不可利用多糖，如膳食纤维。

（1）淀粉（starch）：贮存在植物种子及根茎，是葡萄糖在植物中的存储形式；植物成熟时，不仅要为自己生存提供能量，还需要储备能量在种子里供下一代利用。人类也可以消化淀粉获得存储其中的能量。淀粉分为直链淀粉(amylose)和支链淀粉(amylopectin)。直链淀粉分子量较小，遇碘试剂呈现蓝色，且容易"老化"形成抗性淀粉，难以消化。支链淀粉分子量较大，遇碘试剂呈现棕色，含支链淀粉高的食物易糊化，容易消化。

(2) 抗性淀粉(resistant starch, RS)：是指人类小肠无法吸收，在大肠内被发酵的淀粉及其分解产物。RS有三类，RS1是指淀粉被食物的一些成分包裹着，影响与消化酶的接触，如全谷粒、部分碾碎的谷粒、豆粒等；RS2是生淀粉，如生土豆所含的淀粉；RS3指老化淀粉，如冷的剩米饭。

(3) 膳食纤维(dietary fiber, DF)：是指不能被人胃肠道中消化酶分解，且不能被人体吸收利用的多糖和木质素。分可溶性膳食纤维(soluble dietary fiber)和不可溶性膳食纤维(insoluble dietary fiber)。果胶、魔芋多糖、瓜尔胶、阿拉伯胶等属于可溶性DF；而纤维素、不溶性半纤维素和木质素属于不溶性DF。

(4) 糖原(glycogen)：又称动物淀粉。正如植物以淀粉的形式存储葡萄糖那样，动物以糖原的形式存储葡萄糖。糖原在动物被宰杀的过程中很快降解，人类无法利用；但人类自身可以利用葡萄糖合成糖原以储备能量。

> **膳食小贴士**
>
> **蜂蜜的保健作用**
>
> 以目前的科学手段测定，蜂蜜的主要成分是糖(碳水化合物)，占比80%左右，其他是水，蛋白质、维生素、矿物质等占不到1%。蜂蜜主要含果糖(约50%)和葡萄糖(约30%)，所以很甜。从美国农业部发布的蜂蜜的营养成分表显示，蜂蜜除了糖，其他营养素的含量可以忽略不计，因此其保健作用非常有限。市场上所宣称的蜂蜜的各种保健效果，迄今仍缺乏确凿的证据；但WHO明确指出，蜂蜜中的糖属于游离糖，为健康考虑，应尽量控制蜂蜜的摄入量。蜂蜜的保质期比较久，因为含糖高(>80%)，渗透压很高，细菌等微生物无法生存。
>
> 我国对蜂蜜的食品安全标准(GB 14963—2011)的理化指标中，仅有果糖、葡萄糖和蔗糖含量的要求。美国蜂业协会承认，无法控制蜂蜜不被肉毒梭菌污染，肉毒梭菌会产生肉毒毒素，是一种神经毒素，进入人体后主要作用于神经末梢，阻碍乙酰胆碱释放，导致肌肉麻痹。中毒早期通常出现头痛头晕，随后会出现视力模糊、眼睑下垂、吞咽困难等，严重者出现呼吸困难，可能会因呼吸衰竭而死亡。因此，不建议喂食蜂蜜给一岁以内的婴幼儿。

- 自查：你每日膳食纤维的摄入量。

测试题

1. 单选题

(1) 膳食中的单糖有_____。
   A. 蔗糖、葡萄糖、果糖　　　　B. 蔗糖、乳糖、麦芽糖
   C. 半乳糖、葡萄糖、果糖　　　D. 糖原、淀粉、膳食纤维

(2) 碳水化合物种类较多，属于碳水化合物的有_____。
   A. 糖，包括单糖、双糖和糖醇　　B. 低聚糖或寡糖
   C. 多糖，如膳食纤维、淀粉等　　D. 以上全部

2. 判断题

(1) 膳食纤维无法被人体消化吸收，所以膳食纤维对机体健康不起任何作用。（　　）

第二节　碳水化合物的生理功能

碳水化合物有多种形式，在人体的功能主要与其形式有关。

一、供能储能

碳水化合物是人体最经济、最主要，也是最快的能量来源。不但是肌肉活动所需的燃料，也是心脏、脑、红细胞必不可少的能量来源。葡萄糖是碳水化合物在体内的运输形式，每克葡萄糖在体内氧化可产生 16.7kJ（4kcal）的能量。正常情况下，大脑和神经系统中的神经元只利用葡萄糖供应能量。糖原是碳水化合物在机体的储存形式，主要存储在肌肉和肝脏。而无法被人体消化的碳水化合物，如多聚糖、膳食纤维等，由于可以被肠道菌群消化吸收，一般平均产能 2kcal/g，而且有利于人肠道菌群健康的维持。

二、构成机体成分

碳水化合物以糖脂、糖蛋白和蛋白多糖的形式参与构成细胞膜、细胞质和细胞间质基质，广泛存在于脑、神经组织、软骨、骨骼、眼角膜、玻璃体等，以及构成一些重要物质如抗体、酶和激素等。

三、节约蛋白质

1g 蛋白质和 1g 碳水化合物产生同样的能量——4kcal。蛋白质比较昂贵,且过多摄入蛋白质对健康有负面影响(详见第六章"蛋白质")。若膳食中碳水化合物不足,为满足对葡萄糖的需要,身体会动用蛋白质通过糖异生作用生产葡萄糖。故充足的碳水化合物供应可减少机体对蛋白质的消耗。

四、抗生酮作用

食物脂肪或机体组织脂肪,分解产生的乙酰基需要与草酰乙酸结合进入三羧酸循环才能被彻底氧化。当膳食中碳水化合物供应不足时,草酰乙酸供应减少,脂肪酸不能被彻底氧化而产生过多酮体(ketone body),酮体不能被彻底被氧化而在体内蓄积,引发酮血症(ketonemia)和酮尿症(ketonuria)。一般在饥饿、禁食时,葡萄糖供给不足;或患糖尿病时,葡萄糖不能被充分利用;此时身体需要分解脂肪生产酮体供应能量。当产生的酮体超过了机体的利用能力时,酮体在血液中堆积,导致酮症酸中毒(酮血症)。

五、调节血糖作用

食物消化吸收的速度直接影响着人体血糖水平。膳食中碳水化合物的含量、类型、膳食摄入量均可以影响人体血糖水平。单糖、双糖和可消化淀粉,因其能很快在小肠吸收而迅速升高血糖水平;而抗性淀粉、寡糖、膳食纤维则因为消化较慢,机体血糖的应答平缓。一个不容忽视的因素——食物的烹调方式,也会影响食物的消化,从而影响血糖水平,越是烹调充分的食物,越容易消化,升高血糖的速度越快。因此,对糖尿病人而言,选择合适的碳水化合物(含量、类型等),对维持血糖稳定至关重要。

六、膳食纤维促进肠道健康

与淀粉不同,膳食纤维中单糖之间的链是 β-1,4 糖苷键。人体没有纤维素分解的酶,而反刍动物在消化道内细菌的帮助下可以分解 β-1,4 糖苷键。膳食纤维对健康的影响主要是基于它的物理化学特性,如膳食纤维具有很强的水结合能力,会使其体积膨胀使得其通过括约肌的时间较晚。膳食纤维根据其在水中溶解性分为可溶性 DF 和不可溶性 DF,不溶性 DF 进入消化道,在胃中吸水膨胀,体积增大;可溶性 DF 黏度高,胃排空较慢,有利于减少进食量。不溶性 DF 可增加粪便体积，刺激肠壁蠕动，促进排便。不被人体消化吸收的碳水化合物，被肠道菌群发酵产生短链脂肪酸降低肠道 pH 值，促进有益菌群的生长，维持肠道健康。其次，膳食纤维可以改变消化吸收的速度，如一些矿物质及水溶性物质有可能被运至小肠的末端，使其吸收更加充分；膳食纤维可以和胆固醇结合使胆酸和胆固醇排泄增加，降低血液胆固醇水平；膳食纤维会延缓葡萄糖的吸收，改善糖尿病人的血糖状况。

但膳食纤维并不是没有缺点，它会与一些营养素结合，尤其是矿物质，如钙、铁、锌、铜等，影响其吸收利用；而大肠细菌利用膳食纤维时会产生气体，容易腹胀。对于老年人或正在生长发育时期的儿童少年，摄入过多高膳食纤维的食物有可能会引起营养不良。

健康小贴士

世界卫生组织为什么要限制膳食中的"添加糖"？

添加糖（added sugar）：为了某种目的，如增加甜度、增大体积等，将糖和糖浆添加到食物中，也叫游离糖（free sugar）。

研究显示，摄入含糖饮料多的儿童更容易出现超重和肥胖，添加糖过多，将增加成人心血管疾病死亡率。而限制添加糖的摄入，则可降低超重、肥胖和蛀牙的发生危险。2015 年 3 月 5 日，世界卫生组织提出草案，建议人们终生限制游离糖的摄入。无论成人还是儿童，都需要把游离糖摄入量限制在每天摄入总能量的 10% 以下，最好在 5% 以下。若以膳食总能量的 5% 计算，一个成年男性每天摄入 2000kcal，则每天吃的游离糖不应该超过 25g，即 2000×5% = 100kcal，100kcal/(4kcal/g) = 25g。

WHO 所讲的"游离糖"，是指食品生产商、厨师或消费者们添加的单糖、双糖（即添加糖），及天然存在于蜂蜜、糖浆、果汁和浓缩果汁中的糖，而不包括新鲜水果和蔬菜以及牛奶中的乳糖。美国农业部（USDA）将那些在食品加工和制作过程中添加的糖和糖浆都称为添加糖，包括白砂糖、蜂蜜、蔗糖、浓缩果汁中的糖、玉米糖浆、麦芽糖浆、果糖糖浆等。

为响应 WHO 号召，2016 年，我国膳食指南明确提出"控糖"概念，要求国人每天摄入的糖控制在 50g，最好在 25g 以内。

通过营养标签，你会发现，可口可乐、雪碧的含糖量约为 10%，冰红茶约为 9%；小孩子喜欢喝的乳酸菌饮料，市场上都是以健康饮品的形象出现的，但其含糖量通常在15%左右甚至更高；蜂蜜含糖量约为75%；烘焙食品以及面点也有高添加糖，市售甜点一般添加15%~20%的糖；即使是酸奶，每100mL也添加糖6~10g。

25g糖，换算到饮料当中，相当于养乐多160mL，维他柠檬茶190mL，红牛230mL，可口可乐240mL，橙汁260mL，脉动500mL。

酸奶的含糖量稍微复杂，牛奶自身含乳糖约4.5g/100mL，不属于添加糖；酸奶的碳水化合物含量一般为11~14g/100mL，即每100mL酸奶添加了5.5~9.5g糖，500~250mL酸奶即有25g添加糖。当然，酸奶的价值——钙和优质蛋白，是其他含糖饮料不能相提并论的。

黑巧克力中碳水化合物含量63%，番茄酱含14.8%，甜面酱含27.1%，沙拉酱含20.1%。

可见，将糖摄入量控制在5%以内并不容易实现，但我们还是应该将其视为目标。人类天生喜欢甜味食物，碳水化合物也是人类获取能量的重要来源。但我们在喜欢糖的同时，要重视它对健康的负面影响。食物中不缺乏碳水化合物，并不需要添加糖，在日常购买食物时，请注意查看食物配料表和营养标签，尽可能降低添加糖的摄入。

- 自查：你膳食中的隐形糖。

测试题

单选题

(1) 日常生活中机体的主要供能营养素是_____。

　　A. 碳水化合物　　B. 脂肪　　　　　C. 蛋白质　　　　D. 矿物质

(2) 以下是大脑对碳水化合物的利用形式的有_____。

　　A. 糖醇　　　　　B. 麦芽糖　　　　C. 葡萄糖　　　　D. 多聚糖

(3) 膳食碳水化合物摄入不足时，机体依赖脂肪供能时，此时机体代谢会产生_____。

　　A. 酮体　　　　　B. 糖原　　　　　C. 果糖　　　　　D. 糖醇

第三节 碳水化合物的消化

碳水化合物的消化吸收分为小肠消化和结肠发酵两种。单糖可以在小肠直接被吸收；双糖经过双糖酶水解后被小肠黏膜上皮细胞吸收；寡糖和多糖也需要分解为葡萄糖后被吸收。在小肠无法被消化的部分，则进入结肠经细菌发酵后再吸收。

一、碳水化合物的消化

口腔分泌的唾液淀粉酶可分解少量的碳水化合物，而胃液中没有消化碳水化合物的酶；小肠是碳水化合物消化的主要场所。小肠内来自胰液的胰淀粉酶，小肠黏膜上皮细胞刷状缘上的糊精酶、糖淀粉酶、麦芽糖酶、蔗糖酶、乳糖酶等分工协作，将可消化淀粉中的多糖及寡糖完全分解为葡萄糖及少量果糖和半乳糖。这些单糖进入小肠黏膜上皮细胞后，通过小肠壁的门静脉毛细血管，汇合于门静脉进入肝脏，并通过门静脉进入机体大循环，运送至全身各处。

小肠内不能被消化的碳水化合物达到结肠后，被细菌分解，产生氢气、甲烷气、二氧化碳和短链脂肪酸等，这一过程称为发酵。发酵可促进肠道内特定菌群如乳酸杆菌、双歧杆菌等生长繁殖，以维持肠道健康。而临床上抗生素的不规范使用，也会影响肠道正常菌群的维持，从而引发肠道相关疾病。

二、碳水化合物的吸收

葡萄糖主要通过主动、被动和细胞间隙三种方式被机体吸收。影响葡萄糖吸收的因素很多，如小肠的吸收面积、细胞膜脂质成分、转运细胞的数量、转运子的周转速率等。机体通过对这些因素的调节，促进碳水化合物的吸收，来满足身体的生长发育需要。

膳食小贴士

乳糖不耐的人如何选择牛奶？

乳糖是由果糖和半乳糖构成的双糖，在小肠中只有被分解为单糖后，方可被机体吸收进入血液循环系统。乳糖不耐是指肠道内缺乏分解乳糖的酶，堆积在肠道的乳糖一方面从周围组织中吸收大量水分，另一方面肠道细菌分解乳糖的同时产生大量气体和刺激肠道的代谢物，从而出现腹胀、腹泻、腹痛的症状。世界范围内，90%的亚洲人、75%的非洲裔或美国原住居民缺乏乳糖酶。

与乳糖不耐相似的是，对乳品中蛋白质过敏也会产生腹胀、腹泻、腹痛的症状。食物过敏是机体的免疫系统对乳品蛋白的过度反应。食物过敏可能会产生比较严重的后果，需要尽快寻求医生的帮助。

乳品最大的营养价值是提供丰富的、易被人体吸收利用的钙(约110mg/100mL)。我国膳食中可利用的钙较为缺乏。虽然蔬菜水果、谷物薯类食品中也含有较为丰富的钙，但因其所含有的膳食纤维、植酸、植醇等而不容易被人体吸收利用。2012年中国居民营养状况调查显示，成年人每日钙摄入量(379mg/d)不到推荐摄入量的一半(RNI=800mg/d)。对于乳糖不耐的成人而言，喝乳品时可以尝试少量多次、逐渐加量、与其他食物同吃等方法，以减缓乳糖在肠道内的运输，避免引发不适症状。选择市场上不含乳糖(lactose free)的乳品。此外，可选择酸奶。牛奶经过发酵后，乳糖转变为乳酸，可以直接被小肠吸收。酸奶的缺点是，牛奶发酵后pH值下降，口味变酸，需要添加糖(如蔗糖或果糖或蜂蜜)来改善口感。与同样100mL的牛奶比，酸奶的蛋白质含量稍低(牛奶2.9~3.0/100mL vs 酸奶2.3~2.7g/100mL)，碳水化合物含量上升(3.4~4.7g/100mL vs 8.0~14.0g/100mL)，总能量升高(54kcal/mL vs 72kcal/100mL)。对于控制体重的人而言，要引起注意。

- 自查：你每周的乳品消耗量。

测试题

判断题

(1)口腔分泌的唾液淀粉酶可分解少量的碳水化合物，所以细致咀嚼米饭馒头等主食会有甜味。（　　）

(2)碳水化合物主要消化吸收场所在胃。（　　）

(3)无法被人体消化吸收的碳水化合物在结肠会被细菌分解，进行发酵，促进肠道健康。（　　）

(4)有乳糖不耐的人只能选择酸奶。（　　）

第四节 血糖生成指数与血糖负荷

日常生活中说的血糖，即血液中的葡萄糖。正常情况下，葡萄糖是大脑可以利用的唯一能量物质。下面先来了解一下身体是如何利用葡萄糖的。

首先，是产生能量。机体细胞中的葡萄糖经过糖酵解（无氧）、三羧酸循环（有氧）及生物氧化，最终生成二氧化碳和水，释放出的能量以 ATP 形成贮存起来，供生命活动需要。无氧情况下，如快速高强度的运动，葡萄糖通过无氧酵解被分解为乳酸，但释放出的能量较少。

然后，是血糖调节。健康人的空腹血糖水平维持在 $3.8 \sim 6.6mmol/L$。当血糖 > $7.7mmol/L$ 时，超出肾小管对葡萄糖重吸收能力，从而出现尿糖，即糖尿病。此时机体会出现口渴、视力模糊等症状。而当血糖 < $3.85mmol/L$，但仍 > $2.75mmol/L$ 时，中枢神经系统因血供不足会出现无力、头晕、心慌、出汗、颤抖、面色苍白等衰弱、疲劳等症状；此时若不及时纠正，血糖水平继续下降，就会引发抽搐、昏厥、甚至死亡。

那么，机体是如何维持血糖的稳定呢？餐后由于食物分解消化，血糖水平升高，此时胰腺中的胰岛 β 细胞分泌胰岛素，抑制 α 细胞分泌胰高血糖素，调节肝脏、肌肉和脂肪组织增加对葡萄糖的吸收，合成转化为肝糖原、肌糖原及脂肪储备起来。机体对碳水化合物的存储能力有限（肝糖原约 100g，肌糖原约 500g），但存储脂肪的能力无上限，如 1941 年出生于美国华盛顿班布里奇岛的 Jon Brower Minnoch，身高 185cm，体重 1400 磅（635kg）；2020 年新冠肺炎疫情期间，湖北一小伙子体重达 556 斤，被称为"湖北第一胖哥"。

餐后 12 小时内，肝脏通过分解肝糖原释放葡萄糖以维持血糖稳定；但此时，肝脏、肌肉和脂肪组织对葡萄糖的利用将受到限制。当肝糖原储备耗竭时，肝脏利用脂肪和蛋白质，通过糖异生产生葡萄糖，调控血糖水平。此时，若仍然不摄入碳水化合物，则肝脏糖异生能力下降，出现代谢转换，即肝脏利用脂肪酸作为能量主要供应者，此时机体会最大限度地降低对葡萄糖的利用。因大脑没有储能物质，除非长期饥饿，才会以脂肪的代谢产物酮体供能，正常情况下，葡萄糖是大脑的唯一能量来源；成熟红细胞无细胞核、无线粒体等细胞器，无法利用脂肪酸，血糖是其唯一的能源，且红细胞摄取葡萄糖属于易化扩散，不依赖胰岛素调节。

餐后血糖水平受很多因素的影响。首先，食物中碳水化合物的含量、类型和摄入总量直接影响着人体对其消化和吸收的快慢，从而产生不同的血糖反应。食物中淀粉、糖，因在小肠可被快速消化、吸收，从而升高血糖水平较快；抗性淀粉、多聚糖或膳食纤维的消化较为缓慢，对血糖水平的影响较小。其次，膳食组成，如高脂肪的膳食胃排空时间较

第七章 碳水化合物

长,高膳食纤维的膳食也会延长肠道的吸收时间;还有其他影响因素,如食物的制作(生吃、煮、炒、炸等);个体消化系统功能的差异;其他营养素,如矿物质铬、维生素 B_6 等,均会影响葡萄糖的利用。

一般用"血糖生成指数"来衡量人体对食物的血糖反应。血糖生成指数(glycemic index, GI)是指进食含有 50g 碳水化合物的食物与进食 50g 葡萄糖,2 小时血糖曲线下的面积之比,以衡量某种食物或膳食对血糖水平的影响。一般 GI<55 为低血糖生成指数的食物,GI=55~70 为中血糖生成指数,GI>70 为高升糖指数。GI 值越高的食物,进入胃肠道后消化快,吸收完全,血糖迅速升高。食物 GI 值可作为肥胖者及糖尿病、高血压病人选择食物的参考依据(表 7.1)。

表 7.1 常见食物 GI 值

食物名称	GI	食物名称	GI	食物名称	GI
馒头	88.1	熟土豆	66.4	大米	83.2
熟甘薯	76.7	面条	81.6	烙饼	79.6
苕粉	34.5	闲趣饼干	47.1	梨	36.0
南瓜	75.0	荞麦	54.0	苹果	36.0
油条	74.9	甘薯(生)	54.0	藕粉	32.6
荞麦面条	59.3	香蕉	52.0	鲜桃	28.0
西瓜	72.0	猕猴桃	52.0	扁豆	38.0
小米	71.0	山药	51.0	绿豆	27.2
胡萝卜	71.0	酸奶	48.0	四季豆	27.0
玉米粉	68.0	牛奶	27.6	面包	87.9
玉米片	78.5	柑	43.0	可乐	40.3
大麦粉	66.0	葡萄	43.0	大豆	18.0
菠萝	66.0	柚子	25.0	花生	14.0

食物的 GI 并不是固定不变的,受很多因素的影响,如成熟度(成熟的香蕉比不成熟的香蕉 GI 值高)、烹调时间(软烂的米饭比干硬的米饭 GI 值高)、个体差异(不同的个体对同样的食物的反应不同)等。一般情况下,乳类、豆类、蔬菜类,尤其是茎叶类蔬菜的 GI 值较低,而精制谷类、薯类、水果类的 GI 值较高。

餐后血糖水平不仅与 GI 值高低有关,还与食物中所含碳水化合物的总量密切相关。GI 高的食物,如果碳水化合物的含量较低,尽管容易转化为葡萄糖,但对血糖总体水平的影响不大。单纯以 GI 高低选择食物，可能会错失美味。1997 年，美国哈佛大学学者将膳食中碳水化合物的"质"与"量"相结合，提出了"血糖负荷"(glycemic load, GL)的概念。GL=GI×碳水化合物含量(g/100)。GL>20 为高 GL 食物，GL<10 为低 GL 食物，介于 10~20 之间为中 GL 食物(表 7.2)。如西瓜 GI=72，属于高 GI 食物，但其碳水化合物含量仅 6.8g/100g，少量食用(100g)，其 GL 值为 5.1，并不会引起血糖水平的大幅波动。血糖指数是碳水化合物质量的概念，而血糖负荷由于考虑了食物中碳水化合物的含量及摄入量，故而比血糖指数更能准确地反映食物中碳水化合物对血糖的影响。

表 7.2 常见食物的血糖负荷(GL)

食物名称	GL	食物名称	GL	食物名称	GL
绿豆汤	27	饺子	10	南瓜	4
龙口粉丝汤	12	面条	14	青豌豆	4
番茄汤	6	手工鸡蛋宽面	15	绿豆	5
牛肉	0	云吞	15	甜玉米(依品种)	11~21
猪肉	0	细面条	18	红薯	12
羊肉	0	方便面	19	山药	13
鸡蛋	0	意大利面	23	薯条	22
奶酪	0	白菜	0	草莓	5
鱼虾蟹	0	西蓝花	0	苹果	1
威化饼干	14	卷心菜	0	橘子	5
巧克力蛋糕	20	芹菜	0	葡萄干	28
白面包	10	黄瓜	0	干枣	42
全麦小麦面包	9	菠菜	0	花生	14.0

全谷物食物，对需要控制血糖的人而言是更好的选择。根据美国谷物化学家协会，全谷物是指完整、碾碎、破碎或压片的谷果，包括淀粉质胚乳、胚芽和麸皮，各组成部分的相对比例与完整谷果一样。全谷物食品由于膳食纤维含量较高、富含矿物质和维生素、脂肪含量较低且主要为不饱和脂肪酸，其营养价值更全面。所有的粗粮(未加工)都属于全谷物，如小米、高粱、糙米、麦粒等。全谷物食物由于仍保有胚芽和麸皮，营养更为丰富；更为重要的是，全谷物食物膳食纤维含量较高，其血糖指数和血糖负荷较精制谷物食物低。

> **健康小贴士**
>
> **为什么要细嚼慢咽?**
>
> 食物的消化始于口腔，咀嚼是促进唾液腺分泌唾液的过程，唾液中含有淀粉酶对碳水化合物进行初步消化；唾液中的溶菌酶有杀菌作用，保持口腔清洁；唾液把食物碎片"捆绑"在一起形成食团，有利于吞咽。而牙齿的咀嚼功能需要保持，否则牙齿与牙龈容易出现问题。
>
> 胃是柔软的肌肉器官，靠蠕动、胃液和消化酶继续分解食物，咀嚼充分的食物在胃内与消化酶有更完全的接触，有利于食物消化。
>
> 随着食物的消化和吸收，血糖水平升高，信号传递到大脑，饱中枢发出信号停止进食，而这一过程，需要时间。快速进食，则会在中枢神经发出信号之前进食过多。有研究显示，体重偏胖的人进食时间较短。

● 自查：你每日选择食物血糖生成指数的大致范围是怎样的？

测试题

1. 多选题

(1) 下列关于餐后血糖的影响因素描述正确的是_____。

　　A. 食物中碳水化合物的含量、类型和摄入总量

　　B. 食物的制作方式

　　C. 个体消化系统功能的差异

　　D. 其他营养素如矿物质铬、维生素 B6 等

(2) 下列关于血糖生成指数(GI)描述正确的是_____。

　　A. 血糖生成指数可以衡量某种食物或膳食对血糖水平的影响

　　B. 高 GI 值的食物，进入胃肠道后消化快，吸收完全，血糖迅速升高

　　C. 食物 GI 值可作为肥胖者及糖尿病、高血压病人选择食物的参考依据

　　D. 低 GI 值的食物，进入胃肠道后消化较慢，有利于血糖水平的控制

2. 判断题

(1) 全谷物食物由于仍保有胚芽和麸皮，营养更为丰富，且全谷物食物膳食纤维含量

较高,对需要控制血糖的人而言是更好的选择。　　　　　　　　　　　　　　(　　)

第五节　碳水化合物参考摄入量与食物来源

成年人每天约需要碳水化合物200g,以维持机体对葡萄糖的需要,如大脑每日需要140g的葡萄糖。在任何的年纪,每天应从碳水化合物中获得至少25%的能量。

一、碳水化合物的参考摄入量

碳水化合物参考摄入量的制定不按照其每日绝对摄入量,而是依据其所提供的能量占每日总能量的百分比表示。碳水化合物参考摄入量的制定基于:① 总能量的摄入与贡献;② 蛋白质和脂肪供能比;③ 三大产能营养素的平衡。2013年,中国营养学会《膳食营养素参考摄入量》(dietary reference intakes,DRIs)修订专家组确定,我国成人的平均需要量(estimated average requirement,EAR)为120g,可接受范围为总能量的50%~65%,以一个60kg体重、轻体力活动的成年男性为例,每日2000kcal能量中,需要摄入碳水化合物275g。膳食纤维的适宜摄入量(adequate intake,AI)为每日25~30g;对添加糖摄入量进行限制,每日不超过50g,最好控制在25g。

膳食中碳水化合物的来源应多样化,特别应包括全谷物,且要对纯能量物质如糖、酒精的摄入要限制。

二、碳水化合物食物来源

牛奶是植物性食物以外可以提供碳水化合物(乳糖)的动物性食物之一,另外一种是蜂蜜。富含碳水化合物的食物主要有谷物类(米、麦等)、薯类(土豆、红薯等)、杂豆类(豌豆、绿豆等)和淀粉类坚果(板栗、莲子等)。一般情况下,蔬菜类提供的碳水化合物可以忽略不计,但水果整体约含10%的碳水化合物,有些水果类含有较多单糖、双糖,甚至脂肪,其能量不容小觑,如菠萝蜜、椰子、榴莲等。粮谷类一般含碳水化合物60%~80%,薯类15%~30%,杂豆类40%~60%,成熟板栗的淀粉含量为46%,而干莲子淀粉含量高达67%。常见食物中碳水化合物含量见表7.3。

表 7.3　常见食物中的碳水化合物

食品种类	碳水化合物(g)	食品种类	碳水化合物(g)	食品种类	碳水化合物(g)
大米	77.2	猪肉(后肘)	0.0	小白菜(上海青)	2.4
黑米	72.2	牛肉	0.5	菠菜	4.5
小米	75.1	羊肉	1.6	苋菜(红苋)	5.9
小麦(标准粉)	70.9	鸡肉	0.9	卷心菜(圆白菜)	4.6
荞麦	73.0	鸭肉	0.2	西芹	4.8
燕麦	77.4	鸽子	1.7	白萝卜	4.0
玉米面(黄)	78.4	鹌鹑	0.2	胡萝卜(红)	8.8
红薯(甘薯红心)	15.5	鲫鱼	3.8	胡萝卜(黄)	10.2
土豆	17.8	黄鳝	1.2	番茄(西红柿)	3.3
芋头	12.7	泥鳅	1.7	黄瓜	2.5
山药	12.4	人乳	7.4	莴苣	2.8
黑豆	33.6	牛乳(低脂)	4.8	辣椒(红椒椒)	17.7
黄豆	37.3	牛乳(全脂)	4.9	苹果	13.7
红豆(赤小豆)	63.4	羊乳	5.4	苹果(红富士)	11.7
绿豆(干)	62.0	驼乳	6.5	梨子	13.1
蚕豆(带皮)	59.9	鸡蛋(食部87%)	2.4	桃子	10.1
蚕豆(去皮)	58.9	鸭蛋(食部87%)	3.1	樱桃	10.2
豇豆(干)	65.6	鹌鹑蛋(食部86%)	2.1	草莓	7.1

注：所有营养素含量均以100g可食用食部表示。

> **膳食小贴士**
>
> ### 什么样的人需要无糖食品?
>
> 　　根据我国《预包装食品营养标签通则》(GB28050—2011)，"无糖"是指固体食物每100g或液体食物每100mL的含糖量不高于0.5g。值得注意的是，这里的"无糖"是指不含蔗糖(即日常生活中的白砂糖)、果糖、葡萄糖及果葡糖浆等添加糖。但食品本身含有的"糖"是不算在内的。如无糖饼干，饼干本身是小麦粉制作，小麦粉含有76%的碳水化合物(多糖)。
>
> 　　对糖尿病或需要减肥人士，无糖食品通过添加甜味剂满足了这些特定人群对甜味的需求，同时也不会增加热量。但不额外添加糖的"无糖食品"并不意味着低热量，除了食物自身丰富的碳水化合物，还有可能添加脂肪，导致热量更高，高纤饼干就是典型的例子。

• 自查：记录你每餐中粗粮的分量，以及每餐所用的时间(分钟)。

测 试 题

1. 单选题

(1) 属于碳水化合物参考摄入量制定的参考因素的有_____。

  A. 总能量的摄入与贡献   B. 蛋白质和脂肪供能比

  C. 三大产能营养素的平衡   D. 以上全部

(2) 下列哪些动物性食品可以提供碳水化合物？_____

  A. 牛肉、鸡蛋 B. 猪肉、猪油 C. 羊肉、鱼肉 D. 牛奶、蜂蜜

2. 多选题

(1) 碳水化合物参考摄入量的制定基于_____。

  A. 总能量的摄入与贡献   B. 蛋白质和脂肪供能比

  C. 三大产能营养素的   D. 日常体力活动

(2) 以下哪些是膳食纤维的生理功能？_____

  A. 延缓葡萄糖吸收   B. 抑制胆固醇吸收

  C. 产生短链脂肪酸   D. 促进矿物质吸收

3. 判断题

(1) 无糖食品通过添加甜味剂满足了特定人群对甜味的需求，同时也不会增加热量。

                      ( )

本章测试题答案

第一节 1. 单选题(1)C (2)D 2. 判断题(1)×

第二节 单选题(1)A (2)C (3)A

第三节 判断题(1)√ (2)× (3)√ (4)×

第四节 1. 多选题(1)ABCD (2)ABCD 2. 判断题(1)√

第五节 1. 单选题(1)D (2)D 2. 多选题(1)ABC (2)ABC

    3. 判断题(1)√

第八章
脂　　类

21世纪以来，各国的超重、肥胖人数不断增多，而肥胖显著增加民众罹患糖尿病、高血压、心脑血管疾病的风险。

随着科学证据的累积和科普工作的推进，媒体上"饱和脂肪酸""不饱和脂肪酸""反式脂肪酸"信息很多，人们对这些名词并不陌生。但人们对这些名词的真正含义及其与健康的关系却存在不同的解读。

除了对脂肪的"畏惧"，人们更怕的是一个叫做"胆固醇"的东西，因其和心脑血管疾病有关。然而，2015年，美国的膳食指南率先取消了此前一贯对膳食中胆固醇每日300mg的限制，其他国家也纷纷跟进。是什么让科学家转变了立场呢？

☞ **本章主要内容：**

1. 脂肪的结构和功能
2. 脂肪的消化吸收与利用
3. 胆固醇与反式脂肪酸
4. 脂肪的需求和食物来源
5. 能量与体重管理

☞ **本章学习目标：**

1. 熟悉脂肪的生理功能
2. 掌握食物脂肪的营养学评价
3. 掌握脂肪的需要量和食物来源
4. 了解食物脂肪的消化、吸收和存储

第一节 脂类的结构与功能

脂类（lipids）包括脂肪（fats）和类脂（lipoids）。脂肪又称甘油三酯（triglycerides），是机体重要的储能和供能物质，占脂类总量的95%。类脂包括磷脂和固醇类，主要参与细胞膜、各种组织器官，尤其是神经组织的构造。

甘油三酯由三分子脂肪酸（fatty acid，FA）和一分子甘油（glycerol）构成。一般情况下，来自动物性食物的甘油三酯碳链长，饱和脂肪酸含量高，熔点高，因此常温下呈现固态，称为脂；而来自植物性食物的甘油三酯富含不饱和脂肪酸，熔点低，常温下呈现液体，称为油。甘油三酯不仅是机体重要的组成成分、体内的能量贮存形式，而且也具有保护体温、保护内脏器官免受外力伤害等作用。食物中的甘油三酯除了给人体提供热能和脂肪酸以外，还有增加饱腹感、改善食物的感官性状、提供脂溶性维生素等作用。

一、脂肪的生理功能

甘油三酯在人体内主要分布在腹腔、皮下和肌肉组织中，具有重要的生理功能。

(1) 储备和提供能量。甘油三酯是人体储备能量的主要形式，1g脂肪可产生9kcal的热量。值得注意的是，脂肪对能量的存储没有上限，过多地摄入能量可以导致过度肥胖。

(2) 保护内脏与维持体温。脂肪组织在体内对内脏器官有支撑和衬垫作用，可以使内脏器官免受外来力量的伤害；且皮下脂肪起到隔热保温作用，故肥胖者一般不怕冷。

(3) 构成机体成分。脂肪不仅构成细胞膜的重要成分，维持细胞的正常结构和功能，而且也和其他生物大分子，如糖、蛋白质一起构成生物活性物质；还能转变为生理活性物质，如肾上腺素、性激素等。

(4) 参与机体代谢。脂肪组织具有内分泌功能，分泌各种脂肪因子、炎症因子和细胞因子等，参与机体的代谢、免疫、生长发育等。

(5) 节约蛋白质。脂肪在体内分解后，分解产物可以促进碳水化合物的能量代谢；充足的脂肪能保证机体不使用蛋白质作为能量来源。而食物中的脂肪不仅赋予食物浓郁的香与味，促进食欲，而且还能提供丰富的脂溶性维生素。此外，富含脂肪的食物能刺激十二指肠产生肠抑胃素，抑制胃蠕动，使得食物在胃内的排空时间更长，增加饱腹感。

二、脂肪酸的结构与种类

甘油三酯分子中的3个脂肪酸其结构并不完全相同，目前已知的自然界中的脂肪酸有

40多种，含2~24个碳原子。脂肪酸有不同的分类方式，根据碳链长短分为短链（6个以下）、中链（8~12碳）、长链（14~24个碳）脂肪酸。食物中的脂肪主要以18碳为主的长链脂肪酸构成。根据脂肪酸链中不饱和键的数目（饱和程度），分为饱和脂肪酸（saturated fatty acid, SFA），如棕榈油；以及不饱和脂肪酸（unsaturated fatty acid, USFA）。其中，不饱和脂肪酸又分为多不饱和脂肪酸（polyunsaturated fatty acid, PUFA）如亚油酸、α-亚麻酸，和单不饱和脂肪酸（monounsaturated fatty acid, MUFA），如油酸。根据脂肪酸的空间结构，分为顺式脂肪酸（cis-fatty acid）和反式脂肪酸（trans-fatty acid）。

必需脂肪酸（essential fatty acid, EFA），与必需氨基酸性质相似，是机体必需，但又不能自身合成，必须从食物中获取的一类脂肪酸。亚油酸和α-亚麻酸是两种人体必需脂肪酸。事实上，α-亚麻酸是体内合成n-3系列脂肪酸的前体，它的碳链可以延长为更长链的多不饱和脂肪酸，如二十碳五烯酸（EPA）和二十二碳六烯酸（DHA）。植物油和鱼油是n-3系列脂肪酸主要来源。亚油酸和花生四烯酸是n-6系列脂肪酸的前体，完全来自植物（油）。

必需脂肪酸主要有以下功能：

（1）与甘油三酯一样，为机体提供能量；

（2）磷脂的重要组成成分，而磷脂是细胞膜的主要结构成分，所以必需脂肪酸与细胞膜的结构和功能直接相关；

（3）亚油酸是合成前列腺素的前体，而前列腺具有多种生理功能，如使血管扩张和收缩、神经刺激的传导等；

（4）与胆固醇的代谢有关，体内约70%的胆固醇与必需脂肪酸酯化成酯，被转运和代谢；

（5）磷脂能改善脂肪的吸收和利用，防止胆固醇在血管内沉积，预防心血管疾病；

（6）磷脂被机体消化吸收后释放出胆碱，合成乙酰胆碱，改善大脑组织和神经功能。

每日膳食中必需脂肪酸的摄入量应不低于总能量的3%。必需脂肪酸缺乏，可引起生长迟缓，生殖障碍，皮肤损伤，以及肾脏、肝脏、神经和视觉方面的多种疾病。必需脂肪酸属于多不饱和脂肪酸，容易被氧化而产生氧化物、过氧化物等，所以过多地摄入多不饱和脂肪酸，也会对身体产生多种慢性危害。

三、类脂

类脂包括磷脂和固醇类。磷脂是指甘油三酯中一个或两个脂肪酸被含磷的其它基团所取代的一类脂类物质。磷脂主要是磷酸甘油酯（如卵磷脂、脑磷脂、肌醇磷脂等）和神经鞘脂，主要分布在脑、神经组织和肝脏。磷脂不仅可以提供能量，而且也具有重要的生理功能，如构成细胞膜，改善心血管和神经功能，在脂肪吸收和利用中扮演乳化剂的角色等。

固醇类主要是胆固醇和植物固醇，胆固醇主要分布在动物脑、内脏、禽蛋的蛋黄等。人体90%的胆固醇分布在细胞中，是合成很多活性物质的材料，如胆汁、性激素、肾上腺素，甚至维生素D。人体可以自身合成胆固醇，主要由肝脏和肠壁细胞合成。人体自身的胆固醇合成代谢受到膳食胆固醇摄入的影响和调节，而碳水化合物和脂肪的代谢产物乙酰辅酶A，是人体合成胆固醇的主要原料。植物固醇主要来自植物种子、植物油脂、坚果等。

测试题

单选题

(1) 以下属于必需脂肪酸的是_____。

  A. 亚油酸 B. 花生四烯酸 C. 软脂酸 D. 硬脂酸

(2) 以下不属于脂肪的生理功能的是_____。

  A. 储备和提供能量

  B. 保护内脏与维持体温

  C. 参与机体代谢，脂肪组织具有内分泌功能

  D. 抗生酮作用

(3) 以下属于磷脂的生理功能的是_____。

  A. 提供能量，在脂肪消化吸收过程发挥乳化剂的作用

  B. 构成细胞膜

  C. 改善心血管和神经功能

  D. 以上全部

第二节 胆固醇与反式脂肪酸

一、胆固醇

自1977年以来，美国膳食指南的六项核心要点之一就是控制每日胆固醇的摄入量在

300mg以下,而美国2015年版的膳食指南已取消了对胆固醇摄入量限制的建议。

人体内80%的胆固醇是自身合成的,其合成虽然受到膳食胆固醇的调节,但并没有发现膳食胆固醇的摄入量与冠心病的发病和死亡有关。膳食胆固醇摄入量与HDL-C、LDL-C这两个心血管风险指标间的关系缺乏高质量的证据;临床缺血性心血管事件风险的增高,主要取决于其HDL-C的降低和LDL-C的升高,而非总胆固醇的升高。膳食脂肪酸种类(即饱和、不饱和、反式脂肪酸)对HDL-C、LDL-C的影响是非常确切的,反式脂肪酸能够显著的提升LDL水平、降低HDL水平。因此,对健康人群,胆固醇的摄入不再做严格的限制。

鉴于胆固醇是机体很多活性物质的原材料,适量的胆固醇摄入是人体必需的。当然,对于有代谢疾病,如动脉粥样硬化、高血脂、冠心病、糖尿病等的人群,膳食中胆固醇和饱和脂肪酸的摄入量还是需要严格控制,常见食物中胆固醇的含量见表8.1。

表8.1 食物中胆固醇含量

食物名称	胆固醇含量(mg/100g)	食物名称	胆固醇含量(mg/100g)
猪胆肝	1017	松花蛋(鸡蛋)	595
猪脑	2571	鸡蛋	585
猪肝(卤煮)	469	鸭蛋	565
猪头皮	304	鸭蛋黄	1576
牛肺	306	松花蛋(鸭蛋)	647
牛脑	2447	咸鸭蛋	647
羊肺	319	鹅蛋	704
羊肝	349	鹅蛋黄	1696
羊脑	2004	银鱼	361
鸡肝	476	丁香鱼(干)	379
鸭肝	341	蛏干	469
火鸡胗	342	扇贝	348
鸡蛋黄	1510	贻贝(干)[淡菜、壳菜]	493
鸡蛋黄(乌骨鸡)	2057	鱿鱼	871
鸡蛋粉(全蛋粉)	2251	虾皮	428
鸡蛋黄粉	2850	虾米	525

二、反式脂肪酸

20 世纪 80 年代,科学家利用氢化过程,将不饱和脂肪酸的不饱和键转变为饱和键。随着饱和度增加,液态的油变为固体的脂。氢化的植物油口感更好、货架期更长,受到了消费者和商家的一致推崇。但氢化作用提高了植物油脂抗氧化性能的同时,也改变了脂肪中脂肪酸的空间结构,随着植物油氢化程度的增加,反式脂肪酸含量增加,如人造奶油中反式脂肪酸含量可以达到 18%。

自然状态下,大多数不饱和脂肪酸是顺式的,但也有少数是反式脂肪酸,天然存在的反式脂肪酸主要在乳类产品中。日常生活中的反式脂肪酸主要来自加工,即植物油的氢化和精炼;食物的高温煎炒烹炸也会产生少量的反式脂肪酸。

现有的研究证实,无论是天然还是后天加工的反式脂肪酸,均会增加心血管疾病的患病风险。2003 年 WHO《膳食营养与慢性疾病》建议,反式脂肪酸的供能比应小于总能量的 1%,即一个每日需要 2000kcal 能量的健康成年人,每日不超过 2g。

1999 年,美国强制在营养标签中标示反式脂肪的含量;2006 年强制要求在传统食品及膳食补充剂的营养标签中标示反式脂肪酸的含量;2008 年纽约市餐饮行业禁售含反式脂肪酸的食品;2013 年初次裁定含反式脂肪酸食品为非 GRAS(generally recognized as safe)食品;GRAS 是美国 FDA 评价食品添加剂的安全性指标。

我国 2012 年国家食品安全风险评估中心《中国居民反式脂肪酸膳食摄入水平及其风险评估》显示,我国居民膳食摄入反式脂肪占膳食总能量的 0.16%,其中城市居民膳食中反式脂肪酸摄入量(0.52g/d,0.25%)高于农村居民(0.33g/d,0.16%),大城市最高(0.53g/d,0.26%)。北京和广州两地居民的数据显示,13~18 岁年龄组摄入水平最高(平均值 0.61g/d,0.32%;中位数 0.49g/d,0.30%)。

常见食品反式脂肪酸 TFA 含量见表 8.2。

表 8.2 常见食物中反式脂肪酸 TFA 含量

食品种类	样本量	TFA 含量(g/100g)		
		均数	中位数	最大值
焙烤食品	682	0.41	0.11	8.64
调味品	98	0.35	0.05	4.12
冷冻饮品	99	0.09	0.05	0.53
膨化食品	224	0.16	0.04	7.01

续表

食品种类	样本量	TFA 含量(g/100g)		
		均数	中位数	最大值
巧克力、糖果	135	0.89	0.16	15.60
乳及乳制品	262	0.83	0.20	10.34
速食食品	274	0.11	0.04	3.92
小吃	86	0.24	0.12	2.74
畜肉及制品	92	0.30	0.11	2.14
固体饮料类	115	0.25	0.07	3.42
植物油	451	0.86	0.65	4.86
禽肉制品	53	0.16	0.07	1.86
油饼油条	42	0.31	0.13	3.64
总计	2613	0.46	0.11	15.6

虽然我国居民通过膳食摄入的反式脂肪酸水平不高,但考虑到我国膳食模式的西方化趋势明显,有必要提供我国居民对反式脂肪酸的科学认知,正确引导消费。同时,进一步降低加工食品的反式脂肪酸含量,更好地保护我国消费者健康。

如何避免摄入过多的反式脂肪酸呢?可参照如下方法:

(1)仔细阅读食物配料表和营养标签,以下食物成分是反式脂肪酸的重要来源:氢化植物油、部分氢化植物油、氢化棕榈油、氢化大豆油、植物起酥油、人造奶油等。我国膳食中,植物油对反式脂肪酸的贡献率接近50%,糕点、饼干和面包的贡献率约9%。但天然来源的反式脂肪酸约占居民膳食反式脂肪酸摄入水平的28.8%,主要来自液态乳,其次为牛羊肉制品和发酵乳。2013年1月1日实施的《预包装食品营养标签通则》规定,如食品配料含有或生产过程中使用了氢化和/或部分氢化油脂,必须在食品标签的营养成分表中标示反式脂肪酸含量。注意:标准规定,若每100g食品中反式脂肪酸含量低于0.3g,可以标示为0。

(2)精炼植物油是反式脂肪酸的来源之一,应适当控制烹调油的用量。2007年中国居民膳食指南建议,每日植物油摄入量为25~30g,目前我国居民的平均摄入量接近40g。

《食品安全国家标准》中《婴儿配方食品》(GB10765—2010)、《较大婴儿和幼儿配方食品》(GB10767—2010)、《婴幼儿谷类辅助食品》(GB10769—2010)和《婴幼儿罐装辅助食品》(GB10770—201)均规定,不应使用氢化油脂。《营养配方食品》还对反式脂肪酸的最高限量做了规定,不得超过总脂肪酸的3%。

膳食小贴士

我们为什么喜欢食用糖、脂肪和盐?

首先要认识到,人类在地球上的漫长生存时间里,绝大部分时间是在与生存做斗争。人类丰衣足食的生活不过百年,在很多国家不过几十年;而有些国家,即使现在,也还没有完全解决温饱的问题。

既然生存是第一要素,生存所需要的基本条件就需要优先满足,而生存首先需要能量,能量由食物中的糖、脂肪和蛋白质提供。

糖可以最快的速度供给机体以能量;人类的大脑只能用糖供给能量;自然界中丰富的植物(谷物类、薯类、水果类等)给人类提供了更多生存的机会。

脂肪,以最轻的重量携带最多的能量:每克产生 9kcal 能量,而同样重量的糖和蛋白质只产生 4kcal 能量。以脂肪储备能量对机体而言负担最轻,对奔跑、狩猎、从事体力劳动的影响最小;否则,以蛋白质、糖存储能量,同等能量储备则体重需增加一倍。体重的增加不仅消化更多能量,也不利于狩猎式的生存,机体需要适应环境。

其次,人类的大脑一半都是脂肪组织,没了脂肪,人类的智慧从哪里来?人的大脑比各种猩猩、猿类的大脑体积/重量要大(大脑与身体之比),是人类在进化过程中多思考、少运动的结果。

血浆中最多的阳离子是钠,最多的阴离子是氯。这两种离子对血浆渗透压和酸碱平衡的维持至关重要,而盐(氯化钠)提供这两种机体必需的小分子。

生物在漫长的演化过程中,保留下来的特性都是大自然选择的结果。换言之,那些不喜欢或不能够获取并存储足够能量的生物,由于无法留下自己的后代,所以在漫漫的历史长河中消失了。

但也要看到,人类所处的环境在快速改变:现代农业种植和畜牧业技术的发展,使食物极大地丰富,而工业化发展带来的汽车、飞机和互联网,极大地降低了人类的劳作强度,使得人类的生活方式和百年前,甚至五十年前大不相同。而基因的改变非常缓慢,如何平衡基因与环境的关系,确实需要我们在行动前有更多的思考。

- 自查:你日常膳食中的反式脂肪酸来自哪些食物?

测试题

单选题

(1) 以下关于膳食反式脂肪酸对胆固醇影响的描述正确的是_____。
   A. 提升 LDL 水平，降低 HDL 水平
   B. 降低 LDL 水平，降低 HDL 水平
   C. 提升 LDL 水平，提升 HDL 水平
   D. 降低 LDL 水平，提升 HDL 水平

(2) 胆固醇的生理功能包括_____。
   A. 细胞膜的重要构成成分
   B. 许多重要活性物质的合成材料，如胆汁、性激素等
   C. 合成维生素 D
   D. 以上全部

(3) 天然存在的反式脂肪酸主要在以下哪一类食品中？_____
   A. 乳类   B. 蔬菜水果   C. 蛋类   D. 谷物类

第三节 脂肪的消化、存储与利用

一、脂肪的消化

对于成年人而言，唾液腺中的脂肪酶活性很弱，脂肪的消化始于胃，而婴儿口腔内的舌脂酶可以分解奶中的短链和中链脂肪酸。虽然胃内的胃脂肪酶能分解短链及中链脂肪酸，但脂肪的消化场所主要在小肠，胆汁乳化脂肪，胰脂肪酶和肠脂肪酶分解脂肪。正常情况下，脂肪在成年人体内的吸收率约为95%，甘油三酯的水解速度与其链的长短和不饱和程度有关，短链、含不饱和键的脂肪酸消化更快，且不饱和脂肪酸较饱和脂肪酸的吸收率更高。脂肪水解后的小分子，如甘油、短链和中链脂肪酸，很容易被小肠黏膜细胞吸收进入血液。由于脂类不溶于或微溶于水，外源性或内源性脂类必须形成溶解度较大的脂蛋白复合体才能在血液循环中转运。血浆脂蛋白包括：① 乳糜微粒(chylomicro, CM)，血液中的乳糜微粒是颗粒最大，密度最低的脂蛋白，是食物脂肪通过人体血液到达肝脏的主要

运输形式；② 极低密度脂蛋白（very-low density lipoprotein，VLDL），肝脏将食物脂肪和体内的脂肪（内源性脂肪）与蛋白质合成 VLDL，将甘油三酯运送至外周血液；③ 低密度脂蛋白（low density lipoprotein，LDL），VLDL 随着血流抵达身体其他组织，满足机体对甘油三酯的需要，而随着 VLDL 中甘油三酯的减少，胆固醇的增加，形成 LDL，调节血液中胆固醇的浓度；④ 高密度脂蛋白（high density lipoprotein，HDL），将肝外组织的胆固醇运送至肝脏进行代谢。

二、食物脂肪营养学评价

与食物蛋白质的营养学评价相似，评价脂肪也可以从消化率、必需脂肪酸含量、各种脂肪酸比例以及脂溶性维生素含量等方面进行。

(1) 脂肪的消化率：膳食脂肪的消化率与熔点有关。熔点低，消化率高，反之亦然。植物性脂肪比动物性脂肪的熔点低，更容易消化。

(2) 必需脂肪酸含量：一般植物油脂中亚油酸和 α-亚麻酸的含量高于动物脂肪。

(3) 各种脂肪酸的比例：中国营养学会推荐膳食脂肪中饱和脂肪酸、单不饱和脂肪酸、多不饱和脂肪酸比例约为 1∶1∶1。一般而言，动物性脂肪中饱和脂肪酸含量较高，植物油脂的不饱和脂肪酸含量较高，但棕榈油、椰子油是特例，饱和脂肪酸含量很高。值得注意的是，由于动物脂肪熔点高，在高温下相对稳定，油炸时最好选择动物性脂肪或棕榈油、椰子油等。

(4) 脂溶性维生素含量：植物油脂中富含维生素 E，虽然动物的皮下脂肪几乎不含维生素，器官脂肪则富含维生素 A 和 D，鱼肝油是常见的维生素 A 和 D 补充剂。

- 自查：你家使用哪一种烹调油脂？

测 试 题

1. 单选题

(1) 膳食脂肪在机体内消化的主要场所是_____。

   A. 胃   B. 小肠   C. 结肠   D. 口腔

(2) 以下不属于血浆脂蛋白的有_____。

   A. 乳糜微粒   B. 极低密度脂蛋白

   C. 低密度脂蛋白   D. 胶原蛋白

2. 多选题

(1)膳食脂肪的营养学评价指标包括_____。

  A. 脂肪的消化率   B. 必需脂肪酸含量
  C. 各种脂肪酸的比例   D. 脂溶性维生素含量

第四节　膳食脂肪需要与膳食来源

20世纪80年代，我国普通民众的膳食脂肪还十分匮乏，厨房中最常见的油脂来自动物皮下脂肪。随着经济的快速发展，在我国无论是成年群体还是儿童少年，超重、肥胖率快速攀升，心脑血管疾病的死亡负担位居第一。

一、膳食脂肪的参考摄入量

脂肪不仅是良好的能量储备库、能量的高效提供者，而且更有许多生理功能。《中国居民膳食营养素参考摄入量》对脂肪的推荐只是设定了范围，即成年人膳食脂肪所提供的能量占每日总能量的20%~30%，必需脂肪酸亚油酸占总能量的4%，α-亚麻酸占总能量的0.6%。同时也推荐婴幼儿DHA的适宜摄入量为100mg/d，孕妇与乳母的DHA为200mg/d。

二、脂肪的食物来源与隐形脂肪

动物脂肪组织、肉类、植物种子、各类坚果等，是膳食脂肪的主要来源，脂肪含量见表8.3。动物脂肪含有较高的饱和脂肪酸和单不饱和脂肪酸；而植物油脂富含不饱和脂肪酸；禽类、水产类也富含不饱和脂肪酸。胆固醇含量丰富食物有动物脑、肝脏、肾脏、禽蛋黄等。

表8.3　常见食物中的脂肪含量

食品种类	脂肪(g)	食品种类	脂肪(g)
猪肉(后肘)	28.0	山核桃(干)	50.4
牛肉	8.7	松子仁	70.6
羊肉	6.5	西瓜子(炒)	44.8

续表

食品种类	脂肪(g)	食品种类	脂肪(g)
鸡肉	6.7	腰果(熟)	50.9
鸭肉	19.7	榛子(熟)	57.3
鸽子	14.2	苹果	0.2
鹌鹑	3.1	苹果(红富士)	0.4
鲫鱼	2.7	梨子	0.1
黄鳝	1.4	桃子	0.1
泥鳅	2.0	樱桃	0.2
人乳	3.4	草莓	0.2
牛乳(低脂)	1.5	橘(金橘)	0.2
牛乳(全脂)	3.6	橙	0.2
羊乳	3.5	黄豆	15.9
驼乳	3.5	红豆(赤小豆)	0.6
鸡蛋(食部87%)	8.6	绿豆(干)	0.8
鸭蛋(食部87%)	13.0	蚕豆(带皮)	1.1
鹌鹑蛋(食部86%)	11.1	蚕豆(去皮)	1.6
鹅蛋(食部87%)	15.6	豇豆(干)	1.2

注：所有营养素含量均以100g可食用食部表示。

正如前面提到的"无糖食品"并不意味着无糖，广受推崇的"健康食品"也没有看上去那么健康。例如常见的葵花籽，100g提供570kcal能量，而一个麦当劳奥尔良烤鸡腿堡提供502kcal能量，50g花生油提供450kcal能量。又如100g榛子提供590kcal能量，100g松仁提供610kcal能量，大多数坚果的脂肪含量丰富，这些健康零食确实应该限量摄入。

以糯米为主要原料的汤圆，汤圆芯会加入大量猪板油，脂肪含量一般在15%；椰汁好喝，椰肉更好吃，但椰肉的脂肪含量为12%以上；非油炸的薯片，脂肪含量为23%以上，而各种沙拉酱，脂肪含量一般不低于45%。因此，学会看营养标签，才能发现食物中的"隐形脂肪"。

三、低碳膳食与低脂膳食

2017年，加拿大麦克马斯特大学的研究人员历时10年(2003—2013年)，对18个国家35~70岁135335人进行了前瞻性队列跟踪,结果显示,高脂饮食降低全死因死亡风险,而高碳水化合物膳食的全死因死亡风险增加近30%,即高碳水膳食可能增加全死因死亡风险。①

2018年,《公共健康》中有研究②荟萃分析了北美、欧洲和亚洲等不同国家8项研究,被研究对象年龄20~86岁,432179人,结果显示,膳食中以更多的动物性蛋白质,如牛、羊、猪、鸡肉和奶酪等代替碳水化合物,会增加全死因死亡风险;而用蔬菜、水果、豆类、坚果等植物性蛋白质取代膳食中的碳水化合物,则会降低全死因死亡风险,即低碳水膳食可能增加全死因死亡风险。

对于这两项研究,到底该相信哪一个结论,我们需要更详细的信息。

第一项研究涉及13.5万多人,横跨五大洲、18个国家(包括3个高收入国家,如加拿大、瑞典等),11个中等收入国家(如中国、巴西、马来西亚等),也包括4个低收入国家(如印度、巴基斯坦等)。碳水化合物摄入最高组(77%的膳食能量来自碳水化合物)与最低组(仅46%)相比,全死因死亡风险增加了28%。

每天的膳食能量77%来自碳水化合物说明了什么?说明经济水平较低,其来自蛋白质,尤其是动物蛋白质的食物较少,此组全死因死亡风险的增高,很可能是来自营养不良,因为碳水化合物摄入水平最高的组心血管疾病的发生和死亡风险并没有明显变化,但非心血管疾病的死亡风险增加了36%。

第二项荟萃分析涉及8项研究,在校正了年龄、性别、种族、教育、运动、收入水平、吸烟、糖尿病,甚至膳食总能量摄入后,膳食碳水化合物的摄入量与全死因死亡风险呈"U"形关系,即过高或过低摄入碳水化合物都会增加全死因死亡风险。以碳水化合物占膳食总能量46.6%为分界点,"U"形曲线左侧几乎都是欧美经济发达国家(平均50%的膳食能量来自碳水化合物),而右侧几乎都是亚洲国家(平均61%)。发达国家以动物食物为主的饮食,特征是高蛋白、高脂肪,而这些会引发炎症通路的激活,产生氧化应激,从而使死亡风险增加。而高碳水化合物膳食(>70%),往往意味着更多精制谷物,导致更高的血糖负荷,加重代谢负担。同时,意味着蛋白质,尤其优质蛋白质摄入不足,营养不良的概率增加,导致死亡风险升高。

所以,膳食不能走极端,根据中国居民膳食指南,平衡才是关键,需保持碳水化合物

---

① Dehghan M, Mente A, Zhang X H, et al. Associations of fats and carbohydrate intake with cardiovascular disease and mortality in 18 countries from five continents(PURE): a prospective cohort study[J]. Lancet, 2017, 390(10107): 2050-2062. doi: 10.1016/S0140-6736(17)32252-3.

② Seidelmann S B, Claggett B, Cheng S, et al. Dietary carbohydrate intake and mortality: a prospective cohort study and meta-analysis[J]. Lancet Public Health, 2018, 3(9): e419-e428. doi: 10.1016/S2468-2667(18)30135-X.

在55%~65%之间，同时确保摄入足够的优质蛋白质。

下面再来分析一下减肥的膳食。

食物中的碳水化合物经胃肠道的消化吸收，转化为葡萄糖进入血液。当血液中葡萄糖供给充分时，身体细胞利用葡萄糖供能满足自身活动需要，并把剩余葡萄糖转化为糖原储存到肝脏和肌肉。若肝糖原、肌糖原储存额度已满，血中葡萄糖仍有剩余，机体仅利用葡萄糖，而不是脂肪，去满足生命活动的需要（节约脂肪）；同时，肝脏利用葡萄糖合成脂肪经血液循环系统把脂肪送至脂肪细胞存储起来；而脂肪细胞自身也能吸收葡萄糖合成脂肪存储起来。由此可见，过多的碳水化合物摄入，确实能导致肥胖（脂肪组织的过度储存）。

低碳水化合物的生酮膳食模式是否能减肥呢？生酮膳食早在20世纪20年代就应用于临床治疗癫痫，通过改变饮食结构，迫使脑部供能系统变化，刺激神经系统，减少癫痫发作。美国的罗伯特-阿特金斯博士运用了部分原理，创建了阿特金斯减肥法，鼓励人们通过低碳水减肥。生酮饮食在临床应用上有严格要求：每日所需能量70%来自脂肪，脂肪：蛋白质供能比为4:1或3:1，碳水化合物来源的能量<5%。生酮饮食需要在医生和营养师的共同监督下执行，以防范可能出现的风险，日常饮食显然不具备这样的条件。尽管有关生酮膳食减肥的研究取得了一定的成效，但其关键因素是对参与者食欲的抑制。生酮饮食会导致血糖水平下降，容易出现低血糖反应，情况严重时可能会损伤大脑细胞，而且生酮饮食往往会在体内蓄积大量酮体，有可能导致酮症酸中毒，严重时会危及生命。由于这些缺陷，生酮膳食不可能长期持续进行，对于食欲的调控不具备可持续性，而减肥绝不是一朝一夕的。更多的关于膳食与减肥的研究发现，无论是哪种膳食，只要膳食总能量的摄入降低，就可以达到减肥的目的。人体所需要的营养素需要食物多样化才能满足，均衡膳食，控制每日总能量摄入，才是减肥的长久之计。

- 自查：你今天的总脂肪摄入超标了吗？

测 试 题

1. 单选题

(1)以下哪种营养素是机体能量的主要储存形式？_____
  A. 碳水化合物 B. 蛋白质   C. 脂肪   D. 维生素

2. 判断题

(1)植物性食物的脂肪比动物性食品中的脂肪更健康。   （　　）

(2)脂肪摄入过多与肥胖、心脑血管疾病、动脉粥样硬化等疾病相关，所以应严格控

制脂肪的摄入,多食用零脂肪食品。 ( )

(3)人体所需要的营养素需要食物多样化才能满足,均衡膳食、控制每日总能量摄入才是减肥的长久之计。 ( )

本章测试题答案

第一节 单选题(1)A (2)D (3)D

第二节 单选题(1)A (2)D (3)A

第三节 1.单选题(1)B (2)D 2.多选题(1)ABCD

第四节 1.单选题(1)C 2.判断题(1)× (2)× (3)√

第九章
能量与体重管理

2017年，WHO的数据显示，世界范围内大约5%的儿童少年，12%的成年人属于肥胖（BMI≥30）。美国的Healthy People项目始于1979年，致力于促进健康和疾病预防，此后每10年由HHS（Department of Health and Human Services）发布一次，健康目标的确立基于科学证据，并聚焦于行动。与此相对应，美国CDC自1985年开始监测行为危险因素，并绘制体重超重肥胖（自报告）地图。1990年，在参与该项目的州中仅10个州的肥胖率低于10%，2000年，已经没有一个州的肥胖率低于10%；2010年，美国没有一个州的肥胖率低于20%。

《中国居民营养与慢性病状况报告（2015年）》显示，中国成年人超重率由2020年的22.8%上升至2012年的30.1%，肥胖率从2002年的7.1%上升至2012年的11.9%；6~17岁儿童的超重率和肥胖率分别从2002年的4.5%、2.1%上升至2012年的9.6%、6.4%。2020年12月23日发布的《中国居民营养与慢性病状况报告（2020年）》显示，我国成年居民超重肥胖率超过50%，6~17岁儿童青少年超重肥胖率接近20%，6岁以下儿童超重肥胖率达到10%。

目前，每年10月11日，是世界肥胖联合会（World Obesity Federation）倡导的"世界肥胖日"，目的是促使政府、机构和民众关注肥胖问题，并积极进行干预。

☞ 本章主要内容：

1. 基础代谢等基本概念
2. 机体的能量平衡
3. 评估人体营养状态的指标
4. 体重管理的策略

第九章 能量与体重管理

☞ **本章学习目标：**

1. 熟悉基础代谢、食物热效应等基本概念
2. 掌握维持能量平衡的要素
3. 掌握营养状况的评价指标
4. 掌握体重管理的策略
5. 了解能量需要量和食物来源

第一节 概 述

三大产能营养素——碳水化合物、脂肪、蛋白质，在人体内生物氧化过程中释放出化学能，机体将一部分该能量以高能磷酸键的形式存储起来，供生命活动需要，另一部分用以维持体温向外界散发。

一、基本概念

能量的国际单位是 J，但目前在营养学上多用 kcal 表示。1kcal 是指 1kg 的纯水温度从 15℃上升到 16℃所吸收的能量。

焦耳和卡之间的换算公式：

$$1kJ = 0.239kcal, \quad 1kcal = 4.184kJ$$

每克(g)产能营养素在体内氧化所产生的能量值称为能量系数。碳水化合物、脂肪和蛋白质的能量系数分别为 4.0kcal/g、9.0kcal/g、4.0kcal/g。人体的能量消耗主要用于维持基础代谢、体力活动、食物的热效应以及生长发育等方面的需要。

（1）基础代谢：是指维持生命的最低热能消耗。即人体在安静和恒温条件下(18~25℃)，禁食 12 小时后，静卧、放松而又清醒时的热能消耗。此时能量仅用于维持体温、呼吸、心脏搏动、血液循环及其他器官组织和细胞的基本生理功能，基础代谢所消耗的能量一般为机体总消耗能量的 60%~70%。为了确定基础代谢的能量消耗，需要测定基础代谢率。

（2）基础代谢率(basal metabolic rate, BMR)是指人体处于基础代谢状态下，每小时每平方米体表面积(或每公斤体重)的热能消耗[kcal/(kg·h)]，人体每小时基础代谢率见表 9.1。

表 9.1 人体每小时基础代谢率

年龄	男		女		年龄	男		女	
	kJ/m²	kcal/m²	kJ/m²	kcal/m²		kJ/m²	kcal/m²	kJ/m²	kcal/m²
1	221.8	53	221.8	53	30	154	36.8	146.9	35.1
3	214.6	51.3	214.2	51.2	35	152.7	36.5	146.9	35
5	206.3	49.3	202.5	48.4	40	151.9	36.3	146.0	34.9
7	197.9	47.3	200	45.4	45	151.5	36.2	144.3	34.5
9	189.1	45.2	179.3	42.8	50	149.8	35.8	139.7	33.9
10	179.9	43	175.7	42	55	148.1	35.4	139.3	33.3
13	177.0	42.3	168.5	40.3	60	146.0	34.9	136.8	32.7
15	174.9	41.8	158.8	37.9	65	143.9	34.4	134.7	32.2
17	170.7	40.8	151.9	36.3	70	141.4	33.8	132.6	31.7
19	164.0	39.2	148.5	35.5	75	138.9	33.2	131.0	31.3
20	161.5	38.6	147.7	35.3	80	138.1	33	129.3;	30.9
25	156.9	37.5	147.3	35.2					

(3)食物热效应：人体在摄食过程中，由于要对食物中营养素进行消化、吸收、代谢转化等，需要额外消耗能量，同时引起体温升高和散发热能，这种因摄食而引起的热能的额外消耗称为食物热效应。

二、机体的能量平衡

体重维持的关键是机体能量的摄入与其支出处于动态平衡。能量摄入的途径是食物，食物中有三大产能物质，而能量支出的途径主要有基础代谢、体力活动、食物热效应。在特殊时期，如儿童少年时期的生长、妊娠时期生殖器官与胎儿的发育，以及病人的康复等时间需要额外的能量等，能量代谢要维持能量的摄入大于能量的支出，即能量的正平衡。

人体基础代谢约占每日总量能量的60%。可利用身高、体重等指标计算出每天的基础代谢的热能消耗。

(一) 基础代谢的确定

1. 用体表面积计算

(1) S(体表面积) = 0.00659×身高(cm) + 0.0126×体重(kg) − 0.1603。

(2) 根据年龄、性别在人体基础代谢率表中查出相应的基础代谢率。

(3) 24小时基础代谢能量消耗 = 体表面积(m^2) × 基础代谢率[kJ/(m^2·h) 或 kcal/(m^2·h)] × 24h。

例如，某30岁男性，体重60kg，身高175cm，查表获得基础代谢率为36.8kcal，按公式计算其体表面积为1.75m^2；则该成年男子基础代谢为：1.75×36.8kcal×24=546kcal。

由于基础代谢率的测定比较复杂，1985年WHO提出以静息代谢率来代替基础代谢率。静息代谢率测定时全身处于休息状态，但禁食4个小时，因此静息代谢率高于基础代谢率。

2. 直接计算法

根据体重、身高、年龄，直接用Harris-Benedict多元回归方程计算：

男： BMR = 66+13.7×体重(kg)+5.0×身高(cm)-6.8×年龄(岁)

女： BMR = 65.5+9.5×体重(kg)+1.8×身高(cm)-4.7×年龄(岁)

3. 体重计算法

中国营养学会建议，18~59岁人群在利用上述的公式计算时，结果减去5%，作为该人群的基础代谢能量消耗的参考值。

人体的基础代谢不仅存在着个体之间的差异，自身的基础代谢也经常波动。影响人体基础代谢的因素有：① 体表面积。身高体重不是关键因素，体表面积才是。体表面积越大，散发热能也多，所以同等体重者，瘦高者基础代谢高于矮胖者；② 生理状况。儿童因为生长发育，孕妇因为胚胎及相关组织的发育，其基础代谢相对较高；成年后，随年龄增长，基础代谢水平逐渐下降；③ 病理状况。疾病状态下机体内激素水平改变，如甲状腺上升，将改变基础代谢的热能消耗；④ 外部环境条件。炎热、寒冷、高劳动强度等，可使基础代谢水平升高；⑤ 尼古丁、咖啡因等物质，可以改变基础代谢水平。

因此，在测量基础代谢时，需要注意：

(1) 避免食物热效应，一般在清晨未进餐以前进行，距离前一天晚餐12~14小时，且测量前最后一次进餐不要太饱，膳食脂肪量不要太多；

(2) 避免肌肉活动，测量前不应做费力的劳动或运动，而且必须静卧半小时以上，测量时采取平卧姿势，并使全身肌肉尽量松弛；

(3) 避免环境温度影响，测量时室温应保持在20~25℃之间。

(二) 体力活动

正常情况下，体力活动所消耗的能量占人体总能量消耗的15%~30%。但这一部分的能量消耗是可变的，因此，体力活动消耗的能量是人体控制能量消耗、保持能量平衡、维持健康体重最重要的部分。

体力活动所消耗热能多少与肌肉发达程度、体重、活动强度、活动时间以及熟练程度等因素有关，肌肉越发达、体重越重、活动强度大、活动时间长、熟练程度差，则能量消耗越多。

国际上身体活动的强度一般用能量代谢当量(metabolic equivalence of energy, MET)表示，1MET 相当于能量消耗为每小时 1kcal/kg 的活动强度，即一个 60kg 体重的男性青年，每小时消耗 60kcal 的活动为 1MET。一般情况下，3MET 以下为轻体力活动，如在室内走动；3~6.9MET 为中等强度的体力活动，如慢跑；而高强度的体力活动为 7~9MET，即一个 60kg 体重的成年男性，每小时消耗 420~540kcal 能量的活动，如游泳。

(三) 食物热效应

食物热效应，又称食物特殊动力作用，是机体在摄食过程中，因对食物中营养素进行消化、吸收、代谢转化等而消耗的能量，同时引起体温升高、散发热量。这种因摄食而引起的机体能量的额外消耗即食物热效应。

食物热效应的大小取决于食物的营养素构成，一般碳水化合物的食物热效应为 5%~6%，脂肪最低为 4%~5%，而蛋白质最高为 20%~30%。一般情况下，膳食都是混合的，故食物热效应约占食物所提供能量的 10%。

(四) 特殊需要

婴幼儿、儿童少年的生长发育需形成新的组织，妇女妊娠期的子宫、乳房、胎盘、胎儿的生长发育及体脂储备，乳母合成和分泌乳汁等，都需要额外补充能量。

三、能量评价

能量需要量，是指长期保持良好的健康状态，具有良好的体型、机体构成和活动水平的个体达到能量平衡，并能胜任必要的经济和社会活动所需的能量摄入量。对婴幼儿、儿童少年、孕妇和乳母而言，能量需要量还应包括满足组织生长、能量储备、乳汁分泌的能量需要。

(一) 能量需要量的测定

每日人体能量的需要量通常采用计算法和测量法。计算法通常采用膳食调查，测量法

第九章 能量与体重管理

又分为直接测量和间接测量法。

直接测量法需要特定的测热装置，直接收集并测定人体在某一时间内散发出来的所有能量。

间接测量法主要是基于产能营养素经过生物氧化释放能量，而这一过程消耗氧气，产生二氧化碳。因此，通过测定一定时间内人体氧气的消耗量、二氧化碳产量间接得到人体的能量消耗。但间接法对设备要求高，代价昂贵。

常用的方法是双标水法（double labeled water，DLW），给予受试者口服含有稳定同位素标记氢（^2H）和氧（^{18}O）的双标水，^2H 参与机体水代谢，^{18}O 参与机体水和 CO_2 代谢，通过收集尿液或唾液观察两种同位素浓度的变化间接获得能量消耗的方法。

(二) 能量参考摄入量

中国营养学会发布的 2013 版《中国居民膳食营养素参考摄入量》中推荐三大功能物质占热能比是，碳水化合物 55%~65%，脂肪 20%~30%，蛋白质 10%~15%。三餐能量分配比为，早餐 30%、午餐 40%、晚餐 30%。

评估能量是否被满足的标准是：

足够：能量摄入达供给量标准的 90% 以上；

不足：能量摄入量为供给标准的 80%~90%；

缺乏：能量摄入为供给标准的 80% 以下；

过剩：能量摄入为供给标准 110% 以上。

(三) 能量的食物来源

目前界定的六大类营养素中有三大类为产能营养素：碳水化合物、脂肪和蛋白质，富含这些营养素的物质是机体能量的主要来源。但是，蛋白质由于食物热效应较高（20%~30%），一般不作为机体热量的主要来源。所以，良好的食物来源顺序为：① 粮谷类、薯类、淀粉类坚果以及杂豆类，提供丰富的碳水化合物；② 油料作物和油脂类坚果，脂肪含量丰富；③ 大豆类和动物性食物，大豆类提供丰富的蛋白质，而动物性食物在提供蛋白质的同时也含有丰富的脂肪。

除此之外，酒精是纯能量物质，每克酒精提供 7kcal 能量。膳食纤维被肠道细菌消化后，每克能提供约 2kcal 的能量。

- **自查**：你膳食的能量来源构成（碳水化合物、脂肪、蛋白质）是怎样的？

测试题

多选题

(1) 机体每日的能量消耗主要用于以下哪些活动？_____
  A. 维持基础代谢　　　　　　B. 身体活动
  C. 食物热效应　　　　　　　D. 特殊生理阶段的能量消耗

(2) 以下哪些因素影响机体的基础代谢能量消耗？_____
  A. 体型与体质　　　　　　　B. 生理与病理状况
  C. 生活和作业环境　　　　　D. 食物的种类

(3) 机体总能量消耗的测定方法有_____。
  A. 直接测热法　B. 间接测热法　C. 双标水法　　D. 行为记录法

第二节　肥　胖

一、体质指数

如何判断一个人是胖还是瘦？最简单的办法就是看其体重。

鉴于人有高矮，利用身高校正会更准确，前文中介绍过体质指数（BMI）：

$$BMI = 体重(kg) / 身高^2(m^2)$$

目前，BMI 有三套标准，世界卫生组织、亚洲肥胖工作组以及我国标准。亚洲人对糖尿病比较敏感，相同的 BMI，亚洲人糖尿病发病率更高。中国的 BMI 标准为：体重过低，BMI<18.5；体重正常，BMI=18.5~23.9；超重，BMI=24~27.9；肥胖，BMI>28。亚洲肥胖工作组的标准是：体重过低，BMI<18.5；体重正常，BMI=18.5~22.9；超重，BMI=23~24.9；肥胖，BMI>25。WHO 的标准是：体重过低，BMI<18.5；体重正常，BMI=18.5~24.9；超重，BMI=25~29.9；肥胖，BMI>30。

BMI 简单明了，能迅速判断一个人的营养状况。但缺点也很明显：一个长期锻炼的成年女（男）性和一个长期不爱活动的成年女（男）性，若两人 BMI 一样，营养状况能一样吗？又如，很多中老年人会声称自己的体重自年轻时代就没怎么改变过，也就是说，他们年轻时代和中老年时代的 BMI 基本没变，他们在年轻时和中老年时的营养状况是一样的吗？显然不是。

二、体脂率和腰臀比

对成年人而言,BMI 反映的是体重变化(身高基本不变),但体重包括瘦体质和胖体质,BMI 无法反映一个人体质成分的变化。

评价人体营养状况更准确的指标是体脂率,判断标准为:体脂正常,女性 20%~25%,男性 12%~20%;肥胖,女性>30%,男性>25%。一个 BMI 为 23 的普通成年男性,其体脂率一般为 20%~25%,而一个 BMI 为 23 的运动员,体脂率一般<15%。

超重、肥胖之所以危害健康,是因为机体的脂肪组织过度增长,过度的脂肪组织不仅通过内分泌影响胰岛素、胰高血糖素、甲状腺素等的分泌与调节,而且过多的脂肪围绕内脏器官也会直接影响器官功能,使得血液循环系统中脂肪水平上升,增加动脉粥样硬化、心脑血管疾病的患病风险。因此,与 BMI 相比,体脂率更能反映一个人的健康状况。

体脂率的测定需要特殊的仪器设备,目前双能 X 线吸收法是体脂测量的金标准。还可以利用生物电阻抗,即肌肉、脂肪组织导电性,间接测量体脂含量。也可以利用皮褶厚度计测量身体不同部位皮下脂肪厚度。目前,随着基于生物电阻抗的体脂测量秤的慢慢普及,体脂的测量变得较为容易。

因为超重肥胖者皮下脂肪和腹腔脂肪含量上升,如苹果型肥胖,所以目前腰围或腰臀比可以间接反映体脂情况。

世界卫生组织的肥胖标准是:男性腰围≥102cm,女性腰围≥88cm;或男性腰臀比≥0.9,女性腰臀比≥0.8。我国肥胖的标准是:男性腰围≥85cm,女性腰围≥80cm。

- 自查:你测量体重的频率是怎样的?

❧ 测 试 题

1. 单选题
(1) 以下指标中判断肥胖是最准确的是_____。
　　A. 体脂率　　　B. 腰臀比　　　C. 体重　　　D. 皮褶厚度
(2) 以下哪些属于减重策略?_____
　　A. 阅读体重管理的相关书籍
　　B. 使用膳食管理 App,对自身膳食进行评价、管理和规划

C. 寻找有相同体重管理目标的小团体
D. 寻求商业性减重项目的帮助
E. 以上全部

2. 判断题

(1) 当两个人 BMI 相同时，说明两人营养状况一致。　　　　　　　　　　　　(　　)

(2) 超重、肥胖之所以危害健康，是因为机体的脂肪组织过度增长，从而影响机体内分泌和机体其他正常生理功能的进行，最后出现相应疾病。　　　　　　　　　(　　)

第三节　体重管理

超重、肥胖对健康的影响不容小觑，肥胖超重显著增加罹患心血管疾病和某些癌症的风险。

一、体重质变的关键点

肥胖是指机体脂肪细胞数量的增多和/或体积增大，导致机体脂肪组织储备过度的状态。人的一生中有几个关键时期，如果没有掌控好，体重有可能滑向失控的边缘。

(1) 胎儿时期：出生时如果是超重儿，生命后期肥胖的风险显著增大，而且因为脂肪细胞的数目更多不易减肥。所以，女性妊娠期的体重管理将直接关系到后代体重的"起点"，不可忽视。

(2) 婴幼儿喂养期：过度喂养会导致婴儿肥，其成年后肥胖的概率显著增大；和胎儿期肥胖相似，也伴随脂肪细胞数目的增多，使成年后的减重更为困难。

(3) 青春期增长爆发：该时期是人体生长发育的第二高峰期，对能量的需求增加。如果不注意和运动相结合，摄入的能量有可能转化为脂肪储存起来，导致肥胖。研究证明，青春期肥胖不仅影响身体健康，而且直接影响心理健康。

(4) 女性孕期、哺乳期：女性需要储备能量以备妊娠期胎儿发育的需要，以及胎儿出生后哺乳的需要，这导致女性有可能会储备过多脂肪，且因忙于新生儿照护而锻炼不足，导致能量失衡。

(5) 更年期：随着年龄的增加，性激素水平下降，机体的瘦体质减少，能量代谢下降。此时需要调整膳食结构，减少膳食能量摄入，并增加相应的体力活动，以保持体重稳定。

正常情况下，即没有特殊的生理或病理状况，且膳食与体力活动没有大幅度变化，体重会保持相对稳定。因为中枢神经系统有"调定点"，当体重高于该点，机体通过上调基础代谢消耗更多能量；反之，机体通过调低基础代谢减少对能量的支出，以维持体重的相对平衡。而这也正是日常减肥容易失败的关键点：中枢神经系统"调定点"的缓冲能力，使得快速减肥的成果很难维持。因此，减肥需要利用缓慢的、长期的训练，使中枢神经系统适应新的"调定点"。

🕮 健康小贴士

如何维持体重

其实，无论是否处在肥胖关键节点，体重的维持没有秘密，就是能量的收支平衡，要做到"管住嘴、迈开腿"，其中"管住嘴"尤为重要。为什么这么说呢？

肯德基或麦当劳中一包薯条110g约有300kcal能量（番茄酱的能量未纳入）。要消耗掉这300kcal，需要做什么样的活动呢？以9km/h的速度跑至少30分钟，或打网球30分钟，或游泳45分钟，或骑自行车60分钟，或步行90分钟。在如今工作、生活节奏加快的大背景下，每周能有3~5天，每次30分钟锻炼的成年人不到三分之一，而通过运动增强心肺功能主要依靠运动的强度，而不是运动的持续时间。所以，依靠运动减肥的策略对大多数人是不现实的。

当然，影响我们体重的并不仅仅是吃和动，还有遗传背景、社会环境、生活方式、种族、年龄、性别、经济状况、心理状态等。但是，这些因素主要还是通过吃和动来实现对体重调节的。

二、体重管理的策略

体重过低（营养不良）或过高（超重肥胖）不仅直接影响机体的抗感染能力，也影响罹患慢性非传染性疾病的风险，因此，要想拥有健康的身体，体重管理是一项终生的"事业"。

（一）资源认知

我们常说父母的高度就是孩子的起点，这在遗传学上更是无可辩驳。正常体重的维持对有些人是"容易"模式，对另外一些人却是"困难"模式。属于哪一种，需要先观察下自己的父母、祖父母、曾祖父母，对自身资源要有大致认知。如果你的父母、祖父母、曾祖父母的身材全部或大部分都比较"丰满"，你的身材大概率会和父母相似，而如果你希望自己瘦点；或者反之，他们都偏瘦，而你希望丰满点，那么，你需要付出比一般人更多的努力才能达到目标。

资源认知不仅有利于定位和制定合理的目标,也有利于制定更有效的策略。

(二)身材/体重的认知

什么是正常的体型,是需要严肃认真思考的。BMI、体脂率、腰臀比都有一个范围,在这个范围内身体的营养状态大概率是正常的。但这些指标的范围较大,导致这些指标,尤其是 BMI,对个体的参考价值较低。要正确认识什么是正常的体重,而不是被社会意见所左右,毕竟健康才最重要。

(三)建立维持健康体重的生活方式

互联网的普及,使足不出户的生活和工作成为可能,但"宅"并不意味着"静",在饮食模式没有变化的情况下,"沙发土豆"式的静态生活由于能量的消耗减少而容易肥胖。日常体力活动,或有计划地进行体力锻炼,不仅能消耗能量或脂肪,还可以提升心肺功能。因此,健康体重的维持与整体的生活方式相关,需要认真思考、规划,更需要毅力执行。

增重,其实和减肥的底层逻辑相同,只是减肥需要保持能量负平衡,而增重则要保持能量的正平衡,即膳食能量的摄入大于机体能量的支出。比较可靠的策略是持续记录膳食状况(膳食日记)和体重,以寻找其中的规律,完善策略。做中等强度以下的运动以促进食欲以及食物的消化吸收。中等强度或以上的运动所起的作用却相反,会抑制食欲,并抑制消化功能。所以,不仅要仔细核查记录自己的膳食,还仔细核查自己的锻炼方式。

(四)膳食和饮食习惯

饮食对健康的影响基于膳食结构,而膳食结构并不取决于一餐一日,膳食结构着眼于长期,且膳食习惯一旦养成,就不容易改变。从另一个角度看,一旦有意识地改变膳食结构后,新习惯也容易坚持。

营养素密度是指食物中某种营养素的含量与其所提供能量的比值。一般用 100g 食物表示,即营养素密度=100g 某种食物中某种营养素含量/100g 该食物提供的能量。该指标有助于你选择能量合适的食物,保持膳食中脂肪、碳水化合物和蛋白质的平衡。

例如,想获得足量的钙,则 100g 牛奶,钙含量 100mg,提供能量 54kcal;100g 酸奶,钙含量 110mg,提供能量 70kcal;100g 菠菜,钙含量 66mg,提供能量 28kcal。则牛奶的钙密度 1.85(100/54),酸奶的钙密度 1.57(110/70),菠菜的钙密度 2.36(66/28)。如果需要更多的钙,但要控制体重,那么牛奶是更好的选择。菠菜的钙密度虽然高于牛奶,但菠菜含有丰富的草酸及膳食纤维,钙的吸收利用率较低。如果没有体重困扰,酸奶会是更好的选择。

同理，想获得足量的铁，则 100g 猪肝含铁 23.2mg，能量 126kcal；100g 猪血含铁 8.7mg，能量 55kcal；100g 红枣含铁 2.3mg，能量 276kcal。猪肝的铁密度 0.18（23.2/126），猪血的铁密度 0.16（8.7/55），而红枣的铁密度 0.008（2.3/276）。猪肝、猪血中的铁是二价卟啉铁，更容易消化吸收；而红枣中是三价铁，利用率较低。

从上面例子可以看出，在同类食品中营养素密度能给出较合理的判断，当食物类型不同时，营养素密度的比较还要考虑到机体的吸收利用率的问题。

(五) 应急管理

生活中难免出现意外，让计划无法持续，或给规划带来较大的挑战，如疾病、应酬、差旅等。不一定需要详细的应急预案，但起码做需要相应的思考和应对策略，以及事后弥补的方案。例如，在应酬时，膳食的能量摄入明显高于日常，此时需要在下一餐或次日的膳食中增加蔬菜的摄入，且在烹饪方式上选择蒸或煮，以在满足饱腹的同时大幅降低能量的摄入。而针对短时的差旅或持续较长时间的游玩，在保证食品安全的前提下，尽量享受旅行，避免在陌生的环境下刻意保持所谓"健康的生活方式"。但需要关注出行前后的体重和/或体脂，简单记录旅行中的膳食和活动情况，以便出行归来后在生活方式上有针对性地做弥补。

(六) 自我接受

自我接受（self-acceptance）是指全然地接受此时此地的自己，接受自己积极美好的部分，也接受自己消极阴暗的部分。自我接受是无条件的，是可以和现在的自己相处，即使现在的自己"还不够好"，而不是"我必须变得更好"。

只有从内心接受自己，才能开始给自己设定目标，改变才有契机。学会列举自己的长处和优势清单，如那些曾经克服的困难、已经达成的目标等。经常温习这清单，并鼓励自己去不断更新这清单。

要学会善待自己，就像对待自己珍视的人那样对待自己；生活工作中多与关心自己、信任自己的人相处，接受来自他们的善意和关怀，从而帮助自己更好地成长。

(七) 互助

所谓"近朱者赤"，来自同伴的鼓励和支持，甚至压力，是实现目标的助力，我们需要与具有相同目标的人在一起。互联网的普及提供了良好的支持工具，各种互助打卡群、互助微信群，甚至微博好友互助等，不仅可能帮助实现目标，还有可能收获更多惊喜。

无论哪一种策略，其前提都是保持身体健康，以削弱健康为前提的体重改变策略都是不可取的。

> **健康小贴士**
>
> "大胃王"是怎样炼成的?
>
> 　　无论是美国、日本，还是我国，都有一些让人瞠目结舌的"大胃王"，但他们都还不胖，简直是违反"能量守恒定律"。他们是天赋异禀，还是训练有素呢？
>
> 　　胃是一个数层肌肉构成的"口袋"。排空状态下的胃容量约50mL，胃充盈时能达到2000mL，最高可以达到3000mL。即使胃有较大的容量和良好的弹性，但短时间内摄入太多的食物，依然是危险的。大量的食物导致急性胃扩张，造成胃壁变薄，且诱发胰腺炎，长期如此，更会造成慢性胃病，甚至发展为胃癌。
>
> 　　事实上，很多"大胃王"采取催吐的方法以保持体重稳定。胃酸pH = 1~2，胃黏膜上皮细胞分泌黏液保护胃壁不受胃酸的腐蚀。食管、咽喉、口腔和牙齿均没有保护层，以应对催吐出的酸性混合物。即使天赋异禀，不需要靠催吐维持体重，但一次性快速、大量的食物进入胃内，胃里的压力上升，超过了贲门环的承受，会导致食物返流到食管。此外，大量呕吐还可能导致机体电解质紊乱、低钾血症，严重时会造成死亡。
>
> 　　值得注意的是，以上情况属于饮食失调的一种，而我国对饮食失调(eating disorder)尚未给予充分的重视。饮食失调是指以进食行为异常，对食物和体重、体型过度关注为主要临床特征的综合征。饮食失调在精神障碍分类中归类于"心理因素相关的生理障碍"。主要包括神经性厌食(aoreia nervosa, AN)、神经贪食(bulimia nervosa, BN)、暴饮暴食等。饮食失调破坏健康，如不及时治疗，严重时能导致死亡。

● 自查：以下食物提供的能量是相同的，但它们的重量差别很大，在日常生活中，你是如何选择的呢？

提供200kcal能量的食物：芹菜1425g，小青椒740g，西兰花588g，小胡萝卜570g，洋葱475g，葡萄290g，甜瓜553g，可口可乐496mL，低脂草莓酸奶196g，鸡蛋150g，杏干83g，炸薯条73g，法式面包72g，蓝莓蛋糕72g，软糖51g，苏打饼干50g，沙琪玛40g，M&M糖40g，薯片37g，好时巧克力36g。

测 试 题

判断题

（1）婴幼儿喂养时期，若过度喂养，会导致婴儿肥胖，其成年后肥胖的概率显著增大，且由于脂肪细胞数目的增多，成年后的减重更为困难。（ ）

（2）在女性孕期哺乳期，女性需要储备能量以备妊娠期胎儿发育的需要以及胎儿出生后哺乳的需要，所以储存脂肪的量越多越好。（ ）

（3）决定机体肥胖与否的并不仅仅是"吃"和"动"，还有遗传背景、社会环境、生活方式、种族、年龄、性别、经济状况、心理状态等多种因素。（ ）

（4）超重、肥胖会直接影响机体的抗感染能力，也影响机体罹患慢性非传染性疾病的风险。（ ）

（5）营养素密度＝100g某种食物中某种营养素含量/100g该食物提供的能量。所以，常用营养素密度来评价食物营养素与能量的供给能力。（ ）

本章测试题答案

第一节　多选题(1)ABCD　(2)ABC　(3)ABCD

第二节　1.单选题(1)A　(2)E　2.判断题(1)×　(2)√

第三节　判断题(1)√　(2)×　(3)√　(4)√　(5)√

第十章
维 生 素

维生素是维持身体健康所必需，且必须从食物中获得的一类微量有机物质。维生素，英文 vitamin，是"维持生命的营养素"的意思。英文 vitamin 由"vital"（至关重要的）和"amines"（胺）构造而成，说明维生素对健康的重要性。人体需要的维生素分脂溶性和水溶性两大类，共 13 种，在机体代谢中起着重要作用。

☞ **本章主要内容：**

1. 脂溶性维生素与水溶性维生素特点
2. 脂溶性和水溶性维生素各论
3. 每种维生素代谢、生理功能及缺乏或过剩的危害
4. 每种维生素的营养状况评价、膳食参考摄入量及食物来源

☞ **本章学习目标：**

1. 熟悉维生素的特点分类
2. 掌握重点维生素缺乏的危害和评价指标
3. 掌握重点维生素的参考摄入量和食物来源
4. 了解维生素的代谢和生理功能

第一节 概 述

维生素是指维持机体生命活动所必需的一类微量的小分子有机化合物，与前面所讲述的三大能量营养素不同，维生素既不参与人体的组织构成，也不为人体提供能量，但在机

体能量代谢中起着至关重要的作用。

一、维生素的特点

维生素有三套命名系统。第一，按照发现的顺序，以英文字母命名，如维生素 A、B、C、D、E 等；第二，按照其生理功能命名，如抗坏血酸(维生素 C)、抗干眼病(维生素 A)、抗癞皮病(维生素 B_3)等；第三，按照其化学结构命名，如硫胺素(维生素 B_1)、核黄素(维生素 B_2)、视黄醇(维生素 A)、烟酸(维生素 B_3)等。比如，维生素 B_1、硫胺素、抗脚气病因子都是同一种东西。

维生素的共同特点有：

(1) 以本体或前体的形式存在于天然食物中；

(2) 绝大部分维生素不能在体内合成，也不能大量贮存，必须食物提供；

(3) 机体需要量甚微，但在调节机体代谢方面起重要作用；

(4) 不构成组织结构，也不提供能量；

(5) 多以辅酶或辅基的形式发挥功能；

(6) 有的维生素具有几种结构相近、活性相同的化合物。

二、维生素分类

根据维生素的化学结构和生理功能，将其分为两类：脂溶性维生素和水溶性维生素。

(一) 脂溶性维生素

脂溶性维生素指溶于脂肪及有机物(如乙醇、氯仿等)，但不溶于水的维生素，包括维生素 A、维生素 D、维生素 E 和维生素 K 四种。在食物中常存在脂类中，其吸收与肠道中的脂类密切相关。脂溶性维生素可以存储在肝脏或脂肪组织中，一次大量或长期过量摄入，会有蓄积中毒的风险；当膳食中缺乏时，临床缺乏症状的出现比较缓慢。

(二) 水溶性维生素

水溶性维生素指可溶于水而不溶于脂肪及有机溶剂的维生素，包括 B 族维生素(B_1、B_2、B_6、PP、B_{12}、叶酸、泛酸、生物素等)和维生素 C。水溶性维生素在体内存储的量很少，当摄入量超出机体代谢所需时，多余的维生素从尿中排出；但当膳食中缺乏时，临床缺乏症状出现较快。因水溶性维生素不能存储的特性，一般利用尿负荷试验来评价机体中水溶性维生素的营养水平，即一次摄入较大剂量的水溶性维生素，如果机体不缺乏，则从尿中排出；如果机体缺乏，则摄入的维生素将被组织摄取吸收利用，尿中的排出量减少。水溶性维生素由于不能在体内大量蓄积，一般不会有中毒的风险，但一次大剂量摄入，如达到生理需要量的15倍以上，依然可以导致机体中毒。

任何营养素从缺乏到出现临床症状都有一个过程，维生素也不例外。但相比脂溶性维生素，水溶性维生素由于机体组织的存储量较少，一旦出现缺乏，更容易造成临床缺乏症状。所以，在日常饮食中，要关注维生素，尤其是水溶性维生素的摄入情况。

测试题

多选题

(1) 维生素有哪些共同特点？_____
A. 以本体或前体的形式存在于天然食物中
B. 绝大部分维生素不能在体内合成，也不能大量贮存，必须从食物获取
C. 机体对维生素的需要量甚微，但其在调节机体代谢方面起重要作用
D. 不构成组织结构，也不提供能量，多以辅酶或辅基的形式发挥生理功能

(2) 下列哪些维生素是脂溶性维生素？_____
A. 维生素 A   B. 维生素 C   C. 维生素 D   D. 维生素 E

(3) 关于水溶性维生素特点的描述正确的是_____。
A. 水溶性是指可溶于水而不溶于脂肪及有机溶剂
B. 在食物中常存在脂类中，其吸收与肠道中的脂类密切相关
C. 水溶性维生素在体内存储的量很少，当摄入量超出机体代谢所需时，多余的维生素从尿中排出
D. 当膳食中缺乏水溶性维生素时，临床缺乏症状的出现比较缓慢

第二节　日常膳食中的维生素

(一) 维生素 A

维生素 A 是指含有 β-白芷酮环的多烯基结构，并具有视黄醇生物活性的一大类物质，包括维生素 A 和维生素 A 原 (provitamin A)。维生素 A 有三种活性形式：视黄醇 (retinol)、

第十章 维 生 素

视黄醛(retinal)和视黄酸(retinoic acid),主要存在于动物体内;植物不含维生素A,但红、黄、绿色植物中含有类胡萝卜素,如α-胡萝卜素、β-胡萝卜素、γ-胡萝卜素、隐黄素等,其中,以β-胡萝卜素活性最高,约有1/10可以在小肠和肝脏中转变为维生素A。

维生素A和胡萝卜素对于酸和碱都比较稳定,在冷冻组织中可以稳定数年。一般的烹调方式,甚至罐头加工,都不容易破坏其活性,但脂肪酸败可以导致其活性严重损失。

1. 吸收与代谢

动物性食物中的视黄醇酯和植物性食物中的维生素A原,在胃内蛋白酶的作用下从食物中释出,然后在小肠胆汁和胰脂酶的作用下消化分解。膳食中70%~90%的维生素A,20%~25%的类胡萝卜素被吸收利用。类胡萝卜素的吸收率随着摄入量的增加而降低。维生素A在体内被氧化成一系列代谢产物,再与葡萄糖醛酸结合从胆汁进入粪便排出体外。大约70%的维生素A经由粪便,30%经由肾脏排出体外,而类胡萝卜素主要经过胆汁-粪便途径排泄。

2. 生理功能

(1)维持正常视觉。维生素A是构成视觉细胞内感光物质的成分,能促进细胞内感光物质视紫红质的合成与再生,维持正常的暗适应(dark adaption),从而维持正常视觉。

(2)维持上皮细胞的生长发育。维生素A充足时,机体的第一道屏障——皮肤和机体的内保护层(肺、肠道、阴道、泌尿道、膀胱上皮等)才能维持抗感染、抵御外来入侵者的能力;相应的,当维生素A缺乏时,机体屏障功能削弱,容易引发感染。

(3)促进生长发育。维生素A是核受体家族的重要成员,调节细胞的增殖和分化,生长发育时期的婴幼儿和儿童少年,如缺乏维生素A,将导致发育迟缓、生长停滞及骨骼发育不良。

(4)抗氧化作用。类胡萝卜素能提供机体抗氧化能力,维生素A抑制肿瘤的作用可能与其调节细胞分化和抗氧化功能有关。

3. 维生素A的缺乏与过量

(1)维生素A缺乏症。世界范围内维生素A缺乏症依然普遍,主要发生在不发达国家和地区,且主要是婴幼儿和儿童。维生素A缺乏的早期症状是暗适应时间延长,如果此时没有及时补充维生素A,则会持续发展为夜盲症、干眼病,甚至失明。儿童维生素A缺乏最重要的临床体征是毕脱氏斑(Bitot's spot),主要是角膜和结膜因干燥而出现皱褶、堆积,形成似泡沫状的白斑。成人维生素A缺乏会出现皮肤干燥、增生及角化,儿童维生素A缺乏会导致生长发育迟缓、免疫力下降,容易因感染而导致死亡。

(2)维生素A过量。维生素A是脂溶性维生素,可以在肝脏和脂肪组织贮存,一次大剂量或长期过多摄入,可以导致急、慢性中毒,孕妇过量摄入维生素A可导致胚胎畸形。

4. 机体营养状况评价

维生素A营养状况的评估主要依据生化检测、临床表现,以及膳食摄入状况综合判断。指标较多,但各有局限性,需要根据具体情况综合使用。

(1)血清维生素A水平:因维生素A可以存储在肝脏和脂肪组织,血清维生素A正常不意味着营养充足,但血清维生素A低于临界值时,即可判断为维生素A缺乏状态。例如,成人血清视黄醇<0.35μmol/L,即为缺乏。

(2)暗适应功能测定:维生素A缺乏,暗适应时间延长。但眼部有疾患、睡眠不足也会导致暗适应力下降,因此,暗适应力测定缺乏特异性,一般在大规模人群调查时使用。

(3)血浆视黄醇结合蛋白:维生素A是脂溶性维生素,在血浆的运输需要与蛋白质结合,因此,血浆视黄醇结合蛋白含量与血浆视黄醇水平具有良好相关性,可以间接反映人体的维生素A水平。

(4)稳定同位素标记:与双标水法测定机体能量消耗相似,用稳定同位素标记视黄醇可以评估维生素A的存储状态和动态平衡。但较昂贵,且技术要求较高一般用于科学研究。

5. 膳食参考摄入量与食物来源

维生素A的表达方式有三种:国际单位(international unit,IU)、视黄醇当量(retinol equivalent,RE)和视黄醇活性当量(retinol activity equivalent,RAE)。目前广泛使用的是视黄醇当量,三者的关系如下:

1μg 视黄醇活性当量(μg RAE)= 1μg 视黄醇当量 = 1μg 全反式视黄醇

1μg 视黄醇当量(μgRE)= 6μg β-胡萝卜素 = 12μg 其他维生素A原

1μg 视黄醇活性当量 = 12μg β-胡萝卜素 = 24μg 其他维生素A原

我国成年居民维生素A参考摄入量(RNI)为:男性800μg RAE/d,女性为700μg RAE/d。妊娠期妇女在孕早、中、晚其再增加70μg RAE/d,乳母增加600μg RAE/d。维生素A的UL在成人、孕妇和乳母中均为3000μg RAE/d。

动物性食物中,维生素A来源主要是动物肝脏、鱼卵、奶类、蛋类等;而类胡萝卜素主要存在于深绿色、红色、黄色和橙色的植物性中,如西兰花、菠菜、莴苣叶、胡萝卜、红心红薯、杧果、柿子等。相比维生素A,类胡萝卜素是维生素A较为安全的来源,由于其吸收和转化受机体内维生素A水平的调节,一般不会引起中毒。

> **膳食小贴士**
>
> **黄金大米**
>
> 黄金大米是一种转基因大米,正式名字"GR2E 黄金大米",由于富含 β-胡萝卜素,大米呈金黄色而得名。
>
> "GR2E 黄金大米"由英国著名的基因工程种子公司"先正达"研发,科学家利用基因工程技术,把来自黄水仙中的 psy 基因和一种土壤细菌中的 crtI 基因整合到了大米的基因组内,该转基因大米即可生产 β-胡萝卜素,而 β-胡萝卜素被称为维生素 A 原,在人体内可转化为维生素 A。
>
> 2008 年,在中国进行的儿童食用实验表明,50g 黄金大米煮成的米饭可补充膳食参考摄入维生素 A 量的 60%。
>
> 2018 年 1 月,转基因黄金大米已经获得了加拿大、澳大利亚以及新西兰的安全食用许可;同年 5 月,美国 FDA(食品药品监督管理局)正式批准"黄金大米"用于食用,给"黄金大米"的上市铺平了道路。
>
> WHO 报道,世界范围内,每年有 2.5 亿学龄前儿童维生素 A 缺乏,有 250000~500000 名维生素 A 缺乏的儿童失明,而且在失明之后的 12 月内有半数儿童死亡[1]。黄金大米是解决非洲和东南亚地区儿童预防维生素 A 缺乏症的有效途径之一。

- 自查:你膳食中的维生素 A 来自哪里?

(二)维生素 D

维生素 D 是含环戊氢烯菲环结构并具有钙化醇生物活性的一大类物质,以维生素 D_2(麦角钙化醇)和维生素 D_3(胆钙化醇)最为常见。维生素 D_2 由酵母菌或麦角中的麦角固醇经紫外光照射后的产物,维生素 D_3 来自人体皮下组织的 7-脱氢胆固醇,经紫外光照射转化而来。维生素 D 化学性质稳定,在中性和碱性溶液中耐热,不易被氧化,但在酸性溶液中则逐渐分解;脂肪酸败时,维生素 D 也被破坏。

1. 吸收与代谢

食物中 50%~80%的维生素 D 在小肠吸收,血液维生素 D 的运输依赖于与维生素 D 结

---

[1] https://www.who.int/nutrition/topics/vad/en/

合蛋白(DBP)结合。肝脏中的维生素 D_3 在 D_3-25-羟化酶作用下生成 25-(OH)-D_3，由 DBP 运输至肾脏，被 25-(OH)-D_3-1α-羟化酶和 25-(OH)-D_3-24-羟化酶催化生成 1,25-(OH)$_2$-D_3 和 24,25-(OH)$_2$-D_3。1,25-(OH)$_2$$D_3$ 是维生素 D 的活性形式，进入血液的 1,25-(OH)$_2$$D_3$ 在蛋白的载运下，经血液到达小肠、骨等靶器官中发挥作用。

2. 生理功能

1,25-(OH)$_2$-D_3 作用于骨骼、肾脏和小肠等靶器官，参与维持细胞内外钙浓度，调节机体钙磷代谢；同时，也通过调节细胞增殖和分化调控其他组织器官功能，如肌肉、心脏、大脑、造血和免疫器官。维生素 D 与其受体结合后，可以发挥激素样作用。可促进小肠对钙的吸收；促进肾脏对钙磷的重吸收；调节血钙平衡，当血液钙浓度降低时，动员骨组织中的钙磷，释放入血液，维持机体正常的血钙水平；当血液钙浓度升高时，促进骨化作用。同时，也通过维生素 D 的内分泌功能调节血钙水平。与维生素 D 受体结合，发挥激素样功能，通过调节基因表达，参与机体各种功能的调节。

3. 维生素 D 缺乏与过量

对婴幼儿而言，维生素 D 缺乏影响钙的吸收，造成骨质钙化不全，导致佝偻病(rickets)；对成人而言，尤其是妊娠期妇女、哺乳期妇女和更年期后的老人，维生素 D 缺乏，会导致骨骼脱钙，从而发生骨质软化(osteomalacia)和骨质疏松(osteoporosis)。骨质疏松引发的骨折威胁老年人健康的重要疾病。

人体自身可以合成维生素 D，膳食中维生素 D 丰富的食物不多。北方人群由于日照不足，常常有维生素 D 缺乏的风险，膳食补充剂是良好的选择，但要注意补充剂量，过量补充维生素 D 会造成中毒。维生素 D 中毒的主要症状有食欲不振、恶心、呕吐、头痛、发热等，若不及时停止，会造成脏器组织的钙化，严重情况下会导致死亡。

4. 机体营养状况评价

25-(OH)-D_3 是维生素 D 在血液中的主要形式，能够特异地反映人体短期内维生素 D 的储备情况，是评价机体维生素 D 营养状况的最佳指标。血液 25(OH)D_3≥30ng/mL 为充足，正常值上限为 100ng/mL，而低于 20ng/mL 则为缺乏。

5. 膳食参考摄入量与食物来源

目前我国维生素 D 的 RNI 在 65 岁以下人群为 10μg/d，包括孕妇乳母；65 岁以上为 15μg/d。维生素 D 的 UL 在 11 岁及以上人群为 50μg/d；0~4 岁、4~7 岁、7~11 岁人群 UL 分别为 20μg/d、30μg/d 和 45μg/d。

第十章 维 生 素

维生素 D 既可以由膳食提供，人体皮肤也可以合成。膳食维生素 D 主要来源于动物肝脏、海水鱼、蛋黄等动物性食物。日常生活中常用的补充剂是鱼肝油制剂。目前，市场上有维生素 D 强化的牛奶、奶粉等可以选择。

● 自查：你每周的户外时间多长？你一般在一天中的哪个时间段进行户外活动？

(三) 维生素 E

维生素 E，又称生育酚，是含苯并二氢吡喃结构，具有 α-生育酚生物活性的一类物质。维生素 E 包括 8 种化合物，但因 α-生育酚生物活性最高，通常以 α-生育酚作为维生素 E 的代表。

α-生育酚对热和酸稳定，对碱不稳定，对氧敏感，所以油脂酸败时维生素迅速被破坏。一般的烹饪方式对维生素 E 影响不大，但油炸对其活性破坏较大。

1. 吸收与代谢

维生素 E 吸收与肠道脂肪有关，影响脂肪吸收的因素也影响维生素 E 吸收。维生素 E 的吸收率为 20%～30%，但与摄入量有关，随着摄入加大，吸收率降低。大部分被吸收的维生素 E 通过乳糜微粒到肝脏，为肝细胞所摄取。但机体绝大多数的维生素 E 贮存在脂肪组织中。

2. 生理功能

(1) 抗氧化作用。维生素 E 是非酶抗氧化系统中最重要的抗氧化剂，与其他抗氧化物质如超氧化物歧化酶、谷胱甘肽过氧化物酶等一起构成机体的抗氧化系统，保护其他组织免受自由基损害。维生素 E 抗氧化的机理是清除氧自由基，防止脂性过氧化物的生成，这一功能与其保持红细胞的完整性、抗动脉粥样硬化、抗肿瘤、改善免疫功能及延缓衰老等过程有关。尤其是在预防衰老、减少机体内脂褐质形成等方面，研究很多。

(2) 促进蛋白质的更新合成。结果表现为促进人体新陈代谢，增强机体耐力，构成肌肉、外周血管、中枢神经及视网膜系统的正常结构和功能。

(3) 与动物的生殖功能和精子的生成有关。临床上用于习惯性流产的辅助治疗。

(4) 调节血小板的黏附力和聚集作用。维生素 E 缺乏时血小板聚集，凝血作用增强，增加脑卒中风险。

3. 维生素 E 缺乏与过量

人类很少出现维生素 E 缺乏。维生素 E 的毒性也较小。但摄入大剂量维生素 E，仍然可能造成中毒。因此，维生素 E 补充剂使用时每天不应超过 400mg。

4. 机体营养状况评价

(1) 血清或血浆维生素 E 水平可以直接反映人体维生素 E 的储存情况。血浆维生素 E 的正常范围是 5~20mg/L。

(2) 红细胞抗过氧化物溶血试验：维生素 E 缺乏时，红细胞膜的脂质失去抗氧化剂的保护作用，红细胞膜完整性受到破坏。因此，体外红细胞与 2.0%~2.4% H_2O_2 溶液孵育后引起的溶血实验阳性，即为维生素 E 缺乏。

5. 膳食参考摄入量与食物来源

α-生育酚有人工与天然两个来源。我国成人（包括孕妇）的适宜摄入量(AI)为 14mg α-ET/d，乳母 AI 为 17mg α-ET/d。维生素 E 的 UL 为 700mg α-ET/d。

富含维生素 E 的食物很多，如植物油、麦胚、坚果、豆类、谷类、蛋类、内脏、绿叶蔬菜等，一般情况下不会出现缺乏。

(四) 维生素 B_1

维生素 B_1 又称抗脚气病因子（或抗神经炎因子）。因分子结构中含有"硫"和"氨"，也叫硫胺素(thiamin)，是最早被发现的维生素之一。

维生素 B_1 溶于水，耐酸、耐热，不易被氧化，但中性和碱性条件下不稳定，容易被氧化，受热分解失活；维生素 B_1 在亚硫酸盐存在时，也可被迅速分解破坏；某些食物，如鱼类等，含硫胺素酶，生吃可使维生素 B_1 失活。

1. 吸收与代谢

维生素 B_1 主要在小肠被吸收进入血液循环。成年人体内维生素 B_1 的总量为 25~35mg，约一半分布在肌肉中，其他分布在心脏、大脑、肝脏和肾脏等器官。维生素 B_1 在血液中主要以焦硫酸硫胺素的形式转运。维生素 B_1 的生物半衰期为 9~18 天，若膳食缺乏维生素 B_1，短时间内组织的储备就会被耗尽。维生素 B_1 的代谢产物主要经尿液排出体外。

2. 生理功能

(1) 参与能量代谢。维生素 B_1 主要以硫胺素焦磷酸(TPP)的形式参与机体的能量代谢，主要参与体内糖代谢中两个主要反应：① α-酮酸氧化脱羧作用，即丙酮酸转变为乙酰辅酶 A；② α-酮戊二酸转变为琥珀酰辅酶 A，经此反应后 α-酮酸才能进入柠檬酸循环彻底氧化。戊糖磷酸途径的转酮醇酶反应是合成核酸所需的戊糖、脂肪和类固醇合成所需

NADPH 的重要来源。

（2）辅助消化。乙酰胆碱具有促进胃肠蠕动和腺体分泌的功能，维生素 B_1 缺乏，乙酰辅酶 A 合成下降，乙酰胆碱合成减少。同时，维生素 B_1 可抑制胆碱酯酶，当维生素 B_1 缺乏，胆碱酯酶活性增强，乙酰胆碱分解加速，最终导致胃肠蠕动减少，消化液分泌下降。

3. 维生素 B_1 缺乏与过量

维生素 B_1 的典型缺乏症为脚气病，主要损害神经系统和血管系统。临床上分为湿型脚气病，主要累及心血管系统，出现以水肿、心悸、心动过速等；干型脚气病主要以周围神经元为主；混合型脚气病则既有神经症状，又有心血管症状。

维生素 B_1 一般不会引起中毒，若一次大剂量（超过 RNI 的 100 倍），可能引发惊厥、心律失常。

4. 机体营养状况评价

尿负荷试验：让受试者晨起空腹一大剂量口服维生素 B_1 5mg，收集 4 小时或 24 小时内尿液，测定维生素 B_1 浓度。若 4 小时尿中维生素 B_1>400μg 为充足，<100μg 为不足；24 小时尿中维生素 B_1<40μg 为缺乏。

尿液维生素 B_1/肌酐比值：由于尿液的持续收集和保存较为困难，也可以用尿肌酐校正。采用任意一次尿中维生素 B_1 与肌酐的比值，来评价维生素 B_1 的营养状况。比值≥130 为充足，比值<27 为缺乏。

5. 膳食参考摄入量与食物来源

维生素 B_1 主要参与机体的能量代谢，其需要量与总能量需要量息息相关。维生素 B_1 的 RNI：成年男性 1.4mg/d，成年女性 1.2mg/d。妊娠期妇女在孕中、晚期需要分别增加 0.2mg/d 和 0.3mg/d，乳母增加 0.3mg/d。

值得注意的是，长期酗酒者容易因酒精中毒导致维生素 B_1 缺乏，临床表现为精神错乱、共济失调等神经脑病综合征。

食物中维生素 B_1 的来源广泛，如谷物、豆类、坚果类等维生素 B_1 含量丰富，但随着加工精度的升高而损失加大。动物内脏、瘦肉和禽蛋类也提供部分维生素 B_1，但高温烹调方式可损失约 40% 的维生素 B_1。由于维生素 B_1 为水溶性维生素，使用膳食补充剂的安全性较好。

• 自查：你膳食中的全谷物食物。

(五) 维生素 B_2

维生素 B_2，又称核黄素（riboflavin），在酸性溶液中对热稳定，在碱性环境中易于分解破坏。游离型核黄素对紫外光高度敏感，在酸性条件下可光解为光黄素，在碱性条件下光解为光色素而丧失生物活性。

1. 吸收与代谢

食物中维生素 B_2 主要在胃肠道吸收，动物来源的较植物来源的维生素 B_2 更容易被吸收利用。酒精可影响维生素 B_2 的吸收。维生素 B_2 绝大多数以辅酶形式存在，少量以游离形式存在，经肠道酶水解后被释放吸收。

维生素 B_2 在血液中主要靠与白蛋白的松散结合及与免疫球蛋白的紧密结合在体内转运。正常情况下，体内维生素 B_2 能够维持机体 2~6 周的代谢需要。多余的维生素 B_2 主要随尿液排出体外。

2. 生理功能

维生素 B_2 以黄素单核苷酸（FMN）、黄素腺嘌呤二核苷酸（FAD）的形式，参与机体物质和能量代谢，在氨基酸、脂肪、蛋白质和某些激素的代谢过程中发挥重要作用。

3. 维生素 B_2 缺乏与过量

维生素 B_2 缺乏的典型症状是口角炎、唇炎、舌炎、睑缘炎、结膜炎、脂溢性皮炎、阴囊皮炎等，也称作"口腔生殖系统综合征"。早期症状主要是疲倦、乏力、口腔疼痛、眼睛灼烧感等。目前，尚未有维生素 B_2 中毒的报道。

4. 机体营养状况评价

（1）负荷实验：与维生素 B_1 相似。晨起空腹口服 5mg 维生素 B_2，若 4 小时尿中维生素 B_2 >130μg 为充足，<400μg 为不足。任意一次尿液维生素 B_2（μg）/肌酐（g）比值≥270 为充足，<2700 为缺乏。

（2）红细胞谷胱甘肽还原酶活性：该指标较敏感；而红细胞维生素 B_2 含量可以反映体内维生素 B_2 的储备。二者结合可以比较综合地反映维生素 B_2 的营养状况。

5. 膳食参考摄入量与食物来源

维生素 B_2 的需要量与机体能量代谢和蛋白质摄入量有关，所以在能量和蛋白质需要量

第十章 维 生 素

增加的时期如生长发育、妊娠、创伤修复等时期，应摄入更多的维生素 B_2。2013 年版的 DRIs，中国成年男性的参考摄入量为 1.4mg/d，成年女性为 1.2mg/d。与维生素 B1 类似，妊娠期妇女在孕中、晚期需要分别增加 0.2mg/d 和 0.3mg/d，乳母增加 0.3mg/d。

动物性食物，如肝脏、肾脏、心脏、蛋黄、乳类等，维生素 B_2 含量较为丰富；植物性食物，如绿叶蔬菜类及豆类，维生素 B_2 含量较多；但总体上动物性食物的维生素 B_2 含量较植物性食物高。膳食摄入不足时，可以选择相应的膳食补充剂。

- 自查：你食用动物内脏的频率是怎样的？

(六) 维生素 C

维生素 C，又名抗坏血酸，为 6 碳 α-酮基内酯的弱酸，有酸味。维生素 C 是还原剂，在水溶液中不稳定，在有氧或碱性环境中极易氧化，铜、铁等金属离子可促进其氧化反应。食物中有还原型维生素 C 和氧化型维生素 C，二者可以互相转变。人血液中维生素 C 主要以还原型存在，与氧化型相比为 15：1。

1. 吸收与代谢

维生素 C 主要在小肠被吸收进入血液。虽然是水溶性维生素，但维生素 C 可以在体内有一定的存储，所以缺乏时不会很快出现临床缺乏症状。正常人体内可以存储维生素 C 为 1.0~2.0g，主要分布在垂体、肾上腺、肾脏、脾脏、肝脏、胰腺和胸腺等。维生素 C 主要从尿中排出，尿中维生素 C 的排出量与体内存储量和摄入量有关，但也受肾脏功能的影响。

2. 生理功能

(1) 参与体内氧化还原反应。维生素 C 是很强的还原剂，作为一种电子共体，可以使氧化型谷胱甘肽还原为还原型谷胱甘肽，发挥抗氧化作用。维生素 C 使三价铁还原为二价铁，促进铁的吸收；在胃中形成酸性介质，防止不溶性钙络合物形成，促进钙的吸收利用；使叶酸还原为有活性的四氢叶酸，防止巨幼红细胞贫血；还原高铁血红蛋白为正常血红蛋白并解毒等。

(2) 参与羟化反应。维生素 C 使赖氨酸和脯氨酸羟化为羟脯氨酸和羟赖氨酸，后两者是胶原蛋白的重要成分，从而维持胶原蛋白的正常功能；参与胆固醇的羟化，使胆固醇转变为胆酸，从而降低血胆固醇含量，防止动脉粥样硬化发生。此外，还参与神经递质合成及酪氨酸代谢等。

(3) 清除自由基，发挥抗衰老作用。

3. 维生素 C 缺乏与过量

维生素 C 缺乏的起始临床症状为乏力、食欲不振，然后出现皮肤、黏膜出血点，慢慢发展为牙龈出血、皮下组织血肿、胶原蛋白合成障碍导致骨质疏松等坏血病的典型症状。

维生素 C 毒性很低，一次大剂量服用(2~3g)时，可能出现腹泻症状，长期摄入过高而饮水较少的话，尿中草酸盐会增加，从而导致尿路结石的风险增加。

4. 机体营养状况评价

维生素 C 的营养状况可以利用膳食摄入水平、临床症状，以及生物样品如血液、尿液中维生素 C 含量继续综合评价。

(1) 负荷试验：给受试者一大剂量(500mg)维生素 C 口服(晨起空腹)，收集 4 小时或 24 小时尿液，当体内维生素 C 缺乏或不足时，为满足机体需要，尿中排出量较少；反之，体内充足时，尿中排量较多，根据排出量的多少可对机体水溶性维生素的营养状况作出评价。4 小时尿中维生素 C>13mg 为充足，<5mg 为不足；24 小时尿中维生素 C 达到口服量的 10%以上为正常。

(2) 血浆维生素 C 水平：反映近期维生素 C 水平，无法反映机体储备情况。血浆维生素 C≥4mg/L 为正常。

(3) 白细胞中维生素 C 浓度：可反映机体贮存水平，当白细胞中维生素 $C<2\mu g/10^8$ 细胞为缺乏。利用血浆和白细胞维生素 C 浓度这两个指标，可以比较全面地反映机体维生素 C 状态。

5. 膳食参考摄入量与食物来源

有关维生素 C 预防感冒、预防非传染性慢性疾病的研究很多，目前中国居民膳食参考摄入量 RNI 为 100mg/d；妊娠期妇女在孕中、晚期需要增加 15mg/d，乳母增加 50mg/d。预防非传染性慢性疾病摄入量(PI-NCD)为 200mg/d，UL 为 2000mg/d。

很多动物可以利用自身葡萄糖合成，不需要从外源摄入维生素 C。但人类、猴和豚鼠不能合成维生素 C，必须从食物中摄取。维生素 C 主要存在于新鲜的蔬菜与水果中(见表 10.1)，一般叶类蔬菜含量高于根茎类蔬菜；有酸味的水果含量高于无酸味水果。新鲜的土豆、红薯中含有一定量的维生素 C。干绿豆和干黄豆不含维生素 C，但当变成绿豆芽和黄豆芽时，每 100g 能提供 4~8mg 维生素 C，不亚于苹果、梨子。

表 10.1 维生素 C 含量

水果	维生素 C 含量(mg/100g)	蔬菜	维生素 C 含量(mg/100g)
刺梨	2585	萝卜缨	77
酸枣	900	西兰花	75
鲜枣	243	柿子椒	72
沙棘	204	菠菜	65
石榴	68	花椰菜	61
草莓	60	甘蓝	57
猕猴桃	58	苦瓜	56
山楂	53	豆瓣菜	52
柠檬	45	绿花菜	51
橘子	43	青苋菜	47
桂圆	43	萝卜	25
苹果	12	番茄	23
西瓜	8		

● 自查：你每日膳食中的绿叶蔬菜和水果是哪些？维生素 C 含量如何？

(七) 维生素 B_3

维生素 B_3，又称烟酸(niacin)或尼克酸(nicotinic acid)。烟酸对酸、碱、光、热稳定，是维生素中最稳定的一种，一般烹调时损失较小。

1. 吸收与代谢

膳食中的烟酸在小肠吸收，经门静脉入肝，转化为辅酶Ⅰ(NAD)与辅酶Ⅱ(NADP)，参与机体的能量代谢。未被机体利用的烟酸经甲基化后由尿液排出体外。成年人体内的色氨酸在维生素 B_1、维生素 B_2 和维生素 B_6 协助下可以转化为烟酸，平均约 60mg 色氨酸转化为 1mg 烟酸。

2. 生理功能

以辅酶 NAD、NADP 形式参与机体的能量代谢；通过参与葡萄糖磷酸戊糖代谢参与核酸的合成；NADP 在维生素 B_6、泛酸和生物素存在下参与脂肪、类固醇等生物合成；烟酸是葡萄糖耐量因子的重要成分，具有增强胰岛素效能的作用。

3. 维生素 B_3 缺乏与过量

烟酸缺乏的典型症状是皮炎（dermatitis）、腹泻（diarrhea）和痴呆（dementia），即"三D"症状，也叫癞皮病。皮炎主要发生在身体的暴露部位，如面部、手背等，呈对称性。起始精神症状主要表现为抑郁、记忆力减退、感情淡漠等。烟酸的缺乏常常伴随维生素 B_1、维生素 B_6 的缺乏。过量摄入烟酸可导致皮肤发红、眼部不适、恶心、高尿酸血症和糖耐量异常。

4. 机体营养状况评价

（1）尿负荷实验：给予受试者口服 50mg 烟酸，测定 4 小时尿液中烟酸排出量，<2.0mg 为缺乏；3.0~3.9mg 为正常。

（2）N-甲烟酰胺与肌酐比值：任意一次尿中 N-甲烟酰胺与肌酐比值<0.5 为缺乏；1.6~4.2 为正常。

（2）红细胞 NAD/NADP 比值：NAD 含量是反映烟酸缺乏的灵敏指标，NAD/NADP 比值<1.0 时，提示烟酸缺乏。

5. 膳食参考摄入量与食物来源

中国居民膳食烟酸的参考摄入量为成年男性为 15mg/d，成年女性为 12mg/d；乳母增加 3mg/d；UL 为 35mg/d。

烟酸主要来自动物内脏，如心脏、肝脏和肾脏中烟酸含量丰富。烟酸除直接从食物中摄取外，还可在体内色氨酸转化而来，平均约 60mg 色氨酸转化为 1mg 烟酸。故膳食中烟酸的参考摄入量以烟酸当量表示（niacin equivalence，NE）。

$$烟酸当量(mg\ NE) = 烟酸(mg) + 1/60\ 色氨酸(mg)$$

烟酸也广泛存在于动植物性食物中，但以玉米为主食的人群，易于发生癞皮病，原因是玉米中的烟酸主要为结合型不能为人体吸收，同时玉米中色氨酸较低。玉米在碱性条件下处理，如加小苏打，能把结合型烟酸转变为游离型，有利于人体吸收利用。

(八) 维生素 B_6

维生素 B_6 包括吡哆醇、吡哆醛和吡哆胺。它易溶于水与乙醇，在酸性溶液中稳定，在碱性溶液中容易分解，且对光敏感。

1. 生理功能

人体内的维生素 B_6 主要以磷酸吡哆醛(PLP)的形式存在，其中 75%~80% 的 PLP 储存在肌肉组织中。PLP 参与近百种酶反应，多数与氨基代谢有关，包括转氨基、脱羧等作用，如蛋白质合成与分解代谢，糖异生、不饱和脂肪酸代谢、某些神经介质的合成等。参与一碳单位代谢，因而影响核酸和 DNA 合成。

2. 机体营养状况评价

(1) 色氨酸负荷试验：间接反映机体维生素 B_6 的缺乏状况；给予受试者口服每公斤体重 0.1mg 色氨酸，测定 24 小时尿液中黄尿酸排出量，黄尿酸指数(24 小时黄尿酸排出量/色氨酸口服量)>12 为不足。

(2) 血浆 PLP 含量：正常情况下，血浆 PLP 水平在 3.6~18.0ng/mL，主要反映机体维生素 B_6 的存储量。但膳食蛋白增加、吸烟、年龄均可以影响该指标，应综合考虑这些因素。

(3) 尿 4-吡哆酸水平：作为维生素 B_6 的代谢终产物，可以反映近期膳食中维生素 B_6 的摄入情况。

3. 膳食参考摄入量与食物来源

正常情况下，人体维生素 B_6 不容易缺乏。中国 2013 版 DRIs 推荐，成年人维生素 B_6 的 RNI 为 1.6mg/d，妊娠期和哺乳期妇女分别增加 0.8mg/d 和 0.3mg/d。UL 为 60mg/d。

动物性食物，尤其是禽类、鱼类和肝脏，维生素 B_6 含量丰富，植物性食物中的豆类、坚果类、香蕉、卷心菜和菠菜也能提供较多的维生素 B_6。

(九) 叶酸

叶酸是含有蝶谷氨酸结构的一类化合物的统称，因最初菠菜叶中分离出来而得名。在酸性溶液中对热不稳定，在中性和碱性环境中稳定。

1. 吸收与代谢

膳食中的叶酸经小肠黏膜上的 γ-谷氨酸酰基水解酶水解后被吸收。膳食叶酸的生物利用率差异较大，豆类利用率高，而其他蔬菜中利用率较低。膳食中葡萄糖和维生素 C 能促进叶酸的吸收。正常成年人体内叶酸储存量为 5~10mg，且 50% 存储于肝脏。

2. 生理功能

在体内的活性形式为四氢叶酸，在体内许多重要的生物合成中作为一碳单位的载体发挥重要功能。可通过腺嘌呤、胸酐酸影响 DNA 和 RNA 的合成；可通过蛋氨酸代谢影响磷脂、肌酸、神经介质的合成等。

3. 叶酸缺乏与过量

叶酸缺乏可导致巨幼红细胞贫血，叶酸缺乏时，骨髓内幼红细胞成熟受阻，体积增大，形成巨幼红细胞，血红蛋白合成减少，导致巨幼红细胞贫血；还会导致同型半胱氨酸血症，叶酸缺乏可使同型半胱氨酸向蛋氨酸转化出现障碍，进而导致同型半胱氨酸血症，是动脉粥样硬化及心血管疾病的重要致病因素；妊娠期妇女缺乏叶酸，其胎儿发生神经管畸形的概率显著增加。中国营养学会建议妇女在备孕和孕早期要及时补充叶酸。

大剂量叶酸会掩盖维生素 B_{12} 的缺乏症状。过量叶酸摄入也产生健康问题，如胎儿发育迟缓，影响锌的吸收等。

3. 机体营养状况评价

(1) 叶酸含量：血清叶酸含量反映膳食中叶酸的摄入情况，是评价叶酸近期营养状况普遍采用的方法，叶酸含量<3.0ng/mL 即为缺乏；而红细胞叶酸含量反映机体的储备水平，是叶酸长期营养状况的重要指标，叶酸含量<140ng/mL 即为缺乏。

(2) 血浆同型半胱氨酸：反映叶酸营养状况比较特异性和灵敏性指标，当血浆同型半胱氨酸>16μmol/L 即可判断为叶酸缺乏。

(3) 组氨酸负荷试验：给予受试者口服 2~5g 组氨酸，测定 6 小时尿中亚胺甲基谷氨酸排出量，正常范围是 5~20mg。

4. 膳食参考摄入量与食物来源

食物中叶酸的生物利用率约为 50%，叶酸补充剂的生物利用率约为 85%，故叶酸摄入量应以膳食当量表示（dietary folic acid equivalent, DFE）。

$$DFE(\mu g) = 膳食叶酸(\mu g) + 1.7 \times 叶酸补充剂(\mu g)$$

我国 2013 版 DRIs 推荐，成年人叶酸的 RNI 为 400μg DEF/d，孕期和哺乳期妇女分别为 600μg DEF/d 和 550μg DEF/d；UL 为 1000μg DEF/d。

叶酸广泛存在于动植物性食物中，其良好来源为动物内脏（肝、肾）、蛋类、绿叶蔬菜、土豆、豆类和麦胚等，但食物烹调过程中叶酸的损失较大，故孕前和妊娠早期应注意补充。

第十章 维 生 素

测 试 题

1. 单选题

(1) 在多种类胡萝卜素中,以下活性最高的是_____。
　　A. α-胡萝卜素　　　B. β-胡萝卜素　　　C. γ-胡萝卜素　　　D. 隐黄素

(2) 维生素 B_3 常称为烟酸、尼克酸,俗称_____。
　　A. 抗脚气病因子　　　　　　　　B. 抗神经炎因子
　　C. 钴胺素　　　　　　　　　　　D. 抗癞皮病因子

(3) 以下关于维生素的表述不正确的是_____。
　　A. 维生素 A 又称抗干眼病因子
　　B. 维生素 E 又称抗不育维生素
　　C. 维生素 B_6 又称抗脚气病因子
　　D. 维生素 D 又称抗佝偻病因子

(4) 以下不是维生素 A 缺乏所导致的症状的是_____。
　　A. 眼干燥症　　　　　　　　　　B. 溢脂性皮炎
　　C. 夜盲症　　　　　　　　　　　D. 角膜软化症

(5) 下列哪类维生素缺乏时会引起血红蛋白合成减少,形成巨幼红细胞贫血?_____
　　A. 叶酸　　　　　　　　　　　　B. 烟酸
　　C. 抗神经炎因子　　　　　　　　D. 尼克酸

2. 多选题

(1) 以下属于维生素 A 的生理功能的是_____。
　　A. 免疫功能　　　　　　　　　　B. 维持上皮细胞的正常生长与分化
　　C. 促进细胞生长和分化　　　　　D. 维持正常视觉

(2) 以下哪些疾病与维生素 D 缺乏有关?_____
　　A. 骨质疏松症　　B. 手足痉挛症　　C. 佝偻病　　D. 骨质软化症

(3) 以下哪些食物富含维生素 C?_____
　　A. 辣椒　　　　B. 西红柿　　　　C. 豆芽　　　　D. 猪肝

(4) 下列有关维生素缺乏症状的表述正确的是_____。
　　A. 儿童维生素 A 缺乏会导致生长发育迟缓、免疫力下降,容易因感染导致死亡
　　B. 维生素 D 缺乏会导致骨骼脱钙,从而发生骨质软化和骨质疏松
　　C. 维生素 B_1 的典型缺乏症为脚气病,主要损害神经系统和血管系统

D. 维生素C缺乏会出现以牙龈出血、皮下组织血肿、胶原蛋白合成障碍导致骨质疏松等坏血病的典型症状

本章测试题答案

第一节 多选题 （1）ABCD （2）ACD （3）AC

第二节 1. 单选题 （1）B （2）D （3）C （4）B （5）A

　　　 2. 多选题 （1）ABCD （2）ABCD （3）ABC （4）ABCD

第十一章
水与矿物质

"水是生命之源，没有水就没有生命"已成为基本认知。但这个概念太宏大、太模糊，在实际操作中反而无法体现指导意义。比如每天要喝多少才能起到"生命之源"的效果？或者这个"水"是指什么水？白开水、矿泉水、娃哈哈 AD 钙奶、奶茶……

水中的矿物质含量较多。矿物质，又称无机盐，是地壳中自然存在的天然元素或化合物，也是人体内无机物质的总称，占人体重量的4%~5%，是构成人体组织和维持正常生理功能所必需，如钙使骨骼强壮，铁是携带氧气的血红蛋白的关键成分，锌不仅与口味有关，更参与机体免疫系统的建设，而硒更是以抗氧化闻名，等等。富含各种矿物质的膳食补充剂在我国属于保健食品，然而什么样的人群需要矿物质膳食补充剂呢？

☞ **本章主要内容：**

1. 水的生理功能和平衡
2. 饮料的分类与健康饮水指南
3. 宏量元素（钙和钠）
4. 微量元素（铁、硒、铜、碘）
5. 矿物质的代谢、生理功能及缺乏或过剩的危害
6. 矿物质的营养状况评价、膳食参考摄入量及食物来源

☞ **本章学习目标：**

1. 掌握如何选择健康水
2. 掌握饮料金字塔
3. 掌握矿物质的参考摄入量和食物来源
4. 熟悉矿物质的营养评价指标与缺乏危害

5. 了解矿物质的代谢与生理功能

第一节 水

水是由氢和氧两种元素按 2∶1 的比例组成的无色无嗅无味透明的无机液体，化学式 H_2O，H—O—H，氢键可以稳定生物大分子，如蛋白质、DNA 等的分子结构。

水很稳定，因化学反应本质是旧键断裂，新键形成，而水的 HO—H 键需要 450kJ/mol 以上的能量才能断裂。水的 LD50（半数致死量）>90000mg/kg（体重），即一个正常成年男性一次性喝 5L 水，基本没什么问题。当然，如果真喝下去，胃可能受不了（急性胃扩张）。水还是自然界极性最大的溶剂，可溶解最多种物质。

成年男性身体含水量为 60%~65%，女性为 50%~60%；婴儿体内水的重量占其体重的 70%~80%。人体由亿万个细胞组成，而每一个细胞都含有丰富的水。人体的血管、动脉、静脉、毛细血管都含有大量的水；机体软组织，如脑、肌肉重量的 70%~80% 都是水；即使是骨头，其含水量也达到 20% 以上。所以说，水是生命之源。

一、水的生理功能

水在人体内具有以下功能：

(1) 运输工具：人体消化道吸收的营养成分需要水（血液、淋巴液）运输到身体的各组织器官；身体各组织器官产生的代谢产物也需要通过水排泄出去（粪、尿、汗液等）。

(2) 溶剂：水是极性非常大的分子，氨基酸、葡萄糖、矿物质、维生素等均可以溶解在水里；脂肪虽然不能溶于水，但通过与载体蛋白结合后可溶于水。

(3) 清除剂：食物的各种代谢产物溶于水，通过肾脏过滤后排出体外（尿液）。若肾脏因各种原因导致过滤功能下降或不能过滤，各种代谢废弃物在体内累积到一定水平后会危及生命，透析就是为肾脏功能衰竭的病人过滤掉血液中的代谢废弃物。

(4) 润滑剂：关节液、泪液、胎儿在母体内的羊水，提供润滑、缓冲的作用；消化道、呼吸道黏液起到润滑以避免摩擦损伤。

(5) 散热剂：能量代谢过程产生大量的热量，人体利用皮下毛细血管网，通过出汗的方式带走热量使体温下降。先天性无汗腺症患者需要靠物理手段降温，否则，代谢产生的热量会使人体温升高到危及生命的程度。机体还会通过呼吸和排粪便丢失一部分水分。

(6) 水是机体内各种生物化学反应的场所，最典型的如碳水化合物、脂肪和蛋白质三种产能营养素在体内彻底氧化供能的三羧酸循环。

二、水平衡

要想了解机体如何维持水的平衡，首先需要了解身体是如何应对缺水的。

体内缺水，细胞外液渗透压升高，刺激下丘脑渗透压感受器，感受器发出信号给垂体，垂体释放抗利尿激素，抗利尿激素作用于肾脏中的肾小管和集合管，让它们重吸收水，减少尿量（肾脏自身也会应对血压变化调整对水的重吸收）。

同时，体内缺水时，血液浓缩，血容量减少，血压下降，发送信号给大脑皮层，产生渴感，主动补充水分。

主动补充水分和/或增加重吸收减少尿量，使细胞外液的渗透压降下来（水重新达到平衡）。

当你感觉口渴时，机体已经缺水，需要立即补充。但若此时没有水可以补充，或者老年人由于调节功能的减退对渴的敏感度下降，往往不能及时补充，则机体会停止出汗，以保证机体的水分，维持对生命更重要的血压。此时，机体内部代谢产生的热量由于不能及时通过出汗液散发出去，会使体温升高。当体液丢失达到1%时，便会出现头痛、虚弱、遗忘、心跳加速等症状；当体液丢失达到2%时，机体的生理功能便会出现障碍。所以，脱水常常会危及生命。

由于水的半数致死量非常高（即安全性很高），水中毒在正常的情况下极少看到，一般都是出现在短时间内大量的饮水所致。正常情况下，肾脏处理水的能力每小时可以达到800~1000mL。若短时间内大量的水进入机体，肾脏来不及排泄，则多余的水会进入细胞导致低钠血症，即血液中的钠离子浓度低，细胞吸收水分变得膨胀。细胞肿胀在脑组织是非常危险的，因大脑容量受头颅的刚性限制，伸缩非常有限。神经细胞膨胀，脑组织水肿，大脑膨胀，则脑组织被挤压受损，会出现突发的昏迷、呼吸抑制甚至死亡。

此外，锻炼或高温环境下大量出汗以后，仅仅补充水分而没有补充丢失的盐分，也会出现低钠血症，不过一般症状较轻。

三、水的需要量

正常情况下，健康成年人每天约需要2500mL水，但不是每天需要喝2500mL水。

一个健康成年人每天可以通过食物获得700~1000mL的水。几乎所有的食物都含水：蔬菜、水果的含水量可以达到90%以上，如生菜、黄瓜、芹菜、包菜、西瓜、草莓等；大部分肉类的含水量约50%；即使是平时吃的馒头、米饭都有大约40%的水分。此外，机体代谢会产生约300mL的水。所以每天大约需要喝水1500mL。中国居民膳食指南2016版推荐成人每日饮水量为 1500~1700mL，如果一杯水为 200mL，也需要饮用我们通常说的"8杯水"。

但有很多因素可以影响我们对于水的需要，如温度(高温、寒冷)、湿度、高原等环境，酒、膳食纤维、蛋白、盐、糖等的摄入增加，锻炼及特殊生理时期，呕吐、腹泻、发热等病理状况，以及利尿剂的使用，都会使机体对水的需要量发生变化。婴幼儿与老人对水的需求量也有不同。所以对水的需求不能一概而论。

那么，如何判断水是否喝够了呢？可通过观察尿的颜色的方法：正常情况下，尿液黄色透明；如果尿液呈浅黄色并且透明，说明饮水充足；如果呈无色透明，说明喝水太多，考虑适量减少；如果呈琥珀色甚至暗黄色，说明有点缺水，需要及时补水。需要注意的是，维生素 B_2（核黄素）会导致尿液变黄。如果尿液呈白色、红色、橙色、棕褐色、绿色，甚至黑色，此时应及时寻求医生帮助。

四、饮料的分类

前面讲了人体每天通过食物解决了一部分对水的需求，我们还可以通过喝饮料来满足对水的需求。

2016 年 4 月 1 日，《饮料通则》（GB/T 10789—2015）正式实施。按照通则，我国把饮料分为 11 类，包括：包装饮用水、果蔬汁及其饮料、蛋白饮料、碳酸饮料（汽水）、特殊用途饮料、风味饮料、茶（类）饮料、咖啡（类）饮料、植物饮料、固体饮料和其他饮料。

（1）包装饮用水：是指以直接来源于地表、地下或公共供水系统的水为水源，经过加工制成的密封于容器中可以直接饮用的水。包括：

饮用天然矿泉水：从地下深处自然涌现出的或经钻井采集的，含有一定量的矿物质、微量元素或其他成分，在一定区域未受污染并采取预防措施避免污染的水。

饮用纯净水：以直接来源于地表、地下或公共供水系统的水为水源，经适当的水净化加工方法，制成的制品。

其他类饮用水，包括：

① **饮用天然泉水**：从地下自然涌现出的泉水或经钻井采集的地下泉水，且未经过公共供水系统的自然来源的水为水源，制成的制品。

② **饮用天然水**：以水井、山泉、水库、湖泊或高山冰川等，且未经过公共供水系统的自然来源的水为水源，制成的制品。

③ **其他饮用水**：上述两类之外的饮用水，如以直接来源于地表、地下或公共供水系统的水为水源，经适当的加工方法，为调整口感加入一定量矿物质，但不得添加糖或其他食品配料制成的制品。

(2) 果蔬汁类及其饮料：是指以水果和/或蔬菜（可食的根、茎、叶、花、果实）等为原料，经过加工或发酵制成的液体饮料。包括果蔬汁（浆）、浓缩果蔬汁（浆）、果蔬汁（浆）类饮料等三种。

(3) 蛋白饮料：是指以乳或乳制品，或其他动物来源的可食用蛋白，或含有一定蛋白质的植物果实、种子或种仁等为原料，添加或不添加其他食品原辅料和/或食品添加剂，经过加工或发酵制成的液体饮料。包括含乳饮料、植物蛋白饮料、复合蛋白饮料，以及上述三种之外的其他蛋白饮料等。

(4) 碳酸饮料（汽水）：是指以食品原辅料和/或食品添加剂为基础，经过加工制成的，在一定条件下充入一定量的二氧化碳气体的液体饮料，包括果汁型碳酸饮料、果味型碳酸饮料、可乐型碳酸饮料、其他型碳酸饮料等，但不包括由发酵自身产生二氧化碳气体的饮料。

(5) 特殊用途饮料：是指加入具有特定成分的适应所有或某些人群需要的液体饮料。包括运动饮料、营养素饮料、能量饮料、电解质饮料以及这四种之外的其他特殊用途饮料等。

(6) 风味饮料：指以糖（包括食糖和淀粉糖）和/或甜味剂、酸度调节剂、食用香精（料）等的一种或多种作为调整风味的主要手段，经过加工或发酵制成的液体饮料。包括茶味饮料、果味饮料、乳味饮料、咖啡味饮料、风味水饮料、其他风味饮料等。这里的风味水饮料是指不经过调色处理、不添加糖（包括食糖和淀粉糖）的风味饮料，如苏打水、薄荷水、玫瑰水等饮料。

(7) 茶（类）饮料：是指以茶叶或茶叶的水提取液或其他浓缩液、茶粉（包括速溶茶粉、研磨茶粉）或直接以茶的鲜叶为原料，添加或不添加食品原辅料和/或食品添加剂，经过加工制成的液体饮料。包括原茶汁/纯茶饮料、茶浓缩液、茶饮料、果汁茶饮料、奶茶饮料、复（混）合茶饮料、其他茶饮料等。

(8) 咖啡（类）饮料：是指以咖啡豆和/或咖啡制品（研磨咖啡粉、咖啡提取液、速溶咖啡等）为原料，添加或不添加糖（包括食堂和淀粉糖）、乳和/或乳制品、植脂末等食品原辅料和/或食品添加剂，经过加工制成的液体饮料。包括浓咖啡饮料、咖啡饮料、低咖啡因咖啡饮料等。

(9) 植物饮料：是指以植物或植物提取物为原料，添加或不添加其他食品原辅料和/或食品添加剂，经过加工或发酵制成的液体饮料。如可可饮料、谷物类饮料、草本饮料、食用菌饮料、藻类饮料、其他植物饮料等，但不包括果蔬汁及其饮料、茶类饮料和咖啡类饮料。

(10) 固体饮料：用食品原辅料、食品添加剂等加工制成的粉末状、颗粒状或块状等，供冲调或冲泡饮用的固态制品，包括风味固体饮料、果蔬固体饮料、蛋白固体饮料、茶固体饮料、咖啡固体饮料、植物固体饮料、特殊用途固体饮料以及其他固体饮料等。

(11)其他类饮料：是指在上述十种之外，其中经过国家相关部门批准，可以声称具有特定保健功能的制品，如功能饮料。

五、饮料金字塔

前面讲述了人体对水的需要量，以及生活中可供选择的"水"的种类。但日常生活中要如何选择呢？

美国医学营养学期刊发布的《健康饮料指南》，类似膳食宝塔，把饮料分为以下六层：

第一层：水，包括白开水、矿泉水、纯净水等，并建议应该占每天饮料量的最少一半，或最好全部以水来满足机体对于水的需求。

第二层：无糖茶、咖啡。

第三层：牛奶、无糖豆类饮料。

第四层：无热量甜饮料，即添加甜味剂的减肥型饮料。

第五层：有营养的甜饮料，即果汁、蔬菜汁。

第六层：高热量的甜饮料，即碳酸饮料、运动饮料、酒类饮料。

除了《饮料通则》中的包装饮用水，日常生活中最为我们熟悉的是自来水。自来水是集中从水源地取水，经过适当的处理和消毒，再通过管道输送到居民家中的供水方式，是我们日常生活中饮用水。我国生活饮用水，其质量需要符合 GB 5749—2006 要求的 106 项水质指标，其中微生物指标 6 项，饮用水消毒指标 4 项，毒理指标中无机化合物 21 项，有机化合物 53 项，感官性状和一般化学指标 20 项，以及放射性指标 2 项，涵盖了饮用水中各种可能影响健康的因素。

目前，世界上发达国家，如欧美国家，自来水是直饮水，我国也有部分城市的部分城区提供直饮水。但我国绝大部分地区的自来水不能直接饮用，因其中的微生物不达标，我国民众非常熟悉的白开水，是利用煮沸消灭自来水中的微生物，以达到可以饮用的目的。

我国自来水使用漂白粉消毒，有效成分是次氯酸和次氯酸根，具有很强的氧化能力，能够杀灭细菌。管网中的自来水需保证有一定含量的余氯，以保证运输过程中对细菌的抑制。WHO 制定的安全标准是水中余氯含量<5mg/L；而通常自来水中余氯含量<1mg/L。而且，氯有刺激性气味，当水中氯含量>2mg/L 时，多数人就能闻到。

有些地区的民众会发现，煮沸的自来水常常有白色物质漂浮或沉淀，烧水壶用久了出现水垢，这是水的硬度比较高所致。WHO 在《饮用水水质准则》中把水的硬度定义为：水的硬度是由水中很多溶解的多价金属离子形成的，主要是钙离子和镁离子，通常用 $mgCaCO_3/L$ 表示。我国《生活饮用水卫生标准》(GB 5749—2006)规定，水的硬度不超过

450mgCaCO$_3$/L 即可。事实上，硬水对人体无害，钙和镁都是人体必需的元素，且多数人的摄入量偏低。从这个层面讲，硬度较高的自来水，还能补充一部分矿物质。不过，硬水确实影响水的口感和使用性能，如硬度高的水煮饭不好吃，硬度高的水冲泡的茶水味道也会差很多。

随着生活水平的提高，人们愿意追求更高品质的生活。净水器，确实可以过滤掉更多的钙和镁，让自来水变得更好，使用其加工出来的食物口感更好。但市场上的净水器种类和品牌繁多，价格相差巨大，让人无从选择。事实上，无论微滤、超滤、纳滤和反渗透，净化原理都差不多。如筛孔从大到小的筛子，过滤能力依次增强，可以去除细菌、微生物和某些杂质；而活性炭可以吸附掉一些杂质。但我国自来水的质量由国家标准《生活饮用水卫生标准》(GB 5749—2006)加以规范，所以净水器不是必需品，是品质的追求，是否需要买，要基于需求和财力(购买成本和维护成本)自行判断。而一旦选择使用净水器，一定要定期维护，否则可能造成二次污染。

近些年，随着物质生活的提升，市场上出现了许多打着"健康"旗号的水。如富氧水、弱碱水、分子水、磁化水等。富氧水，是指水中的氧气含量比较高。众所周知，氧气在水中的溶解度随着压力和温度而改变，一般在 10mg/L 左右。但我们每呼吸一次，大约有 500mL 的空气进入肺内，空气含氧量约 20%，是不是比通过水获得氧气有效多了。

弱碱水，是指水的 pH 值约为 8。很多家庭都有小苏打(NaHCO$_3$)，想喝弱碱水太容易了，小苏打的水溶液 pH 值约为 7.5~8.5。但我们知道，胃酸的 pH 值为 1.5，且每天的分泌量为 1.5~2.5L，靠 pH=8 的弱碱水来把 pH=1.5 的胃酸中和，那得喝多少？更为关键的是，胃酸之所以呈现这么强的酸性，是为了消化食物，胃酸中和了，食物消化就成了问题。

在讲清楚如何选择水的基础上，下面讲一讲喝水的时间。每天晨起后的一杯水是否有必要呢？睡眠时，人体的基本生理活动仍在持续进行，呼吸、排汗、泌尿等都会消耗水分。起床后一般不会有口渴的感觉，但体内仍然会因水的消耗而导致血液黏稠。晨起一杯水能够降低血液黏稠度，增加血液循环容量。即早晨一杯水，是有必要的。

有人用淡盐水作为晨起第一杯水。然而淡盐水只能加重身体缺水，因为盐会加重机体的高渗性脱水。而且，中国人目前盐的摄入量已经是世界卫生组织推荐的两倍。

那么晨起喝一杯果汁或饮料合适吗？仔细阅读营养标签，会发现，这些饮料和淡盐水没有本质的区别。

如果晨起的第一杯水要解决是通便，白开水确实办不到，可其他饮料也解决不了。如果有果糖不耐，富含果糖的蜂蜜水具有一定的作用；而乳糖不耐的人晨起一杯牛奶也可以达到同样的效果。

> ### 🌿 膳食小贴士
>
> 奶茶好喝也不要贪杯哟
>
> 　　奶茶店生意火爆，一杯动辄十几二十块钱的现调奶茶，甚至要排好几个小时才能买到。虽然确实有奶茶里会加入真正的牛奶，但奶精和香精比真正的牛奶成本更低，口感更佳。因此，商家几乎都会添加大量奶精。奶精主要是由植脂末、植脂乳做成，它是在植物油中加入了水和各种食品添加剂，经过调配、乳化、杀菌和干燥之后，制作成类似牛奶但不是牛奶的物质。奶精中所含的反式脂肪酸是心血管疾病的危险因素。
>
> 　　此外，奶茶最大的问题是添加糖。虽然现在市面上有所谓无糖、半糖、全糖奶茶，即使表明"无糖"，奶茶里仍然含有丰富的碳水化合物。奶茶类甜饮料俗称"三精水"，即添加了糖精(甜味剂)、香精(调味剂)和色精(色素)的奶饮料。
>
> 　　怎么吃才能预防肾结石？
>
> 　　正常情况下，食物中的营养素被机体消化、吸收、代谢后，产生的废弃物，如草酸盐、尿酸盐等，经过肾脏排出体外。各种盐(矿物质)的溶解度是有限度的，当尿液太少，或者矿物质太多，会出现因溶解不了而析出。这些析出的矿物质结晶，在尿液里遇上其他物质如脱落的细胞碎片，就吸附在一起，容易沉积在肾脏，形成结石。
>
> 　　造成结石的主要原因是喝水少，运动少，以及膳食结构中高草酸(菠菜、豆类等)、高嘌呤(动物内脏、海鲜等)、高蛋白等食物占比较多，尿路感染等。所以，要预防肾结石，多喝水、多运动是性价比最高的选择了。

- 自查：你每天喝什么水？喝足 8 杯水了吗？

🌿 测试题

单选题

(1) 以下属于水在人体内的生理功能的有_____。

　　A. 运输工具，是各种物质在人体内流动的载体

　　B. 代谢废物的清除剂

　　C. 润滑剂和散热剂

　　D. 水是机体内各种生物化学反应的场所

E. 以上全部

(2) 以下不属于包装饮用水的分类范畴的有_____。

A. 饮用天然矿泉水

B. 饮用纯净水

C. 其他类饮用水，包括饮用天然泉水、饮用天然水、其他饮用水

D. 自来水

第二节 矿 物 质

一、基本性质

人体组织中含有自然界各种元素的种类和含量，与其生存的地理环境表层元素的组成及膳食摄入量有关。约有20余种元素为构成人体组织、机体代谢、维持生理功能所必需，除碳、氢、氧、氮等元素外，其他元素称矿物质，或无机盐。根据这些矿物质在人体内含量的多少分为宏量元素和微量元素(trace elements)，如钙(Ca)、磷(P)、钠(Na)、钾(K)、氯(Cl)、镁(Mg)、硫(S)等7种，占总矿物质量的60%~80%。微量元素是指体内含量<体重0.01%的矿物质，人体必需微量元素有：铁(Fe)、铜(Cu)、锌(Zn)、硒(Se)、铬(Cr)、碘(I)、钴(Co)、钼(Mo)；目前研究上不能确定的，人体可能必需微量元素有：锰(Mn)、铯(Si)、镍(Ni)、硼(B)、钒(V)(1973，14种，WHO)；具有潜在毒性有：铅(Pb)、镉(Cd)、汞(Hg)、砷(As)、氟(F)、铝(Al)等。

矿物质具有如下特点：

(1) 机体不能合成矿物质，必须通过食物和水从外界摄取，所有矿物质均属于必需营养素；而且，矿物质是唯一可以通过水获得的营养素，但这并不总是有利的，如我国饮用水中氟、砷含量较高的区域，氟中毒、砷中毒比较常见。

(2) 矿物质在身体内的分布不均匀，如钙主要沉积在骨骼和牙齿，碘主要在甲状腺，铁主要在红细胞等。

(3) 食物中的矿物质在人体吸收利用上存在协同或拮抗作用，如摄入过量的铁抑制锌的吸收和利用。

(4) 矿物质不能自身合成，必须通过食物、水，或膳食补充剂获得，且有些微量元素生理剂量和中毒剂量范围较窄，补充过量容易中毒。如我国居民氟的AI为1.5mg/d，UL

为3.5mg/d。

二、生理功能

与维生素相似，矿物质也不能给人类提供能量。矿物质的生理功能主要是：

(1) 构成存在于机体组织及功能性物质的成分，如骨骼与牙齿中的钙、蛋白质中的硫、血红蛋白中的铁、甲状腺素中的碘、谷胱甘肽过氧化物酶中的硒等。

(2) 组成细胞内外液成分，如钾、钠、氯，与蛋白质一起，维持细胞适宜的渗透压和细胞内环境酸碱平衡。

(3) 维持神经、肌肉的兴奋性等。

三、矿物质的吸收与排泄

低化学价的可溶性元素可在小肠直接吸收；多化学价者则不易吸收，多与肠液混合后排出。肾脏(尿液)、肠道(粪便)和皮肤(汗液)是矿物质的主要排出途径。

我国人群中较容易缺乏的矿物质主要是宏量元素钙，以及微量元素铁、锌、硒等。造成矿物质缺乏的主要原因是：① 地球环境中各种元素的分布不平衡，如硒、氟等；② 食物中含有天然存在矿物质拮抗物；③ 食物加工过程中造成矿物质的损失；④ 摄入量不足或不良饮食习惯；⑤ 生理上特殊营养需求的人群，如生长发育期的少年儿童、妊娠期和哺乳期的妇女等。

测试题

多选题

(1) 矿物质的特点包括_____。

    A. 所有矿物质均属于必需营养素

    B. 矿物质在身体内的分布不均匀

    C. 人体吸收利用食物矿物质的过程存在协同或拮抗作用

    D. 有些微量元素生理剂量和中毒剂量范围较窄，膳食补充过量容易中毒

(2) 矿物质的生理功能包括_____。

    A. 参与机体的组织构建

    B. 调节细胞膜通透性，维持渗透压，维持内环境酸碱平衡

C. 维持神经肌肉兴奋性

D. 组成激素、维生素、蛋白质和多种酶类

(3) 造成矿物质缺乏的原因有_____。

A. 地球环境中各种元素的分布不平衡

B. 有些食物中天然存在矿物质拮抗物

C. 食物加工过程中造成矿物质的损失

D. 生理上有特殊营养需求的人群

第三节 宏量元素

一、钙

钙约占人体体重的2%，成年时体内钙含量达850~1200g，是人体内含量最高的一种无机元素。体内的钙99%集中在骨骼和牙齿中，但成年骨量的峰值在30岁，随后骨量减少。1%的钙存在于软组织、细胞外液和血液中。

(一) 生理功能

(1) 构成骨骼和牙齿的成分。骨骼中的钙和体内的混溶钙池维持着相对的平衡，骨骼中的钙不断地从破骨细胞中释放出来进入混溶钙池，混溶钙池中的钙也持续地沉积在成骨细胞中维持骨骼的更新和修复。

(2) 细胞信息传递。钙作为细胞内的第二信使，通过调节细胞内钙的浓度调控机体各组织的功能，如腺体分泌、基因表达、细胞增殖、视觉形成等。钙还可以与细胞膜蛋白和各种阴离子基团结合，参与神经信号的传递，以维持神经肌肉的正常生理功能，如神经肌肉的兴奋性、神经冲动的传导、心脏的搏动等。

(3) 血液凝固。钙离子是凝血因子Ⅳ，使活化的凝血因子形成复合物，促使血液凝固。

(4) 其他。钙还参与激素的分泌，调剂各种酶的反应，维持体液酸碱平衡等。

(二) 吸收与代谢

钙在小肠通过主动转运与被动转运吸收，一般钙吸收率为20%~60%不等。钙的吸收利用率与年龄有关，随着年龄增加而降低，婴幼儿对钙的吸收利用率为50%以上，老年人

则不到15%。在特殊的生理时期，钙的吸收会增加，如女性妊娠期和哺乳期钙的吸收率可以达到30%~60%。

膳食中维生素D、某些氨基酸(形成可溶性钙盐)、乳糖发酵(乳酸钙)等都可以促进钙的吸收和利用。而膳食中植物性食物的膳食纤维、草酸、植酸、鞣酸等，肠道中未被吸收的脂肪酸酸，均能与钙形成不溶性钙盐，从而抑制钙的吸收利用。

经代谢后，钙在体内主要经肠道(80%~90%)和泌尿(10%~20%)系统排出，钙也可以通过汗和乳汁排出。

钙的排泄受血钙浓度的影响，血钙浓度高，重吸收减少，排出增加，反之排出减少。膳食中蛋白质和钠的摄入影响钙的排泄，蛋白质促进钙吸收，但增加尿钙排出，基本相抵。肾小管重吸收过程中钠和钙是竞争关系，钠摄入增加，会减少钙的重吸收。

(三) 缺乏与过量

1. 钙缺乏

钙缺乏与维生素D缺乏的临床表现相似，主要为骨骼病变。儿童由于生长旺盛，对钙的需要量较高，如果缺乏，会导致生长发育迟缓，新骨骼结构异常，骨骼钙化不良，最终形成佝偻病。30岁左右时，人体的骨质达到高峰，此后骨质会逐渐丢失。更年期后，随着体内激素，尤其是雌激素水平的大幅下降，骨质丢失的速度加快，此时若钙摄入不足，容易发生骨质疏松。

2. 钙过量

摄入过量的钙，会干扰其他矿物质的吸收，如钙和铁、锌、镁等元素存在相互干扰作用，高钙膳食抑制铁的吸收，降低膳食锌的利用率；钙摄入过多会增加肾结石的风险；急性发作时，导致奶碱综合征(milk-alkali syndrome，MAS)，表现为高血钙症、碱中毒和肾功能障碍，严重情况下会导致嗜睡和昏迷。

(四) 营养状况评价

(1) 膳食调查：虽然普遍使用的膳食调查方法存在一定的偏倚，目前仍是评价膳食钙与健康关系的重要手段。

(2) 实验室指标：由于机体具有维持血清钙稳态的机制，血清总钙浓度和血清离子钙浓度无法反映机体钙的营养状况；血清碱性磷酸酶可以反映钙的缺乏状态但特异性差。

(3) 骨量测量：一般测量骨矿物质含量(bone mineral content，BMC)和骨矿物质密度(bone mineral density，BMD)。骨量是机体钙长期营养状况的反应，但无法反映近期钙状态。

(4)钙平衡:当钙是摄入量与排出量(粪钙+尿钙+汗液钙)的差值为零时,即钙平衡。该方法主要用于评价人体钙的营养状况,并以此为依据,制定钙的需要量。但需要结合稳定同位素技术,以获得较为精确的数据,对设备要求很高。

(五) 膳食参考摄入量与食物来源

人体的钙需要量与性别、种族、年龄和必要钙损失有关,婴幼儿、儿童、孕妇、乳母、老人均应适当增加钙的供给量。2013版《中国居民膳食营养素参考摄入量》推荐成人钙的 RNI 值为 800mg/d,妊娠中、晚期妇女和乳母为 1000mg/d,50 岁以上老人为 1000mg/d,UL 为 2000mg。

我国膳食中钙的来源虽然丰富(见表11.1),但大多源于植物性食物,机体的消化吸收利用率不高。含钙丰富的食物很多,每100g食物中含钙量为:虾皮为990mg,河虾为325mg,荠菜为294mg,黑芝麻为780mg,海带为241mg,酸奶为118mg。但就钙的吸收率而言,酸奶为32.1%,红薯为22.2%,菠菜为5.1%。食物来源应考虑钙含量及利用率。

表11.1 常见食物中钙含量

食物名称	含量(mg/100g)	食物名称	含量(mg/100g)
黄豆	191	牛肉	5
油菜	148	鲫鱼	79
胡萝卜	27	海蟹	208
柑橘	24	猪肝	6
海带	348	人乳	30
紫菜	264	牛乳	107
核桃(干)	56	乳酪	799

膳食小贴士

如何挑选奶制品

2006年4月,温总理在视察乳业工作时深情留言:"我有一个梦,让每个中国人,首先是孩子,每天都能喝上一斤奶。"随后蒙牛公司推出"每天一斤奶,强壮中国人"的广告。

牛奶在许多国家被视为"白色血液"，被公认为最接近完美的天然营养食品，因其营养丰富、容易消化吸收、物美价廉、食用方便而受到人们的喜爱。

牛奶主要是为人体提供钙、优质蛋白质，以及维生素 A、维生素 B_2 等，尤其是牛奶不仅含钙量较高，且利用率很高，是膳食钙质的最好来源。据全国第三次居民营养状况调查统计，我国城乡居民平均每日摄入钙量400mg左右，约为推荐摄入量800mg的一半。我国居民普遍缺钙，儿童和青少年缺钙的现象最严重，而钙是维持强健骨骼和健康牙齿的必须要素。

在选择牛奶时，应该关注包装上的营养标签和配料表。营养标签的营养成分表是鉴定牛奶品质最简单、最直接的标准。

首先，看是否标注了钙含量。虽然钙不是营养标签中规定的四个核心营养素，但好品质、大品牌的牛奶都会标注钙含量，以宣传自己的产品。

其次，看蛋白质含量。牛奶富含优质蛋白，虽然其蛋白质的性价比较鸡蛋低，但如果能在获得优质钙的同时能得到更多的优质蛋白，依然是很好的选择。我国牛奶的蛋白质标准是 2.9g/100mL，只要蛋白质>2.9g/100mL 就是合格的牛奶。市场上高蛋白含量的牛奶很多，但牛奶的蛋白含量并不是越高越好。正常牛乳的蛋白质含量约 3.0g/100mL，那些含 4.0g/100mL 甚至 6.0g/100mL 蛋白质的牛奶实则添加了大豆蛋白。而大豆蛋白完全可以从大豆及其制品中获得，从牛奶获取的性价比较低。

市场上的牛奶有常温和低温两种。常温牛奶是经过高温高压消毒，彻底杀灭致病菌，包括耐热菌，能在常温下保存6~12月；而低温牛奶是采用低温(63℃，30min)或高温(72℃，15sec)巴氏消毒，可能无法完全杀灭较耐热的微生物，但保持了牛奶原有的风味。低温牛奶因全程需要冷链运输而价格昂贵，如果不是特别追求牛奶的风味，常温牛奶是性价比更高的选择。

酸奶是有乳糖不耐人群的选择。牛奶经过发酵，乳糖转变为乳酸，钙更容易吸收利用。唯一的缺点是蛋白质含量下降，一般为 2.3~2.7g/100mL，而碳水化合物上升(添加糖以调整口味)。如果有乳糖不耐，但又希望控制热量摄入，可以选择经乳糖酶处理后的零乳糖牛奶。

乳酸饮料由于其酸酸甜甜的口味，吸引了非常多人的喜爱，但这类产品蛋白质的含量通常在1%以下。由于仅仅是添加了部分牛奶，或甚至根本不添加牛奶，乳酸饮料的蛋白质含量不高，选择时应加以甄别。

二、钠

成人体内钠为 70~100g,约占体重的 0.15%。除了食盐,钠在生活很普遍,即使买瓶矿泉水,都能看到它的影子。厨房中最有名的调料——味精,就是谷氨酸钠,而食品添加剂中最常用的防腐剂是苯甲酸钠等。由于高钠与高血压风险的确定关系,对钠多一份了解,有利于日常生活中控制钠的过量摄入。

(一)生理作用

体液分细胞内液和细胞外液,顾名思义,细胞内液是指机体细胞总体所含有的体液,细胞外液主要有组织液、血浆、淋巴和脑脊液等。人体体液约占体重 65%,细胞外液约占体液总量的 1/3。人体的细胞外液构成体内细胞生活的液体环境,即人体的内环境。钠离子是细胞外液最主要的阳离子,细胞外液钠占机体总钠含量的 40%~50%,占骨骼含钠量的 40%~47%,细胞内液钠含量不到 10%。故钠主要是调节机体水分,维持体液渗透和酸碱平衡,维持正常血压,以及参与维持神经-肌肉兴奋性。

(二)吸收和代谢

钠主要在小肠上段吸收,与糖、氨基酸的转运偶联进行。钠主要通过肾脏排出体外,但如果大量出汗,钠也可经汗液排出。但只有很少部分钠从肠道排出。钠与钙在肾小管内的重吸收有竞争作用,高钠膳食会导致骨质丢失。

(三)缺乏与过量

1. 钠缺乏

由于钠非常普遍,生活中钠缺乏非常少见,但当由于禁食、少食、严格控制膳食钠而摄入过少,或因高温、重体力劳动、胃肠道疾病、反复呕吐、腹泻等而排出过多时,会导致低钠;此外,艾迪生病使肾脏不能有效保留钠离子,以及利尿剂使用会导致钠重吸收障碍。钠缺乏的早期症状不明显,血钠过低时,渗透压下降,细胞肿胀,可出现恶心、呕吐、视力模糊、心跳加速、血压下降、肌肉痉挛,甚至昏迷、休克等。

2. 钠过量

正常情况下,机体内的钠通过肾素—血管紧张素素—醛固酮系统调节,以保持平衡,钠中毒非常少见。但当肾脏功能受损时,容易发生钠在体内蓄积,从而导致中毒。此外,急性过量摄入食盐达到 40g 以上时可引起钠急性中毒，出现水肿、血压上升等；长期摄入较高的钠，对健康的影响也是长期的，如损伤胃黏膜保护层，是胃癌的独立风险因素；加重肾脏的代谢负担。钠过量最主要的危害是对于心血管健康的损害，是高血压的独立危险因素。

(四) 营养状况评价

(1) 膳食调查：常用来评价膳食钠摄入与高血压、心血管疾病的关系。
(2) 尿钠：24 小时尿钠的浓度，正常范围是 130~217mmol/24h。
(3) 血浆钠：血浆钠<135mmol/L 时为低钠血症；血浆钠>150mmol/L 时为高钠血症。

(五) 膳食参考摄入量与食物来源

世界卫生组织推荐摄入量成人每天 5g 食盐。2013 年 DRIs 中，我国成人钠的推荐量摄入量为 1500mg，即 6g 食盐；50 岁以上老人为 1400mg。成年人群钠的 PI 值为 2000mg/d。2015 年我国居民营养健康状况报告显示，居民的实际食盐摄入量约为 10g。

钠普遍存在于食物中，一般动物性食物含钠量高于植物性食物，但人体钠的摄入主要是食盐、加工食物中添加的钠(盐、味精——谷氨酸钠、小苏打——碳酸氢钠等，很多食品添加剂中的钠盐，如苯甲酸钠)、酱油、腌制、酱菜、发酵食品等。

- **自查**：你体检时测量骨密度(或骨量)了吗？

三、钾

钾主要存在于细胞内，占其总量的 98%，只有 2% 左右在细胞外。约 70% 的钾存储在肌肉内，10% 在皮肤，红细胞内有 6%~7%，骨骼内有 6%，脑组织内有 4.5%。血浆浓度为 3.5~5.3mmol/L，仅为细胞内钾浓度的 1/25。

(一) 生理功能

钾在体内的主要生理功能有：① 维持碳水化合物、蛋白质正常代谢，每合成 1g 碳水化合物需要 24mg 钾，合成蛋白质时每 1g 氮需要 12mg 钾；② 维持心肌正常功能；③ 维持细胞内正常渗透压；④ 维持细胞内外的酸碱平衡；⑤ 降低血压；⑥ 维持神经-肌肉的应激性。

(二) 吸收与代谢

人体内的钾主要来自食物，摄入的大部分钾由小肠吸收，吸收率约为 90%。而吸收的钾通过钠泵转移入细胞内。

(三)缺乏与过量

1. 钾缺乏

钾缺乏可引起神经肌肉、心血管、泌尿、中枢神经等系统发生功能性甚至病理性改变。体内缺钾的主要原因是摄入不足,如因各种原因导致的禁食,或丢失过多,如频繁的呕吐、腹泻,长期使用缓泻剂,高温作业大量出汗等。

2. 钾过量

体内钾过多,会使细胞外钾浓度升高,心肌兴奋性受抑制,神经肌肉表现为软弱无力,严重时可以导致吞咽困难、呼吸麻痹而骤死。缺氧、大量溶血、严重组织创伤容易引发细胞内钾外移,导致高钾血症。

(四)营养状况评价

(1)膳食调查:由于钾有降低血压的作用,也用来评价膳食钾摄入与高血压的关系。

(2)尿钾:24小时尿钾的浓度,正常范围是 51~100mmol/24h。

(3)血钾:血钾<3.5mmol/L 时为低钾血症;血浆钠>5.5mmol/L 时为高钾血症。

(五)膳食参考摄入量与食物来源

中国居民膳食营养素参考摄入量中,钾的适宜摄入量 AI 为:1 岁以内幼儿,350mg/d;1~4 岁,900mg;18 岁以上成人,包括妊娠期妇女和老人,均为 2000mg/d;乳母,2400mg/d。但对所有成年群体,钾的预防非传染性慢性病的建议摄入量(PI-NCD)为 3600mg/d。

钾的食物来源很广泛,尤其是蔬菜、水果,是最好的钾来源,所以一般不会缺乏。

测试题

单选题

(1)人体含最多的矿物质是_____。
  A. 镁   B. 铁   C. 钙   D. 钠

(2)下面有关钠生理功能的表述正确的是_____。
  A. 参与血液凝固、激素分泌   B. 构成骨骼和牙齿
  C. 促进体内酶的活动   D. 维持酸碱平衡

(3) 下列哪种营养素会抑制机体对钙的吸收？_____
A. 维生素 D B. 脂肪酸 C. 某些氨基酸 D. 乳酸

第四节 微量元素

一、铁

铁是人体必需微量元素中含量最多的一种，人体总含量为 4~5g。体内的铁 60%~75% 存在于血红蛋白中，3% 在肌红蛋白，1% 为含铁酶类。以上铁存在形式又称为功能性铁。其余 25% 以铁蛋白、含铁血黄素的形式贮存在肝脏、骨髓及脾脏的网状内皮系统。

(一) 生理功能

铁主要构成血红蛋白、肌红蛋白、细胞色素 A 以及某些呼吸酶的成分，参与机体氧与二氧化碳的转运、交换和组织呼吸和能量代谢过程。此外，铁还参与机体造血功能，维持机体免疫功能等。

(二) 吸收与代谢

膳食中的铁分为卟啉铁(主要来自动物性食物)和非卟啉铁(主要来自植物性食物)。卟啉铁为二价铁，机体吸收利用时受膳食因素影响较小；而非卟啉铁为三价铁，在体内吸收过程受膳食因素的影响较大，如粮谷和蔬菜中的植酸盐、草酸盐以及存在于茶叶及咖啡中多酚类物质等均可影响铁的吸收。

此外，无机锌与无机铁之间有较强的竞争作用，互有干扰吸收作用。但维生素 C、某些单糖、有机酸以及动物肉类有促进非血色素铁吸收的作用。核黄素对铁的吸收、转运与储存均有良好影响。

机体可以储备一定量的铁，约 1g 左右，一般男性铁的储备高于女性。铁主要通过粪便排出体外。女性由于生理因素每月铁的丢失较多，且储备较低，所以女性比较容易发生贫血。

(三) 缺乏与过量

1. 铁缺乏

体内缺铁可分三个阶段，即铁减少期、红细胞生成缺铁期和缺铁性贫血期。铁缺乏的

第十一章 水与矿物质

成年患者工作效率降低,学习能力下降,冷漠呆板;铁缺乏的儿童则表现为易烦躁,抗感染能力下降。铁缺乏是我国主要的营养缺乏病之一。

2. 铁过量

机体没有主动排出铁的功能,长期摄入过量的铁,会导致贮存过多损害各个器官,主要是肝脏,导致肝纤维化和肝细胞瘤。铁过量也会增加心血管疾病的风险。

(四)机体营养状况评价

主要靠实验室检查,指标如下:

(1)血清铁蛋白(serum ferritin, SF):主要反映人体内铁的储备状况,是诊断隐性贫血的可靠指标。

(2)血清运铁蛋白受体(serum transferrin receptor, sTfR):主要反映未成熟红细胞中受体数量和红细胞生成水平,是判断缺铁性贫血早期的灵敏指标。

(3)红细胞游离原卟啉(free erythrocyte protoporphyrin, FEP):正常情况下,原卟啉与铁结合形成血红素。当铁缺乏时,红细胞中处于非结合状态的原卟啉增加,是间接反映铁缺乏的指标。

(4)血红蛋白(hemoglobin, HB):是缺铁的晚期指标,也是最常用的诊断缺铁性贫血的指标。一般男性为120~160g/L,女性为110~150g/L。

(五)膳食参考摄入量与食物来源

婴幼儿由于生长较快,需要量相对较高,需从食物中获得铁的比例大于成人;妇女月经期铁损失较多,孕期铁需要量增加,摄入量应适当增加。我国DRIs推荐,成年男性铁的RNI为12mg/d,成年女性20mg/d;妊娠中、晚期妇女各增加4mg/d和9mg/d;乳母增加4mg/d;50岁以上老年人为12mg/d。成年人UL为42mg/d。

铁良好的食物来源为动物食物,主要为动物肝脏、畜禽肉类、动物全血、鱼类等(见表11.2)。

表11.2 常见食物中铁含量

食物名称	含量(mg/100g)	食物名称	含量(mg/100g)
木耳(干)	97.4	猪肝	23.2
冬菇(干)	10.5	猪血	8.7
香菇(干)	10.5	猪肺	5.3
扁豆	0.5	海蟹	1.6
青椒	0.3	对虾	1.5

- 自查：核查你每日摄入的优质铁的量。

二、硒

硒在人体的总量为 14~20mg，广泛分布于几乎所有的细胞、组织和器官，肾脏中浓度最高，脂肪组织中最低。

(一) 生理功能

(1) 抗氧化功能。硒是谷胱甘肽过氧化物酶的重要组成成分，硒在体内能特异地催化还原型谷胱甘肽，保护生物膜免受损害，维持细胞正常功能。

(2) 保护心血管、维护心肌的健康。在我国，以心肌损害为特征的克山病，缺硒是一个重要因素。

(3) 维持正常免疫，促进生长，保护视觉器官以及抗肿瘤等作用。

(二) 吸收与代谢

硒在小肠吸收，无机硒与有机硒都易于被吸收，其吸收率大多在50%以上。体内硒经过代谢大部分从泌尿系统排出体外，仅少部分通过肠道排出体外。

(三) 硒缺乏与过量

1. 硒缺乏

硒缺乏会导致克山病，临床主要症状为心脏扩大、心功能失代偿、心力衰竭或心源性休克、心律失常、心动过速或过缓等。生化检查可见血浆硒浓度下降，红细胞谷胱甘肽过氧化物酶活性下降。此外，大骨节病也与硒缺乏有关。

2. 硒过量

摄入过量硒可导致中毒，硒中毒主要表现为头发变干、变脆、易断裂及脱落。

值得注意的是，我国大部分地区由于地质化学原因，环境中硒含量较低，从而导致食物中硒含量缺乏，典型的如黑龙江地区，由于硒缺乏导致的克山病和大骨节病流行。但我国也有有些地区的土壤中硒含量较为丰富，如湖北恩施地区，食物富硒，但长时间食用富硒食品有硒中毒的风险。

(四) 机体营养学评价

(1) 全血、血浆、红细胞，以及头发、尿液和指（趾）甲等组织中的硒含量可用于评价硒的营养状况。

(2) 谷胱甘肽过氧化物酶(GSH-Px)：GSH-Px 酶中含有硒，测定红细胞中 GSH-Px 活力，反映硒的营养状况。

(五) 膳食参考摄入量与食物来源

中国 DRIs 推荐，青少年、成年、老年人硒的 RNI 均为 60μg/d；早、中、晚期妊娠妇女均增加 5μg/d；乳母增加 18μg/d。硒的 UL 为 400μg/d。

植物中硒含量与区域硒分布有关，而动物性食物中硒水平与饲料有关。但总体而言，动物性食物如动物内脏(肝、肾)、肉类及海产品都是硒的良好来源(见表 11.3)。

表 11.3 常见食物中硒含量

食物名称	含量(μg/100g)	食物名称	含量(μg/100g)
牡蛎	86.6	土豆	0.5
贻贝(干)	120.5	菠菜	1
梭子蟹	91	芥末	63.9
河蟹	56.7	海参	63.9
桑葚(干)	34	猪肾	156.8

三、锌

人体锌的含量约为 2g，男性高于女性。锌在体内的分布较广，但主要存在于肌肉(60%)、骨骼(30%)和皮肤中。

(一) 生理功能

(1) 锌主要构成酶的成分或酶的激活剂。人体约有 80 多种酶的活性与锌有关，如超氧化物歧化酶、碳酸酐酶、碱性磷酸酶、乳酸脱氢酶、羧肽酶、RNA 聚合酶、DNA 聚合酶等。

(2) 促进生长发育与组织再生。锌参与蛋白质和核酸的合成，与细胞生长、分裂和分化等过程都有关。缺乏时，生长发育迟缓甚至停止。

(3) 锌参与促黄体激素、促卵泡激素、促性激素等的内分泌激素代谢，调节胎儿生长发育、性器官和性机能的发育等。

（4）促进机体的细胞免疫功能，缺锌会导致胸腺萎缩，T细胞功能受损及细胞介导的免疫功能改变。

（5）促进食欲：锌与唾液蛋白结合，合成味觉素促进食欲，缺锌将影响味觉和食欲，甚至发生异食癖。

(二) 吸收与代谢

锌主要在小肠吸收，吸收率约为30%。吸收后的锌与血浆白蛋白或运铁蛋白结合，分布于各器官组织。锌的吸收利用情况受多种因素的影响，如机体锌的营养状态、膳食因素（某些氨基酸、葡萄糖、维生素D促进锌吸收，膳食纤维、植酸抑制锌吸收）、矿物质的相互作用（铜、钙、亚铁离子抑制锌吸收），以及机体疾病状态等。

体内的锌主要经肠道排出体外，少部分随尿液、汗液和毛发排出。

(三) 缺乏与过量

1. 锌缺乏

锌缺乏临床表现为生长迟缓、食欲不振、味觉迟钝甚至丧失、皮肤创伤不易愈合、易感染、性成熟延迟等。

2. 锌过量

锌过量摄入会干扰其他矿物质的吸收和利用，如引起铜、铁的继发性缺乏，使机体的免疫功能下降。锌中毒表现为恶心、呕吐、腹泻、发烧、嗜睡等。

(四) 机体营养状况评价

一般测定血液、唾液、尿液和头发中的锌，其中尿锌较为灵敏，血锌相对稳定，而发锌反映的是过去状态。唾液锌对于味觉敏感者而言，也可以作为锌缺乏的早期参考指标。

(五) 膳食参考摄入量与食物来源

我国2013版DRIs推荐18岁以上人群锌的RNI值为：男性12.5mg/d，女性7.5mg/d；妊娠期妇女（包括早、中、晚期）和乳母分别增加2.0μg/d和4.5μg/d；成年人和老年人的UL为40μg/d，青少年的UL为35μg/d。

锌的食物来源广泛，如动物内脏、贝类（牡蛎、扇贝、蛏子等）、红肉、蛋类等；植物性食物中的豆类、谷胚、燕麦、花生等也富含锌（见表11.4）。

表 11.4 常见食物中锌含量

食物名称	含量(mg/100g)	食物名称	含量(mg/100g)
牡蛎	9.4	鲍鱼	1.8
香菇(干)	8.6	鸭蛋	1.7
羊肉(肥瘦)	3.2	糯米	1.5
牛奶	0.4	猪血	0.3
黄豆	3.3	猪肝	3.7

四、碘

成年人体内碘含量约为20mg，而甲状腺组织含碘最多，占体内总碘量的70%~80%，其余分布在其他组织器官中，如骨骼肌、肺脏、卵巢、肾脏等。

(一)生理功能

碘在体内是合成甲状腺素的原料，故其生理作用也通过甲状腺素来体现，主要包括促进能量代谢，促进蛋白质合成与神经系统发育，调节机体的水盐代谢等。

(二)吸收与代谢

膳食中的无机碘和有机碘均可被机体吸收利用，吸收后的碘迅速转运至血液，与血液中蛋白质结合，并遍布各组织中，而甲状腺组织中的碘被合成甲状腺素。

体内的碘90%从尿中排出，只有10%通过肠道排出体外。碘也可通过乳汁满足婴儿生长的需要。

(三)缺乏与过量

1. 碘缺乏

成人缺碘可导致甲状腺肿大；孕妇缺碘可导致胎儿神经与肌肉系统发育障碍，严重使胚胎或胎儿围生期死亡；胎儿和婴幼儿缺碘会导致生长发育迟缓，严重时会发生克汀病。

2. 碘过量

碘摄入过量可造成高碘甲状腺肿，常见于发生摄入含碘高的饮水、食物，以及在治疗甲状腺肿等疾病中使用过量的碘制剂等情况,只要限制高碘食物,即可防治。

(四)机体营养状况评价

尿碘是反映碘营养状况的良好指标。24小时尿碘排出量,或一次性尿碘/尿肌酐比值能比较可靠的评价机体的碘水平。

(五)膳食参考摄入量与食物来源

我国2013版DRIs推荐,14~80岁人群碘RNI值为120μg/d,妊娠期妇女(包括早、中、晚期)和乳母分别增加110μg/d和120μg/d。碘的UL为600μg/d。

碘含量较丰富的食物基本为海产品,如海带、紫菜、淡菜、海参、鱼虾等。

● 自查:海产品是你日常膳食的一部分吗?

五、铜

成人体内铜的含量为50~120mg,在微量元素中位居第三,仅次于铁和锌。铜是许多酶的辅基,在体内发挥重要作用。铜主要分布在肌肉和骨骼,含量为50%~70%,肝脏约含20%。血液中铜主要分布在细胞和血浆内,正常人红细胞中的铜为14.2~15.7μg/L。

(一)生理功能

铜主要以含铜酶的形式体现其生理功能,如铜蓝蛋白,血浆中90%以上的铜是结合于铜蓝蛋白的。

铜主要通过调节运铁蛋白、血红色和血红蛋白的合成维持机体的正常造血功能;含铜的细胞色素氧化酶、多巴胺-β-羟化酶、酪氨酸酶参与神经髓鞘的形成,从而维护中枢神经系统完整性;此外,铜还具有促进黑色素形成、抗氧化等作用。

(二)吸收与代谢

铜主要在小肠吸收,膳食中的铜含量影响其吸收率,铜含量高时,吸收率下降;膳食中的其他营养素,如锌、铁、维生素C等也会影响其吸收。约80%的铜经过胆汁由肠道随粪便排出体外。

(三)缺乏与过量

一般情况下,膳食可以满足机体对铜的需要。铜缺乏可以导致贫血、白细胞减少、血浆铜蓝蛋白下降、心律不齐等症状。过量铜摄入可导致急、慢性中毒，主要表现为恶心、呕吐、腹痛腹泻、头痛、眩晕、口中金属味等症状。

(四) 营养学评价

(1) 血清铜水平是机体铜缺乏的常用指标，但妇女妊娠期血清铜水平较正常高约1倍。

(2) 血清铜蓝蛋白浓度低于150mg/L，可以作为铜缺乏的指标。但在肝病、恶性肿瘤、机体炎症等情况下，铜蓝蛋白会明显升高，此时血清铜蓝蛋白水平不能作为评价铜缺乏的指标。

(3) 红细胞超氧化物歧化酶和细胞色素C氧化酶，是评价铜营养状况的重要指标。当机体铜的水平降低时，此两种酶的活性降低。

(五) 膳食参考摄入量与食物来源

18~80岁人群膳食铜的RNI为0.8mg/d；妊娠期妇女和乳母分别增加0.1mg/d和0.6mg/d；铜的UL为8mg/d。

铜广泛存在于各种食物中，其中，贝类食物含铜量较高，如牡蛎、生蚝等，其次动物肝脏、肾脏，以及坚果类、谷类胚芽等铜含量也很丰富。植物性食物中铜的含量与其所生长的土壤中的铜水平有关。

六、铬

铬在体内主要以三价铬形式存在，人体内含铬的总量为5~10mg，随着年龄的增长，体内铬的水平逐渐下降。

(一) 生理功能

铬最主要的生理功能是作为葡萄糖耐量因子的重要组分，在体内可以增强胰岛素的作用。铬也参与机体的脂肪与核酸代谢，有预防动脉粥样硬化的作用。当铬摄入不足时，会导致生长迟缓、葡萄糖耐量损害、高葡萄糖血症。

(二) 吸收与代谢

铬在小肠被吸收，与血液中的运铁蛋白、白蛋白结合转运至全身的组织器官。膳食中的草酸和植酸会抑制铬的吸收；但啤酒、酵母中以葡萄糖耐量因子形式存在的铬，吸收率可以高达25%。人体内的铬，95%以上经尿液排出体外，仅少量通过胆汁、毛发、皮肤排出。

(三)缺乏与过量

铬摄入不足可导致生长发育迟缓,血脂增高,葡萄糖耐量异常。铬缺乏常见于老年人、糖尿病人,以及蛋白质-能量营养不良者。

三价铬主要存在于天然食物和生物体内,毒性较低。我国《食品安全国家标准 食品中污染物限量》(GB 2762—2017)对谷物、蔬菜、豆类、肉类、水产动物类和乳类及其制品做了限量规定。迄今尚未有膳食摄入铬过来而引发中毒的报道。

(四)营养状况评价

血液铬的浓度很低,而尿液铬的波动太大,迄今尚缺乏对铬进行营养状况评价的可靠指标。目前主要利用膳食调查估计铬的摄入水平,并结合疾病史和临床表现来评估其营养状况。

(五)膳食参考摄入量与食物来源

有关铬的资料较为缺乏,目前我国成人铬的 AI 值为 $30.0\mu g/d$。妊娠早、中、晚期的妇女分别增加 $1\mu g/d$、$4\mu g/d$ 和 $6.0\mu g/d$;乳母增加 $7.0\mu g/d$。目前尚缺乏足够的数据制定 UL 值。

铬食物来源主要为动物性食物的肉类、海产品类;植物性食物的谷类、豆类等;啤酒酵母和动物肝脏中的铬利用率较高。

膳食小贴士

韭菜可以壮阳?

韭菜在民间一直有"壮阳草"之称,韭菜中的确含有除传统营养素之外的植物化学物质,如硫化物等,目前的研究发现,虽然这些物质能给机体提供一些健康收益,但依然是在营养素传统功能的大范畴中,与性功能并没有直接联系。直到现在,韭菜与性能力之间的关系依然没有阐明,韭菜被认为壮阳的物质的原因可能是锌,但实际上韭菜锌含量不高,每 100g 韭菜约含 0.43mg 锌,连香菇(8.6mg/100g)都比不上。

壮阳食物名单里,牡蛎(生蚝)是明星。确实,牡蛎富含锌,每 100g 牡蛎提供 71mg 的锌,锌含量在食物中独占鳌头。锌促进性腺发育,维持性腺健康。但锌的这些功能与性能力是两码事。目前尚无证据显示锌的摄入能提高男性的性能力。另外一种说法是牡蛎等贝类富含核酸,是制造遗传因子与精子时不可缺少的物质。事实上,核酸存在于所有动物、植物细胞、微生物内、生物体内。而且,富含核酸的海鲜类食品,经代谢后产生大量嘌呤,过量摄入容易导致痛风。

- 自查：查一查你吃的隐形盐。

测 试 题

单选题

(1) 下列矿物质不属于宏量元素的有_____。

　　A. 钙　　　　B. 钠　　　　C. 钾　　　　D. 铁

(2) 机体吸收利用铜的主要场所位于_____。

　　A. 胃　　　　B. 小肠　　　C. 结肠　　　D. 肝脏

(3) 硒缺乏会导致下列哪种疾病？_____

　　A. 克山病　　B. 克汀病　　C. 呆小症　　D. 软骨病

本章测试题答案

第一节　单选题(1)E　(2)D

第二节　多选题(1)ABCD　(2)ABCD　(3)ABCD

第三节　单选题(1)C　(2)D　(3)B

第四节　单选题(1)D　(2)B　(3)A

第十二章
食物中的生物活性物质

2019年5月，国家卫健委发布《2018年我国卫生健康事业发展统计公报》指出，我国居民的人均预期寿命为77.0岁。随着国人预期寿命的不断延长，民众对健康也越发关注，直接促进了我国食品加工企业的快速发展和加工技术的快速提升；与此同时，也催生了"健康保健"行业。很多人对"功能性食品""超级食物"等词并不陌生，但很少有人能说清楚它们到底是什么，究竟能发挥什么样的作用。

☞ **本章主要内容：**

1. 基本概念（功能性食物、超级食物、生物活性物质、植物化学物）
2. 植物性生物活性物质
3. 动物性生物活性物质

☞ **本章学习目标：**

1. 掌握功能性食物、超级食物、生物活性物质、植物化学物等基本概念；
2. 熟悉常见的生物活性物质及其食物来源

第一节 概 述

食物中的生物活性成分主要分为植物性来源与动物性来源两种。植物性食物活性成分又称为植物化学物（phytochemicals），是植物生长发育过程中的代谢产物，又称次级代谢物（secondary metabolites）。植物化学物对植物自身具有调节生长发育、保护其不受外来生物的侵袭、吸引其他生物帮助其传播种子等作用。植物化学物种类很多，混合膳食者每日可

第十二章 食物中的生物活性物质

以摄入约 1.5g 的植物化学物，素食者则更高。动物性来源的食物活性成分相对较少，但生活中也不罕见，如辅酶 Q、褪黑素、左旋肉碱、γ-氨基丁酸等。

一、基本概念

(1) 功能性食品：指一种食物在提供传统的营养素和能量之外，通过提升某种生理反应或降低疾病风险来调节或改善机体某些功能。

(2) 超级食物：目前尚无科学的定义。哈佛大学公共健康学院认为，超级食物就是指在提供传统营养价值基础上提供额外健康收益的食物。

(3) 生物活性物质：食物中含有的，不是人体生长发育所必需的，但对维护人体健康、调节生理机能和预防疾病发挥重要作用的非营养素生活活性成分。

(4) 植物化学物：是植物生长发育过程中的代谢产物，又称次级代谢物 (secondary metabolites)。植物化学物对植物自身具有调节生长发育、保护其不受外来生物的侵袭、吸引其他生物帮助其传播种子等作用。

二、植物化学物

(一) 植物化学物的分类

主要分为多酚、类胡萝卜素、萜类化合物、有机硫化物、皂苷、姜黄素、白藜芦醇、植酸、植物固醇等。见表 12.1。

表 12.1 常见植物化学物的种类、食物来源及生物活性

名称	代表化合物	食物来源	生物活性
多酚	原儿茶酸、绿原酸、白藜芦醇、黄酮类	各类植物性食物，尤其是深色水果、蔬菜和谷物	抗氧化、抗炎、抑制肿瘤、调节毛细血管功能
类胡萝卜素	胡萝卜素、番茄红素、玉米黄素	玉米、绿叶菜、黄色蔬菜水果	抗氧化、增强免疫功能、预防眼病
萜类化合物	单萜、倍半萜、二萜、三萜、四萜	柑橘类水果	杀菌、防腐、镇静、抑制肿瘤作用
有机硫化物	异硫氰酸盐、烯丙基硫化合物	十字花科和葱蒜类蔬菜	杀菌、抗炎、抑制肿瘤细胞生长

续表

名称	代表化合物	食物来源	生物活性
皂苷	甾体皂苷、三萜皂苷	酸枣、枇杷、豆类	抗菌及抗病毒作用、增强免疫功能
植物雌激素	异黄酮、木酚素	大豆、葛根、亚麻籽	雌激素样作用
植酸	肌醇六磷酸	各种可食植物种子	抗氧化作用、抑制淀粉及脂肪的消化吸收
植物固醇	β-谷固醇、豆固醇	豆类、坚果、植物油	抗炎和退热作用、抑制胆固醇吸收

(二) 植物化学物的生理功能

1. 抑制肿瘤

蔬菜和水果富含植物化学物质，日常生活中蔬菜和水果摄入量较高的人群，其癌症发生率较摄入较低的人群约低50%。植物化学物质抑制肿瘤的机制主要有活化具有解毒作用的 II 相酶、抑制肿瘤血管新生、调节细胞增殖和生长、促进肿瘤细胞凋亡等。

2. 抗氧化作用

许多疾病的发病机制与机体产生过量的氧自由基有关。人体自身的保护系统是抗氧化酶系统——超氧化物歧化酶(SOD)、谷胱甘肽过氧化物酶(GSH-Px)，以及内源性抗氧化物，如谷胱甘肽、辅酶Q、维生素E、维生素C等。

植物化学物质中的类胡萝卜素、多酚类、黄酮类、植物雌激素、有机硫化物以及蛋白酶抑制剂等均具有抗氧化作用，其中多酚清除自由基的能力最强。人体每天通过食物摄入的具有抗氧化作用的营养素约为100mg，但通过食物摄入的具有抗氧化作用的植物化学物质约为1g。

3. 抑制微生物

有机硫化物具有抗微生物作用，而大蒜中的蒜素属于有机硫化物。水芹、金莲花、辣椒中的芥子油苷，其代谢产物异硫氰酸盐和硫氰酸盐具有抗微生物作用。

4. 降低胆固醇

植物化学物还通过抑制肠道吸收、降低胆固醇合成等途径降低血中胆固醇浓度，如多酚、植物固醇、有机硫化物、皂苷、白藜芦醇等。

植物化学物还有其他多种促进健康的作用,如调节免疫机能、血压、血糖等。

植物化学物还能给食物带来靓丽的色彩,如番茄红素、叶黄素、叶绿素等,以及特别的味道,如辣椒素、大蒜素等。

测试题

判断题

(1)功能性食品指一种食物在提供传统的营养素和能量之外,通过提升某种生理反应或降低疾病风险来调节或改善机体某些功能。( )

(2)生物活性物质是指食物中含有的,不是人体生长发育所必需的,但对维护人体健康、调节生理机能和预防疾病发挥重要作用的非营养素生物活性成分。( )

(3)植物化学物通常有抑制肿瘤、抗氧化作用、抑制微生物、降低胆固醇等生理调节功能。( )

第二节 植物性生物活性成分

一、类胡萝卜素

类胡萝卜素(carotenoids)广泛存在于各种生物体内,是一类存在于新鲜蔬菜和水果中的,呈黄色、橙色或红色的脂溶性色素。

植物和微生物可以合成类胡萝卜素,动物则不能。人体每天大约通过食物摄入6mg。我国2013版DRIs提出,叶黄素的特定建议值(SPL)为10mg/d,番茄红素为18mg/d;二者的UL分别为40mg/d和70mg/d。

类胡萝卜素具有抗氧化、抑制肿瘤、调节免疫功能等作用,但其最显著的作用是保护视觉功能。β胡萝卜素是维生素A原,叶黄素是视网膜黄斑的主要色素。

二、多酚类化合物

多酚类化合物(polyphenols)主要指酚酸和黄酮类化合物(flavonoids)。广泛分布于植物的叶、花、茎、根和果实中,具有抗氧化、抑制肿瘤、抗微生物、调节免疫以及雌激素样作用。

黄酮类化合物的主要食物来源为绿茶、有色的水果和蔬菜、大豆、巧克力等。我国2013版DRIs推荐黄酮类化合物的SPL和UL,其中大豆异黄酮SPL为55mg/d,UL为120mg/d;花色苷的SPL为50mg/d;原花青素的UL为800mg/d。

三、皂苷类化合物

皂苷类化合物广泛存在于植物的茎、叶、根中,具有调节脂质代谢、抗微生物、抗氧化等功能。膳食中常见的皂苷有大豆皂苷、人参皂苷、三七皂苷、绞股蓝皂苷等,一般每日的膳食摄入约为10mg。食用豆类较多的人群,其摄入量可以高达200mg。

四、有机硫化物

有机硫化物(organosulfur compounds,OSCs)主要包括十字花科植物中的芥子油苷及其水解产物异硫氰酸盐和百合科葱属植物中的烯丙基硫化物。

芥子油苷又称硫甙葡萄糖苷,广泛存在于十字花科植物中,如绿花菜、甘蓝、包菜、白菜、芥菜等中。人体每日从膳食中摄入的芥子油苷有10~50mg,素食者可以达到100mg。生菜中异硫氰酸盐的利用率较熟的蔬菜中高。

烯丙基硫化物主要存在于百合科植物的大蒜、洋葱、葱等蔬菜中,其中大蒜含量最为丰富。夏秋季的凉菜、凉面等总是添加大蒜或大蒜水,其原因就是基于其抗微生物的作用。

五、植物雌激素

植物雌激素(phytoestrogens)是一类存在于植物中,具有类似雌激素结构和功能的天然化合物,具有预防骨质疏松、抗氧化、抑制肿瘤、保护心血管等功能。

植物雌激素主要属于多酚类化合物,在结构上分为异黄酮类、木酚素类、香豆素类和芪类。异黄酮主要来自豆科植物,如大豆异黄酮含量为0.1%~0.5%;木酚素主要来自油籽、谷物、蔬菜、茶叶等中,如亚麻籽中含量高达370mg/100g;香豆素类主要来自发芽阶段的植物,如黄豆芽、绿豆芽、苜蓿等,如豆芽中香豆雌醇约为7mg/100g;芪类的代表物是白藜芦醇,主要存在于葡萄、葡萄酒、花生中,如葡萄的白藜芦醇含量约为1mg/100g。

六、植酸

植酸（phytic acid）广泛存在于植物中，具有螯合、抗氧化、免疫调节、抑制肿瘤等功能。

植酸主要存在于种子胚层和谷皮，在谷类和豆类中含量高达 1%~6%。植酸具有很强的螯合作用，其完全解离后带较强的负电性，与二价、三价阳离子，如钙、镁、铁、锌、铜等，结合形成不溶性螯合物，抑制小肠对这些矿物质的吸收，从而导致其生物利用率降低，所以植酸常常被称为抗营养因子。

膳食小贴士

超级食物

迄今，"超级食物"在营养学界尚没有明确的定义。厂商在制定食品销售策略时创造了"超级食物"这一概念。第一次世界大战后，一家美国公司想推广香蕉，希望民众能把香蕉加入早餐燕麦片、中餐色拉里，以及晚餐和肉一起烹饪。然而，香蕉真正流行起来却得益于医学研究成果的科普。研究者发现，把香蕉加入膳食后可以改善乳糜泻、糖尿病等，且美国医学会声称儿童膳食中添加香蕉能够减轻甚至治愈乳糜泻。出于对于健康的关注，民众更偏向选择能够带来额外健康收益的食物。于是"超级食物"超级大卖，食品厂商大力宣传、推广"超级食物"。目前，蓝莓等是新时代的"超级食物"，宣传的噱头是"抗氧化功能"。

事实上，膳食的基本功能是膳食餐盘，而不是"超级食物"。"超级食物"也许确实能够在某一方面提供额外的健康收益，如富含生物活性物质。但"额外"这两个字意味着需要"基础"，只有"基础"牢，"额外"才能发挥作用。而打好"基础"，应该关注膳食平衡的足量、平衡、能量控制、适度、多样化（ABCMV）。

测试题

1. 单选题

(1) 以下不属于植物性生物活性物质的是_____。

    A. 植酸   B. 脂肪酸   C. 大豆异黄酮   D. 芥子油苷

(2) 以下不属于植物化学物所调节的生理功能的是_____。
　　A. 抑制肿瘤　　　　　　　　　B. 抗氧化
　　C. 抑制微生物　　　　　　　　D. 提高胆固醇水平
2. 多选题
(1) 类胡萝卜素的生理功能包括_____。
　　A. 抗氧化作用　　B. 抑制肿瘤　　C. 调节免疫功能　　D. 保护视觉功能
(2) 黄酮类化合物的主要食物来源是_____。
　　A. 绿茶　　　　　　　　　　　B. 有色水果和蔬菜
　　C. 大豆　　　　　　　　　　　D. 巧克力

第三节　动物性食物活性成分

动物性食物中能提供的生物活性物质较少，主要有褪黑素、辅酶 Q、硫辛酸、牛磺酸、γ-氨基丁酸、左旋肉碱等。

一、褪黑素

褪黑素(melatonin)是由动物的松果体产生的胺类激素，在自然界中分布广泛，动物性食物是其良好来源。植物性食物，如苹果、萝卜、玉米、百合等，也含有褪黑素。

褪黑素的主要功能是调节昼夜节律、季节节律、人体睡眠-觉醒节律等。褪黑素可以延长睡眠时间，改善睡眠质量。补充外源性褪黑激素在一定程度上能改善睡眠质量，但长期服用的副作用尚缺乏大样本研究。2016 年，美国睡眠协会发布的《成人慢性失眠的药物治疗临床实践指南》明确建议，临床医师不要将褪黑素用于成人入睡困难和睡眠维持困难的治疗。慢性失眠的原因复杂，重要的还是靠自我调节。

此外，褪黑素还具有抗氧化、免疫调节等作用。

二、辅酶 Q

辅酶 Q 是一类脂溶性醌类化合物，广泛存在于动物的心脏、肝脏、肾脏，以及酵母、植物叶和种子中。

辅酶 Q 的主要功能是作为呼吸链的组成成分之一，参与机体的能量代谢。同时，辅酶 Q 中的醌式结构有氧化型和还原型两种，还原型辅酶 Q 能够清除自由基，从而发挥抗氧化

第十二章 食物中的生物活性物质

作用。心肌中富含辅酶 Q，能促进心肌的能量代谢，改善缺血状态下心肌的能量代谢和功能。此外，辅酶 Q 在免疫调节、改善运动能力等方面也起作用。

2006 年，原国家食品药品监督管理局发布《以辅酶 Q10 为原料生产的保健食品申报与审批规定（征求意见稿）》开启了辅酶 Q 在我国食品领域的应用。目前，辅酶 Q 在我国食品领域仅限于保健食品，由于其安全性较高，美国和日本已经正式将辅酶 Q 作为食品添加剂。

在医学领域，虽然《2018 中国心力衰竭诊断和治疗指南》《成人暴发性心肌炎诊断与治疗中国专家共识》均推荐辅酶 Q 作为治疗辅助手段；美国神经病学学会和美国头痛协会推荐辅酶 Q 作为预防和治疗偏头痛，但这些推荐所基于的证据都比较有限。

对于饮食正常的人群，辅酶 Q10 一般不会缺乏；随着年龄增长，体内辅酶 Q10 水平下降，基于其较高的安全性，可以适当选择膳食补充剂补充。

健康小贴士

食物颜色的秘密

选择食物时，我们常说"色、香、味"。颜色是我们可以迅速捕捉到的信息。研究发现，食物的颜色确实能够影响人的食欲，比如，暖色调的红、黄、橙能刺激食欲，而冷色调的蓝、绿、紫则抑制食欲。

食物自身呈现出不同的颜色，如白色的花菜、红色的番茄、橙色的胡萝卜、紫色的蓝莓、绿色的上海青等。这些颜色背后都有着相应的化学物质。

（1）胡萝卜素类（carotenoids）：是一类天然色素，能够使食物呈现出红色、黄色和橙色，包括 β-胡萝卜素、α-胡萝卜素、番茄红素、玉米黄素、紫黄质、新黄质等，代表性食物如胡萝卜、甜椒、枸杞、番茄、西蓝花、菠菜等。

（2）黄酮类（flavonoids）：包括黄酮（flavone），如芹菜素；黄酮醇（flavonols），如槲皮素；黄烷酮（flavanone），如橙皮素；黄烷酮醇（flavanonol），如花旗松素；黄烷醇（flavanol），如儿茶素；花青素（anthocyanidin），如矢车菊素；查尔酮（chalcone），如黄腐酚；异黄酮（isoflavone），如大豆异黄酮等。原花青素（proanthocyanidin）是类黄酮的聚合体。富含类黄酮的食物能够呈现出红色、紫色、蓝色等，在植物界分布很广，代表性食物如橘子、山楂、菊花、葛根、蓝莓等。但这类天然色素的颜色受 pH 值、光和热的影响较大。

（3）多酚类（polyphenols）：一个有机物上有超过一个酚羟基，就属于多酚类。因为每个酚羟基都有还原性，所以酚羟基越多，还原能力越强，如单宁化合物、原花青素等。但多酚的概念比较宽泛，上述黄酮类拥有所有多酚类的特征，所以属于多酚类。

食物的颜色还能发生变化,如切开的苹果变成褐色,是因为多酚氧化酶能把苹果中的酚类氧化成醌类,醌类被氧化后呈现褐色;烘烤的面包变成褐色,主要是美拉德反应;而成熟的虾子变红,则是由于虾壳中的虾青素煮熟后因与蛋白质分离成为游离的花青素而恢复其自身的红色。

当然,色彩斑斓的食物还有可能是我们自己创造的,如添加各种人工合成食品添加剂——色素,如日常生活中的各种糕点、冰激凌、果冻、糖饮料等。

- **自查:你每周餐盘中的食物有几种颜色?**

测试题

1. 单选题
(1)下列哪种物质属于动物性食物活性成分?_____
　　A. 类胡萝卜素　　　　　　　B. 多酚类化合物
　　C. 皂苷类化合物　　　　　　D. 褪黑素
2. 判断题
(1)褪黑素只存在于动物性食品中。　　　　　　　　　　　　　　(　)
(2)褪黑素的主要功能是调节昼夜节律、季节节律、人体睡眠-觉醒节律等。(　)
(3)辅酶Q的主要功能是作为呼吸链的组成成分之一,参与机体的能量代谢。(　)

本章测试题答案
第一节　判断题(1)√　(2)√　(3)√
第二节　1. 单选题(1)B　(2)D　　2. 多选题(1)ABCD　(2)ABCD
第三节　1. 单选题(1)D　　2. 判断题(1)×　(2)√　(3)√

第三篇 营养与健康

第十三章
生命周期与营养需求

"人生天地之间，若白驹之过隙，忽然而已"。时间是如此珍贵，生命的每一个阶段都被赋予了繁重的任务，很多人盯着目标一路向前，常常忽视了健康的身体才是目标实现最重要的保证。

☞ **本章主要内容：**

1. 备孕与孕期营养
2. 乳母营养与新生儿喂养
3. 婴幼儿、儿童少年营养
4. 老年人营养
5. 职业与营养

☞ **本章学习目标：**

1. 熟悉人在不同生理阶段的营养需求
2. 掌握人在不同生理阶段的膳食指南
3. 掌握母乳喂养的优势
4. 熟悉特殊职业人群的营养

第一节 备孕与孕期营养

一、概论

备孕是指育龄妇女有计划地怀孕并对优孕进行必要的前期准备。

第十三章 生命周期与营养需求

DOHaD(development origins of health and disease),中文翻译为"都哈",即健康与疾病发育起源学说,其认为心血管疾病、糖尿病、慢性呼吸系统疾病、癌症等成年期非传染性慢性疾病,其病因并不仅限于遗传和成年后生活方式的选择,生命发育早期阶段的营养同样重要。成年疾病发生的影响因素始于孕前配子(受精卵)的生长发育环境、孕期胎儿和出生后两年内的快速生长阶段(也称生命早期1000天),因此,针对这一阶段的预防策略,将更为有效且经济。

成功受孕的条件包括如下几方面:

(1)正常的卵子:出生时,卵巢储备着100万~200万个卵泡。青春期卵泡数量为30万~40万个,35岁以后,卵泡数量急剧下降,在45岁以后,卵泡数量已所剩无多。

(2)正常的精子:男性的生育时间线较女性长,但男性在50岁时的精子质量依然不能和30岁时相提并论。评价精子质量的标准有10条之多,其中最关键的是精子的活动力达到至少b级(精子呈直线迅速向前运动)。评价精子质量的其他标准包括精子存活率≥50%,精液pH=7.2~7.8,精液中白细胞数量正常等。

精子的生长周期约90天,所以备孕期一般至少3个月。

(3)受精:在精子、卵子质量正常的前提下,输卵管是否畅通和输卵管是否有异常,决定了受精卵能否顺利到达子宫。

(4)着床:成功的着床需要健康的子宫内膜,子宫内膜准备好接纳胚泡(5天后的受精卵,约100个细胞),以及胚泡的侵袭功能正常。

以上是完成受孕所需要的前提条件,男女双方应根据上述条件进行自检。

健康的身体是健康卵子/精子的前提(排除遗传性问题),因此需要做到:

(1)合适的年龄,女性35岁以下,男性40岁以下,可降低不孕或胎儿畸形的风险。

(2)良好的伴侣关系,稳定的心态(情绪)。内分泌系统十分复杂,不仅能影响情绪,也能影响卵子/精子质量。

(3)戒除不良喜好,包括但不限于吸烟、饮酒、熬夜、长时间静坐等;同时也要避免剧烈的运动,尤其是男性,要避免高温环境。

(4)平衡膳食,提供最充足、合理的原材料。注意,男女双方,尤其是女性需要通过食物或者膳食补充剂补充叶酸,剂量应控制在400mg/d以内,并关注碘、铁、钙的水平是否在正常范围。

(5)体重维持在正常范围,尤其是女性。孕妇体重过高,会增加自身罹患慢性病的风险,也会增加婴儿巨大和难产的风险;孕妇体重过低,则可能造成婴儿发育迟缓及发育障碍。

(6)最重要的是,要做好定期产检。

二、备孕妇女膳食指南

育龄妇女的营养状况直接关系着孕育和哺育新生命的质量,并对妇女本身和下一代的健康产生近期和远期的影响。

孕前营养状况决定了在孕期的第一个月女性的子宫能否支持胎盘发育。胎盘是胎儿营养物质供应和代谢物质排出的唯一系统,如果胎盘出现问题,胎儿的生长发育必然受到影响。因此,为了保证成功的妊娠、提高生育质量和预防不良妊娠结局,男女双方都应该做好充分的孕前准备。备孕的男女双方都应该接受健康体检和膳食及生活方式的指导,在使自身健康和营养状况尽可能达到最佳状态后怀孕。健康体检要关注的是感染性疾病,如牙龈炎,反映营养状况的指标,如血红蛋白、血浆叶酸及尿碘等,避免相关炎症及营养素缺乏对受孕成功和妊娠结局造成不利影响。

2016年中国营养学会根据妇女在孕期的生理变化和营养需要的特点,提出孕妇的膳食指南,在一般人群膳食指南的基础上还增加了如下几方面:

(1)调整孕前体重至适宜水平,BMI<18.5kg/m^2 的低体重备孕妇女,可以通过适当增加食物量增加体重;而超重(BMI>24.0kg/m^2)和肥胖(BMI>28.0kg/m^2)的备孕妇女,则应通过饮食和锻炼把体重控制在正常范围内。

(2)常吃含铁丰富的食物,如动物肝脏、红肉和动物血等,上述食物中铁含量丰富且吸收利用率较高。选用碘盐或含碘丰富的食物,如海带、紫菜、淡菜等,以增加碘的储备。孕前3个月开始补充叶酸,可以预防胎儿出现神经管畸形。

(3)禁烟酒,保持健康的生活方式,如平衡的膳食、良好的卫生习惯、定期的健康体检,以及规律的运动和充足的睡眠。男女双方应该共同为受孕做好营养、身体、心理和经济上的准备。

具体的建议包括:叶酸补充剂 400μg/d;贫血者应在医生指导下补充铁剂,未患贫血者每周应食用一次动物血或畜禽肝脏;每天进行30分钟以上的中等强度运动;监测体重,调整体重至适宜的范围;保持愉悦的心情和充足的睡眠;饮用洁净白开水,尽量不喝含糖饮料;不吸烟,且远离二手烟环境;不要饮酒。

三、孕前体检

(一)女性基本检查项目

(1)妇科检查(生殖器官检查);

(2) 宫颈 TCT(宫颈癌筛查)、HPV(宫颈癌风险筛查);
(3) 子宫卵巢 B 超(排除卵巢疾病);
(4) 乙肝、丙肝、梅毒、艾滋病筛查(病毒感染筛查);
(5) 白带常规(生殖道感染筛查);
(6) 地中海贫血筛查(遗传性疾病)。

(二) 女性推荐检查项目

(1) TORCH 筛查(筛查是否感染弓形虫、风疹病毒、巨细胞病毒、单纯疱疹病毒、其他微生物);
(2) 甲状腺功能(排除甲状腺机能亢进或甲状腺机能低下);
(3) 乳腺 B 超(排除乳腺纤维瘤);
(4) 肝肾功能检查(确保孕期顺利);
(5) 腹部彩超(肝胆胰脾肾),排除脏器疾病;
(6) 口腔检查:孕期由于激素水平大幅变化,容易发生牙周疾病,或使已有的口腔疾病加重。但妊娠期,尤其是前三个月和后三个月是流产、早产的危险期,则应尽量避开口腔治疗。

(三) 男性检查项目

(1) 肝肾功能检查;
(2) 精液常规检查;
(3) 泌尿系统检查;
(4) 血常规检查。

四、备孕的生理、心理、社会经济状况

目前妇女产后抑郁症的发病率持续升高,60%~80%的女性在孕期和产后会有不同程度的抑郁情绪,大约 20% 会发展成为临床抑郁症,极少数严重情况可能会酿成悲剧。只有了解抑郁的风险因素,才能最大限度地避免产后抑郁以及其他悲剧的发生。

首先,女性孕期面临着巨大的生理和心理变化,如早孕反应、身材改变、激素波动导致的情绪起伏等。

其次,女性由于生理变化,再加上对新生命的预期,从而产生对自身工作及事业理想,甚至是兴趣爱好调整的不安和焦虑。

再次,女性面临角色转换以及社会关系的调整。

最后，孩子出生后，母亲自身身体需要恢复，照料新生儿会导致疲惫、睡眠不足，有的人还会面临家庭支持的不足，等等。

以上因素中，尚未涵盖任何膳食营养相关的产后恢复和母乳喂养。所以，计划性怀孕是预防产后抑郁症的关键。备孕过程中，除了关注身体健康，还应关注产前和全孕期检查，来自亲人和朋友的情感支持，以及家庭经济状况。只有做好孕前规划和其他相应准备（包括产后生活和工作面临调整的思想准备），才能迎接新生命带来的惊和喜。

注意，最好的避孕方式是使用男性避孕套，其次是使用女性长效避孕药物（备孕需要咨询医生停药时间）。

五、胎儿发育与孕期检查

（一）胎儿发育

根据妊娠期妇女代谢改变和胎儿的生长发育，孕期被分为早（孕12周以前）、中（孕12~28周）和晚期（孕28~40周）。

受精卵进入子宫，7~8天即可完成在母亲子宫的种植；第9~10天开始进行各种器官的分化发育；受孕后的15~25天，是胚胎神经组织发育期；20~40天为心血管发育期；24~40天为肢体发育期；到第8周末，胚胎已经初具人形；第12周时，胎儿的四肢已经可以活动，此时外生殖器已经形成。

妊娠的前三个月，尤其是前八周，是生命器官处于高度分化、发育形成的阶段，也是胎儿发育的关键时期。孕早期是胚胎各个器官和组织形成具有其独特功能和特征的阶段，但此时也是胚胎最容易受外界因素影响而发生畸形的敏感期。此时妊娠妇女营养不良，或暴露于不良因素，会对胎儿造成不可逆的损伤，造成出生缺陷。例如，之所以一直强调在孕前和孕早期补充叶酸，正是因为，若错过这个时期，叶酸缺乏所造成的神经管损害已经发生，后期再进行补充无法弥补已经造成的损害。表13.1列出了胎儿组织器官发育时间。

表13.1 胎儿组织器官发育时间线

组 织	发育关键期	发育停止时间
神经系统	2~5.5周	足月
心脏	2.5~6周	8周
耳	3~10周	16周
眼	3~7.5周	足月

续表

组 织	发育关键期	发育停止时间
四肢	3~7周	8周
牙齿	5.5~8周	16周
上颚	5.5~9周	12周
外生殖器	6.5~11.5周	足月

(二) 孕期检查

孕期检查是指女性在怀孕期间的专项检查。孕期检查有12次，分别在12周之前、14~20周、21~24周、24~28周、28~30周、30~32周、32~34周、34~36周、37周、38周、39周、40周。孕期最少要检查5次，分别在孕12周前进行1次、孕中期2次、孕晚期2次。

(1) 孕早期产检时间：孕12周内进行第一次产检。主要进行疾病筛查和孕妇的基本状况检查，与孕前检查相似。

(2) 孕中期产检时间：孕妇需要每4周进行一次检查，孕16周、孕20周、孕24周、孕28周。主要包括血常规、尿常规、唐氏筛查、三体综合基因筛查、血糖筛查。

(3) 孕晚期产检时间：孕晚期是28~36周；每两周检查一次；孕36周以后，每周检查一次。除了孕妇常规检查项目，还包括胎心监测。

六、孕期营养与体重管理

(一) 孕期生理变化

1. 内分泌

胚泡着床后，人绒毛膜促性腺激素升高，上调孕酮水平，降低淋巴细胞的活力，子宫内膜处于免疫耐受状态，防止母亲免疫系统把胎儿识别为异物而产生排异反应，导致流产。同时，人绒毛膜生长素升高，降低母体对葡萄糖利用，使胎儿优先利用葡萄糖；雌激素水平升高，促进催乳素细胞生长，为分娩后的泌乳提前做好准备；妊娠中、晚期孕妇体内甲状腺激素分泌增加，基础代谢水平上升，孕晚期基础代谢上调15%~20%。胰岛素分泌增多，孕妇空腹血糖水平较非孕妇女低，糖耐量实验时，血糖增高幅度较大且恢复延迟，容易发生糖耐量异常和糖尿病。

2. 血液系统

孕期血浆容积和红细胞数量增加，但血浆容积的增加大于红细胞数量增加，导致血液相对稀释，容易出现生理性贫血。妊娠期间，肾脏需要排出母体和胎儿的代谢产物，负担加重；肾小球滤过率增加约50%，肾血浆流量增加约75%，尿中的蛋白质代谢产物，如尿素、尿酸、肌酸、肌酐等排泄增多；肾小球滤过率增加，但肾小管重吸收能力不能相应增加，导致部分妊娠妇女尿中葡萄糖、氨基酸和水溶性维生素排出增加。

3. 消化系统

妊娠期妇女受高雌激素水平的影响，容易罹患牙龈炎和牙龈出血；孕酮增加，使胃肠道平滑肌张力下降，胃排空时间延长，肠蠕动减弱等；容易出现恶心、呕吐、反酸、消化不良以及便秘等反应；而胆囊排空时间延长，容易诱发胆石症。

(二) 孕期增重与体重管理

1. 孕期增重

孕妇在整个妊娠期平均增重约为12kg。体重增长包括两个部分：妊娠产物，包括胎儿、羊水和胎盘；母体组织，包括体液、血液、子宫和乳腺的增大，以及脂肪储备。

孕前体重过低(BMI<18.5kg/m^2)的孕妇，其贫血的风险较高，且妊娠期间由于孕妇的心血管、肝脏和肾脏的负荷显著增加，贫血的孕妇应对变化的能力较弱。超重肥胖的孕妇还会面临另外的问题，如妊娠期高血压、糖尿病、感染的风险很高，且分娩困难导致分娩创伤或剖宫产。对胎儿而言，肥胖妇女的新生儿出现神经管畸形的概率是正常孕妇的2倍，出现先天性心脏病或其他缺陷的概率也显著增加。孕期增重是评估母婴健康的重要指标，这是因为孕期增重与胎儿的生长发育息息相关。增重过多，可能导致巨大儿(出生体重>4000g)的出生，巨大儿会导致分娩困难，而且巨大儿成年后罹患心血管疾病的风险显著高于出生体重正常的孩子；若孕期增重不足或营养不良，则有可能导致低体重儿(出生体重<2500g)的出生，低体重儿出生后一年内死亡的概率是正常体重新生儿的近40倍，且在身体素质和智力上均处于劣势。与此同时，低体重儿出生后往往出现"追赶生长"现象，是其成年后患肥胖、心血管疾病的潜在危险因素。

孕期增重因孕妇孕前体重的不同而有所差异，即孕前体重不足者(BMI<18.5kg/m^2)应适当多增加体重(12.5~18kg)。对于超重和肥胖孕妇来说，孕期增重就需要加以控制，如BMI>25.0kg/m^{2}的孕妇，孕期增重7.0~11.5kg；BMI>30.0kg/m^{2}的孕妇，孕期增重5.0~9.0kg。孕期建议增重见表13.2。

表 13.2 孕期建议增重①

根据孕前体重建议增重		
孕前体重	推荐增重(kg)	
	对于单胞胎	对于双胞胎
偏瘦(BMI<18.5)	12.5~18.0	数据不足
正常(18.5≤BMI≤24.9)	11.5~16.0	17.0~25.0
超重(25.0≤BMI≤29.9)	7.0~11.5	14.0~23.0
肥胖(BMI≥30)	5.0~9.0	11.0~19.0

2. 孕期体重管理

(1)孕早期(1~13周)：每月体重增加0.5kg左右，体重增加不明显，或基本没有变化。

体重管理要点：孕妇此时正处于早孕反应期，食欲受影响较大，饮食方面以清淡易消化的食物为主，少吃油腻食物，少喝饮料和汤，避免各种有害刺激，不喝含酒精和咖啡因的饮料。

(2)孕中期(14~27周)：每月体重增加1.5~1.8kg，孕妇体重随胎儿的快速生长开始有规律的增加。孕妇的体型开始发生明显改变，此时也是控制体重的关键期。

体重管理要点：孕中期是孕妇妊娠期中最舒适的时期，食欲开始正常，前三个月的"危险期"也已渡过，心情随之放松。该时期的饮食要讲究荤素兼备、粗细搭配、少量多餐，同时配合适当(运动强度和时间)的运动。

(3)孕晚期(28~40周)：孕晚期是孕妇体重增加最快的时期，每周增加0.5kg左右。此时体重应保持匀速增加，而不是突然猛增。

体重管理要点：研究发现，约60%的"多余"体重都是孕晚期不加控制的结果，故孕晚期体重管理尤为重要，饮食上要适当限制碳水化合物和脂肪的摄入，以免胎儿过大导致分娩困难。

(三)妊娠期营养需要量增加

1. 能量

孕妇除了维持自身所需要的能量，还需要担负胎儿的生长发育、胎盘和母体组织增长所需要的能量。基础代谢在孕早期无明显变化，在孕中期逐渐增高，在孕晚期增加15%~

---

① 来源：Institute of medicine, weight gain during pregnancy: reexaming the guidelines[M]. Wahington D.C.: National Academies Press, 2009.

20%。中国营养学会建议,孕中期和晚期膳食能量推荐摄入量在非孕成年女性能量需要量的基础上分别增加 300kcal/d 和 450kcal/d。

2. 蛋白质

孕妇必须摄入足够的蛋白质,以满足自身和胎儿生长发育的需要。足月胎儿体内含蛋白质 400~800g;胎盘和孕妇自身相关组织增长也需要蛋白质,妊娠期间需要每天增加约 250g 蛋白质。中国营养学会建议,孕中期和晚期孕妇蛋白质推荐量在非孕成年女性能量需要量的基础上分别增加 15g/d 和 30g/d。推荐优质蛋白约占蛋白总量的一半。

3. 脂肪

脂类是胎儿神经系统的重要组成部分,其合成需要一定量的必需脂肪酸。妊娠期间孕妇储备的脂肪平均为 2~4kg;胎儿也储备脂肪,储备量占其体重的 5%~15%。中国营养学会推荐,妊娠期膳食脂肪的供能占总能量的 20%~30%,包括饱和脂肪酸、Ω-3、Ω-6 系列多不饱和脂肪酸,以保证胎儿需要。

4. 矿物质

妊娠期胎儿约需要储留 30g 的钙,以满足骨骼和牙齿生长发育的需要。胎儿从母体摄入大量的钙供生长发育需要,若孕妇的钙储备不足,母亲可发生手足抽搐,严重时可导致骨质软化,胎儿也可能发生先天性佝偻病。孕早期胎儿储备钙较少,在中期和晚期储备增加。中国营养学会建议,妊娠期膳食每日钙适宜摄入量为孕早期 800mg/d,中期和晚期均为 1000mg/d。

胎儿对铁、碘的需求量也较大。妊娠期铁摄入不足,可能导致孕妇发生缺铁性贫血,胎儿铁储备不足,可能导致其发育受到影响。妊娠中、晚期铁的需要量分别增加 4mg/d 和 9mg/d(成年女性 RNI=20mg/d)。

碘的摄入不足可能导致胎儿甲状腺功能低下,甚至出现呆小症。因此,在整个妊娠期,每天都需要额外补充 110μg 碘(成年女性 RNI=120μg/d)。

5. 维生素

B 族维生素,尤其是维生素 B_1、B_2,与能量代谢息息相关,若缺乏可能导致胎儿发育迟缓。因此,孕中期维生素 B_1、B_2 的推荐摄入量均为 1.3mg/d,孕晚期为 1.4mg/d;维生素 B_6 和维生素 B_{12} 则从孕早期开始额外增加 0.7mg/d 和 0.4mg/d,并贯穿整个孕期。叶酸也属于 B 族维生素,若缺乏会增加胎儿神经管畸形的风险,孕前和孕早期均应额外增加 200μg/d 的叶酸摄入。

维生素 A 与胎儿的发育状况有关,摄入不足,可能导致胎儿发育迟缓、低体重儿,甚至早产,故孕中、晚期均增加 70μg RAE/d;但过多地补充维生素 A 有可能导致胎儿先天畸形(维生素 A 的 UL 为 3000μg RAE/d)。

维生素 D 是钙吸收和骨骼钙化的促进剂,若缺乏可能会导致孕妇出现软骨病,胎儿低钙血症。妊娠期维生素 D 的 RNI 与非孕成年女性相同,均为 10μg/d,UL 为 50μg/d。

七、孕期膳食指南

中国营养学会根据妇女在孕期的生理变化和营养需要的特点,提出在一般人群膳食指南(详见第四章"营养评价"第四节"膳食结构与膳食指南")的基础上增加以下几方面:

(1)孕期与备孕期间相似,需补充叶酸,应常吃含铁丰富的食物,选用碘盐。

(2)部分孕妇可能出现反胃、呕吐等严重的早孕反应,这属于正常现象,此时可采取少量多餐,保证每天摄入的碳水化合物不低于 130g。

(3)孕中期开始,胎儿生长发育、母亲生殖器官发育加速,对能量、蛋白质、钙和铁的需要增加,所以孕中晚期应适量增加奶、鱼、禽、蛋、瘦肉的摄入。深海鱼类富含 Ω-3 多不饱和脂肪酸,其中 DHA(二十二碳六烯酸)有益于胎儿的神经系统和视网膜发育,因此每周应适量食用深海鱼类。

(4)孕期体重增长是反映孕妇孕期营养状况的直观指标。孕期增重不足,容易导致胎儿营养不良,低体重儿(出生体重<2500g)的风险增加;孕期增重过多,妊娠期糖尿病、巨大儿(出生体重>4000g)的风险增加,且增加难产和剖宫产的概率。因此,孕期应保持适宜的运动,维持孕期适宜增重。

(5)烟草、酒精对各阶段胎儿发育均有明显的有害作用,容易引起流产、早产、胎儿畸形等,因此必须戒烟酒。孕期妇女体内激素分泌和体型的较大变化,以及生活、工作和社会角色的调整,都可能影响孕妇的情绪。此时,孕妇需要获得配偶和家人的支持,以积极的态度应对转变,并为母乳喂养做好准备。

膳食和生活方式调整建议:孕早期每天补充叶酸 400μg;贫血严重者在医生指导下补充铁剂,或者每周食用 1~2 次动物血或肝脏;保持适度的运动,如散步;每周测量体重并做好记录,维持孕期适宜增重;保持愉悦的心情和充足的睡眠;饮用洁净白开水,尽量避免含糖饮料;戒除烟酒,并远离二手烟;准备母乳喂养。

- 自查:你最近一年的体重变化是怎样的?

测试题

多选题

(1) 以下关于孕妇膳食指南的表述正确的是_____。
  A. 调整孕前体重至适宜水平
  B. 常吃含铁、碘丰富的食物
  C. 禁烟酒
  D. 保持愉悦的心情和充足的睡眠

(2) 孕期孕妇生理状况会发生一系列变化，以下描述正确的是_____。
  A. 人绒毛膜促性腺激素、孕酮水平升高
  B. 血浆容积和红细胞数量增加
  C. 胃肠道平滑肌张力下降，胃排空时间延长，肠蠕动减弱等
  D. 代谢废物增多，肾脏负担加重

(3) 妊娠期营养需求的主要变化包括_____。
  A. 能量需求增高
  B. 膳食中蛋白质与脂类数量增加
  C. 矿物质需要量增加，如钙、铁、锌、碘元素
  D. 妊娠期间不需要额外补充维生素

第二节　乳母与新生儿营养

一、分娩方式

分娩方式的选择，是将为人母的女性面临的第一个挑战。在选择分娩方式时，不应该添加太多主观因素，不能仅仅凭喜好来进行选择，毕竟分娩事关重大。

影响分娩的因素主要有产力、产道、胎儿和精神状况。产力是指子宫收缩的力量，如果宫缩不理想，则需要医生判断是采用阴道助产或者剖宫产方式进行分娩。产道是指胎儿娩出的通道，主要取决于孕妇的骨盆。一般情况下，只要骨盆没有畸形或者病理性改变，大多数女性均是适合阴道分娩的。很大程度上，胎儿胎头的大小是否和骨盆相称，决定了

顺产的可行性。除了"头盆相称"，胎位也很重要，如果分娩前胎儿的胎位是臀位甚至横位，阴道分娩的风险相对较高，此时，医生一般会建议选择剖宫产。此外，胎儿在宫内的活动状况也会影响分娩方式，如果出现胎儿窘迫，产科医生需要在短期内判断哪种分娩方式对母婴健康最有利。产妇的精神状况虽难以把握，却非常重要。产妇的精神状况直接影响产力，产妇的精神压力不仅来自自身身体状况和对疼痛的恐惧，也来自家人，因此家人需要给予产妇鼓励以帮助其分娩。

无论是阴道分娩还是剖宫产，在产科医生眼里，都是常见的分娩方式。产科医生会依据自己的专业知识和临床经验做出最符合母婴健康利益的决定。

分娩是一个充满风险的过程，无论是阴道分娩还是剖宫产，都可能会有并发症的发生。一般而言，剖宫产的风险更高，这并不仅仅是因为剖宫产手术本身带来的危害，更是因为很多达到剖宫产指征的孕妇，其妊娠风险（如胎儿窘迫、孕妇子痫等）比正常孕妇较高，需要实施剖宫产快速终止妊娠，以解除危险。

阴道分娩和剖宫产的选择并不是非此即彼，它们各有其适应的临床指征和范围。分娩是一个非常复杂的过程，影响因素多且变化快，同时涉及母婴的生命健康，产科医生需要在产程进行中不断评估风险、权衡利弊，从而选择风险相对较小的方式。所以分娩时应相信产科医生的专业和经验，给予医生充分的信任。

二、哺乳期妇女膳食指南

世界卫生组织建议，6个月以内的婴儿应该纯母乳喂养，如果情况允许，母乳喂养应持续到孩子2岁甚至更久。哺乳期妇女既要分泌乳汁哺育婴儿，还要逐步消除妊娠和分娩造成的损耗，促进机体恢复，因此哺乳期妇女对营养的需求更高。如果此时营养供给不足，不仅会影响乳汁的质量，还可能导致泌乳不足，甚至停止泌乳。

中国营养学会针对中国孕妇乳母的生理需求和普遍存在的营养问题，结合中国国情，提出哺乳期妇女的膳食指南在一般人群膳食指南基础上，增加以下五条：

(1) 增加富含优质蛋白质食物的供给，如鱼肉蛋奶和大豆类，它们都是优质蛋白的良好来源；哺乳期妇女每天需要增加 600μg RAE 的维生素 A，而动物肝脏富含维生素 A；哺乳期妇女还应该增加海产品和碘盐的摄入。

(2) 产褥期摄入鱼肉蛋奶、动物肝脏、动物血等可相对增加，以保证充足的优质蛋白质供应，进而促进乳汁分泌。蔬菜水果摄入也应该受到重视，保证食物多样，但不能过量。而且不能仅仅重视"月子"期间的营养需求，整个哺乳期的营养需求都应该得到重视。

(3) 产后情绪、心理和睡眠都会影响乳汁分泌，每天摄入的水量也与乳汁分泌息息相关，因此，产妇应保持愉悦心情，充足睡眠，并科学饮用汤水，促进乳汁分泌。

(4)坚持哺乳的同时,要通过科学运动和锻炼,逐步恢复至适宜体重;顺产产妇一般产后第2天即可开始进行产褥期保健操,产后6周即可开始进行有氧运动,如慢跑等。剖宫产的产妇则需要根据自己身体状况安排训练。同时,坚持哺乳也有利于快速恢复至适宜体重。

(5)忌烟酒,避免浓茶和咖啡,以免通过母乳影响婴儿的生长发育。

膳食和生活方式调整建议:坚持哺乳;适当增加鱼、肉、蛋类,以及海产品类,如海鱼,脂肪富含DHA;牡蛎,富含锌;海带、紫菜,富含碘;每周1~2次动物肝脏,富含铁;蔬菜中绿色和黄色蔬菜应该占2/3以上;保持心情愉悦和充足睡眠;足量饮水,适当喝粥和汤;保持适度运动;每周监测体重,逐步恢复适宜体重;戒除烟酒,远离二手烟。

三、产后恢复

分娩后产妇最大的变化是什么?首先是骨盆变宽。骨盆作为产道,孕前女性的耻骨联合的缝隙为4~6mm,怀孕后,在孕激素的作用下,耻骨联合开始变得松弛,并增加2~3mm以拓宽"道路",让胎儿顺利出生。耻骨联合变宽,臀部也随之变宽。

产后需要做骨盆修复吗?其实并不需要刻意寻求骨盆修复帮助,产科医生大多会宽慰你缓解焦虑,在产后半年左右骨盆基本可以恢复到孕前状态,辅以以下措施能更好地促进骨盆修复:

(1)休息必不可少,为了让损伤更好地恢复,孕妇在围产期要避免剧烈运动以及重度体力活动;

(2)遵循膳食指南,注意均衡营养,可以加快身体恢复进程;

(3)抚育新生儿需要消耗大量的精力,争取家人的支持,尽量保持良好的心情,避免过度焦虑;

(4)尿道、阴道松弛是盆底肌松弛导致,随着时间推移,松弛状况会慢慢好转。

但若盆底肌问题确实值得担忧,可到正规医院进行评估后,再根据医生指导建议进行凯格尔运动以改善松弛状况。

> **❦ 膳食小贴士**
> **月子里的饮食**
>
> 我国有"月子"里多喝汤的传统,尤其是冬瓜鲫鱼汤、猪脚黄豆汤、红糖鸡蛋汤等,它们以能发奶、补血气而闻名。出于哺乳的需要,产妇(并不仅限于月子

这段时间)多喝汤确实有一定的道理,毕竟母乳中90%都是水。大量研究已经证明,真正促使泌乳的是新生儿的吸吮,所以在现代产房里,新生儿出生半小时后即能和母亲相处。母子间亲密的接触、婴儿的频繁吸吮是乳房最好的泌乳信号,所以,婴儿是母亲最好的发奶师。而且,母乳喂养的原则是"按需喂养",即婴儿有需求就哺乳。尤其是产后前几天,婴儿的胃容量仅仅5mL左右,其进餐方式就是"少食多餐"。

虽然初生的婴儿胃容量很小,但0~6月婴儿生长迅速,胃容量也快速增加,产妇需要提高哺乳量以满足婴儿需要,那此时适合什么样的饮食呢?

首先,产妇的健康是哺乳的前提,母乳是人体的"副产品"。无论是哪种分娩方式,产妇都有可能因失血而贫血。补血最好的食物是肉类、动物血及肝脏,排骨汤、瘦肉汤、鸡汤、鱼汤等在满足水的需要量(喝汤)的情况下,还能提供优质的铁和蛋白质(吃肉)。如果不喜欢喝汤,其实也有其他选择,如各种粥、果汁、牛奶或酸奶,也能提供哺乳所需要的水分。但需要把握整体的膳食平衡。只有产妇的膳食营养均衡,母乳的营养才能够全面。

无论是吃什么食物,喝什么汤,"月子"里膳食的原则是摄取充足而均衡的营养素。

健康小贴士

产后抑郁症是怎么回事?

女性产后抑郁症的发生除了妊娠分娩带来的生理变化作为诱因,更多的是角色转换、睡眠不足、焦虑、情感支持缺失、经济支持缺失等因素造成的。如果这些因素发生在初为人父的新爸爸身上,也会导致其"产后抑郁",所以并不能说是因为产妇的脆弱而发展成为抑郁症。既然存在"抑郁症"的危险因素,面对怀孕生子这一重大人生决策,"有备无患"的重要性不言而喻。

(1)角色转换:新生命的降生意味着父母需要更多精力和时间的投入,父母相对职业的投入必然减少,由此导致的职业发展问题需要有预见性,即可能需要降低职业预期或需要依靠他人帮助。

(2)睡眠不足:新生儿是依赖父母照顾的独立生命体,其吃、喝、拉、撒、睡有着自身的规律。新晋父母需要尽快培养新生儿良好的睡眠习惯。

(3)情感支持:承担照顾新生儿工作的主要一方往往承受的压力更大。对于他们而言,家庭成员的理解和支持是纾解压力和舒缓情绪的重要支撑。

(4)经济支持:新生命的到来不仅是物质需要的增加,更需要投入高昂时间和精力成本。新晋父母需要足够的经济实力寻求外援来打理家庭生活,把珍贵的时间投入在职业发展和新生儿照顾上。

四、婴儿发育和生理特点

婴儿在出生后的一年内生长发育最快,此时婴儿体重增加3倍,身长增加50%。但婴儿的脏器功能尚未发育成熟,如胃肠道消化和吸收功能尚未发育完善,肝脏的酶系统尚不成熟,而肾脏的浓缩和稀释功能不足,肾脏溶质负荷不能过高。

婴儿各种营养素的需要量与成人不同,就能量而言,我国成年人每公斤体重需要能量40kcal,而婴儿每公斤体重需要100kcal,是成人的2.5倍。我国成人膳食中,碳水化合物、脂肪和蛋白质的供能比约为60%、25%和15%。而婴儿需要这三者的供能比为39%、55%和6%,脂肪提供超过一半的能量(55%),而蛋白质只提供约6%的能量。

WHO提倡纯母乳喂养是有充分理由的,表13.3显示,母乳的碳水化合物、脂肪和蛋白质供能比分别为39%、59%和6%;而牛乳和婴儿配方奶粉这三者的比例分别是29%、51%、20%和42%、49%、9%。需要注意的是,母乳喂养的婴儿需要额外补充维生素D,配方奶粉由于已经强化了维生素D,则不需要额外补充。

五、新生儿喂养指南

中国营养学会于2016年提出的0~6月龄婴儿喂养指南包括以下几方面:
(1)产后尽早开奶,坚持新生儿第一口食物是母乳。

分娩后应尽早开始让婴儿反复吸吮乳头;婴儿出生后的第一口食物应该是母乳;婴儿出生后体重会下降,但只要不超过出生体重的7%,就应坚持纯母乳喂养;婴儿吸吮前不需要过分擦拭或消毒乳头;温馨的环境、愉悦的心情、精神的鼓励、乳腺按摩等均有助于成功开奶。

(2)坚持6月龄内纯母乳喂养。

纯母乳能满足6个月以内婴儿的营养需要,应坚持纯母乳喂养6个月;给婴儿喂奶要按需喂养,每天可以喂奶6~8次或更多,且两侧乳房应交替进行。

(3)顺应喂养,建立良好的生活规律。

母乳喂养从按需喂养到规律喂养过渡;饥饿引起的婴儿哭闹时应及时喂奶,不要限制喂奶的次数和时间；随着婴儿月龄的增加，逐渐减少喂奶次数，建立规律的喂奶习惯；在排除饥饿原因后，婴儿仍哭闹，应及时就医。

(4) 出生后数日开始补充维生素 D，不需补钙。

由于母乳中维生素 D 含量很低，婴儿出生后数日即可开始每天补充 10mg 维生素 D_3；纯母乳喂养期间不需要给婴儿补充钙；新生儿出生后应肌内注射 1mg 的维生素 K。

(5) 婴儿配方奶是不能纯母乳喂养时的无奈选择。

母乳是任何配方奶粉都无法媲美的，配方奶粉只能是无法进行母乳喂养时的无奈选择或母乳喂养不足时的补充；不宜用普通液态奶、成人奶粉、蛋白粉、豆奶粉等喂养 6 个月以内的婴儿；在婴儿出现半乳糖血症、苯丙酮尿症，或母亲患有艾滋病、结核病、乙型肝炎等传染性疾病，或滥用药物，或有烟酒嗜好，或因疾病而服用药物等情况下，建议 6 个月以内的婴儿选择配方奶粉喂养。

(6) 监测体格指标，保持健康生长。

身长和体重是反映婴儿喂养和营养状况的重要指标；6 月龄的婴儿应每半个月测量一次身长和体重，若处于病后恢复期，则应适当增加测量次数；婴儿的身长和体重数据，应该和世界卫生组织推荐的《儿童生长曲线》进行对比，以判断婴儿的生长发育情况；出生体重正常的婴儿，其最佳的生长发育模式是基本维持其出生时在群体中的分布水平，如 75%~85%，不宜追求《儿童生长曲线》的上限参考值。

六、母乳喂养(breast feeding，BF)

母乳是新生儿最合理的天然食品，也是最能满足婴儿生长发育所需的营养品。

(一) 母乳喂养对婴幼儿的益处

(1) 母乳的蛋白质以乳清蛋白为主，乳凝块细小且柔软，各种氨基酸比例适宜，婴儿的胃肠道由于尚未发育完成，乳清蛋白相对更容易消化吸收。

(2) 母乳富含乳糖，有利于新生儿消化吸收，促进乳酸杆菌生长，有效抑制大肠杆菌；同时，有助于铁、钙、锌等吸收；比葡萄糖更易合成脑苷脂类。

(3) 母乳含有的乳脂酶能促进脂肪消化；母乳脂肪含有丰富的多不饱和脂肪酸及卵磷脂、鞘磷脂等，比例恰当。

(4) 母乳的无机盐含量明显低于牛乳，可保护婴儿尚未发育完善的肾功能。

(5) 母乳的钙磷比例合适(2:1)，吸收利用率高。

(6) 母乳含有大量免疫物质、免疫抗体和细胞、乳铁蛋白、溶菌酶和低聚糖等，母乳喂养的婴儿对疾病的抵抗能力更强。

(7) 母乳卫生、经济、方便，且不容易引起婴儿过敏。
(8) 母乳喂养有利于母婴交流，增进母婴感情，促进母亲产后康复。

(二) 母乳喂养对母亲的益处

(1) 有利于子宫恢复。
(2) 由于延迟排卵导致闭经，可以维持铁的储备。
(3) 降低乳腺癌、卵巢癌，甚至 II 型糖尿病的发病风险。
(4) 有利于产后的体重恢复。

(三) 母乳喂养的禁忌

母乳虽然是婴儿最佳的食物，但以下情况不应该进行母乳喂养：
(1) 母亲饮酒或服用违禁药物。
(2) 母亲吸烟。
(3) 母亲食用含咖啡因的食物。
(4) 母亲服药期间。
(5) 母亲罹患疾病，如结核病、艾滋病等。

七、人工喂养 (artificial feeding, AF)

人工喂养所用乳量可根据婴儿的能量需要进行计算。新生儿第一周能量需要量为每公斤体重每天 60kcal，第二周为 95kcal。再根据代乳品每 100mL 提供的能量来确定 1 天需要的奶量，分 6~8 次喂养。

注意：① 婴儿配方奶粉是根据婴儿在不同阶段的生长发育的需求配制的，在营养素上都进行了相应的强化，不需要额外补充维生素 D；② 调制好的奶粉在喂养前应将温度调至接近体温，以免烫伤；③ 代乳品配制好后应立即喂养；④ 代乳品营养丰富，容易滋生细菌，应注意低温保藏，室温放置超过 2 个小时的奶应废弃；⑤ 奶瓶、奶头及其他调配用具每次使用后要彻底洗净消毒。

健康小贴士

重视婴幼儿生长发育的监测和评估

婴幼儿身长和体重是反映其生长发育的重要指标，需要定期测量。除了定期到妇幼保健院做体检，也要每月测量其身长、体重、头围、胸围，这些是反映喂养是否充足合理的重要指标,用以判断其生长发育状况。

首先要学会看婴幼儿生长曲线,图中间的曲线为50%,即平均值;最下面的是5%,即有5%的婴幼儿低于这一水平,可能会存在生长发育迟缓;最上面的为95%,即有5%的婴幼儿高于这一水平,可能存在生长过速,这两种情况都应该引起注意。

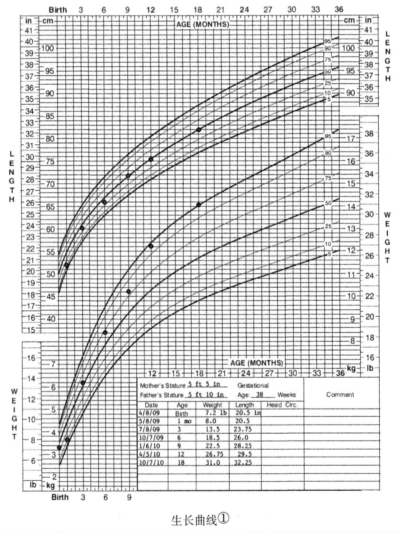

生长曲线①

---

① 图片来自美国CDC, http://www.cdc.gov/growthcharts。

> 其次，不仅要关注某一时间点儿童的身长和体重，还要关注婴幼儿的体重身高比值是否在曲线50%的位点左右。
>
> 最后，即使孩子的身长和体重处于正常范围，还要关注孩子的生长速度和趋势，是否存在生长发育迟缓的情况。例如图13.1中的婴儿体重增长过快，在12个月时，已接近95%，而体长依然维持在50%。
>
> 只有婴幼儿身长体重的动态监测，才能真正反映其生长发育状况。任何单一时点的检测结果都不足以下结论，也有可能掩盖真正的问题。

- **自查**：普通奶粉与配方奶粉的差别是什么？

测试题

1. 单选题

(1) 以下哪种情况下适宜进行母乳喂养？_____
   - A. 乳母身体健康，分泌乳汁正常
   - B. 乳母喜欢饮用咖啡
   - C. 乳母偶有饮酒
   - D. 乳腺有炎症

(2) 婴幼儿阶段的膳食指南说法正确的是_____。
   - A. 规律就餐，自主进食不挑食
   - B. 每天饮奶，足量饮水
   - C. 食物应易于消化，少调料、少油炸
   - D. 经常户外活动
   - E. 以上全部

2. 多选题

(1) 哺乳期妇女的膳食指南包括_____。
   - A. 增加富含维生素A和碘的食物
   - B. 增加富含优质蛋白质食物
   - C. 保持愉悦心情和充足睡眠
   - D. 科学运动和锻炼，逐步恢复至适宜体重

(2) 以下哪些是母乳喂养的优点？_____
   - A. 乳清蛋白含量较高，更容易消化
   - B. 无机盐含量较低，保护婴儿肾脏功能
   - C. 富含免疫物质，增加婴儿的疾病抵抗能力
   - D. 增进母婴感情

(3) 人工喂养的婴儿应注意哪些问题？_____
  A. 调制好的乳品在喂养前应接近体温　　B. 乳品调制好后应及时喂养
  C. 室温放置超过1小时的调制乳品应丢弃　D. 调制乳品的用具应每次彻底消毒

第三节　婴幼儿与青少年时期的营养

一、婴幼儿时期的营养

(一) 婴幼儿发育和营养需要

研究发现，出生两年内婴幼儿的生长发育状况直接影响其成年后慢性非传染性疾病的发生和预后，故现在把婴幼儿的喂养分期改变为：0~6个月、7~24个月幼儿期以及2~6岁学龄前期。

世界卫生组织建议6个月以内的婴儿进行纯母乳喂养，不需要添加任何母乳以外的食物，包括水。但母乳泌乳量为每日700~800mL。6个月后，随着婴儿的快速增长，母乳仅能满足婴儿80%的营养需求，且此时婴儿体内储备的铁已基本耗竭，需要逐步添加辅食，尤其需要通过食物补充铁。从第7个月开始，婴幼儿胃肠道等消化器官逐步发育，其感觉、知觉及认知行为能力也在不断发展。此时应给予不同的食物，可以促进婴儿相应的能力发展。但在辅食添加的过程中，应遵循从一种到多种、由稀到稠、由少到多、质地由细到粗的原则。同时要注意：① 婴儿的营养素种类及需要量是否得到满足；② 婴儿的身体发育是否足以处理不同类型的食物；③ 注意和控制过敏反应。

从第7个月到2岁，婴幼儿的喂养方式从被动喂养进展到自主进食。父母的喂养行为对婴幼儿后期发育及营养状况和饮食行为都将产生深远的影响。

(二) 婴幼儿喂养指南

中国营养学会2016年发布《7~24月婴幼儿喂养指南》，提出以下6点建议：

(1) 继续母乳喂养，满6月龄起添加辅食。

婴儿满6月龄后，可以逐渐增加食物种类，但仍需要坚持母乳喂养；添加的辅食是指除母乳或配方奶以外的其他各种食物；不能进行母乳喂养或母乳不足以达到婴儿的需要时，应该首选配方奶作为补充。

(2) 从富铁泥糊状食物开始，逐步添加达到食物多样。

由于婴儿体内的铁储备在出生后的 4~6 个月内耗竭，辅食的添加应该从含铁丰富的食物开始。辅食添加应遵循由少到多、由细到粗、由稀到稠的原则，且每次只添加一种辅食，直到幼儿适应后再添加新的辅食，逐步实现食物种类多样化。同时，要避免添加味道过浓的辅食。

(3) 提倡顺应喂养，鼓励但不强迫进食。

添加辅食时，喂养要耐心，鼓励幼儿，但不应强迫幼儿进食辅食；6~8 月龄的幼儿可以自己食用指状食物，且能够从杯子中喝水；8~10 月龄的幼儿可以独立坐稳，自己抓住瓶子，用手抓取食物等。要鼓励幼儿独立进食，并且在就餐时与幼儿进行充分的交流，培养其独立就餐的兴趣；培养幼儿在就餐时的专注能力，不看电视，不玩玩具。此外，父母也应该具有良好的就餐习惯，做孩子的榜样。

(4) 辅食不加调味品，尽量减少糖和盐的摄入。

幼儿的食物应保持原味，不要添加盐、糖及其他调味品，保持其口味的清淡，可减少其偏食、挑食的可能。同时，清淡的口味也减少幼儿对于糖和盐的摄入，降低儿童少年时期超重、肥胖的风险。幼儿辅食应该单独制作，但 1 岁后幼儿要逐渐尝试家庭膳食。

(5) 注重饮食卫生和进食安全。

应选择新鲜、安全的食材；食物的制作过程要保持清洁，且生熟分开；养成良好的卫生习惯，饭前便后要洗手；要妥善处理剩饭菜，避免食品安全风险。

(6) 定期监测体格指标，追求健康生长。

在幼儿阶段，身长和体重依然是反映其生长发育的重要指标，需要每 3 个月测定身长、体重、头围、胸围等指标，以分析判断其生长模式。

二、学龄前儿童营养

(一) 营养需要

2 岁以后儿童生长速度放缓，生长发育所需能量相对减少。在综合考虑学龄前儿童的基础代谢、食物热效应、体力活动及我国 2012 年全国营养与健康状况调查显示儿童肥胖率快速持续增加等情况后，中国居民膳食营养素参考摄入量推荐 2~6 岁学龄前儿童每日能量的供给范围为 1000~1600kcal，其中，男孩推荐量高于女孩。总能量中脂肪提供的能量相对减少，由 1 岁时的 35%~40% 逐渐减少至 7 岁时与成人接近，即 25%~30%；蛋白质供能占 14%~15%；碳水化合物供能占 50%~60%。

学龄前儿童摄入蛋白质主要用于满足机体组织细胞的增长，因此对蛋白质数量和质量均有要求，推荐优质蛋白占总蛋白量的一半。脂肪，尤其是必需脂肪酸，满足儿童生长发育所需的能量、免疫功能维持、脑的发育和神经髓鞘的形成。学龄前儿童每日每公斤体重需要总脂肪酸4~6g，其中，亚油酸供能不低于总能量的3%，亚麻酸供能不低于总能量的0.5%。在碳水化合物上，学龄前儿童的食物基本完成了从奶及奶制品到谷物为主的过渡，此时要限制含有过多糖的甜食食用量。

经过24个月食物的过渡和转变，幼儿食物种类和膳食模式开始接近成年人。

(二) 膳食指南

儿童的学龄前阶段既是儿童生长发育的关键时期，也是良好饮食习惯养成的关键时期。中国营养学会2016年提出了学龄前儿童的膳食指南，在一般人群膳食指南的基础上，特别推荐了以下五条：

(1) 规律就餐，自主进食不挑食，培养良好饮食习惯。

注意合理安排儿童的三餐两点，以及引导学龄前儿童规律就餐，专注进食，避免偏食挑食。

(2) 每天饮奶，足量饮水，正确选择零食。

学龄前儿童代谢旺盛，且活动量大，需要更多的水。除了奶类和其他食物中的水，学龄前儿童每天还应该饮用600~800mL白开水。饮奶的习惯在儿童时期要巩固、保持。还需要引导学龄前儿童选择健康零食的习惯。

(3) 食物应合理烹调，易于消化，少调料、少油炸。

清淡的饮食口味需要从小培养，家庭保持清淡的饮食模式，有助于儿童形成终生的健康饮食习惯。

(4) 参与食物选择与制作，增进对食物的认知与喜爱。

让儿童参与植物的种植、生长过程，参与食物的选购、准备和制作过程，增进其对食物的了解和兴趣。

(5) 经常户外活动，保障健康生长。

户外运动有利于皮肤合成维生素D，并促进骨骼发育。同时，有规律的户外运动能增强心肺功能，也能促进智力发育。

具体的做法是：让孩子亲近与爱惜食物；对食物进行合理的烹调；培养孩子良好的饮食习惯；维持孩子每天饮奶；把水果、奶类当做加餐；鼓励孩子多喝洁净的白开水，少喝或不喝含糖饮料；保持充足的户外运动，并定期监测孩子的身高和体重。

(三) 饮食习惯

学龄前儿童神经心理发育迅速，自我意识和模仿能力强，好奇心增强，注意力不容易集中，易受到外界环境的影响，导致在进食时不够专注。培养儿童良好的饮食习惯，需要做到以下几点：① 引导儿童自主、有规律的进餐，不随意改变进餐时间和进餐环境；② 尽可能给儿童提供固定的就餐座位，定时定量进餐；③ 避免喂食，让儿童自己使用筷子或勺子自主进食，培养其独立进食的能力和信心；④ 避免吃饭时分心，如看电视、玩游戏等；⑤ 吃饭要细嚼慢咽，但不拖延，每餐应在30分钟内完成；⑥ 父母以身作则，帮助儿童养成不挑食不偏食的习惯，并鼓励儿童选择健康食物；⑦ 对于儿童不接受的食物，可以尝试不同的制作或烹调方式，并多次尝试。

注意培养儿童清淡的口味，烹调方式尽量选择蒸、煮、炖和煨等。通过增加儿童的活动量，达到增进其食欲的目的。尝试新的食物时，可以选择从较小分量开始，但不可强迫喂食。家长应避免用食物对儿童进行安慰、奖励和惩罚。

培养儿童喜爱食物的方法有：① 让儿童参与每餐的计划、食品的采购、食物准备，如有可能，让儿童参与食物的种植和收获。儿童对自己种植的食物格外珍惜，也愿意品尝。② 把食物切成儿童喜欢的各种形状，尤其是蔬菜和水果。③ 将不同食物设计成儿童喜欢的图案，以引起儿童的兴趣和喜爱。④ 允许儿童对食物有选择权。当然，允许儿童选择自己喜欢的食物并不意味着让儿童来掌控膳食的选择，家长可以通过吃多少和怎样吃进行引导。同样，当家长决定食物的种类时，也应该留给儿童吃多少和怎么吃的选择。儿童出于本能，会喜欢选择甜的和脂肪含量高的食物，苛责和命令只会造成儿童机体和心理的应激。总之，营造一个温暖、愉快的就餐环境，对儿童享受食物并养成良好的饮食习惯至关重要。

除了饮食，还要关注儿童的户外活动和体力锻炼。儿童户外活动和体力锻炼不仅帮助皮肤合成维生素D，促进骨骼生长和身体强壮，也在增强儿童体能、磨炼儿童意志、开发儿童智力等方面起着不可替代的作用。因此，除了充足的睡眠，儿童应避免连续进行每天超过一个小时的静态活动，如看电视、电脑、打游戏等，每天的累计静态活动时间不应超过2小时。

三、儿童少年时期的营养

(一) 营养需要

儿童青少年时期是儿童发育到成人的过渡期，一般把6~12岁称为学龄期，13~18岁称为青春期。

学龄期儿童处于生长发育(迅速)的阶段，其基础代谢率高，活泼好动，体力脑力活动量大，每公斤体重的能量需求接近或超过成人。学龄儿童的学习任务较重，思维活跃，因此必须保证其充足的蛋白质供应。基于骨骼的快速发育，要保证充足的矿物质供应，如钙、镁、铁、锌等。基于能量代谢旺盛，其对B族维生素尤其是B_1、B_2需求增加。

学龄期儿童生长迅速，每年体重增加2~3kg，身高增长4~7cm。在婴幼儿及学龄前期，皮下脂肪比较发达，而肌肉组织在学龄期的发育相对较快。

除了蛋白质、脂肪、矿物质、维生素等营养素，学龄儿童还有另外一个重要的营养元素需求——睡眠。睡眠能消除疲劳，学龄儿童入睡后生长激素的分泌比平时更旺盛且持续时间更长。因此，养成规律的生活习惯，保持充足的睡眠，有利于学龄儿童长高。

2015年发布的《中国居民营养与慢性病状况报告》显示，我国儿童生长发育迟缓率为3.2%，儿童少年消瘦率为9%；6~11岁儿童贫血率为5%；6~17岁青少年体重超标率为9.6%，肥胖率为6.4%。儿童营养不良通常表现为逐渐消瘦，体重减轻，身高增长缓慢。当蛋白质摄入严重不足时，部分儿童可能出现凹陷性水肿。此时体重并不减轻，但对身体的危害确实存在，这种较难发现的营养不良情况尤其要引起注意。

儿童单纯性肥胖与长期不合理饮食及不良的饮食行为密切相关，如喜好高热量食物；睡前有吃夜宵习惯；学习任务重；看电视、玩游戏等时间增加，导致活动量减少。

(二) 膳食指南

中国营养学会2016年提出了学龄儿童膳食指南，在一般人群膳食指南基础上，要注意以下五点：

(1) 认识食物，学习烹饪，提供营养科学素养；
(2) 三餐合理，规律进食，培养健康饮食行为；
(3) 合理选择零食，足量饮水，不喝含糖饮料，禁止饮酒；
(4) 不偏食节食，不暴饮暴食，保持适宜体重增长；
(5) 保证每天至少活动60分钟，增加户外活动时间。

四、青少年时期的营养

(一) 营养需要

青春期是人生过程中第二次身高和体重突增期，通常女性始于10~12岁，男性始于12~15岁。在此时期，体重每年增加2~5kg，身高每年增加2~8cm。青春期前男生、女生的体脂率约为15%和19%；进入青春期后，男生仍维持在约15%，而女生则会增加到22%。青春期性腺发育成熟，出现第二性征，而女孩第二性征发育与体脂密切相关，体内脂肪储备达到一定程度，出现月经初潮，严重消瘦时会影响月经初潮，或出现原发性和继发性闭经。此时，青少年心理发育逐渐成熟，而这种心理发育可能导致饮食行为的改变，如追求美而过分节食。

青少年时期骨的增加量约占成年期45%，青少年钙的营养状况决定成年后的骨量峰值。每日钙摄入量高的青少年，其骨量和骨密度高于钙摄入低者，进入老年后，其骨质疏松症的发病风险显著降低。肌蛋白和血红蛋白的合成需要铁，青春期女性在月经期丢失大量铁。同时，由于肌肉组织迅速增加和性成熟，青少年对锌的需求增加。对铁和锌的需求均需要通过膳食摄入来满足。

身体素质是指人体各器官系统的功能，通过肌肉活动所表现出来的基本活动能力，包括力量、速度、耐力、灵敏度、柔韧性等。身体素质虽受遗传因素的影响，但与机体营养基础及体育锻炼密切相关。

大学生也属于这个群体，但相对于中学生，大学生在生活方式和膳食选择上有更大的自由度。大学生群体更需要培养正确的营养认知和良好的饮食习惯。

青春期存在的营养问题主要有：不重视早餐；营养失衡，以及节食；缺乏锻炼；过度关注保健品与营养品等。

(二) 膳食指南

中国营养学会2016年提出青少年的膳食指南，其在一般人群膳食指南的基础上，特别推荐了以下四条：

(1) 保证吃好早餐，避免盲目节食；
(2) 保证充足的能量供应，选择富含铁和维生素C的食物；
(3) 每天进行充足的户外运动；
(4) 不喝或少喝含糖饮料，禁止饮酒。

测 试 题

多选题

(1) 以下关于婴幼儿的喂养指南的描述正确的有_____。
　　A. 坚持母乳喂养，满6月龄起添加辅食
　　B. 添加的辅食需适量补充铁，并逐步增加辅食的丰富度
　　C. 鼓励但不强迫进食
　　D. 辅食可适量添加少许调味品
(2) 学龄期儿童生理特点有_____。
　　A. 生长发育迅速，基础代谢率高，体力脑力活动量大，能量需求高

B. 学习任务较重，思维活跃，必须保证充足的蛋白质供应

C. 骨骼快速发育，要保证充足的矿物质，如钙、镁、铁、锌等

D. 能量代谢旺盛，对B族维生素尤其B_1、B_2需求增加

(3) 青春期少年一般有如下营养问题：_____。

    A. 不重视早餐   B. 因关注自身形象而实施节食

    C. 缺乏锻炼   D. 比较关注应考膳食、营养品等

第四节　老年与素食者的营养

一、老年时期的营养

(一) 营养需要

目前，世界范围内80岁及以上老年人约1.25亿人，预计到2050年，仅中国就有1.2亿老年人。更长的寿命意味着有更多机会为家庭和社会做出更多的贡献，但这需要健康作为基础。

随着年龄的增加，人体各种器官的生理功能都会有不同程度的减退，尤其是消化和代谢功能，如牙齿脱落、消化液分泌减少、胃肠道蠕动缓慢、新陈代谢下降等，直接影响人体的营养状况。

老年人胃肠功能减退，应选择易消化的食物，以利于吸收利用。但食物不宜过精，应强调粗细搭配。膳食纤维能增加肠蠕动，起到预防老年性便秘的作用。膳食纤维还能改善肠道菌群，维持肠道健康。膳食纤维有助于胆固醇的排出，一定程度上可预防非传染性慢性病，如心脑血管疾病、糖尿病、癌症等的发生。但过多的膳食纤维则会影响其他营养素的吸收和利用，尤其是矿物质。所以，老年人需要针对自身状况合理安排膳食纤维的补充。

总而言之，老年人分解代谢增强而合成代谢不足，应注意膳食中要有足量(占总摄入蛋白质的1/3到1/2)优质蛋白质的摄入；钙的吸收利用率下降，造血功能减退，合理使用膳食补充剂是预防营养缺乏的重要手段，尤其需要补充钙和铁。

(二) 膳食指南

2016年中国营养学会发布《老年人群膳食指南》，在一般人群膳食指南的基础上，增

加以下四条：

(1) 少量多餐细软，预防营养缺乏；
(2) 主动足量饮水，积极户外活动；
(3) 延缓肌肉衰减，维持适宜体重；
(4) 摄入充足食物，鼓励陪伴进餐。

具体来说，膳食上要注意以下几点：

1. 食物构成合理

要注意粗细搭配，控制总能量，控制脂肪摄入，多选优质蛋白，如鱼类。虽然膳食纤维对矿物质的吸收存在干扰作用，但老年人肠道蠕动能力下降，容易便秘，依然需要重视膳食纤维的摄入。

2. 烹调方式合理

在保证适合老年人咀嚼、吞咽及消化能力的前提下，烹调时应注意色、香、味，并尽量避免油炸、烟熏、腌制的食物。老年人的血管弹性显著下降，烹调盐应限制在每天 4g 以内。

3. 膳食制度合理

膳食有规律，少食多餐，不暴饮暴食。老年人消化吸收能力下降，肝脏储备糖原减少。因此，在保证正常一日三餐外，可适当在晨起、餐间、睡前增加点心、牛奶等食物。

4. 膳食补充剂的合理使用

老年人食物摄入总量减少，往往无法满足某些微量营养素的需求，出现潜在的营养不良症状，因此可通过适当的膳食补充剂进行补充。但膳食补充应该在专业人员指导下进行，以防止过量引发毒副作用。

5. 生活方式合理

要做到不吸烟、不饮酒、坚持锻炼。退休之后，仍应保持生活中的兴趣爱好。

健康小贴士

千金难买老来瘦？

WHO 的超重肥胖诊断标准中，BMI = 18.5~24.9 为正常；BMI>25 为超重，

> BMI>30 为肥胖。研究表明，超重和肥胖是非传染性慢性疾病，如Ⅱ型糖尿病、非酒精性脂肪肝、心脑血管疾病甚至癌症的风险因素。
>
> 但随着研究证据的积累，科学家发现体重与健康的关系呈现"U"形，且与年龄密切相关。2010年，《新英格兰医学杂志》上有论文综合分析了19项研究结果，研究了146万年龄在19~84岁白人。结果表明，在校正了学习、年龄、体力活动、饮酒、教育和婚姻状况后，在从不吸烟群体中，BMI与总死亡率呈现"J"形，即BMI在20~24.9时死亡风险最低。[1]
>
> 2013年，美国医学会杂志的荟萃分析[2]包括97项前瞻性研究，参与研究者达两亿八千八百万。结果发现，超重人群(BMI=25~30)比体重正常人群(BMI=18.5~24.9)在同一时期内的死亡率可能要低6%。虽然依然存在争议，证据也还在积累，但通过这个模型我们可以看到，对于60岁及以上人群，保持比正常体重稍高的体重，其死亡可能风险降低。
>
> 2015年发布的《中国居民营养与慢性疾病状况报告》显示，18岁以上成年人高血压发病率为25%，糖尿病发病率为9.7%，因此老年人不能太胖；但报告同时指出，60岁以上老年人贫血率为12.6%，所以也不能太追求"老来瘦"。

二、素食者的营养

(一)营养需要

素食人群是指以不食畜禽肉类、水产品类等动物性食品为饮食方式的人群。按照所戒食物种类的不同，分为全素、蛋素、奶素、蛋奶素人群等。

全素(vegan)：不食用任何动物来源的食物，包括蛋类和奶类，甚至不食用蜂蜜，完全以植物性食物维持生命。

蛋素(ovo vegetarian)：不食用除蛋类及其相关产品以外的任何动物性食物。

---

[1] Gonzalez A B D, Hartge P, Cerhan J R, et al. Body mass index and mortality among 1.46 million white adults[J]. N Engl J Med, 2010, 363(23): 2211-9. doi: 10.1056/NEJMoa1000367.

[2] Flegal K M, Kit B K, Orpana H, Graubard B I. Association of all-cause mortality with overweight and obesity using standard Body Mass Index categories—A systematic review and meta-analysis[J]. JAMA, 2013, 309(1): 71-82. doi: 10.1001/jama.2012.113905.

奶素（lacto vegetarian）：不食用除奶类及其相关产品以外的任何动物性食物。

蛋奶素（ovo-lacto vegetarian）：除了蛋类、奶类及其相关产品，不食用其他动物性食物。

素食者膳食的优势是，植物性食物除了丰富的碳水化合物，还富含膳食纤维和植物固醇，可延缓餐后血糖，抑制脂肪在血管内沉积，降低心血管疾病的患病风险；植物性食物富含各种生物活性物质，能提供额外的健康收益；植物性油脂富含不饱和脂肪酸，可降低动脉粥样硬化和心血管疾病的风险。

但劣势也很明显，除大豆及其制品外，蛋白质含量普遍不高，且质量较差。维生素 B_2 在动物性食物中含量较植物性食物丰富；而维生素 B_{12} 几乎只有动物性食物提供；虽然植物性食物也含有较为丰富的铁，但不宜被人体吸收。

（二）膳食指南

2016 年中国营养学会发布的膳食指南中，针对素食者的素食人群膳食指南共有以下几条：

（1）谷类为主，食物多样；适量增加全谷物。

谷类食物含有丰富的碳水化合物等营养成分，提供能量、B 族维生素、矿物质和膳食纤维。全谷物保留了谷类的全部成分，B 族维生素和矿物质含量更高。

（2）增加大豆及其制品的摄入，经常食用发酵豆制品，每天 50~80g。

大豆含有丰富的优质蛋白、不饱和脂肪酸、B 族维生素和丰富的矿物质，且提供生物活性物质，如大豆异黄酮、大豆甾醇和大豆卵磷脂等。发酵的豆制品中含有维生素 B_{12}。大豆类与谷类食物搭配食用，可以发挥蛋白质互补作用，提升食物蛋白质的营养价值。

（3）常吃坚果、海藻和菌菇。

坚果类富含蛋白质、不饱和脂肪酸、维生素和矿物质；海藻含有 20 碳和 22 碳 n-3 多不饱和脂肪酸即矿物质；菌菇富含矿物质和真菌多糖；蔬菜水果的摄入应充足。

（4）合理选择烹调油。

素食人群容易缺乏 n-3 多不饱和脂肪酸，因此，应食用各种植物油，尤其是亚麻籽油、菜籽油、豆油等，以满足必需脂肪酸的需要。

> **健康小贴士**
>
> ### 吃饭只吃七分饱？
>
> "七分饱"，就是把膳食指南中每日的能量需要量从 2000kcal 降到 1400kcal。科学上称这种减少卡路里的方法为能量限制（calorie restriction，CR）。科学家在很

多动物身上做过 CR 实验,如果蝇、线虫、小鼠、大鼠等,结果比较乐观。2009年,美国威斯康星大学麦迪逊分校的研究团队发现,让恒河猴吃"七分饱",20年后,它们的癌症、心血管疾病、胰岛素抵抗等的风险降低,即使罹患这些疾病,生存率也比每天吃到"十分饱"的猴子高[1]。然而,2012年,美国国家衰老协会(NIA)的研究团队做了相似的研究,却并没有发现生存率提高,但确实有助于改善健康。而且减少饮食对成年和老年的恒河猴有好处,对年轻的则没有[2]。2014年美国威斯康星的研究团队反驳了 NIA 的研究结论,指出 NIA 的研究设计不严格,与真实生活中恒河猴的饮食方式差别太大[3]。

有关能量限制的最新研究来自中美科学家的合作,发现正常饮食的小鼠组织中,57%的年龄相关变化在能量限制组中没有出现。这项研究在某种程度上证实"吃什么就是什么(You are what you eat)"。[4]

虽然科学争论依然在进行,我们可以从另一个角度解读"七分饱",是不要吃太多,尤其不要吃撑了。

"饥"与"饱"的调节在于中枢神经系统,饱腹感是大脑根据进食时获得的感官信息(胃的弹性扩张)和食物消化后获得的能量信息(血糖水平)综合评估的结果,而信息分析和信息传递需要时间。研究发现,快速进食和进食时注意力被分散,如看电视,会导致"进食-能量平衡"被破坏,即干扰大脑对进食量的判断,从而会吃多。如吃水果(500g 苹果)和喝果汁(500g 苹果汁),前者吃完需要 17 分钟,而后者喝完只需要 1.5 分钟。也就是说,喝果汁,在大脑感知到"饱"之前就已经喝完了。所以慢慢吃,让身体的感知系统跟上进食速度,不至于吃撑。

- 自查:你的饮食喜好和父母有什么差异?

---

[1] Colman R J, Anderson R M, Johnson S C, et al. Caloric Restriction delays disease onset and mortality in rhesus monkeys[J]. Nature, 2012, 489(7415): 318-21. doi: 10.1038/nature11432.

[2] Mattison J A, Roth G S, Beasley T M, et al. Impact of Caloric Restriction on health and survival in rhesus monkeys from NIA study[J]. Science, 2009, 325(5937): 201-4. doi: 10.1126/science.1173635.

[3] Colman R J, Beasley T M, Kemnitz J W, et al. Caloric restriction reduces age-related and all-cause mortality in rhesus monkeys[J]. Nat Commun, 2014, 5: 3557. doi: 10.1038/ncomms4557.

[4] Ma S, Sun S H, Geng L L, Song M S, et al. Caloric Restriction reprograms the Signal-Cell transcriptional landscape of rattus norvegicus aging[J]. Cell, 2020, 180(5): 984-1001.e22. doi: 10.1016/j.cell.2020.02.008. Epub 2020 Feb 27.

测试题

(1) 以下有关老年人膳食指南的描述，不正确的有_____。
    A. 少量多餐细软；预防营养缺乏　　B. 主动足量饮水；积极户外活动
    C. 延缓肌肉衰减；维持适宜体重　　D. 摄入充足食物；适量补充叶酸

(2) 对于老年人而言，下列有关膳食和生活方式的描述不正确的是_____。
    A. 饮食要少量多餐，且保持细软
    B. 烹调方式符合老年人膳食习惯，食物要易咀嚼、易消化
    C. 可以根据自身需求自行使用膳食补充剂
    D. 积极参加户外活动，维持适宜体重

(3) 关于素食人群膳食指南，以下说法不正确的是_____。
    A. 谷类为主，食物多样；适量增加全谷物
    B. 增加大豆及其制品的摄入
    C. 常吃坚果、海藻和菌菇
    D. 尽量选择动物性脂肪作为烹调油

第五节　职业与营养

有些特殊的职业环境，如高温、低温、高原、辐射等环境，或接触有毒有害因素的环境。在这样的环境下，人体的物质和能量代谢会发生不同程度的改变，如果没有预防性的调节，可能导致机体出现病理性的改变，甚至导致疾病。

一、高温环境职业人群的营养

高温环境是指生产劳动工作的环境温度在 30℃ 以上、相对湿度 80% 以上。通常由自然热源（如太阳），或人工热源（如锅炉）等引起，包括高温强辐射作业，如炼钢、炼铁、炼焦、锻造等；高温高湿作业，如印染、电镀、造纸等；以及夏季野外作业。

(一) 高温环境职业人群的生理与代谢特点

一般情况下，高温环境下人体出汗较多，而汗液中矿物质，尤其是钠离子、氯离子会随着汗液丢失。同时，体液由于出汗而丢失，导致有效血容量不足，伴以高温导致的皮肤

血管扩张，末梢阻力下降，可能会出现低血压。高温下，机体代谢增强，散热增加，体表血管的血流量增加，导致消化道供血不足，胃肠道消化功能减弱。免疫系统对高温的反应表现为应激状态下短暂的免疫增强，随后出现免疫抑制。

温度升高，代谢增强，能耗增加。高温环境下，三大供能营养素分解代谢增强。体温上升，机体水分丢失较多，导致机体氮损失。因此，大量出汗且体温未及时到达热适应状态时，机体对蛋白质的需要量增加。大量出汗导致机体钾、钙、镁、钠等元素丢失，尤其是钾的丢失较多。由于机体代谢增强，且水溶性维生素随着汗液而流失，机体对维生素的需要量增加。

(二) 高温环境职业人群的营养需要与膳食原则

环境温度在 30~40℃ 之间时，每增加 1℃，机体的能量供应应增加 0.5%。

为避免增加肾脏负担，高温作业人员的蛋白质总量可不增加，但优质蛋白的比例应保证在三分之一以上，最好达到膳食总蛋白需要量的一半。富含优质蛋白的食物包括瘦肉类、鱼肉、蛋类、乳类、大豆类等。脂肪和碳水化合物的摄入可不做特别调整，但由于高温环境影响胃肠道的消化功能，应优先选择易于消化吸收的、碳水化合物含量较为丰富的食物。

高温环境下水和矿物质丢失较多，这也是中暑的重要原因。因此，需要根据出汗量的大小，及时补充食盐或含盐饮料(0.1%~0.2%)等，同时也需要注意补充钾含量丰富的食物，如蔬菜、水果、谷物类、豆类等。水溶性维生素的供给量应增加，尤其是维生素 A、B_1、B_2、C 等，富含这些维生素的食物包括动物肝脏类、谷物类、大豆类、畜禽肉类、新鲜蔬菜水果类等。

在膳食上，需要做到食物多样化，膳食营养全面而平衡，烹饪中做到荤素搭配，油而不腻。饭前和饭后可以摄入不同的汤类，如菜汤、肉汤、鱼汤等补充盐分和水分。水的补充以保持体内水平衡为原则，高温环境下，中等强度的劳动需要日补水量 3~5L，高强度的劳动需要日补水 5L 以上。水分补充时应注意水的温度，一般 12~18℃。必要时，可以通过复合盐制剂、葡萄糖电解质溶液、维生素补充剂或强化剂补充机体所需要的水、矿物质和维生素。

二、低温环境职业人群的营养

低温环境主要是指温度在 -10℃ 以下的生活环境(如冬季)和作业环境(如冷库、南极科考等)。

(一) 低温环境职业人群的生理与代谢特点

低温环境下,皮肤血管收缩、交感神经兴奋,血中儿茶酚胺水平升高,血压上升,心率加快。消化系统表现为胃排空减慢,食物的消化充分,但寒冷刺激食欲增加。低温也影响神经系统功能,神经-肌肉协调性和灵活性下降,容易疲劳。

一般情况下,低温环境下人体的基础代谢率增加 5%~17%,同时甲状腺激素分泌增强,人体总能量消耗量增加。低温环境下,机体的支链氨基酸,如缬氨酸、亮氨酸、异亮氨酸等的利用率增强,蛋氨酸、酪氨酸能提高机体的耐寒能力。寒冷环境下,三大产能营养物质的代谢均增强,但机体优先利用碳水化合物供能。

低温环境下,肾脏的泌尿功能增强,血液中钙、钠、锌、镁的水平下降,因此需要及时补充水和盐。由于低温环境下的代谢增强,维生素 A、B_1、B_2、烟酸、C 等消耗量增加。

(二) 低温环境职业人群的营养需要与膳食原则

首先保证充足的能量供应,即在推荐需要量的基础上,增加 10%~15%。在保证碳水化合物供应充足的基础上,适当摄入脂肪,以满足机体的抗寒能力。在适应低温环境后,应当适当降低碳水化合物的供能比(45%~50%),提高脂肪的供能比(35%~40%),提高优质蛋白在总膳食蛋白中的比例至 50%。

由于低温环境下机体对维生素的需要量增加 30%~50%,应选择富含维生素,尤其是富含维生素 A、B_1、B_2、C、E 的食物,这些维生素具有与脂肪协同抗寒的作用。同时,应注意增加富含钾、钙、钠、镁、锌等食物的摄入,如新鲜的蔬菜、水果、奶及奶制品等,必要时可以选择膳食补充剂。同时,应保证水的供应,防止出现脱水。

三、脑力劳动人群的营养

脑力劳动人群是指以脑力劳动,如分析、思考、记忆等为主的人群。随着经济的快速发展,从事脑力劳动的工作者所占比重也快速增加。

(一) 脑力劳动人群的生理和代谢特点

大脑重量约占人体的 2%,却消耗人体总能量约 20%。在能源利用上,脑与机体的其他组织不同,它主要依靠血液中的葡萄糖进行供能。脑细胞对能量物质的调节非常敏感,对缺氧的耐受力很差。

脑力劳动人群日常生活中体力活动较少,总能量的需要量无需额外增加。脑细胞的

60%由不饱和脂肪酸构成,且大脑需要蛋白质和脂类,尤其是卵磷脂等构成和修复脑组织。因此,脑力劳动者在日常膳食的基础上,可选择富含优质蛋白质和不饱和脂肪酸的食物,如鱼虾类、大豆类、禽肉类、蛋类等。

脑力劳动者往往长期在室内伏案工作,室外活动较少。室内环境中阳光、新鲜空气的暴露相比室外环境较少。由于长时间静坐,体力活动较少,而且脑力活动强度大、精神紧张,脑力劳动者容易出现肥胖、高血压、血脂异常、骨关节炎等慢性疾病。

(二) 脑力劳动人群的营养需要和膳食原则

(1) 充分的碳水化合物。如谷物薯类所提供的大量淀粉,可以快速分解为葡萄糖,供脑组织利用。

(2) 充足的优质蛋白质和磷脂。脑细胞的代谢更新需要大量蛋白质,而脂类,尤其是卵磷脂,构成并维护脑细胞膜和各种细胞器膜的完整性。摄入优质蛋白丰富的食物,如鸡、鱼、肉、蛋、奶,和卵磷脂丰富的食物,如大豆、蛋黄、坚果等,有助于提升大脑皮层的工作效率。

(3) 新鲜的蔬菜和水果。它们是各种维生素和矿物质的来源,尤其是维生素 A、B_1、烟酸等,是维持视力和碳水化合物代谢必不可少的物质。

(4) 需要控制总能量和饱和脂肪酸的摄入,以避免超重肥胖和血脂代谢异常。

测 试 题

单选题

(1) 下列关于高温环境人群生理和代谢特点的描述,正确的是_____。
    A. 机体出汗量增加,需要及时水分,但对电解质的需求降低
    B. 高温可致体温升高,皮肤血管扩张,末梢阻力上升,出现血压升高
    C. 机体散热作用增强,血液重新分配,消化系统血流量降低,抑制食欲
    D. 高温对大脑神经细胞的抑制作用增强,会出现注意力下降,但不容易发生疲劳

(2) 下列关于低温环境职业人群的营养需要与膳食原则的描述,不正确的是_____。
    A. 能量供应在推荐需要量的基础上增加 10%~15%
    B. 为了满足机体的抗寒能力,要更多摄入动物性脂肪
    C. 适当提高优质蛋白在总膳食蛋白中的比例
    D. 保证水的供应防止出现脱水

(3) 针对脑力劳动人群，以下哪一项不属于其营养需要和膳食原则？_____

    A. 充分的碳水化合物

    B. 充足的优质蛋白质和磷脂

    C. 摄取充足维生素和矿物质

    D. 不需要控制饱和脂肪酸的摄入

本章测试题答案

第一节　多选题(1)ABCD　(2)ABCD　(3)ABC

第二节　1.单选题(1)A　(2)E　2.多选题(1)ABCD　(2)ABCD　(3)ABD

第三节　多选题(1)ABC　(2)ABCD　(3)ABD

第四节　单选题(1)D　(2)C　(3)D

第五节　单选题(1)C　(2)B　(3)D

第十四章
疾病与营养

大量的研究结果显示，营养不良对疾病的转归有非常大的负面影响，如感染率升高、伤口不易愈合、住院时间延长、重复入院、治疗费用上升等。但迄今为止，临床的营养筛查仍然不是医疗诊治的常规项目。

☞ **本章主要内容：**

1. 营养缺乏病
2. 胃肠道疾病与营养
3. 肝胆疾病与营养
4. 肾脏疾病与营养
5. 营养支持疗法

☞ **本章主要目标：**

1. 了解营养缺乏症
2. 掌握胃肠道和肝肾疾病的营养防治
3. 熟悉临床营养支持疗法

第一节 营养缺乏病

一、概述

营养不良可分为营养缺乏、营养不均衡，目前把这两种情况统称营养失衡。长期缺乏一种或多种营养素可造成营养缺乏,严重时,若未及时补充相应营养素,会导致各种相应的临床表现或病症,此时称为营养缺乏病,如缺铁性贫血、地方性甲状腺肿(缺乏碘)、坏血病(缺乏维生素 C)、干眼病(缺乏维生素 A)、脚气病(缺乏维生素 B_1)等都属于营养缺乏病。蛋白质-能量营养不良也属于营养缺乏病。目前,营养素缺乏的亚临床状态,即在生物化学层面上可以检测到缺乏,但尚未表现出典型的临床症状,也属于营养缺乏病。营养不均衡是食物与营养物质摄入不平衡,超出机体的生理代偿能力而表现出的临床症状,如肥胖症是由于总能量摄入大于身体对能量的需求,可能是脂肪摄入过多,可能是碳水化合物摄入过多,也可能是活动不足,或内分泌失调导致代谢障碍。营养不均衡的原因一般较为复杂,且发展时间较长。

营养缺乏病与经济发展息息相关,大多发生在低收入以及中低收入发展中国家。发展中国家人口约占世界总人口的 70%,但食物产量只占世界总产量的 40%。2020 年,联合国粮食及农业组织、国际农业发展基金、世界粮食计划署等机构联合发布报告称,全球仍有 6.9 亿人处于饥饿状态。

二、营养缺乏病的原因

营养缺乏病的原因比较复杂,可能是膳食因素造成的,也可能是身体对营养素的需求增加或身体对营养素利用降低的结果。

(一)膳食因素

1. 食物供给不足

由于环境、气候、社会、政治因素,如自然灾难、战争、社会动荡等,导致粮食产量下降,或因贫困、人口增长等原因导致粮食供应不足或粮食运输通道不畅。

2. 食物中营养素缺乏

食品供应量足够,但食物的种类有限,导致某些营养素无法提供,或当地食物中天然缺乏某种营养素,如我国黑龙江某地区食物中缺乏硒,导致克山病。由于饮食方式不科学,偏食挑食导致饮食品质单一。过度选择精加工食品,导致某些微量营养元素缺乏。由于烹调方式破坏了某些营养物质,从而导致膳食无法提供全面的营养。

(二)身体因素

1. 营养素吸收不足

一般情况下,正常的健康个体对营养素的吸收利用处在正常的生理范围内,如脂肪、蛋白质、碳水化合物、碘、硒、钠、钾、维生素 C 和水的吸收大于 90%，铁、镁和铬的吸收小于 5%。但食物中存在一些天然的因素会干扰某些营养素的吸收和利用，如膳食纤维对矿物质的螯合作用等；由于胃肠道功能问题导致对营养素的吸收下降，如胃肠炎；由于疾病而服用一些药物，也会对营养素吸收产生影响，如磺胺类药物会抑制胃肠道对叶酸的吸收。

2. 营养素利用减少

正常情况下，健康的身体对营养素的吸收和消耗数量保持平衡。但当肝脏出现问题时，营养素利用下降。如肝硬化时，机体对维生素 A、B_6、B_{12}、叶酸等的储存减少而出现相应的缺乏症状。

3. 营养素消耗和排泄增加

机体排出营养素代谢物的途径主要有皮肤、汗液、毛发、指甲、肾（尿）和粪便。吸收过量的营养素可随粪便排出体外，而呕吐、返流等可丢失大量无机盐（锌、铜、钙、镁），出汗过多与多尿可使患者产生低钠血症，急性损伤期可导致铁、锌、维生素 A 的丢失。

4. 营养素需要量增加

婴幼儿和儿童、青少年处于生长发育的旺盛期，妇女妊娠和哺乳则承担着新生命的孕育和成长，这些生理过程对营养的需要量有明显的增加。此外，有些疾病导致的能量代谢增强，如甲状腺机能亢进、慢性阻塞性肺部疾病等，对营养的需求量也增加，此时若能量摄入不足，即可导致营养缺乏病。

5. 营养素破坏增加

硫胺素、维生素 C 在碱性溶液中不稳定，而胃酸缺乏或使用碱性药物时可造成此类维生素的破坏。

三、营养缺乏病的发生过程

无论是原发性还是继发性营养缺乏病，其发病过程都比较缓慢，因为机体对营养素有一定的存储，开始时并不会立刻出现相应的临床症状。以铁缺乏为例，营养缺乏症的病理变化一般经过以下阶段：

（1）机体储备耗竭，此时无论是临床症状还是一般的血液生化检测都难以发现营养素的缺乏，血清铁蛋白水平下降，但临床无症状。一般膳食调查能够提供营养素缺乏的线索。

（2）组织中营养素的缺乏，当铁的储备减少且没有及时补充时，红细胞生成期缺铁，此时血清铁蛋白下降，血清铁水平也降低，但依然无临床症状。

（3）生物化学的变化，由于红细胞生成期缺铁，会导致铁的结合力上升，游离原卟啉水平上升。如果是轻度缺乏，由于机体的代偿能力，可能暂不会出现明显的临床症状。但日常体检中，可以通过检查血液中血红蛋白浓度发现铁的缺乏情况。

（4）功能的改变，铁缺乏导致氧气供应不足，细胞呼吸障碍，从而影响组织器官功能，出现食欲不振，对周围事物神志淡漠等。

（5）形态的病变，铁缺乏继续，会出现面色苍白，口唇黏膜和眼结膜苍白无色，容易疲劳、心悸，出现儿童、青少年发育障碍等。

四、营养缺乏病的诊断

营养缺乏病的诊断主要依据包括膳食调查、人体体格测量、实验室生化检查和临床检查等。

（一）膳食调查

详细方法可参考第四章"营养评价"第四节"膳食评价与食谱设计"。

一般使用 24 小时回顾法或食物频率问卷法，简单但不精确，膳食调查只是初步判断是否存在食物摄入不足的手段。

（二）人体体格测量

根据被调查对象的性别、年龄，选择适当的人体测量指标，如身高、体重、体质指数、皮褶厚度、腰围、臀围、体脂率等，能较好地反映其营养状况。

1. 体质指数（BMI）

BMI 是世界通用的评价人体营养状况的指标之一，其中，以 WHO 的标准应用最为广泛：消瘦，BMI<18.5；正常，BMI 为 18.5~24.9；超重，BMI 为 25.0~29.9；肥胖，BMI≥30.0。亚洲标准：消瘦，BMI<18.5；正常，BMI 为 18.5~22.9；超重，BMI 为 23.0~24.9；肥胖，BMI≥25.0。中国标准：消瘦，BMI<18.5；正常，BMI 为 18.5~23.9；超重，BMI 为 24.0~27.9；肥胖，BMI≥28.0。

2. 年龄别体重（weight for age）、年龄别身高（height for age）和身高别体重（weight for height）

这些指标主要用来评价儿童生长发育与营养状况。一般先用年龄别身高排除生长迟滞

第十四章 疾病与营养

的儿童,再用身高别体重筛查出消瘦儿童。

3. 上臂围(upper arm circumference)和上臂肌围(upper arm muscle circumference)

上臂围一般测量左上臂肩峰至鹰嘴连线中点的臂围长。我国1~5岁儿童使用上臂围的判断标准:营养不良,上臂围<12.5cm;营养中等,上臂围12.5~13.5cm;营养良好,上臂围>13.5cm。上臂肌围=上臂围-3.14×三头肌皮褶厚度,成年人的正常参考值:男性25.3,女性23.2。

4. 标准体重法

该法一般用于衡量成年人实测体重是否在适宜范围之内,用Broca改良公式和平田公式计算。但科学研究中已经很少使用该法作为判断标准。

Broca改良公式: 标准体重(kg)=身高(cm)-105

平田公式: 标准体重(kg)=[身高(m)-100]×0.9

我国多采用Broca改良公式。判断标准是:正常范围,±10%标准体重;超重/瘦弱,±(10%~20%)标准体重;肥胖/极瘦弱,±20%标准体重;轻度肥胖,(20%~30%)标准体重;中度肥胖,(30%~50%)标准体重;重度肥胖,50%标准体重。

5. 皮褶厚度(skinfold thickness)

通过测量皮下脂肪厚度来估计体脂含量的方法。通常测量肩胛下角、肱三头肌和脐旁。皮褶厚度一般不单独应用来判断营养状况,而是与标准体重法结合起来使用。

6. 腰围(waist circumference)、臀围(hip circumference)及腰臀比(waist-to-hip ratio,WHR)

这些指标是评价人体营养状况,尤其是中心型肥胖的重要指标。

测量腰围时,被测量者应空腹直立姿势,双臂自然下垂,双脚自然分开25~30cm,平稳呼吸,避免屏气;检查者用一个没有弹性、最小刻度为1mm的软尺,在肚脐上1cm、以腋中线肋弓下缘和髂嵴连线中点的水平位置为测量点,沿水平方向围绕腹部一周,保持软尺各部分处于水平位置,紧贴而不压迫皮肤,进行测量。世界卫生组织建议,将腰围男性>94cm、女性>80cm作为肥胖的标准。对于亚太地区包括中国人群,采用腰围男性>90cm、女性>80cm作为肥胖的标准可能更合适,但仍有待于更多的研究数据支持。

臀围反映了髋部骨骼和肌肉的发育情况。测量臀围时,被测量者两腿并拢直立,两臂自然下垂,皮尺水平放在前面的耻骨联合和背后臀大肌最凸处。为了确保准确性,测量臀围时,要注意每次测量的时间和部位相同,测量时不要把皮尺拉得太紧或太松,力求仔细、准确。

腰臀比是指腰围和臀围的比值,是判定中心性肥胖的重要指标,判断标准:正常范围,女性 WHR≤0.8,男性 WHR≤0.9;中心型肥胖,女性 WHR>0.8,男性 WHR>0.9。

(三)实验室生化检查

实验室生化检查可以直接或间接测定营养素的水平,主要用来检测血液和尿液中营养素及其相关代谢物质的水平。例如,由于营养素在组织和体液中水平下降,导致组织功能降低及相应的酶活性下降等,便可以采用实验室生化手段检测。生物化学检测是及早发现营养素缺乏的重要手段。与膳食调查不同,实验室检查提供的是客观数据,基本不受医生主观判断的影响。而且实验室检查提供的数据是有针对性的,能判断缺乏的具体营养素。

(四)临床检查

营养缺乏病的临床表现既可以是特异的,也可以是非特异的。机体主要受影响的部位和特定营养素缺乏引起的临床特异表现主要包括以下几种情况:

(1)头发:蛋白质-能量营养不良者头发颜色改变,且头发干、脆、变细、发根易断裂。

(2)眼:维生素 A 缺乏者眼球结膜干燥,角膜进一步软化,可出现溃疡、穿孔,甚至导致失明。维生素 A 缺乏常有毕脱氏斑。

(3)口腔:缺铁性贫血和巨幼红细胞性贫血者口唇和口腔黏膜都会出现苍白。维生素 C 缺乏可使齿龈充血肿胀、易流血。烟酸缺乏时,舌头呈现红色。

(4)颈部:碘缺乏时可出现甲状腺肿。

(5)皮肤:维生素 A 缺乏者毛囊角化,皮肤粗糙。维生素 C 缺乏者皮肤会出现出血点。

(6)骨骼:维生素 D 或钙缺乏时会出现佝偻病、骨质疏松等。

(五)试验性治疗

临床上难以确定诊断时,可以让患者接受营养素补充治疗,观察其临床症状是否好转。但目前由于生化检测越来越灵敏、特异,治疗试验已经很少使用。

五、营养缺乏病的防治

(一)公共营养指导

(1)遵照中国居民膳食指南,特殊生理状态下或职业环境中的人群遵循相应的膳食指南,做到均衡膳食,是预防营养缺乏病的基础。

(2)应用平衡膳食宝塔和/或膳食餐盘。但有以下几点需要注意:① 确定食物需要与食物偏好;② 利用交换份法做同类互换,使膳食更丰富多彩;③ 合理的分配三餐食量;④ 因地制宜,充分利用当地食物资源;⑤ 长期坚持,养成习惯。

(二)营养缺乏病的防治

(1)针对原发性营养缺乏病,补充相应缺乏的营养素,并在日常膳食中注意各营养素摄取的平衡。

(2)针对继发性营养缺乏病,需要治疗疾病,同时补充缺乏的营养素。

测 试 题

判断题
(1)营养缺乏病是由于膳食营养不良所导致的。   (   )
(2)营养缺乏症的病理变化一般经过机体储备耗竭、组织中营养素的缺乏、生物化学的变化、功能的改变、形态的病变五个阶段。   (   )
(3)营养缺乏病的诊断主要依据包括膳食调查、人体体格测量、实验室生化检查和临床检查等。   (   )
(4)针对原发性营养缺乏病,需要补充相应缺乏的营养素,并在日常膳食中注意各营养素摄取的平衡。   (   )

第二节 消化道疾病与营养

一、龋齿与营养

龋齿(dental caries)是牙齿在以细菌为主的多种因素影响下所导致的牙齿硬组织慢性进行性破损,主要表现为牙齿的无机质脱矿和有机质分解,随着病程的进展从色泽改变到形成实质性病损的过程。

龋齿的发生是由多种因素造成的,内部因素包括牙齿组织结构问题,外部因素包括牙齿所处的环境问题。龋齿的主要致病因素包括微生物、饮食、宿主三大部分。

(1)微生物：可以与口腔中的单糖作用而产酸，微生物的致龋作用与牙菌斑的形成有关。

(2)饮食：食物与牙釉质接触，是致龋微生物的底物，直接影响龋齿的发生发展。最容易导致龋齿的食物是糖果类，尤其是黏软的糖果，容易在齿间沉积，从而为微生物的滋生创造良好的条件。各种糖果类的致龋作用能力强弱依次为：蔗糖>葡萄糖>麦芽糖>乳糖>果糖>山梨糖>木糖醇。

营养素中最不容易致龋的是膳食纤维，膳食纤维可以增强口腔的自清洁作用，清除黏附于牙齿间隙的食物残渣，且本身不易黏附牙齿，减少患龋齿的概率。食物的组织形态也会影响龋齿的形成，相比于精制的、软烂的食物，粗糙的食物更不容易致龋。

饮水中的氟化物通过影响牙菌斑的形成来防止龋齿的产生。氟化物可以通过增强牙釉质的抗酸性和抑制嗜酸性菌的生长，起到防止龋齿的作用。

(3)宿主：牙齿本身和唾液也是影响龋齿形成的重要因素。牙齿形态不规则或牙齿间有滞留区，容易导致龋齿的发生；牙齿钙化不良，也容易导致龋齿。唾液的抗菌能力、缓冲能力也会影响龋齿的发生。

(一)营养治疗目标

均衡营养，避免牙齿钙化不良；养成良好的饮食习惯，维持良好的口腔清洁环境。

(二)饮食治疗原则与措施

(1)龋齿的防治从胎儿做起。保证孕妇的营养充足，钙磷比例适当，从而保证胎儿的牙齿钙化及牙齿本质良好，使其出生后有更强的抗龋能力。

(2)母乳喂养。母乳的防龋作用优于牛乳，母乳含有丰富的且比例适宜的无机盐和维生素。

(3)选择膳食纤维丰富的食物。这类食物不仅会强化咀嚼功能，使牙齿更坚固，且在咀嚼过程中对牙齿有摩擦和清洁作用。

(4)清除食物残渣：饭后及时漱口刷牙，清除食物残渣，尤其是精制米面制作的食物残渣，容易被口腔微生物发酵而致龋，清洁口腔可以减少牙菌斑的形成，从而减少致龋的概率。

(5)控制糖果的摄入。尽量不直接食用糖，食用糖果后要及时清洁口腔。

(6)增强抗龋能力。首先，做到营养均衡，保证牙齿钙化良好；其次，在低氟区可以口服低剂量氟片或使用含氟牙膏，以防止龋齿发生，但在口服氟片时要注意控制剂量。

二、急性胃炎与营养

胃炎是指各种病因所导致的胃黏膜炎症，按病程长短可分急性和慢性两类。急性胃炎的病因可能是化学因素，如吸烟、喝酒、浓茶、咖啡及刺激胃黏膜的药品，也可能是物理因素，如过冷、过烫、过于粗糙的食物或暴饮暴食，细菌或其毒素等也会因急性刺激导致胃炎，常见的如食物中毒。临床上常见的急性胃炎常由微生物感染或毒素引起，往往起病急、症状重，表现为恶心、呕吐、下腹部不适等。

(一)营养治疗的目标

保护胃黏膜，提供所需营养，促进机体康复。

(二)饮食治疗原则和措施

(1)急性发作期，首先去除病因，减少其对胃黏膜的刺激，注意休息，补充丢失的水、电解质和能量；急性炎症缓解后，再给予清淡流质，如米粥、蛋汤、新鲜果汁等，并大量饮水或口服补液盐溶液，促进毒素排出体外。

(2)病情缓解期，给予患者易消化及无刺激的少渣半流质饮食，如米粥、皮蛋肉末粥、蒸蛋羹等。确定恢复后再持续几天少渣饮食，如汤面、馒头等，蛋类、鱼类、禽类，以及纤维较少的蔬菜和水果，少食多餐，尽量减少胃的负担，使胃得到充分休息。

(三)饮食禁忌

胃炎急性期患者应禁食牛奶、薯类食物，以免发酵、胀气，禁用酒类和碳酸饮料。

三、慢性胃炎与营养

慢性胃炎是由于各种刺激因素长期或反复作用所致慢性胃黏膜炎症。临床分浅表性和萎缩性两种；按病变部位，可以分为胃窦炎、胃体炎，前者较为多见。

慢性胃炎主要是由急性胃炎反复发作、迁延不愈转化而来。也可能因为饮食不当，如长期食入过于粗糙的或刺激性的食物，饭菜过冷过热，吃得过快等不良饮食习惯所致胃黏膜损伤；长期酗酒和吸烟，或长期服用对胃有刺激的药物。如阿司匹林、吲哚美辛(消炎痛)等。慢性胃炎主要表现为食欲不良、上腹不适、疼痛，以及饭后饱胀、嗳气等消化不良症状。慢性萎缩性胃炎患者胃酸减少，导致矿物质吸收利用率下降，部分患者可能伴有缺铁性贫血或恶性贫血。

(一)营养治疗目标

限制对胃黏膜有强烈刺激的饮食,以减少或增加胃酸分泌,调节胃功能,促进炎症的消除。

(二)饮食治疗原则和措施

(1)选择易消化食物,避免生冷酸辣和硬质食品,忌吃油炸食品及未发酵的面食,如烙饼等。

(2)酸碱平衡:对胃酸分泌过少或缺乏的患者,给予富氮浸出物的浓缩鱼汤、鸡汤、蘑菇汤等食物刺激胃酸分泌;对胃酸分泌过多的患者,则需要避免上述食物,食用煮过的鱼虾、鸡肉、瘦肉等烹饪菜肴,如烩鱼片等,同时选择鲜牛奶、豆浆、带碱的馒头,以中和过多的胃酸。

(3)养成良好的饮食习惯,细嚼慢咽,少量多餐,尽量减轻胃的负担。

(4)戒除不良习惯,如戒烟、禁酒。

(5)并发症治疗:缺铁性或恶性贫血的患者,饮食中应增加猪肝、蛋黄、动物全血等含铁较多的食品,并补充足量的水果、蔬菜,以供给维生素C,并促进铁的吸收。恶性贫血患者,体内维生素 B_{12} 吸收障碍,需肌肉注射给予维生素 B_{12}。

(三)饮食禁忌

(1)少吃产酸较多的食物,如红薯、香蕉、韭菜、蜂蜜、山楂、甜品等;
(2)少吃辛辣刺激的食物,如葱、姜、蒜、辣椒、酒、咖啡、浓茶等;
(3)少吃胀气的食物,如豆制品、牛奶、薯类、碳酸饮料等;
(4)避免进食过快,或边吃边说,不要嚼口香糖,以免食入大量气体。

四、消化性溃疡与营养

消化性溃疡主要指发生在胃和十二指肠球部的慢性溃疡。

消化道溃疡的发病原因比较复杂,与遗传、环境、精神、饮食、药物和化学品、吸烟等因素有关。典型的胃溃疡患者有长期性、周期性和节律性的上腹疼痛;且疼痛一般在进食后 0.5~1.5 小时发生,至下次餐前消失。十二指肠溃疡疼痛则表现为空腹痛和夜间痛。

(一)营养治疗的目标

减少和缓解胃酸分泌,维持胃黏膜自身的防御能力,减轻或消除症状,促进溃疡愈合，避免并发症，预防复发，保证营养。

(二) 饮食治疗主要原则和措施

(1) 养成良好的饮食习惯，每日三餐规律，定时定量；每餐不宜进食过饱，少食多餐，且应在轻松愉快的心情中用餐。

(2) 选择容易消化的食物，在食物选择、烹调方式以及用餐时间上，应注意个体适应，避免食用会引起不舒服的食物。

(3) 应避免食用刺激胃酸分泌的食物，如咖啡、浓茶、可乐饮料、汽水，以及辛辣调味品等，且保证营养平衡。

(4) 戒除不良习惯，如戒烟、禁酒。

(三) 饮食禁忌

参照慢性胃炎。

五、腹泻与营养

腹泻是指排便次数多于平日，粪便稀薄，或呈水样便，或含未消化食物或脓血。腹泻常见伴有排便急迫感、肛周不适、失禁等症状。根据病程长短，腹泻可分急性和慢性两种，其中急性腹泻者一般与感染、食物中毒和饮食不当有关。若病程持续两个月以上，则称慢性腹泻，多数是与肠的功能性或器质性病变有关，也可能与全身性的疾病有关。

(一) 营养治疗目标

腹泻会丢失大量水分和电解质，需要预防并及时纠正水及电解质平衡失调；同时，保证营养素供给，以免发生营养不良；避免机械性和化学性刺激，选择容易消化的食物，使肠道得到适当休息等。

(二) 饮食治疗原则和措施

1. 急性腹泻

急性腹泻期间，必要时需要禁食，使肠道完全休息；如果存在脱水情况，则需利用口服补液盐或输液补充所需电解质。急性期缓解期间，可以给予清淡流质饮食，如米粥、面汤、果汁等，逐步过渡到低脂少渣半流质饮食，如粥、面条、馒头、烂米饭等，少量多餐，以利于消化。要限制膳食纤维丰富的蔬菜水果等食物，可选择新鲜的果蔬汁，再逐渐过渡到普通饮食。

2. 慢性腹泻

首先要积极寻找病因,治疗原发病。在营养方面需要做到:① 低脂少渣饮食,烹调方式采用蒸、煮、烧为主,禁用油炸、爆炒、滑溜等方式;② 高蛋白、高热量,瘦肉、鱼、禽蛋和豆制品是提供蛋白质的佳品;③ 注意补充足量的维生素、矿物质;④ 多渣蔬菜,如青菜、菠菜、豆芽菜等,可增加粪量,增加肠蠕动,需要时可适当选择。

(三) 饮食禁忌

由乳糖不耐受所引起的渗透性腹泻,应选择不含乳糖的乳制品或避免摄入乳制品;对吸收不良综合征所引起的脂肪泻,需避免脂肪摄入;不宜选用产气食物(如牛奶、豆类、萝卜、薯类等),坚硬不易消化的食物(如火腿、香肠、腊肉等),刺激性食物(如辣椒、烈酒、浓茶等)。

六、便秘与营养

当粪便在肠道停留时间过长,所含水分被吸收,粪便干硬不易排出,且每周排便次数少于三次时,可称为便秘。临床上,便秘可分弛缓性(无力性便秘)、痉挛性和梗阻性三种。其中,迟缓性最为常见,老年人、肥胖者、妊娠妇女、久病体弱者,因排便动力缺乏,由排便所涉及的肌肉松弛、肠蠕动减弱等所致;痉挛性便秘是由肠蠕动过度所引起,如使用导泻剂、吸烟过多,饮用浓茶、咖啡和酒精,以及过量摄入粗糙食物,使植物神经过度兴奋,肠道肌肉痉挛所致;梗阻性便秘常常由各种疾病引发的肠梗阻导致。

(一) 营养治疗的目标

主要针对弛缓性便秘。建立合理的膳食结构,多饮水,多运动,养成良好的排便习惯。对有明确病因者进行病因治疗,避免滥用泻药。

(二) 饮食治疗原则和措施

(1) 采用增加粪便量,增加肠道刺激,促进肠蠕动的方法。在膳食上,选择高纤维食物,如粗粮、带皮水果、蔬菜等,多食用山芋、萝卜、洋葱、蒜苗等产气食物等。

(2) 可增加高脂肪食物,其分解产物脂肪酸有刺激肠蠕动的作用。

(3) 保证水分的摄入,每日最少饮水 1.5~2L。

(4) 适当增加体力活动。

(5) 养成良好的定时排便习惯。结肠运动在清晨和餐后比较活跃，建议选择此段时间内尝试排便，排便时注意力集中，尽量避免外界因素干扰。只有建立良好的排便习惯，才能真正解决便秘问题。

(三) 饮食禁忌

尽量避免酒精、咖啡、浓茶等刺激性饮料，以及辣椒、胡椒、花椒等辛辣刺激食物。

● 自查：你关注大便的频次、形状与颜色吗？

测 试 题

单选题

(1) 以下哪项不是龋齿的主要致病因素？_____
    A. 微生物　　　　B. 饮食　　　　C. 宿主　　　　D. 缺乏运动

(2) 以下哪项是急性胃炎的营养治疗目标？_____
    A. 保护胃黏膜　　B. 提供所需营养　　C. 促进机体康复　　D. 以上全部

(3) 下列关于慢性胃炎饮食治疗原则和措施的表述错误的是_____。
    A. 避免生冷酸辣和硬质食品，忌油炸食品及未发酵的面食
    B. 注意维持酸碱平衡
    C. 适量吸烟饮酒
    D. 细嚼慢咽，少量多餐，尽量减轻胃的负担

(4) 以下哪项关于腹泻患者饮食禁忌描述是错误的？_____
    A. 由乳糖不耐受所引起的渗透性腹泻，选择不含乳糖的乳制品或避免摄入乳制品。
    B. 适量摄入刺激性食物如辣椒、烈酒、浓茶等。
    C. 对吸收不良综合征所引起的脂肪泻，需避免脂肪摄入。
    D. 不宜选用产气食物，如牛奶、豆类、萝卜、薯类等。

第三节　肝胆疾病与营养

肝脏是人体非常重要的代谢器官，具有多种生理功能，因此，在常规体检中都会检查

肝功能相关指标，以确定肝脏功能的基本状态，并尽早发现肝脏的相关病变。

常规检查中，肝功能检查包括谷丙转氨酶（ALT）、谷草转氨酶（AST）、总胆红素（TBIL）、直接胆红素、间接胆红素、总胆汁酸、总蛋白、白蛋白、球蛋白等项目。其中，谷丙转氨酶和谷草转氨酶是反映肝脏是否受损，以及受损严重程度的指标；各种胆红素、胆汁酸是反映肝脏分泌和排泄功能的指标；而白蛋白和球蛋白是反映肝脏合成、储备功能的指标。

一、脂肪肝与营养

若肝内脂肪贮存量在5%以上，或组织学检查时有50%以上肝细胞脂肪变性，称为脂肪肝。

肝细胞进行脂肪代谢的任何环节出现问题，都可能导致脂肪堆积在肝细胞，并不完全是脂肪摄入过多导致。如脂肪合成过多、脂肪酸分解和/或转移障碍、肝细胞中毒或营养不良等，都可导致肝细胞中脂肪的堆积。所以，清淡饮食并不一定能解决脂肪肝的问题，而需要找到病因。常见的脂肪肝类型主要包括过度饮酒造成的酒精性脂肪肝，慢性肝炎导致的脂肪肝，以及由于药物的副作用导致的脂肪肝等。

脂肪肝早期大多没有症状，部分患者可能有腹部不适或疼痛；严重的脂肪肝患者会出现皮肤食欲下降、恶心、呕吐等症状；如果进一步发展，肝细胞纤维化，成为肝硬化。

本书仅针对因营养过剩造成的脂肪肝，脂肪肝是可以被逆转的。

营养治疗原则和措施如下：

（1）控制热能的摄入，以减轻体重。建议男性腰围控制在85cm以下，女性控制在80cm以下。

（2）以禽类、鱼、虾类等提供优质蛋白，减少饱和脂肪酸摄入。

（3）选择富含维生素、矿物质和膳食纤维的食物，如蔬菜、水果、菌藻类食物。

（4）戒烟戒酒，少吃刺激性食物。

（5）加强运动，保持生活作息规律，心情舒畅。

二、胆结石、胆囊炎与营养

胆囊的主要功能是浓缩和贮存来自肝脏的胆汁。胆汁的主要作用是消化膳食中的脂肪。当受到食物尤其是油腻食物的刺激时，胆囊收缩，排出胆汁，以消化食物。

急性胆囊炎常常是由于胆囊管阻塞或细菌侵袭而导致。急性胆囊炎反复发作，或胆囊存在结石，导致胆囊功能异常，引起慢性胆囊炎。

胆结石按所含成分，可分为胆固醇结石、胆色素结石，前者以胆固醇为主，后者主要含胆红素钙。

胆结石的典型症状是右上腹剧痛，主要原因是进食高蛋白、高脂肪的膳食后，胆囊排出胆汁时，结石堵在胆囊口，造成胆囊内压力突增，诱发疼痛。大部分胆结石没有明显症状，少部分可表现为肚子胀、肚子不舒服等其他症状，尤其是在进食了油腻的食物后，因此常常被认为是胃部疾病。

胆囊炎和胆结石是胆道疾病中最为常见的两种，往往互为因果，又常同时存在。

营养治疗原则和措施如下：

(1) 控制能量。肥胖患者应限制热能的摄入，一般每天的能量摄入量是正常能量的90%，使体重逐步降低至正常状态。

(2) 适当限制胆固醇类食物摄入，限制脂肪摄入，补充磷脂。

(3) 选择富含膳食纤维和植物固醇的食物，如全谷物、新鲜蔬菜和水果等，膳食纤维和植物固醇有降胆固醇的作用。

(4) 适当增加膳食中优质蛋白质的比例。

(5) 增加钙、铁、锌等微量元素，摄入适量叶酸、维生素 C。

(6) 养成规律的饮食习惯。

- 自查：你体检表上的肝功能指标如何？

测试题

判断题

(1) 肝脏是人体非常重要的代谢器官，具有多种生理功能。　　　　　（　　）

(2) 脂肪肝的形成是脂肪摄入过多导致。　　　　　　　　　　　　　（　　）

(3) 营养过剩造成的脂肪肝是可以被逆转的。　　　　　　　　　　　（　　）

(4) 胆囊炎患者应当适当限制脂肪摄入。　　　　　　　　　　　　　（　　）

第四节　肾脏疾病与营养

肾脏是主要排泄器官，调节和维持人体水、电解质、酸碱平衡等，对机体的内环境稳定起主要作用。

医院的化验室有三大常规检查：血常规、尿常规和粪常规。其中，血常规、尿常规的指标能预测早期的肾脏疾病，如血肌酐、血尿酸、尿素氮等。

营养治疗的主要原则如下：

(1) 控制膳食总热能和总蛋白质的摄入量；

(2) 调节膳食中电解质含量，主要是钾、钠、钙、镁、磷等；

(3) 控制水分：

$$总入量 = 不显性失水 - 内生水 + 显性失水 + 前一日尿量$$
$$不显性失水 = 经肺和皮肤丢失的水分，700 \sim 1000 mL/d$$
$$内生水 = 体内代谢过程中产生的水分，300 \sim 400 mL/d$$
$$显性失水 = 呕吐、腹泻或引流的失水量$$

一、肾炎与营养

(一) 急性肾炎与营养

急性肾炎又称急性肾小球肾炎，机体对某些致病因素产生免疫反应后，抗原抗体复合物沉积在肾小球所引起的一系列反应，导致肾组织炎性改变、肾功能减退的一种肾脏疾病。急性肾炎会导致机体水钠潴留、氮质潴留以及电解质紊乱。

营养治疗原则如下：

(1) 控制液体的摄入量，以免过多增加肾脏负担；

(2) 控制蛋白质的摄入量，以免过多增加肾脏负担；

(3) 低盐饮食，以免过多增加肾脏负担；

(4) 热量的供应主要靠碳水化合物和脂肪；

(5) 忌辛辣、刺激性食物；

(6) 多选择新鲜蔬菜、水果，以补充维生素 A、维生素 C 和 B 族维生素。

(二) 慢性肾炎与营养

慢性肾炎又称慢性肾小球肾炎，临床表现为蛋白尿、镜下血尿、高血压、水肿和肾功能损害。慢性肾炎会导致蛋白质代谢紊乱、水代谢及电解质紊乱和铁利用障碍及贫血。

饮食治疗的目标是控制高血压、糖尿病等基础疾病，纠正代谢异常，减轻水肿和防止蛋白质进一步分解，以减少尿素及其他蛋白质代谢废物的产生。

营养治疗原则如下：

(1) 根据肾功能损害情况决定蛋白质摄入量；

(2)供给热量,以维持正常体重为原则;

(3)患者常伴有水肿,应采用低钠盐饮食。

二、肾结石与营养

肾结石是泌尿系统的常见疾病。肾结石的形成原因非常复杂,但肾结石的本质是尿液中的矿物质浓度太高,过饱和后,在肾脏结晶析出沉淀。较小的结石颗粒可随着尿液排出体外。

多种矿物质可以导致结石,但最常见的是草酸钙,约80%的结石由草酸钙引起,也有一部分由磷酸钙、尿酸盐或磷酸铵镁等引起。

可能诱发结石的因素有:① 尿液潴留;② 尿路感染;③ 尿路中存在的异物也可成为结石核心,使尿液中晶体附着,从而形成结石;④ 一些全身性的疾病亦可引起尿路结石。

(一)营养治疗目标

(1)降低尿液中那些会形成结石的盐类的浓度,增加液体摄入量以稀释尿液。

(2)根据所形成的结石成分做相应的膳食调整,防止有结石倾向的病人加重结石,或肾结石切除术后复发。

(二)营养治疗原则

(1)增加饮水量,以稀释尿液,防止结石形成。

(2)根据结石成因调整膳食。具体如下:

对以草酸钙或磷酸钙成分为主的结石患者:应多选择植物性蛋白,因为动物性蛋白摄入过多,会增加尿液中的钙,从而增加草酸钙、磷酸钙形成的机会。膳食中盐过多,也会增加尿钙的排出。同时,尽量少吃草酸含量丰富的食物,如菠菜、花生、巧克力、芦笋等。但需要注意的是,草酸若形成结石,需要在尿液中与钙离子相遇。如果草酸和钙离子在肠道而不是尿液中相遇,形成的草酸钙会随着粪便排出体外,不会导致结石。

以胱氨酸为主的结石患者:应尽量选用胱氨酸、蛋氨酸、半胱氨酸含量低的膳食,限制蛋、肉、鱼、虾等蛋氨酸丰富的食物,同时多选择碱性食物,并增加饮水量。

以尿酸成分为主的结石患者:由于此类结石是嘌呤代谢障碍导致,患者应尽量避免摄入高嘌呤食物,如脑、内脏、浓肉汤、沙丁鱼、蘑菇、豌豆、扁豆等。

• 自查:你体检表上的尿酸水平是怎样的?

测试题

单选题

(1) 下列哪项不属于肾脏疾病的营养治疗原则？_____
   A. 控制膳食总热能
   B. 调节膳食中电解质含量，主要是钾、钠、钙、镁、磷等
   C. 控制水分摄入
   D. 保证充足蛋白质的摄入

(2) 慢性肾炎患者的营养治疗原则包括_____。
   A. 根据肾功能损害情况决定蛋白质摄入量
   B. 供给热量以维持正常体重为原则
   C. 患者常有水肿，应采用低钠盐饮食
   D. 以上全部

(3) 以下哪项关于肾结石营养治疗目标和原则的表述是错误的？_____
   A. 降低尿液中那些会形成结石的盐类的浓度
   B. 保证充足饮水和适量运动，防止有结石倾向的病人加重结石
   C. 减少饮水量，防止结石形成
   D. 根据结石成因调整膳食，减少结石的形成

第五节 临床营养

临床营养又称病人营养，是研究处于各种病理状态下的营养需求和营养支持途径的科学。疾病的营养治疗是医学治疗的组成部分，营养治疗是根据疾病的病理生理特点所指定的营养治疗方案和膳食配方，以达到辅助治疗或诊疗的目的。而营养治疗包括营养风险筛查、识别营养不良病人、营养状况评估、营养干预以及营养疗效评价。

一、病人营养状况评价

(1) 营养风险(nutritional risk)：现有的或潜在的与营养相关的导致病人出现不利临床结局的风险。

(2) 营养风险筛查(nutritional risk screening)：目的是发现病人是否存在营养不良或营

养不良的风险，病人是否需要进行全面营养评估。

（3）营养评估（nutritional assessment）：基于临床数据和实验室生化指标，对病人的营养状态进行分类评估，再根据营养状态进行相应的营养治疗。

（4）营养风险筛查工具：目前常用的营养筛查工具是营养风险筛查2002（nutritional risk screening 2002，NRS 2002）、主观综合评估（subjective globe assessment，SGA）、微型营养评估（mini-nutritional assessment，MNA）、营养风险指数（nutrition risk index，NRI）等。其中，SGA包括详细的病史和身体评估参数，是目前临床营养评估的"金标准"。NRS 2002一般适用于成年病人，尤其是肿瘤病人。

二、膳食营养评价

（1）应用24小时回顾法收集病人入院前3天的实际食物摄入情况和总结日常饮食特点。

（2）建立病人食物摄入卡或档案，记录病人入院后3天食物的摄入种类和数量。

根据调查资料计算病人每日能量和各种营养素的摄入量，并与膳食营养素参考摄入量进行对比。

膳食营养评价、人体测量、实验室检测和临床检查详见第四章第四节"膳食评价于食谱设计"和本章第一节"营养缺乏病"。

三、病人膳食

（一）基本膳食

与一般健康人的日常膳食基本相同，遵循平衡膳食、合理营养的原则。基本膳食包括普通膳食、软食、半流质膳食和全流质膳食。

（1）普通膳食接近正常人饮食，适用于咀嚼和消化吸收功能正常，体温正常或接近正常，无特殊膳食要求，且不需要限制营养素摄入的病人。

（2）软食：软食质地软烂、易咀嚼、少渣、易消化，适用于低热、咀嚼困难、消化不良或吸收不良的病人或老年人、婴幼儿等。

（3）半流质膳食：外观半流质状态，容易咀嚼和消化吸收，适合食欲差、咀嚼吞咽困难的病人或发热、消化道疾患的病人。

（4）流质膳食：膳食呈流体状态，渣少，很容易消化。但流质膳食属于不平衡膳食，不宜长期食用。流质膳食一般适合高热、食欲差、咀嚼吞咽极度困难的病人。

(二)治疗性膳食

治疗性膳食是指根据不同病理和生理情况,调整病人膳食的营养成分和性状,治疗或辅助治疗疾病,促进病人康复的膳食。

在保证膳食平衡的基础上,要尽量考虑病人的消化、吸收、耐受力和饮食习惯。

(1)低能量膳食:控制膳食中的能量,减少体脂贮存,降低体重,或减轻机体的能量代谢负担。低能量膳食主要适合需要减轻体重的病人,如单纯性肥胖、糖尿病、高血压、高血脂和冠心病等患者。

(2)低蛋白膳食:控制膳食中的蛋白质总量,尽可能提供优质蛋白,减少含氮代谢物,减轻肝肾负担。低蛋白膳食主要适合肾脏疾病患者,如急性肾炎、急慢性肾衰竭、肾病综合征、尿毒症及肾透析等患者。

(3)低脂膳食:控制膳食中脂肪的摄入总量和饱和脂肪酸摄入量。主要适合脂肪肝、肝硬化、胆囊疾病、胰腺炎、心脏病、高血压和肥胖等患者。

(4)低盐膳食:控制膳食中钠的摄入量,减轻由于机体的水、电解质紊乱导致的钠、水潴留。主要适用于高血压、急慢性肾炎、心力衰竭、肝硬化腹水及子痫前期等患者。

(5)低嘌呤膳食:嘌呤在机体内参与核酸合成,终末代谢物是尿酸。嘌呤代谢紊乱,会导致尿酸增高,严重时发展为痛风。此类病人需要严格限制膳食中富含嘌呤的食物的摄入,降低血清尿酸水平。低嘌呤膳食适用于痛风病人、无症状高尿酸血症病人,以及尿酸性结石病人。

(三)诊断性膳食

诊断性膳食是指通过短期内暂时调整患者的膳食内容,以辅助临床诊断或观察疗效的膳食。

(1)葡萄糖耐量试验膳食:通过摄入一定量的碳水化合物,测定空腹和餐后血糖,观察机体对摄入葡萄糖后的血糖调节能力。葡萄糖耐量试验膳食主要用于协助诊断糖尿病和糖代谢异常。一般要求试验前一天晚餐后禁食,忌咖啡和茶。试验当日早晨空腹采血,同时留尿。而后口服溶于约300mL水中的葡萄糖75g,服后30分钟、60分钟、120分钟和180分钟各测定血糖一次,观察病人的葡萄糖耐受能力,是目前诊断糖尿病和糖尿病前期的重要指标。

(2)氮平衡膳食:通过计算膳食蛋白质摄入和排出氮,观察体内蛋白质营养状况。主要用于评价蛋白质营养状况。一般采用食物称重法,准确记录和计算5~7天的食物摄入量、蛋白质和其他途径含氮营养素的实际摄入量,同时测定尿中尿素氮,计算出氮排出量。

(四)临床营养支持(clinical nutrition support)

目的是预防和纠正患者在疾病或治疗过程中可能出现或已经出现的营养不良。临床营养支持疗法主要分肠内营养(enteral nutrition,EN)和肠外营养(parenteral nutrition,PN)两种类型,是预防和纠正营养不良的一种营养支持治疗方法。

(五)肠内营养

肠内营养是指具有胃肠道消化吸收功能的病人,因生理、病理变化而需要通过口服或管饲等方式给予膳食制剂,经胃肠道消化吸收,提供能量和营养素,满足机体代谢需要的营养支持方法。肠内营养包括经口和喂养管提供机体代谢所需的营养物质,其中,管饲疗法是指通过喂养管将营养物质输送入胃肠道的一种方法。

1. 肠内营养制剂

肠内营养膳食是一种营养素齐全、配比合理、化学成分明确、无需消化即能被肠道直接吸收利用的无渣膳食。根据组成,可分为要素膳、非要素膳、组件膳和特殊营养膳食四种。目前统称特殊医学用途配方食品,且按照国家标准《特殊医学用途配方食品通则》(GB 29922—2013)和《特殊医学用途配方食品良好生产规范》(GB 29923—2013)进行管理。

(1)特殊医学用途配方食品(FSMP):为满足进食受限、消化吸收障碍、代谢紊乱或特定疾病状态人群对营养素或膳食的特殊需要,专门加工配制而成的配方食品。现有证据显示,PSMP能维护和改善病人的营养状况,降低患者的医疗成本,提高康复率,减少因营养不良导致的并发症等。特殊医学用途配方食品必须在医生或临床营养师指导下,单独或与其他食品配合食用。

(2)分类:特殊医学用途配方食品包括适用于0~12月龄的特殊医学用途婴儿配方食品、适用于1岁以上人群的特殊医学用途配方食品两大类。适用于1岁以上人群的特殊医学用途配方食品又分为全营养配方食品、特定全营养配方食品、非全营养配方食品三种。

全营养特殊医学用途配方食品,是指可作为单一营养来源满足目标人群营养需求的特殊医学用途配方食品,一般用于需要全面营养补充和/或营养支持的人群,如长期卧床、长期营养不良的病人。

特定全营养特殊医学用途配方食品,是指可作为单一营养来源能够满足目标人群在特定疾病或医学状况下营养需求的特殊医学用途配方食品。

非全营养特殊医学用途配方食品,是指可以满足目标人群部分营养需求的特殊医学用途配方食品,不适用于作为单一营养来源。

2. 营养成分

(1) 适用于 1~10 岁人群的全营养配方食品：每 100mL 或 100g 所含有的能量应不低于 250kJ(60kcal)；蛋白质含量应不低于 0.5g/100kJ(2g/100kcal)，其中优质蛋白所占比例不少于 50%；亚油酸供能比应不低于 2.5%，α-亚麻酸供能比应不低于 0.4%；维生素和矿物质的含量应符合 GB 29922—2013 中表 2 的规定。

(2) 适用于 10 岁以上人群的全营养配方食品：每 100mL 或 100g 所含有的能量应不低于 295kJ(70kcal)；蛋白质含量应不低于 0.7g/100kJ(3g/100kcal)，其中优质蛋白所占比例不少于 50%；亚油酸供能比应不低于 2.0%，α-亚麻酸供能比应不低于 0.5%；维生素和矿物质的含量应符合 GB 29922—2013 中表 3 的规定。

(3) 特定全营养配方食品：其能量和营养成分含量应以上述两种全营养配方食品为基础，但可依据疾病或医学状况对营养素的特殊要求适当调整，以满足目标人群的营养需求。常见的特殊全营养配方食品有糖尿病全营养配方食品、呼吸系统疾病全营养配方食品、肾病全营养配方食品、肿瘤全营养配方食品、肝病全营养配方食品等 13 种。

(4) 非全营养配方食品：常见的非全营养配方食品主要包括营养素组件、电解质配方、增稠组件、流质配方和氨基酸代谢障碍配方等。

由于该类配方食品不能作为单一营养来满足目标人群的营养需求，需要与其他食品配合使用，故对营养素含量不做要求。

非全营养特殊医学用途配方食品应在医生或临床营养师的指导下，按照患者个体的特殊情况或需求使用。

与肠外营养相比，肠内营养更符合生理模式，且监护简单，安全经济，可以防止胃肠道黏膜萎缩，维持肠道菌群的正常。

(六) 肠外营养

肠外营养系指通过肠道外的通路——静脉途径，提供完全和充足的营养素，以达到维持机体代谢，纠正或预防营养不良的目的。

1. 肠外营养适应证

胃肠道功能障碍的病人，病人存在营养不良，且预计 2 周内无法正常饮食。常见的如胃肠道梗阻、胃肠道吸收障碍、肠道疾病、大手术或复合型外伤、接受骨髓移植的患者等。

2. 肠外营养液的置管方式

根据病人的疾病严重程度、预期的营养支持时间、适合的肠外营养方式等，肠外营养液的置管方式分为中心静脉营养（central parenteral nutrition，CPN）和外周静脉营养（peripheral parenteral nutrition，PPN）两种。其中，CPN又称完全静脉营养（total parenteral nutrition，TPN），指全部营养素通过大静脉输入，适合长期无法由胃肠道提供营养物质的病人。PPN采用的时间较短，一般不超过2周。

3. 肠外营养制剂

肠外营养制剂的组成成分包括蛋白质（氨基酸）、脂肪、碳水化合物、维生素、微量元素、电解质和水等。要求无菌、无热源、无毒（无导致过敏的异性蛋白质），具有适宜的渗透压（280~320mmol/L），pH值在人体血液缓冲能力（pH=7.4）氛围内，且有良好的相容性和稳定性。

4. 肠外营养禁忌证

肠外营养应严格在临床医生指导下使用，严重的循环、呼吸衰竭、肝肾衰竭和严重的水、电解质紊乱等禁用肠外营养。

长期肠外营养会导致胃肠道功能减退，所以，一旦条件允许，需要逐渐从肠外营养过渡为肠内营养。

测试题

1. 单选题

(1) 下列哪种情况应严禁使用肠内营养的方式进行营养治疗？_____
    A. 无法经口摄食或摄食不足者　　　B. 胃肠道疾病者
    C. 胃肠道外疾病　　　　　　　　D. 严重吸收不良综合征或长期少食者

(2) 肠外营养是通过什么途径达到治疗的目的？_____
    A. 静脉途径　　　　　　　　　　B. 消化道途径
    C. 呼吸途径　　　　　　　　　　D. 以上途径都错误

(3) 下列哪种膳食属于病人膳食？_____
    A. 基本膳食：与一般健康人的日常膳食基本相同，遵循平衡膳食、合理营养的原则。基本膳食包括普通膳食、软食、半流质膳食和全流质膳食
    B. 治疗性膳食：是指根据不同病理和生理情况，调整病人膳食的营养成分和性状，治疗或辅助治疗疾病，促进病人康复的膳食
    C. 诊断性膳食：通过短期内暂时调整患者的膳食内容，以辅助临床诊断或观察

疗效的膳食

　　D. 以上均属于病人膳食

2. 多选题

(1) 以下有关病人营养状况评价的描述正确的是_____。

　　A. 营养风险是指现有的或潜在的与营养相关的，导致病人出现不利临床结局的风险

　　B. 营养风险筛查用以判断病人是否存在营养不良或营养不良的风险

　　C. 营养评估是基于临床数据和实验室生化指标，对病人的营养状态进行分类评估

　　D. 营养评估需要使用各种营养风险筛查工具

(2) 以下哪些属于肠外营养禁忌证？_____

　　A. 严重的循环、呼吸衰竭

　　B. 严重的水、电解质紊乱

　　C. 肝肾衰竭

　　D. 预计发生肠外营养并发症的危险性大于其可能带来的益处者

本章测试题答案

第一节　判断题(1)×　(2)√　(3)√　(4)√

第二节　单选题(1)D　(2)D　(3)C　(4)B

第三节　判断题(1)√　(2)×　(3)√　(4)√

第四节　单选题(1)D　(2)D　(3)C

第五节　1. 单选题(1)D　(2)A　(3)D　　2. 多选题(1)ABCD　(2)ABCD

第十五章
非传染性慢性疾病的膳食防治

营养学的发展源于营养缺乏病饮食防治的实践。早在1510年，南美的西班牙药剂师就发现新鲜水果，尤其是柠檬和酸橙子，可以治愈船员的坏血病。1747年5月20日，英国医生林德做了人类历史上第一个对照试验，证明了柠檬或橘子是治疗船员坏血病的关键。1928年，匈牙利生化学家Albert Szent-Gyorgyi成功分离出维生素C，并获得1932年诺贝尔医学奖。抗坏血病的历史表明，早期人类攻克疾病并非靠神奇的药物，而是饮食调理。

随着时代的发展，社会的进步，营养缺乏性相关疾病早已不是阻碍人类健康长寿的主要问题，但"吃"的问题依然存在。2019年，《柳叶刀》上发表的论文指出，195个国家和地区27年的数据表明，非传染性慢性疾病（non-communicable chronic diseases, NCDs），包括高血压、糖尿病、心脑血管疾病、慢性阻塞性肺病、癌症等，已经成为导致死亡的最主要因素[1]。2017年，我国人群致死致残的危险因素前五位分别是膳食、吸烟、高血压、空气污染和超重，其中，与膳食相关因素的影响在2007年到2017年间上升了29.6%。吃什么、如何吃，逐渐变成影响健康的重要因素。

☞ **本章主要内容：**

1. 肥胖的膳食防治
2. 高血压的膳食防治
3. 糖尿病的膳食防治
4. 痛风的膳食防治

---

[1] GBD 2017 Diet Collaborator. Health effects of dietary risks in 195 countries, 1990—2017: A systematic analysis for the Global Burden of Disease Study[J]. Lancet, 2019, 393(10184): 1958-1972. doi: 10.1016/S0140-6736(19)30041-8.

5. 癌症的膳食防治

☞ **本章学习目标：**

1. 熟悉肥胖、高血压、糖尿病、痛风以及癌症的患病风险
2. 掌握预防肥胖、高血压、糖尿病、痛风以及癌症的膳食策略
3. 熟悉如何评估疾病风险

第一节 肥胖与膳食防治

一、概述

肥胖是指机体脂肪过度堆积和/或分布异常，达到危害健康的程度。根据病因，一般分为原发性及继发性两类。继发性肥胖主要是因为其他疾病导致的，如内分泌紊乱的甲状腺功能减退、皮质醇增多症等。原发性肥胖分为遗传性肥胖和单纯性肥胖，遗传性肥胖非常罕见，是遗传物质变异导致，如瘦素（leptin）变异等。单纯性肥胖是指排除了由遗传、各种疾病所引起的继发性肥胖，是单纯由于营养过剩造成的全身脂肪过度堆积，是一种由环境因素与基因相互作用的复杂性疾病，且有家族聚集倾向。

二、肥胖的判断方法

（一）人体体格测量法

这种方法的测量参数有身高、体重、腰围、臀围、皮褶厚度等。评价方法有标准身重法，体质指数法，腰围、臀围和腰臀比法，皮褶厚度法等，详细信息见第十四章"疾病与营养"第一节"营养缺乏病"。

（二）物理测量法

体脂是指人体脂肪，体脂率是指人体内脂肪重量在人体总重量的比例，即

$$\frac{身体脂肪重量}{身体总体重} \times 100\%$$

美国运动医学会指南推荐，正常女性体脂率：20-29岁，16%~24%；30~39岁，

17%~25%；40~49岁，19%~28%；50~59岁，22%~31%；60岁以上，22%~33%。正常男性体脂率：20~29岁，7%~17%；30~39岁，12%~21%；40~49岁，14%~23%；50~59岁，16%~24%；60岁以上，17%~25%。

体脂的测定方法有以下几种：

(1) 生物电阻抗分析 (bioelectrical impedance analysis, BIA)：这种方法利用机体脂肪和非脂肪的电阻不同，导电性能不一样的原理。

(2) 双能X线吸收 (dual-energy X-ray adsorptiometry, DEXA)：这是目前公认比较准确的体脂测量方法，是测量体脂的金标准。X射线经过滤后产生高低两种能量的射线，此两种射线透过机体的同一组织，分别测定其穿透强度，从而可以测量肌肉含量、脂肪含量和骨矿含量（骨密度）。这种方法曾被用来测量骨密度，目前发展成估算身体成分。DEXA将身体分成脂肪、骨矿物质和其他所有不包含骨骼的瘦体重。

(3) 计算机断层扫描 (computed tomography, CT) 和核磁共振扫描 (magnetic resonance imaging, MRI)：可以在组织和器官水平对身体成分进行分析。这两种方法均可以获得特定的器官或组织的图像，从而可以对脂肪量以及构成肌肉的组织量进行更深入的分析。CT和MRI虽然可以获得身体脂肪分布的信息，但仪器设备昂贵，需要专业的操作人员，且测量和分析时间较长。

三、肥胖的健康影响

肥胖常常带来一系列的健康问题，主要包括以下几个方面：

(1) 心血管疾病：肥胖增加高血压、冠心病、脑卒中、静脉血栓的风险，肥胖者心血管疾病的发病率和死亡率显著增加。

(2) 呼吸系统疾病：肥胖者因胸壁和腹部脂肪过度堆积，影响膈肌运动，导致肺部功能受限，严重时会发生阻塞性睡眠呼吸暂停。此外，肥胖者的哮喘发病率、严重程度显著增加。

(3) 内分泌系统疾病：成人肥胖者脂类、碳水化合物代谢紊乱，表现为血脂升高和胰岛素抵抗；儿童肥胖者生长激素、性激素分泌紊乱，影响青春期发育，且肥胖儿童的糖尿病风险显著增加。

(4) 肿瘤：肥胖增加食管癌、结直肠癌、肝癌、胆囊癌、肾癌、胰腺癌，甚至白血病、多发性骨髓瘤等多种肿瘤的发病风险；而且，男性肥胖者前列腺癌，女性肥胖者子宫内膜癌、宫颈癌、卵巢癌发病率增加。

(5) 其他：肥胖者由于躯体过重，其脊柱、骨盆、下肢的负荷显著增加，骨性关节炎的发病率升高，且和严重程度相关。此外，肥胖常常导致自卑、焦虑和抑郁等精神和心理问题,这一点对儿童肥胖者的破坏力更大。

四、肥胖的影响因素

人类肥胖的本质是能量的摄入多于机体对能量的消耗,从而使过剩的能量以脂肪组织的形式在机体储存起来,但其病因迄今尚未完全阐明,是一种多因素交互作用的复杂性疾病。

(一)遗传

肥胖与遗传有关。研究发现:

(1)父母体重正常,其子女肥胖发生率为10%;父母双方中有一人肥胖,则子女肥胖发病率为50%;父母均肥胖,子女肥胖发病率可高达70%;

(2)同卵双生子若在相同环境成长,其体重近似;但即使在不同环境成长,其体重差别也小于异卵双生子之间的差别。

(二)饮食、生活习惯

肥胖者往往有饮食过量史,喜食甜食或每餐中间加食,导致能量过剩;同等热量情况下,肥胖者有睡前进食及晚餐多食的习惯,且体力活动过少,导致能量消耗少而肥胖。

(三)社会环境

随着我国经济的发展和人们物质生活水平的提高,食物供给充足,肥胖发生率呈逐年上升趋势。此外,研究发现,家庭教育也与儿童肥胖有关,独生子女或家中最小子女较容易肥胖,可能是因为父母有时间和精力"认真"地喂养婴儿,婴幼儿时期喂养过度,且缺乏必要的体育锻炼所致。

(四)神经内分泌调节

饱中枢和摄食中枢位于下丘脑不同部位,两个中枢之间有神经纤维联系,在功能上相互调节、相互制约;下丘脑病变或体内某些代谢改变时,可影响食欲中枢发生多食,造成肥胖。体内其他内分泌激素紊乱,也可通过干扰机体的糖脂代谢引起肥胖,如胰岛素抵抗、肾上腺糖皮质激素升高、生长激素抑制,以及甲状腺功能异常等。

(五)心理因素

处于应激状态下,或焦虑抑郁时,进食会成为一种发泄方式,从而能量摄入过量。

(六)经济因素

有研究显示,低收入、受教育程度较低、居住在经济欠发达地区的人群更容易超重和肥胖。

总之,肥胖的病因复杂的,多方面的,肥胖的干预手段也需要多样化。

五、肥胖的膳食防治

无论造成肥胖的因素多么复杂,其本质是机体能量的摄入与支出不平衡。所以,预防肥胖或减肥的本质就是降低身体的能量摄入量和/或提高身体的能量支出量。

(一)膳食的总能量限制

总能量限制的原则是在原膳食结构不变的基础上,等比例地下调各构成组分(食物)的量,而不是改变膳食的构成。如主食分量削减20%,即去掉1/5,其他食物也是如此。

【例】 原晚餐是:米饭(100g)、炸鱼排(100g)、鱼香肉丝(100g)、清炒上海青(100g)、苹果(250g)、牛奶(250mL)。减肥晚餐变为:米饭(75g)、炸鱼排(75g)、鱼香肉丝(75g)、清炒上海青(75g)、苹果(200g)、牛奶(200ml)。减肥晚餐比原晚餐的能量就减少了20%。

考虑到胃容量的问题(弹性很大),食物量的减少应该逐步进行,比如从减少1/10开始,再过渡到1/8、1/5、1/4,目的是使机体处于一定的能量负平衡状态,这样才能达到利用机体脂肪的目的。

当然,这种方式的前提是膳食结构合理平衡。如果膳食结构中包括了高能量零食,如各类糕点;以及糖饮料,如奶茶、碳酸饮料;甚至宵夜,如烧烤+啤酒/饮料等,则减肥的建议是先从逐步断掉这些正餐之外的"补给"开始。

(二)宏量营养素食物来源的选择

主食可以适当添加粗粮,如玉米、红薯、燕麦等;副食可以以鱼类、虾类、贝类以及禽类、大豆类,部分取代猪、牛、羊肉;蔬菜尽量选择深色叶菜类;水果应选择新鲜及糖含量较低的,如草莓、蓝莓、西瓜、桃子、苹果、梨子等。

(三)关注微量营养素的摄入

维生素和矿物质虽然不直接为机体提供能量,但参与机体的能量代谢和调节。减肥过程中,要保证充足的维生素和矿物质摄入,以防代谢紊乱。如果担心等比例减少膳食的方式有可能导致矿物质和维生素摄入不足(膳食调整幅度过大,总有心急的减肥者),则减肥期间有必要给予膳食补充剂,如综合维生素之类的膳食补充剂。

(四)膳食的三餐分配和烹调方式选择

理论上,不论餐次多少,只要总能量保持不变,机体能量的摄入量不变。但实际上,机体对营养素的消化、吸收和利用是与摄入量有关的,摄入量越大,机体的消化吸收利用率越低。所以,把相同的食物分配到五餐,比分配到两餐,机体收获的更多。

食物的烹调方式对总能量的影响很大,同样是土豆,烹调方式选择清蒸、炒或炸,最终食物所含的能量不同。一般而言,蒸、煮、炒、熘、煎、炸等方式就可以反映油脂的用量。所以,烹调方式的控制本质上是对烹调油脂摄入量的控制。

综上所述,肥胖的膳食防治主要从控制能量摄入的角度着手,但同时肥胖的防治仍需要从另一个角度着手——能量的支出,即体力活动。

体力活动不仅辅助减肥,还能维持减肥状态,关键是改善机体的代谢状态和增强心肺功能。同时,规律的体力活动可以改善情绪,塑造健康心态。体力活动包括减少久坐、增加运动量。增加运动量包括增加运动时间、运动频率和运动强度。WHO 建议每周应至少维持中等强度的有氧运动 150 分钟。

❧ 健康小贴士

喝水都能胖?

很多人抱怨进食量很低,但体重却减不下去。

英国 BBC 纪录片《瘦身十律》中,医疗记者迈克莫斯调查发现,一位女士在减肥期间,通过膳食日记记录自己的膳食情况,漏记了 40% 的食物。如果没有"双标水测定法"这种客观的测量工具,仅凭减肥者自己汇报吃多少,是不够的。这个案例说明,"喝水都能胖"很可能是假象,事实依然是"吃多了"。

遗传确实在身材和体重中起重要的作用。

科学家在研究超重人群时发现,肥胖和基因有关。肥胖相关基因 FTO(fat mass and obesity associated gene)管理着人们的食欲,有该基因的人群很难产生饱腹的感觉,倾向于吃得更多。

我们常说,离开"舒服区"是一件很痛苦的事情,人的大脑管理人的胖瘦也是如此。所以,减肥或增肥,就好比生活或工作中学习新技能,注定是一件长期的、也比较痛苦的事情,只有坚持,才有回报。

第十五章 非传染性慢性疾病的膳食防治

● 自查：你的肥胖风险有多大？

🙠 测 试 题

判断题

(1) 肥胖可根据其病因分为原发性及继发性两类，原发性肥胖可以进一步分为遗传性肥胖和单纯性肥胖。（ ）

(2) 肥胖主要由遗传因素所决定，所以与日常膳食中能量摄入关系不大。（ ）

(3) 肥胖是一种多因素交互作用的复杂性疾病，与遗传因素、饮食生活习惯、社会环境、神经内分泌调节、心理因素有关。（ ）

(4) 肥胖形成的本质是机体能量的摄入与支出不平衡，所以预防肥胖或减肥的本质就是降低身体的能量摄入和/或提高身体的能量支出。（ ）

第二节　高血压与膳食防治

一、概述

高血压（hypertension/high blood pressure），是指以体循环动脉收缩压（systolic pressure）和/或舒张压（diastolic pressure）持续升高为主要特征的心血管疾病。高血压分为原发性（原因不明）和继发性（由其他疾病导致的）两种类型。

日常生活所说的高血压是指原发性高血压，具体发病原因不明，占高血压患者的90%~95%，需要患者终身服用药物。

2012年中国居民营养状况调查显示，我国18岁以上成年人高血压患病率为25.2%，即每10个成年人有3个高血压患者。

高血压是心脑血管疾病的独立危险因素，我国每年300万心脑血管死亡病例中，至少一半与高血压有关。

诊断标准：目前我国采用2018年修订的《中国高血压防治指南》的标准，即：收缩压≥140mmHg，和/或舒张压≥90mmHg。美国目前的高血压诊断标准为：收缩压≥130mmHg，和/或舒张压≥80mmHg。

二、高血压对健康的影响

高血压主要累及心脏和心脑血管。

(一) 左心室肥厚

高血压患者的心脏收缩泵血时承受的压力相较正常人更大。若此时高血压患者不能设法降低血压，帮助心脏"减负"，心脏只能"强壮"自己，即心室肥厚，以保证射血进程，但这是心脏肌肉的代偿机制、长期超负荷工作，会导致心脏疲劳无法代偿，进而出现心力衰竭。

(二) 冠状动脉狭窄

高血压促进动脉粥样硬化，冠状动脉是心脏氧气和营养的运输管道，当发生动脉粥样硬化时，冠状动脉会发生狭窄，此时因供血不足，将出现心绞痛、心肌梗死，甚至猝死。

三、高血压的影响因素

高血压是一种典型的遗传与环境交互作用所产生的慢性全身性疾病，而在环境因素中，膳食因素起着主要作用。

(一) 超重肥胖

研究证实，超重和肥胖是血压升高的重要因素，尤其是中心性肥胖。2020年12月，中国居民营养与慢性病状况报告显示，我国成年居民超重肥胖率超过50%（超重率34.3%，肥胖率16.4%），6~7岁儿童青少年超重肥胖率接近20%（超重率11.1%，肥胖率7.9%），6岁以下儿童超重肥胖率达到10%（超重率6.8%，肥胖率3.6%）。中国心血管报告2018版指出，BMI=25的成年人，其缺血性脑卒中的发病风险是BMI=18的人的1.75倍，当成年人BMI≥30时，风险上升至2.03倍。

(二) 膳食因素

1. 食盐

流行病学资料显示，钠的摄入水平与血压水平成正相关，膳食钠摄入量每增加2g/d，收缩压和舒张压分别升高2.0mmHg和1.2mmHg。钠主要通过增加血容量和加大外周阻力使血压升高。

2. 其他矿物质

钾：钾的摄入量与血压值呈负相关，高钠低钾是我国高血压病人的主要危险因素。膳食中补充钾，可以辅助降低高钠引起的血压升高。低钠盐就是以碘盐为基础原料，添加一定量的氯化钾和硫酸镁，改善钠、钾的平衡状态，以预防高血压。2020年，《英国医学杂志》(BMJ)发表的研究结果显示，在中国，用低钠盐替代普通家用盐，每年可以减少大约45万例心血管疾病死亡[①]。但是，低钠盐中的钾离子影响心律，并不适合普通人群使用，尤其是高温作业者和重体力劳动者。患有疾病者，尤其是肾功能障碍者、服用减压药的高血压患者一定要在医生的指导下进行补钾。

钙和镁：钙能促进钠从尿中排泄，膳食钙摄入量不足会使血压升高。流行病学调查显示，每日钙摄入量小于300mg者与钙摄入量1200mg者相比，患高血压的风险高23倍。镁能降低血管紧张性，促进血管舒张，膳食镁含量增加，有助于降低血压。

全谷物类、新鲜的水果、蔬菜类食物能够提供丰富的钾、镁和钙离子。

(三) 生活方式

(1) 饮酒：饮酒能使血压升高，降低降压药的效果。而且酒精经过肝脏代谢，伤害肝脏，长期饮酒容易导致脂肪肝。

(2) 咖啡：咖啡有轻微升高血压的作用。

(3) 烟草：吸烟使血液运输氧气的能力降低，升高血压，使心脏的负担更重。

(4) 运动：每周150分钟的规律锻炼，具有降低血压的作用；对于已经处在高血压前期的人，规律运动在延缓或避免其发展为高血压的进程中起一定作用；而对于高血压患者来说，规律运动可以更好地控制血压。

(5) 压力：来自工作或生活的慢性应激对高血压的发生有巨大影响，适当的运动可以舒缓情绪，减轻压力。

四、高血压的膳食防治

(一) 控制体重

控制体重可降低高血压发病率，而控制体重的有效措施是膳食总能量的控制以及体力

---

① Marklund M, Singh G, Greer R, et al. Estimated population wide benefits and risks in China of lowering sodium through potassium enriched salt substitution: modeling study[J]. BMJ, 2020, m824. http://dx.doi.org/10.1136 bmj.m824.

活动的增加。

(二)合理膳食

1. 限制钠盐

WHO 建议每人每日食盐的摄入量少于 6.0g(2500mg 钠);2016 年,我国《高血压防治指南》推荐每人每日食盐摄入量不超过 6.0g。要达到这个目标,应做到:

(1)注意限制摄入日常生活中的隐形盐(钠),如年轻人喜欢的辣条(2900mg/100g)、魔芋爽(1250mg/100g)、海苔(1800mg/100g)、话梅(5900mg/100g)、豆干(1000mg/100g)等零食,味精、番茄酱、蚝油、甜面酱等调味品;冰激凌、糕点等甜品,薯条、饼干、干脆面等快餐食品,香肠、腊肉、腐乳、皮蛋等熟制食品,以及各种腌制食品、炒货等。就连你可能认为没有盐的食物,如可乐(12mg/100mL)、红牛(37mg/100mL)、酸奶(160mg/100mL)、蛋黄派(170mg/100mL)等,其中的盐含量也不低。

(2)烹调过程中可使用可定量的盐勺,以控制食盐的添加量。

2. 增加钾、钙、镁的摄入量

蔬菜、水果富含钾;奶及奶制品富含钙;干豆、鲜豆、蘑菇、桂圆、豆芽等富含镁。

3. 膳食模式

DASH(dietary approaches to stop hypertension)是由美国心脏病,肺和血液研究所制定的高血压治疗膳食模式。参照 DASH 膳食,则食物结构特点为富含蔬菜、水果、全谷类、低脂奶类、家禽、鱼类、坚果、豆类;营养素特点为富含钾、镁、钙和蛋白质及膳食纤维,而总脂肪、饱和脂肪酸、胆固醇含量较低。DASH 膳食可降低轻度高血压者的收缩压和舒张压。

4. 限制饮酒

限制饮酒可显著降低高血压的发病风险。

> **健康小贴士**
> **美国更新高血压诊断标准。诊断标准改变意味着什么?**
> 2018 年 11 月,以 AHA(美国心脏协会)/ACC(美国心脏病学院)为首的 11 家美国权威医学机构,联合发布了最新的高血压临床指导书,第一次更改高血压的

> 诊断标准：
>
> 　　旧的临界值：低压90mmHg，高压140mmHg；
>
> 　　新的临界值：低压80mmHg，高压130mmHg；
>
> 　　新的正常值：低压80mmHg，高压120mmHg；
>
> 　　高血压Ⅰ期：低压80~89mmHg，高压130~139mmHg；
>
> 　　高血压Ⅱ期：低压≥90mmHg，高压≥140mmHg。
>
> 　　2009—2015年，美国国立卫生研究院对9300名50岁以上的高血压患者的随机临床干预实验显示，与接受标准降压治疗的患者相比，接受强化降压治疗的患者，其心脏病、中风、心力衰竭的发病率降低约三分之一，死亡风险降低约四分之一。专家们认为，心脏病是导致美国人死亡的头号杀手，血压临界值调整为80/130mmHg，有助于降低心脏病或中风的发病率，且更严格的标准有助于提高人们的预防意识，促使人们主动地去改善生活习惯。
>
> 　　新标准的问题是，更激进地借助药物降血压，对心脏有益处，但对肾脏存在不利影响，且标准的改变，以前"正常"的人被诊断为"高血压"患者，可能会导致药物滥用。
>
> 　　目前，中国高血压的防控着重点与美国明显不同，美国高血压防控追求"更好"，而我国的当务之急是全国范围内扭转高血压控制率低下的问题。2018中国高血压防治指南中，高血压定义不变，即在未使用降压药物的情况下，非同日3次测量，收缩压≥140mmHg和(或)舒张压≥90mmHg。患者既往有高血压史，目前正在服用降压药物，血压虽然低于140/90mmHg，但仍应诊断为高血压。

● 自查：高血压风险自查。下面的8个项目可以评估你的高血压患病风险，回答"是"越多，风险越高。

(1)中年及以上(年龄)；(2)高血压家族史(遗传)；(3)男性(性别)；(4)肥胖(尤其是中心性肥胖)；(5)饮食过咸；(6)日常饮酒；(7)压力大；(8)缺乏运动。

测试题

1. 单选题

(1)以下哪项是我国目前的高血压诊断标准？_____

　　A. 收缩压≥150mmHg 和(或)舒张压≥100mmHg

B. 收缩压≥140mmHg 和(或)舒张压≥90mmHg

C. 收缩压≥130mmHg 和(或)舒张压≥100mmHg

D. 收缩压≥120mmHg 和(或)舒张压≥90mmHg

2. 多选题

(1) 高血压主要累及心脏和心脑血管。可导致以下哪种状况发生？_____

  A. 左心室肥厚   B. 冠状动脉狭窄

  C. 内分泌失调   D. 哮喘发病率增加

(2) 高血压的影响因素包括_____。

  A. 超重肥胖   B. 膳食因素   C. 生活方式   D. 遗传因素

(3) 高血压的膳食防治原则主要包括_____。

  A. 控制体重，控制体重可降低高血压发病率

  B. 限制钠盐的摄入

  C. 增加钾、钙、镁的摄入量

  D. 限制饮酒可显著降低高血压的发病风险

(4) 降低高血压患病风险的矿物质有_____。

  A. 钾   B. 钙   C. 钠   D. 镁

(5) DASH 膳食的特点是_____。

  A. 富含蔬菜水果、全谷类和奶类   B. 富含钾、镁、钙和膳食纤维

  C. 不饱和脂肪酸含量较高   D. 富含禽类、鱼类、坚果和豆类

第三节　糖尿病与膳食防治

一、概述

血糖是指血液中的葡萄糖，是机体直接的能量来源。糖尿病是一组以高血糖为特征的代谢性疾病。高血糖是由于胰岛素分泌缺陷或其生物作用受损，或两者兼有引起的。糖尿病是由于长期存在的高血糖，导致各种组织，特别是眼、肾、心脏、血管、神经的慢性损害、功能障碍。

糖尿病有多种类型，但主要有Ⅰ型糖尿病、Ⅱ型糖尿病、妊娠期糖尿病和继发于其他疾病的糖尿病。Ⅰ型糖尿病是缺少胰岛素，需要用胰岛素治疗；Ⅱ型糖尿病主要问题是胰

岛素抵抗，一般不需要用胰岛素治疗；妊娠期糖尿病在妊娠期间发生，大部分病人在分娩后，血糖恢复正常。

2020年11月，糖尿病诊断标准2020版《中国Ⅱ型糖尿病防治指南》发布，采用标准化检测方法测定的糖化血红蛋白(HbA1c)，可以作为糖尿病的补充诊断标准。目前糖尿病的诊断标准为：典型糖尿病症状(多饮、多尿、多食、体重下降)+随机血糖检测静脉血浆葡萄糖水平≥11.1mmol/L；或+空腹血糖检测静脉血浆葡萄糖水平≥7.0mmol/L；或+葡萄糖负荷后2小时血糖检测静脉血浆葡萄糖水平≥11.1mmol/L；或+糖化血红蛋白≥6.5mmol/L。

糖尿病前期：是指血浆葡萄糖水平介于糖尿病和正常人群之间的一种状态，又称糖调节受损，包括空腹血糖调节受损和糖耐量受损，是糖尿病的预警信号。2017版《中国Ⅱ型糖尿病防治指南》指出，糖尿病前期的诊断标准是：>7.0mmol/L空腹血浆葡萄糖≥6.1mmol/L，和/或葡萄糖负荷后2小时血糖检测，11.1mmol/L>静脉血浆葡萄糖水平≥7.8mmol/L。并不是所有的糖尿病前期者最终都会发展为糖尿病，但约1/3的糖尿病前期者如果不进行生活方式的干预，最终会发展为糖尿病。2017年，美国医学会杂志JAMA报告了我国成年人糖尿病前期患病率约为35.7%。

二、糖尿病的健康影响

糖尿病早期基本没有症状，比较隐蔽。但高血糖可以损害机体各种组织，而且高血糖也影响血脂代谢，从而导致高血压、动脉粥样硬化。

糖尿病常见的慢性并发症主要是血管损害，导致：① 大血管病变，动脉硬化，从而导致心脏病发作、中风、四肢循环变差等；② 微血管病变，如糖尿病性视网膜病变、糖尿病肾病、糖尿病心肌病等；③ 神经病变，有些病人可能出现肢体麻木或针刺样感觉。

三、糖尿病的影响因素

(1) 遗传因素：糖尿病具有家族遗传性，25%~50%糖尿病患者有家族史，双生子研究显示，Ⅱ型糖尿病共显性达到90%以上。此外，研究显示，与西方人群相比，亚裔对于Ⅱ型糖尿病的易感性更高，在相同的肥胖程度下，亚裔人患糖尿病的风险增加。在调整了性别、年龄和BMI后，亚裔的糖尿病风险是西裔白人的1.6倍。

(2) 肥胖：来自美国、欧洲的大型队列研究证实，肥胖是Ⅱ型糖尿病的独立危险因素。调整了种族和性别后，BMI和Ⅱ型糖尿病的发病风险呈正相关关系。

(3) 不良生活方式：吸烟、饮酒、缺乏运动等。研究显示，与热爱活动的人相比，活动最少的人群，其Ⅱ型糖尿病的患病率增加 2~6 倍。有规律的锻炼能改善糖耐量，增加胰岛素敏感性。

(4) 膳食因素：高能量饮食是明确的Ⅱ糖尿病危险因素。研究认为，高脂肪、高蛋白的高能量饮食会导致低碳水化合物，尤其是低膳食纤维，可能与Ⅱ型糖尿病的发病有关。

(5) 生命早期营养：生命早期的营养不良可导致生命后期的代谢障碍，增加Ⅱ糖尿病的发病风险。与正常体重儿相比，低体重儿在成年后更容易发生糖尿病。

四、糖尿病的膳食防治

糖尿病的治疗目标包括对血糖、血脂、肾脏功能、活动量和体重 5 大指标的控制。相应的，糖尿病的治疗方法也包括健康教育、饮食、运动、药物治疗和自我管理等。

(一) 健康教育

糖尿病患者要了解糖尿病的相关知识，学会血糖、血压、体重的自我检测，要定期到医院做常规检查，并能以积极的态度应对治疗。

(二) 饮食治疗

糖尿病的饮食治疗目的是控制糖尿病的发展，减少急慢性并发症的危险。

1. 合理控制总能量摄入是糖尿病治疗的首要原则

能量摄入量以达到或维持理想体重为宜。肥胖者体内脂肪细胞体积增大、数目增多，胰岛素敏感性降低，不利于治疗。减少总热能、降低体重后，往往可以改善血糖，减轻胰岛素抵抗。消瘦者对疾病的抵抗力较低，影响健康，也不利于治疗。肥胖者应采用适当的方式减重至接近理想体重；消瘦者需通过增加能量摄入，适当增加体重。孕妇、乳母和儿童则需要增加热量摄入，以维持其特殊的生理需要和正常的生长发育。所以，糖尿病患者的每日供给量应结合患者的体形(肥胖、消瘦或者理想体型)、体力活动、病情等综合考虑进行计算。

2. 平衡膳食，选择多样化、营养合理的食物

平衡膳食是指所提供的各种膳食营养素在数量、质量、比例上合理的膳食。平衡膳食是中国居民膳食指南的核心，也是糖尿病膳食治疗的基础。每日应均衡摄入 4 大类食品，即谷薯类，蔬菜、水果类，肉、禽、鱼、乳、蛋、豆类，油脂类食品，应做到主食粗细搭

配；副食荤素搭配。

3. 限制脂肪摄入量，适量选择优质蛋白质

脂肪常常容易被糖尿病患者忽略，糖尿病患者应控制饱和脂肪酸的摄入，使其不超过总脂肪量的 10%~15%。胆固醇摄入量应控制在每日 300mg 以下。糖尿病患者每日蛋白质消耗量大，摄入应接近正常人的标准，成年患者每公斤体重约为 1g/d，要求蛋白质占总热能的 12%~20%，其中至少 1/2 来自动物类优质蛋白质和大豆蛋白。

4. 放宽对主食类食物的限制，减少或禁止单糖及双糖食物

碳水化合物容易使血糖升高，但碳水化合物是能量的主要来源。在合理控制总热能的基础上，适当提高碳水化合物的摄入量，对提高胰岛素的敏感性和改善葡萄糖耐量均有益处。结合我国居民的膳食特点，碳水化合物的能量供给量应占总能量的 50%~60%。糖尿病患者要合理选用富含淀粉多糖、膳食纤维的主食类。膳食纤维可以增强胃肠蠕动，减低血胆固醇水平；延缓食物在胃肠道的消化吸收，可以控制餐后血糖上升幅度，尤其是可溶性纤维。糖尿病患者增加膳食纤维摄入量，每日 20~35g，既可以很好地控制糖尿病，也有利于控制体重。

单糖和双糖在肠道不需要消化酶，可被直接吸收入血液，使血糖迅速升高；还可能导致周围组织对胰岛素作用的不敏感，从而加重糖尿病的病情。糖尿病患者应减少或不摄入单糖和双糖食物，喜欢甜食的患者可以适当选用一些阿力糖、阿斯巴甜、木糖醇等甜味剂食品。

5. 无机盐、维生素要合理充足

对于病情控制不好的患者，应补充体内代谢过程消耗的 B 族维生素。病程长的老年患者应注意钙的供给充足，保证每日 1000~1200mg 摄入，以防治骨质疏松。供给充足的铬、锌、锰等微量元素对于糖尿病的治疗也有一定帮助。应限制钠盐的摄入，以防止高血压以及并发症。

6. 餐次安排要合理

为了减轻胰岛负担，糖尿病患者一日至少保证三餐，按早、午、晚餐各提供 1/3 的热量，或早餐提供 1/5，午、晚餐各提供 2/5 的主食量分配。在活动量稳定的情况下，要求进食定时定量。注射胰岛素或容易出现低血糖者要求在三次正餐之间进行 2~3 次加餐，晚睡前半小时加餐更加重要。加餐应从正餐中扣除，做到加餐不加量。

健康小贴士

爱吃糖的人容易患糖尿病吗？

人们容易将糖尿病与糖联系起来。事实上，糖尿病和是否爱吃糖并没有必然的联系。宏观上，无论从病患绝对数量还是从患病率来看，我国都是糖尿病大国，但我国糖的消耗量与美国相比并不高，美国消耗糖的量几乎是我们的两倍。

微观上，糖尿病的风险主要是遗传和超重肥胖。糖尿病的本质是身体处理血液中糖的能力下降，过多糖堆积在血管里导致肾脏重吸收不完全，加重肾脏负担，从而出现漏糖，即糖尿。

辨证地看，我们日常生活中所讲的"糖"与营养学上的"糖"不一样，前者一般指单糖、双糖，甜度较高；后者还包括多糖，即可消化淀粉类。虽然我国糖（单糖、双糖类）的消耗量比美国低，但我国的主食（淀粉类）消耗量要大于美国。单糖、双糖进入胃和小肠可以被直接吸收，血液葡萄糖水平迅速升高，需要机体迅速应对，分泌胰岛素，把过多的葡萄糖合成糖原存储起来。而这无疑给机体更大的挑战，对于超重肥胖者是非常不利的。而淀粉类多糖需要胃肠道内的酶把糖苷键打开，分解为小分子的单糖、双糖才能被机体吸收，血糖上升的速度稍慢。但真正延缓餐后血糖上升速度的是膳食纤维以及脂肪。

食物血糖生成指数（glycemic index，GI）被用来衡量食物中碳水化合物对血糖浓度的影响。高 GI 的食物（GI>70），进入胃肠后消化快、吸收率高，葡萄糖释放快，葡萄糖进入血液后峰值高，也就是血糖升得高；低 GI 食物（GI<55），在胃肠中停留时间长，吸收率低，葡萄糖释放缓慢，葡萄糖进入血液后的峰值低、下降速度也慢，简单地说，就是血糖比较低。白米饭和炒米饭，前者是高血糖指数食物，而后者属于中血糖指数食物。因此，用食物血糖生成指数，合理安排膳食，对于调节和控制人体血糖大有好处。一般来说，只要一半的食物从高血糖生成指数替换成低血糖生成指数，就能获得显著改善血糖水平的效果。

- 自查：你膳食的血糖负荷是怎样的？

测试题

单选题

(1) 以下哪种指标是诊断糖尿病前期所使用的？_____

A. 空腹血浆葡萄糖　　　　　　　B. 餐后血糖
C. 尿糖　　　　　　　　　　　　D. 糖化血红蛋白

(2) 中国糖尿病防治指南指出，以下哪个截取值是诊断糖尿病的参考糖化血红蛋白值？_____
A. 小于等于6.5%　　　　　　　 B. 大于等于6.5%
C. 小于等于7.5%　　　　　　　 D. 大于等于7.5%

(3) 世界糖尿病日是每一年的_____。
A. 11月12日　　B. 11月13日　　C. 11月14日　　D. 11月15日

(4) 糖尿病患者常见的并发症有_____。
A. 视网膜病变　　　　　　　　　B. 大血管并发症
C. 微血管并发症　　　　　　　　D. 以上全部

(5) 以下有关糖尿病膳食防治原则的表述错误的是_____。
A. 合理控制总能量摄入
B. 平衡膳食，选择多样化、营养合理的食物
C. 减少就餐次数，减餐不减量
D. 合理补充无机盐、维生素

第四节　痛风与膳食防治

一、概述

痛风是嘌呤代谢紊乱和/或尿酸排泄障碍导致的血液尿酸升高、尿酸盐沉积的代谢性风湿疾病。临床表现为高尿酸血症、痛风性急性关节炎反复发作、痛风石沉积、慢性骨关节炎和关节畸形等。痛风常常累及肾脏，导致慢性间质性肾炎、肾脏尿酸结石等。

高尿酸血症是痛风的发病原因。尿酸为嘌呤的代谢产物，主要由细胞代谢分解的核酸和其他嘌呤类化合物以及食物中嘌呤分解产生。嘌呤经过氧化代谢产生的尿酸主要由肾脏和肠道排泄，每天的尿酸生成量和排泄量应维持在一定的平衡。正常人体尿酸池的尿酸约为1200mg，每天产生750mg，其中约75%经肾脏清除，25%经肠道排出体外。尿酸生成增多或排泄减少，均会导致体内尿酸堆积，发生高尿酸血症或痛风。人体尿酸主要来源于机体内氨基酸、核苷酸及其他小分子化合物，以及核酸分解代谢而来的尿酸，约占机体总尿

酸的80%。通过食物中富含嘌呤或核酸蛋白分解而来的尿酸仅占体内尿酸的20%。虽然内源性嘌呤代谢紊乱是高尿酸血症发生的主要原因，但高嘌呤饮食促进血尿酸浓度升高，促使痛风性关节炎急性发作。

痛风的诊断比较复杂，2015年美国和欧洲ACR/Eular推出"8分"诊断标准，我国的《中国痛风诊疗指南》(2020)也依据这一标准制定。

痛风诊断步骤如下：

第一步，患者至少发作过一次，双手或双脚的外周关节/滑囊疼痛、肿胀或压痛（满足此条件，进入第二步）；

第二步，若患者有外周关节症状，外周关节或者滑囊中是否发现尿酸盐结晶或者典型的痛风石（如有，符合金标准，可直接诊断痛风，不再需要计算8分；如没有，进入第三步）；

第三步，结合临床症状、实验室检查计算得分：≥8分，诊断痛风；<8分，结合临床，进一步判断。

二、痛风的影响因素

痛风与遗传关系较弱，主要由环境因素引起，尤其与饮食中嘌呤摄入过量有关。

（一）肥胖

体重与高尿酸血症呈明显的正相关，高BMI是高尿酸血症的危险因素。肥胖不仅增加痛风发生的风险，而且肥胖患者痛风发病年龄较早。肥胖可导致胰岛素抵抗，通过多种途径最终导致肾脏尿酸排泄减少。肥胖会引起游离脂肪酸增加，通过影响黄嘌呤氧化酶等的活性增加尿酸的合成。

（二）过量饮酒

血清尿酸值与饮酒量呈高度正相关。乙醇代谢产生的乳酸可以抑制肾脏对尿酸的排泄。酒精饮料含嘌呤的高低顺序为：陈年黄酒>啤酒>普通黄酒>白酒。

（三）高血压

高血压是痛风发作的独立危险因素。一项对美国民众长达9年的随访发现，高血压患者痛风发生的风险显著高于非高血压者，这可能是由于高血压导致微血管病变后组织缺氧，导致血乳酸水平升高，抑制了尿酸盐在肾小管分泌，最终引起尿酸潴留导致高尿酸血症(hyperuricemia，HUA)；此外，高血压患者长期应用利尿剂，可促进血尿酸水平增加。

(四) 高血糖

是高尿酸血症的危险因素。糖尿病患者嘌呤分解代谢增强,尿酸生成增加,血尿酸水平升高,从而加重肾脏损伤;而肾脏尿酸排泄减少,进一步加重高尿酸血症发生发展。

(五) 高嘌呤食物

嘌呤是细胞核的组成元素,几乎存在于所有动、植物细胞核。从食物中摄取嘌呤的多少,对机体尿酸水平的影响较大。正常情况下,人体摄入较多的嘌呤时,可通过肾脏和肠道在短时间内将其清除;但高尿酸血症患者或痛风病人摄入过多嘌呤,会进一步加重病情,患者应该根据自己的病情在医生指导下选择食物。食物含嘌呤的高低顺序为:动物内脏>畜禽肉类>鱼类>干豆类>坚果类>叶菜>谷类>水果类,见表 15.1。

表 15.1 食物中嘌呤含量

每 100g 食物含嘌呤 30mg 以下的常见食物					
鸡蛋	0.4	芹菜	8.7	茄子	4.2
葡萄	0.5	青椒	8.7	豆芽菜	14.6
苹果	0.9	蒜头	8.7	黄瓜	14.6
冬瓜	2.8	木耳	8.8	奶粉	15.7
番瓜	3.3	海蜇皮	9.3	牛奶	1.4
蜂蜜	3.2	萝卜干	11	大米	18.1
洋葱	3.5	苦瓜	11.3	芫荽	20.2
海参	4.2	丝瓜	11.4	草莓	21
西红柿	4.3	猪血	11.8	苋菜	23.5
小米	6.1	芥菜	12.4	麦片	24.4
姜	5.3	卷心菜	12.4	雪里蕻	24.4
马铃薯	5.6	葱	13	花菜	24.9
干酪及酸奶酪	7	菠菜	23	韭菜	25
葫芦	7.2	红枣	6	鲍鱼菇	26.7
白萝卜	7.5	扁豆	18	蘑菇	28.4
胡瓜	8.2	辣椒	14.2	四季豆	29.7
核桃	8.4	红樱桃	17	猪皮	29.8
榨菜	10.2	空心菜	17.5	栗子	16.4
胡萝卜	5				

续表

每100g食物含嘌呤30~75mg的常见食物					
枸杞子	31.7	黑麦等制成的薄脆饼干	60	黑芝麻	57
花生	31.8	火腿(北京)	55	金针	60.9
李干	64	豆腐	55.5	绿豆	75
无花果	64	豆浆	27.7	蒜	38.2
干酪	32	菜豆	58.5	笋干	53.6
小龙虾	60	豆干	66.6	茼蒿	33.4
鱼丸	63.2	海藻	44.2	芦笋	23
虾仁	37	贝壳类(未确定具体)	72	竹笋(生)	29
每100g食物含嘌呤75~150mg的常见食物					
豌豆	75.5	虾	137.1	鲍鱼	112.4
花生	79	鹅肉	165	海带	96
椰菜	81	燕麦(全谷物)	94	大麦(全谷物)	94
黑豆	137	虾蟹	81.8	猪骨	132.6
银耳	75.7	蚬子	114	猪心	127
葡萄干	107	鳕鱼	109	猪肾	132
鲍鱼	112.4	鱼翅	110.6	猪大肠	101
草鱼	140	鱼子酱	144	鸽子	80
草鱼	140.2	乌贼	89.9	鸡腿肉	140
吞拿鱼	142	小羊肝	147	鸡胸肉	137
大比目鱼	125	猪后腿肉	160	牛排(烤)	125
蛤(生)	136	腰果	80.5	牛肉	87
黑鲷	140.6	鸡心	125	牛生排	106
红鲤	140.3	小牛脑	92	牛胸肉	120
鲤鱼	137	牛肚	79.8	兔肉	107
龙虾	118	牛肉	83.7	野兔肉	105
鳗鱼	113	猪舌	136	羊肉	111.5
小牛肝	107.5	猪后腿骨	120	小牛肝	150
秋刀鱼	134.9	鸭肠	121	烤猪排	150

续表

每100g食物含嘌呤30~75mg的常见食物					
鲑鱼(罐装)	88	鸭心	146	猪排骨	145
鳝鱼	92.8	鸭肉	138	猪瘦肉	122.5
猪肚	132.4	羊肉	111.5	猪脑	83
干葵花籽	143	紫菜	274		
每100g食物含嘌呤150~300mg的常见食物					
黄豆	166.5	鲨鱼	166	小牛肾	218
香菇	214	虱目鱼	180	公牛心	256
海鳗	159.5	蛙鱼	297	牛心	171
白鲳鱼	238	小虾	234	羊心	241
白鲫鱼	238.1	公牛舌	160	猪肝	229.1
草虾	162.2	鹿肉	105~138	猪脾	270.6
鲢鱼	202	马肉	200	猪小肠	262.1
牡蛎	239	鸡肠	162.6	猪腿肉	160
鲭鱼(罐装)	246	鸡肝	293	牛脑	162
鲭鱼(生)	194	牛肝	169.5	牛肾	213
鲑鱼(生)	250	公牛肾	269		
每100g食物含嘌呤300~600mg的常见食物					
鸭肝	301.5	扁鱼干	366	公牛脾	444
蛤蜊	316	青鱼(鲱)	378	小牛肝	460
凤尾鱼(罐装)	321	干贝	390	猪脾	516
猪肾	334	白带鱼	391.6	猪心	530
小牛脾	343	沙丁鱼(罐装)	399	公牛肝	554
沙丁鱼(生)	345	公牛肺	399	浓肉汁	160~400
皮刀鱼	355	猪肺	434	酵母粉	589
凤尾鱼	363	蚌蛤	439		
每100g食物含嘌呤600mg以上的常见食物					
羊脾	773	小牛颈肉	1260	白带鱼皮	3509
鲱鱼属小鱼(熏)	840	小鱼干	1538		

(六)维生素和矿物质

B族维生素、维生素C、维生素E缺乏时，容易导致尿酸排泄减少，诱发痛风发作；而摄入大量B_1、B_2可干扰尿酸的正常排泄，使尿酸排出减少；摄入大量维生素C可降低秋水仙碱的镇痛效果。矿物质，如钙、锌、碘、铁等，严重缺乏时，可引起核酸代谢障碍，嘌呤生成增加；铁摄入过量或体内铁过多积蓄，也会影响尿酸合成与排泄。

(七)某些药物

长期使用髓袢利尿剂、噻嗪类利尿剂发生痛风的相对危险度分别为2.64和1.70。使用小剂量阿司匹林(75~150mg/d)、环孢素、他克莫司和吡嗪酰胺等，可促进血尿酸升高，增加痛风的发生风险。

三、痛风的膳食防治

痛风治疗目的是迅速控制痛风性关节炎急性发作，预防急性关节炎复发，纠正高尿酸血症，以预防痛风石的沉积、保护肾功能、预防心脑血管疾病的发病；手术剔除痛风石。痛风病人治疗原则是：急性期痛风，需要药物处理，首选秋水仙碱，能迅速终止急性发作；急性发作期与慢性痛风，促进尿酸排泄和抑制尿酸生成的药物；急性发作期，给予及时的药物治疗，并结合饮食治疗控制血尿酸水平。

原发性痛风目前尚不能根治，仅为对症治疗，需长期持续治疗。其预后与病程、血尿酸水平、发病年龄、家族史、饮食控制的好坏，以及伴发肾脏、心、脑疾病，痛风结节出现多、早密切相关。高尿酸血症发展成尿毒症时，其死亡率约为25%。伴发心脑疾病时，其死亡率约占70%。因此，正确认识高尿酸血症及痛风，规范、合理治疗，调整膳食与生活方式，在痛风预防与治疗中起重要作用，对患者生活质量的改善及减轻社会的经济负担意义重大。2020年美国风湿病学会(ACR)推出的痛风管理指南中指出，对于痛风患者：① 无论疾病的活动度如何，要限制饮酒；② 无论疾病的活动度如何，建议限制嘌呤摄入量；③ 无论疾病的活动度如何，建议限制高果糖谷物糖浆；④ 无论疾病的活动度如何，建议减肥；⑤ 无论疾病的活动度如何，无需补充维生素C。

目前，我国对痛风和高尿酸血症患者的膳食防治原则如下：

(1)控制能量摄入。保持适宜体重，避免超重肥胖；如需减肥，应循序渐进，切忌过快，以免机体产生酮症，酮体与尿酸竞争清除，会使血尿酸升高。

(2)低脂肪、低蛋白质饮食。高脂饮食使尿酸排泄减少，尿酸水平增高。每日脂肪摄入量应占总能量的20%~25%。限制动物性蛋白质摄入量，以控制嘌呤摄入，可选择牛奶、鸡蛋，以及植物性蛋白质，如豆制品等。

(3) 低盐饮食。食盐摄入过多后会使尿钠增加，在肾脏内与尿酸结合为尿酸钠，后者容易沉积在肾脏。

(4) 增加蔬菜水果的摄入。增加机体多种微量元素、维生素 C、膳食纤维摄入，促进尿酸盐溶解和排泄。

(5) 低嘌呤饮食。减轻肾脏受累痛风患者的肾脏负担。痛风及高尿酸血症患者应了解各种食物中嘌呤含量，以便于更好地选择食物。

(6) 保证足量饮水。足量地饮水，有利于尿酸排出，是饮食治疗的重要环节。尿酸水溶性较低，肾脏排泄尿酸必须保证有足够的尿量，每日饮水量在 2000mL 以上时，可维持一定的尿量，促进尿酸排泄，防止尿酸盐的形成和沉积。

(7) 限制饮酒。乙醇代谢可以使乳酸浓度增加，抑制肾脏对尿酸的排泄。酗酒常为急性痛风发作的诱因。

(8) 建立良好的饮食习惯。切忌暴饮暴食(脂肪蛋白质摄入增加)和随意漏食(饥饿时酮体增加)。

(9) 满足中国居民膳食营养素推荐摄入量情况下，不建议长期大量补充维生素。

- 自查：你的膳食嘌呤有多高？

测 试 题

单选题

(1) 下列关于原发性痛风的描述，不正确的是_____。
  A. 多见于中、老年男性
  B. 女性多在更年期后发病
  C. 多有家族史
  D. 急性发作时，血尿酸水平不一定高于正常

(2) 痛风患者进行饮食治疗时，最应限制的食物是_____。
  A. 精米和精面   B. 水果和蔬菜
  C. 鸡蛋   D. 沙丁鱼

(3) 痛风性关节炎急性发作的特效药物是_____。
  A. 秋水仙碱   B. 消炎痛
  C. 皮质类固醇   D. 别嘌呤醇

第五节 癌症与膳食防治

目前,癌症成为我国第二大死因,排在癌症的前五位分别是肺癌、胃癌、食管癌、肝癌和结直肠癌。除了肺癌,其他四种都属于消化道肿瘤,与饮食息息相关。

一、概述

肿瘤是机体在多种内在和外在因素作用下,引起细胞异常增生而形成的新生物。肿瘤有良性和恶性之分,一般癌症指的是恶性肿瘤。癌症具有细胞分化和增殖异常、生长失去控制、浸润性和转移性等生物学特征,其发生是一个多因子、多步骤的复杂过程,分为致癌、促癌、演进三个过程,与自然环境、饮食习惯、生活方式以及遗传因素等密切相关。

2020年10月,世界卫生组织和国际癌症研究署(IARC)发布《2020全球癌症报告》,全面阐述了全球癌症负担、癌症危险因素、癌变的生物学过程和防控措施。报告指出,癌症是全球第二大死亡原因,未来20年,全球癌症病例可能增加60%。报告显示,2018年全球新发癌症病例为1810万例,死亡955万例,较2014年增加72万例,其中中国290万例。全球最常见的癌症依次是肺癌、乳腺癌、结直肠癌、前列腺癌、胃癌和宫颈癌。而2015年《中国恶性肿瘤报告》显示,中国最常见的癌症依次是肺癌、胃癌、结直肠癌、肝癌、乳腺癌和食管癌。可见,在我国消化道癌症更常见,这可能与我国的文化、饮食模式、食物营养素等有关。

二、癌症的影响因素

癌症形成与发展的原因复杂,属于多因素交互作用所致,包括遗传、环境、生活方式、饮食、心理等因素。食物是人体联系外界最直接、最经常、最大量的物质,也是机体代谢的物质基础。膳食可影响恶性肿瘤的启动、促进和进展的任一阶段。食物中既存在着致癌因素,也存在着抗癌因素。

(一) 外源性因素

1. 生活方式

吸烟、饮酒等不良生活习惯与癌症发生密切相关。约1/3因癌症而死亡的患者与吸烟

第十五章 非传染性慢性疾病的膳食防治

有关，吸烟是肺癌的主要危险因素。摄入大量烈性酒，可导致口腔、咽喉、食管恶性肿瘤的发生。高能量、高脂肪食品可增加乳腺癌、子宫内膜癌、前列腺癌、结肠癌的发病风险。饮用污染水、吃霉变食物，可诱发肝癌、食管癌、胃癌。

2. 自然环境与环境污染

自然环境中一些因素可以致癌，如紫外线过度照射，可引起皮肤癌；自然界的一些病毒，如 DNA 病毒中的 EB 病毒与鼻咽癌、伯基特淋巴瘤有关，人类乳头状病毒感染与宫颈癌有关，乙型肝炎病毒与肝癌有关；RNA 病毒中的 T 细胞白血病/淋巴瘤病毒与 T 细胞白血病/淋巴瘤有关；此外，细菌、寄生虫、真菌在一定条件下均可致癌，如幽门螺杆菌感染与胃癌发生有关系，埃及血吸虫病被证实可诱发膀胱癌，黄曲霉菌及其毒素可致肝癌等。

空气、饮水、食物的污染均可对人类造成严重危害。世界卫生组织已公布的与环境有关的致癌性物质，如砷、石棉、联苯胺、4-氨基联苯、铬、乙烯雌酚、放射性氡气、煤焦油、矿物油、偶联雌激素等，这些致癌物可通过皮肤、呼吸和消化道进入人体，诱发癌症。

3. 膳食

超重肥胖者罹患乳腺癌、结肠癌、胰腺癌、子宫内膜癌和前列腺癌的机会高于体重正常者。

膳食蛋白质过低，增加消化道癌症发病风险；动物性膳食蛋白摄入量与乳腺癌、结肠癌、直肠癌、胰腺癌、子宫内膜癌呈正相关。

膳食脂肪的摄入与结肠癌、直肠癌、乳腺癌、肺癌、前列腺癌的危险性呈正相关。膳食脂肪的种类也与癌症的发生有关，如饱和脂肪酸和动物油脂的摄入与肺癌、乳腺癌、结肠癌、直肠癌、子宫膜癌、前列腺癌危险性增加有关。

食物中膳食纤维过少，是发生结肠癌的危险因素。

维生素和矿物质是维持人体生理功能所必需的营养素，其缺乏和不足会导致人体生理功能紊乱，引起肿瘤。虽然有关维生素 C、D、E、胡萝卜素，以及锌、硒、钙等与癌症的相关研究很多，但在满足人体的生理需要后，额外补充这些膳食补充剂是否可以降低癌症的发病风险，迄今仍缺乏系统的、高质量的证据支持。

植物食物中的生物活性物质在预防和治疗癌症中有一定的辅助作用。

膳食中还存在很多致癌因素，如化学物质 N-硝基化合物、黄曲霉毒素、多环芳烃化合物、杂环胺类化合物等；食物残存的某些农药、重金属、激素、抗生素、二噁英、氯丙醇、丙烯酰胺，以及食品包装材料中残留的某些小分子物质等。

4. 慢性刺激与创伤

创伤和局部慢性刺激，如烧伤深瘢痕和皮肤慢性溃疡等，均可能发生癌变等。

5. 医源性因素

电离辐射，如 X 线、放射性核素，可引起皮肤癌、白血病等；细胞毒药物、激素、砷剂、免疫抑制剂等均有致癌的可能性。

(二) 内源性因素

1. 遗传因素

直接遗传的肿瘤并不常见，遗传因素只是增加机体发生肿瘤的风险或对致癌因子更加敏感，即所谓的遗传易感性。如家族性结肠腺瘤性息肉者，因存在胚系细胞 APC 基因突变，40 岁以后大部分均有大肠癌变；Brca-1、Brca-2 突变与乳腺癌发生相关，发生率达 80% 以上。

2. 免疫因素

先天性或后天性免疫缺陷容易导致恶性肿瘤的发生，如丙种蛋白缺乏症患者易患白血病和淋巴造血系统肿瘤，AIDS（艾滋病）患者恶性肿瘤发生率明显增高。

大多数恶性肿瘤发生于免疫机能"正常"的人群，主要原因是肿瘤能逃脱免疫系统的"监视"，并破坏机体免疫系统。

3. 内分泌因素

体内激素水平异常是肿瘤诱发因素之一，如雌激素和催乳素与乳腺癌有关，生长激素可以刺激癌的发展。

三、癌症的膳食防治

研究证据显示，癌症是可以预防的。很多流行病学，动物及临床试验都证明，调节饮食结构、增加蔬菜、水果、五谷、豆类的摄入，可以有效地预防癌症。

(一) 膳食结构与癌症

(1) 以植物性食物为主的膳食结构：罹患消化道癌症，如胃癌、食管癌发生率较高，但乳腺癌、前列腺癌的发生率较低。

(2) 以动物性食物为主的膳食结构：乳腺癌、前列腺癌高发，而胃癌、食管癌发生率较低。

(3) 地中海膳食：这种膳食结构富含植物性食物，加工程度较低，以当地、当季食物为主，以橄榄油为主要食用油，饱和脂肪酸供能较低（占总能量的7%~8%），奶类及其制品摄入量适宜，每周摄入适量的鱼类、禽类、少量蛋类，餐后常食新鲜水果，红肉摄入较少，多数成人有饮用葡萄酒的习惯。该膳食结构地区人群癌症死亡率比欧美国家低。

(二) 癌症预防的观念

癌症预防包括免于罹患和延迟癌症的发生，大部分针对其他慢性病的预防策略也适用于癌症预防。

降低癌症危险性的主要方法包括：避免食用烟草，摄入适量的膳食，避免接触致癌物质。

健康的饮食习惯有助于预防膳食相关的癌症和降低心血管疾病风险。坚持体育活动和保持健康体重，配合平衡膳食，可以明显降低癌症风险。

2007年11月世界癌症研究基金会和美国癌症研究中心发布报告《食物、营养、体力活动和癌症预防：全球视角》，该报告是专家组通过系统文献综述，对研究证据进行评议后得出结论，并由此作出推荐：

(1) 保持健康体重。保持体重在健康范围内，且在成年期避免超重。

目标：① 确保童年期和青春期体重增长，使其成年后的体重在正常体质指数的低端；② 在整个生命周期中，保持体重在健康范围内，并尽可能瘦；③ 在成年时期避免增重（体重或腰围）。

(2) 积极进行体力活动。将积极的体力活动作为日常生活中的一部分，即多走少坐。

目标：① 至少进行中等强度的体力活动，遵照或超过国家运动指南的要求；② 限制久坐的习惯。

(3) 以全谷物、蔬菜、水果和豆类为主的膳食。把全谷物、蔬菜、水果和豆类，包括杂豆类和大豆类，作为膳食的主要成分。

目标：① 每日至少从食物中摄入30g膳食纤维；② 绝大多数膳食中要包括全谷物、非淀粉类蔬菜、水果和豆类（杂豆和大豆）；③ 以植物性食物为主，每日至少摄入5份（至少400g）不同种类的非淀粉类蔬菜和水果；④ 如果把淀粉类根茎类农作物作为副食，尽可能每日摄入非淀粉类的蔬菜、水果和豆类。

(4) 限制摄入高脂肪、高碳水化合物或高糖的"方便食品"和其他加工食品。限制这些食物有助于控制能量摄入，有助于维持健康体重。

目标：限制摄入高脂肪、高碳水化合物或高糖的加工食品，包括"方便食品"、预处理食品、小吃、烘焙食品、甜点和糖果。

(5)限制红肉和加工肉类的摄入。红肉(如牛肉、猪肉和羊肉)的摄入不超过中等数量；尽量避免摄入加工肉类。

目标：如果摄入红肉，每周不超过3份。3份红肉相当于350~500g熟肉。如果要摄入加工肉类，则应尽可能少。

说明：① 红肉是指所有哺乳动物的肌肉，如牛肉、猪肉、羊肉、马肉等；② 加工肉类是指肉类经过腌制、发酵、熏制，或其他加工方式，以提升风味或改善存储的肉；③ 500g熟肉相当于700~750g生肉。

(6)限制摄入含糖甜饮料。每日以水和非甜饮料为主。

目标：不要摄入含糖甜饮料。

说明：含糖甜饮料是指加入游离糖的饮料，如蔗糖、果葡糖浆、蜂蜜、糖浆、果汁浓缩汁等。这些饮料包括苏打水、运动饮料、能量饮料、糖水，以及基于咖啡或茶的糖饮料。但不包括无糖饮料，或以甜味剂取代糖的甜饮料。

(7)限制酒精摄入。

目标：为预防癌症，最好不要喝酒。

说明：如果不能避免，饮酒量不要超过国家膳食指南的推荐量。孩童和孕妇不要摄入酒精饮料。

(8)不需要摄入膳食补充剂来预防癌症。强调通过膳食本身满足营养需求。

目标：不推荐摄入高剂量的膳食补充剂来预防癌症，要通过膳食本身满足身体的营养需求。

(9)母亲最好对婴儿进行完全母乳喂养。母乳喂养有益于母亲和婴儿。

目标：完全母乳喂养至少维持到婴儿6个月，此后坚持母乳喂养，添加适宜辅食直至2岁。

说明：完全母乳喂养是指仅仅给予婴儿母乳，不添加任何液体或固体食物。但允许婴儿接受口服补液，以及含有维生素、矿物质、膳食补充剂或药物的滴剂或糖浆。

(10)癌症患者要尽可能遵循专业的推荐。咨询专业医生，寻求适合自己的生活方式。

目标：① 所有的癌症患者均应接受来自专家的营养照护和体力活动指南；② 除非特殊情况，建议所有癌症患者在急性期的治疗后尽可能遵循癌症预防建议。

虽然该报告没有明确指出对烟草的限制，但研究显示，烟草与多种癌症，如肺癌、喉癌、口腔癌、唇癌、食管癌、膀胱癌等的发病明确相关。因此，癌症预防建议不要吸烟或咀嚼烟草。

每年的2月4日是世界癌症日。迄今人类尚未发现征服癌症的办法，但癌症的早期发现能大幅提高战胜它的概率,癌症筛查是癌症早期发现的重要手段。癌症筛查分为两类,一类是针对普通人群的筛查,适合所有人群,如乳腺癌、宫颈癌、结肠癌;另一类是针对高风险人群的筛查,如肺癌、前列腺癌等。每年做常规体检也能早发现一些癌症,所以对 20 岁以上的成年人来说,建议每年做 1 次常规体格检查。

> **健康小贴士**
>
> **胖瘦(BMI)与死亡风险**
>
> 2016 年 7 月,《柳叶刀》发表一篇纳入 10625411 名受试者的荟萃分析文章。结果表明,BMI 在 20.0~25.0kg/m² 的人群全因死亡率最低,低于或高于这一范围,死亡率均显著增加,即全因死亡率与 BMI 呈"U"形。
>
> BMI 18~25kg/m² 在世界卫生组织(WHO)的定义中为正常体重(我国为 18.5~23.9kg/m²)。上述研究包含了亚洲、澳大利亚和新西兰、欧洲及北美地区的 239 项前瞻性研究数据,平均随访 13.7 年。在校正地理区域、基线年龄、性别、慢性疾病史(冠心病、脑卒中、呼吸系统疾病、癌症)后,结果表明超重和肥胖依然和全因死亡率呈正相关。为了排除吸烟的影响,研究者还分析了从不吸烟、入组时无慢性疾病且随访≥5 年的受试者的数据。
>
> 当然,上述研究也有不足,即仅仅分析了 BMI 与死亡率的关系,无法解释脂肪及其分布甚至代谢因素产生的影响。

- 自查:你罹患癌症的风险有多大?

对照以下 10 项,每回答一个"是",则罹患癌症的风险即增加一分。

(1)吸烟;(2)超重/肥胖;(3)不注意防晒;(4)饮酒;(5)饮食随心所欲;(6)没有做好预防感染,如幽门杆菌、乙肝病毒等;(7)暴露于不必要的辐射,如 X 光;(8)少运动的生活方式;(9)未尽量避免(空气、水、食物)污染;(10)无定期体检。

测试题

1. 单选题

(1)下列关于癌症的描述错误的是_____。

　　A. 癌细胞可不受机体的控制迅速生长,形成肿块

　　B. 癌症就是绝症

C. 从癌细胞发展到癌症需要很长的时间

D. 癌症就是恶性肿瘤

(2)癌症的影响因素中不属于外源性因素的是_____。

A. 遗传因素　　　　　　　　　B. 生活方式

C. 自然环境与环境污染　　　　D. 医源性因素

2. 多选题

(1)下列关于膳食结构与癌症说法正确的是_____。

A. 膳食结构以植物性食物为主的人群消化道癌症(如胃癌、食管癌)发生率较高，但乳腺癌、前列腺癌的发生率较低

B. 膳食结构以动物性食物为主的人群乳腺癌、前列腺癌高发，而胃癌、食管癌发病率较低

C. 膳食结构为地中海膳食的人群癌症死亡率比欧美国家低

D. 以上说法都错误

(2)以下关于预防癌症的膳食指南表述正确的是_____。

A. 保持体重在健康范围内，且在成年期避免超重

B. 将积极的体力活动作为日常生活中的一部分，即要多走少坐

C. 把全谷物、蔬菜、水果和豆类，包括杂豆类和大豆类，作为膳食的主要成分

D. 限制摄入高脂肪、高碳水化合物或高糖的方便食品和其他加工食品

(3)以下关于癌症筛查分类的描述正确的是_____。

A. 针对普通人群的癌症筛查，适合所有人群

B. 针对高风险人群的癌症筛查

C. 针对特殊职业工作人群的癌症筛查

D. 针对女性人群的癌症筛查

本章测试题答案

第一节　判断题(1)√　(2)×　(3)√　(4)√

第二节　1. 单选题(1)B

　　　　2. 多选题(1)AB　(2)ABCD　(3)ABCD　(4)ABD　(5)ABCD

第三节　单选题(1)A　(2)B　(3)C　(4)D　(5)C

第四节　单选题(1)C　(2)D　(3)A

第五节　1. 单选题(1)B　(2)A　　2. 多选题(1)ABC　(2)ABCD　(3)AB

第十六章 食品安全

"民以食为先,食以安为先",食品安全的重要性可见一斑。而国内出现的瘦肉精、苏丹红、地沟油、三聚氰胺等事件,使人们对食品安全顾虑重重。食品中存在哪些安全隐患?如何防止食品安全事件的发生?

☞ **本章主要内容:**

1. 基本概念
2. 食品的微生物和化学性污染及预防
3. 食品接触材料的卫生问题
4. 食品添加剂
5. 转基因食品
6. 食物中毒

☞ **本章学习目标:**

1. 掌握基本概念
2. 掌握食品微生物污染和预防
3. 掌握食品添加剂使用原则
4. 熟悉转基因食品的安全性评价

第一节 概 述

食品是指各种供人食用或者引用的成品和原料,以及按照传统既是食品又是药品的物品,但是不包括以治疗为目的的物品。食品安全关系着广大民众的身体健康,甚至生命安全,也关系着国家的经济发展和社会稳定。

一、基本概念

(一)食品安全(food safety)

狭义的食品安全,是指食品的种植/养殖、加工、包装、储存、运输、销售、消费等活动符合国家强制标准和要求,不存在可能损害或威胁人体健康的有毒、有害物质导致消费者病亡或危及消费者及其后代的隐患。我国《食品安全法》(2015年修订)对食品安全的定义是,食品应无毒、无害,符合应当有的营养要求,对人体健康不造成任何急性、亚急性或慢性危害。

广义的食品安全主要是指食物的供给,即食物对于民众而言是否足够,即食物的分配公平,以及确保食物供应的可及性和可持续性。

(二)食品卫生(food hygiene)

为保障人体健康不受损害,在食品的生产、收获、加工、运输、储存、销售等环节,防止食品被有害物质污染而所采取的各种措施。与食品安全相比,食品卫生侧重过程安全,而食品安全既强调过程安全,也强调结果安全,比食品卫生更为全面。

(三)食品污染(food contamination)

食品污染是指食物从农田到餐桌的各个环节导致的外源性有害物质进入食物,或食物成分发生化学反应而产生有害物质,从而导致食品的安全性、营养性和/或感官性状发生变化的过程。食品污染分为生物学污染(微生物、寄生虫、昆虫等污染)、化学性污染(农药、兽药、重金属、食品包装材料等)和物理性污染(杂物、放射物等)。

(四)食源性疾病(foodborne disease)

食源性疾病是指通过食物进入人体的各种因子所引起的、一般具有感染或中毒性质的一类疾病。

(五)食物中毒(food poisoning)

食物中毒是指摄入含有生物学、化学性有毒有害物质的食品或把有毒有害物质当作食品摄入所引起的非传染性的急性、亚急性疾病。

(六)食品添加剂(food additives)

为改善食品品质和色、香、味,以及为了防腐、保鲜和加工工艺的需要而加入食品中的人工合成或天然物质,称为食品添加剂。

(七)转基因食品(genetically modified food, GMF)

利用转基因技术使基因组构成发生改变的生物直接生产的食物或为原料加工制成的食物,称为转基因食品。

- 自查:日常生活中,你最关注哪类食品安全问题?

测试题

判断题

(1)广义的食品安全主要是指食物的供给,即食物对于民众而言是否足够,即食物的分配公平,以及确保食物供应的可及性和可持续性。 ( )

(2)食品卫生是指为保障人体健康不受损害,在食品的生产、收获、加工、运输、储存、销售等环节,防止食品被有害物质污染而所采取的各种措施。 ( )

(3)食源性疾病是指通过食物进入人体的各种因子所引起的、一般具有感染或中毒性质的一类疾病。 ( )

(4)食品添加剂是为改善食品品质和色、香、味,以及为了防腐、保鲜和加工工艺的需要而加入食品中的天然物质。 ( )

第二节 食品微生物的污染及预防

食品污染(food contamination)是指食品中混入外源性的有毒有害物质,或食品自身成分发生化学反应从而产生有毒有害物质,进而造成食品安全性、营养性和/或感官性状发生变化的过程。食品从农田到餐桌的过程,即从种植(或养殖)到生产、加工、存储、运输、销售、烹调等环节,都存在受到某些有毒有害物质或微生物污染的可能,从而降低食品卫生质量,并可能对人体造成危害。

食品中的污染物按照其性质一般分为生物性、化学性和物理性三大类,其中生物性污染最为常见，生物性污染物包括微生物、寄生虫、昆虫等。而微生物污染物包括细菌及细菌毒素、真菌及真菌毒素、病毒等，而细菌、真菌及其毒素是最常见的微生物污染物。

一、食品中微生物的生长条件

食品中的微生物按照其对人体的致病能力，分为致病性微生物、相对致病性微生物和非致病性微生物。致病性微生物可以对人体产生直接的危害；相对致病性微生物一般情况下对人体无害，但特定调节下对人体产生危害；非致病性微生物对人体不会产生直接危害，但一般引起食物的腐败变质。

食品中微生物的生长需要下列条件：

1. 食品成分

食品中的营养素是微生物的良好培养基，在适当的条件下会被微生物分解利用，从而导致食品的营养价值降低，甚至产生有害成分。

食品中的游离水（free water）是微生物生存的基础，每种微生物在食品中生长繁殖都有其最低的水分活度（water activity，A_w）要求，水分活度是指食品中水的蒸气压 P 与相同温度下纯水的蒸气压 P_0 的比值，即 $A_w = P/P_0$，其值介于 0 和 1 之间。一般情况下，细菌生长需要 $A_w > 0.9$；酵母菌需要 $A_w > 0.87$；真菌需要 $A_w > 0.8$。

有些食品中含有天然的抑菌成分，如鸡蛋清中的溶菌酶、鲜乳中的乳铁蛋白等，能在一定时间内防止食品腐败。

2. 食品的理化性质

（1）pH 值：大多数细菌能够在 pH=7.0 左右环境中生活，少数细菌能耐受 pH=4.0。通常情况下，细菌对酸的耐受不如酵母菌和真菌，故酸性食品的腐败变质主要是由酵母菌和真菌引起的。人们所喜爱的泡菜、酸菜，就是通过降低食物的 pH 值，从而更好地保存食物。

（2）渗透压：当微生物处在低渗或高渗的环境下时，会吸收水分或发生脱水，均导致其死亡。日常生活中常常使用腌制、糖渍等提高渗透压的方法，以达到较长时间保存食物不腐败的目的。

（3）生物结构：食物本身固有的结构能够抵御微生物的侵袭和破坏，如禽蛋的外壳，完整的食物果实、种子等。当食物破碎时，微生物更容易侵入。所以，不完整的食物，如破损或切开的食物，尤其容易腐败变质。

3. 环境因素

(1)温度：虽然微生物分为嗜冷(-10~20℃)、嗜温(20~45℃)和嗜热(45℃以上)三大类，但它们均可在20~45℃生长，所以夏秋季节是各国食物中毒的高发时间。

(2)湿度：环境湿度对于食品的Aw和食品表面微生物的生长有较大影响。在梅雨季节，粮食可因吸潮而发霉。

(3)氧气：微生物分需氧、厌氧和兼氧型三类，但绝大多数微生物是需氧的。

二、食品细菌污染的指标

食品中存活着大量的细菌，其中绝大多数为非致病性细菌，但它们与食品腐败变质有关，也可能具有相对致病性。因此，细菌污染是评价食品卫生质量的重要指标。食品中常见的细菌有假单胞属、黄单胞杆菌属、微球菌属、芽孢杆菌属、肠杆菌科、弧菌属、嗜盐杆菌属、乳杆菌属等。

食品的细菌菌相是指共存于食品中的细菌种类及其相对数量构成，其中相对数量较多的细菌称为优势菌。细菌菌相及其优势菌决定了食品发生腐败变质的程度和特征。例如，假单胞菌主要分解蛋白质，产碱杆菌主要分解脂肪。而反映食品卫生质量的细菌污染指标主要有菌落总数和大肠菌群。

(1)菌落总数(aerobic plate count)：在被检测样品的单位质量(g)、容积(mL)内，在严格规定的条件下(培养基及其pH值、培养温度、培养时间、计数方法等)培养所形成的细菌菌落总数，以菌落形成单位(colony formation unit, CFU)表示。

菌落总数是食品被细菌污染程度的标志，同时也用来预测食品的耐保藏性。正常情况下，食品中的细菌数量越高，食品腐败变质的速度越快。

(2)大肠菌群(coliform)：包括埃希氏菌属、柠檬酸杆菌属、肠杆菌属和克雷伯氏菌属，均来自人和温血动物的肠道，因此，大肠菌群指标是食品受到人与温血动物粪便污染的指示菌。同时，大肠菌群与肠道致病菌来源相同，且在体外的生存时间相似，也作为肠道致病菌污染食物的指示菌。

当食品中的大肠菌群数量较低时，采用相当于每g(mL)食品中大肠菌群的最可能数量(most probable number, MPN)表示；当食品中的大肠菌群数量较高时，采用平板计算培养后大肠菌群的菌落数，结果表示为每g(mL)样品中大肠菌群的菌落数[CFU/g(mL)]。

局限性：大肠菌群是嗜温菌，在5℃以下基本不能生长，对于低温菌占优势的水产品，特别是冷冻食品适用性较差。

三、真菌与真菌毒素

真菌(fungi)是一类不含叶绿素，无根、茎、叶，具有细胞壁的真核细胞型微生物。真菌在自然界中分布广泛，某些真菌可以被加工为食品，但在某些条件下可以造成食品腐败变质。真菌本身可以引发人类疾病，其代谢产物对人和动物产生毒性。

真菌毒素是指真菌在其所污染的食品中产生的有毒代谢产物。真菌毒素一般具有耐高温、无抗原性、主要侵害实质性器官等特点。

(一)真菌产毒条件

真菌产毒条件与细菌繁殖条件相似。

(1)基质：食物中的营养素。目前对人类危害较大的真菌毒素为玉米和花生中的黄曲霉及其毒素、小麦和玉米中的镰刀菌及其毒素，以及大米中的青霉及其毒素。

(2)水分：一般情况下，粮食 A_w<0.7，真菌无法生长。粮食水分为 17%~18% 时真菌最容易繁殖产毒，而粮食水分≤14%、大豆水分≤11%、干菜干果水分≤30% 时，微生物很难生长。

(3)温度：大多数真菌繁殖的温度为 25~30℃，低于 0℃ 或高于 30℃ 时，真菌的产毒能力减弱或消失。

(4)湿度：一般情况下，粮食中水分与环境相对湿度达到平衡，在相对湿度 70% 时，真菌基本不能产毒。

(5)氧气：除毛霉、庆绿曲霉可以耐受较高的二氧化碳浓度，大部分真菌需要氧气才能繁殖与产毒。

(二)重要的真菌毒素

1. 黄曲霉毒素(aflatoxin，AF)

AF 是黄曲霉和寄生曲霉的代谢产物。AF 是一类结构类似的化合物，分为 B、M、G 等，食品卫生监测中以 AFB1 为污染指标。

AF 主要污染粮油及其制品，以玉米、花生和棉籽油的污染最常见，还会污染稻谷、小麦、大麦、豆类等。我国干果类食品(如胡桃、杏仁、榛子等)，动物性食品(如乳及乳制品、咸鱼等)以及干辣椒，均有 AF 污染的报道。

AF 主要的侵害靶器官是肝脏，能产生急性和慢性肝毒性，且是目前公认的最强化学致癌物。国际癌症研究机构(IARC)将黄曲霉毒素B1列为人类致癌物，主要引起肝癌，还可诱发其他部位的癌症，如胃癌、肾癌、直肠癌等。

主要的预防措施是防止食物发生霉变，粮食收获时及时筛除霉变的颗粒；粮食收获后要及时将水分含量降到安全水分下，如：保持粮食的水分<13%，玉米水分<12.5%，花生水分<8%。一旦粮食发霉，少量情况下可以用挑选法去除霉粒或陶土/活性炭吸附；量多时，则可通过水搓洗、加碱破坏、紫外灯照射、氨气处理等方法去除毒素。培育抗霉新品种也是一种防霉策略。

目前，我国制定了食品中AF的限量标准以控制AF对人体的危害。我国主要食品中AFB1限量标准：玉米、玉米油、花生、花生油中AFB1≤20μg/kg；玉米及花生制品(按原料折算)中AFB1≤20μg/kg；大米、其他食用油中AFB1≤10μg/kg；其他粮食、豆类、发酵食品中AFB1≤5μg/kg；但婴幼儿配方食品等特殊膳食用食品中AFB1≤0.5μg/kg。

2. 展青霉素

展青霉素是扩展青霉、细小青霉、土曲霉和巨大曲霉等多种真菌产生的有毒代谢产物，主要存在于霉变的面包、香肠，以及香蕉、梨、菠萝、山楂、苹果、葡萄等水果中。预防展青霉素的首要措施是防霉，我国食品安全国家标准(GB 2761)规定，山楂、苹果及其制品，以山楂或苹果为原料制成的饮料和酒类中，展青霉素的限量为50μg/kg。

- 自查：在夏季，你如何对待生冷食物？

测试题

单选题

(1) 食品中的污染物按其性质一般分为_____。

　　A. 生物性　　　　B. 化学性　　　　C. 物理性　　　　D. 以上全部

(2) 食品中微生物的生长需要条件不包括_____。

　　A. 食品中的天然抑菌成分　　　　B. 水分活度要求

　　C. 食品的理化性质　　　　　　　D. 环境因素

(3) 黄曲霉素是目前公认的最强化学致癌物，其主要的靶器官是_____。

　　A. 小肠　　　　　B. 肝脏　　　　　C. 肾脏　　　　　D. 神经系统

第三节　食品的腐败变质及预防

食品腐败变质（food spoilage）是指食品在以微生物为主的各种因素下，其原有的化学性质或物理性质发生变化，其营养价值降低的过程。

一、食品腐败变质的条件

(一) 微生物

虽然细菌、酵母菌和真菌均可以引起食物腐败变质，但细菌最为常见。微生物通过分解食物中的蛋白质、碳水化合物或脂肪使食物腐败。

(二) 食品本身的性质

(1) 食品的酶：动植物在宰杀或收获后的一定时间内，其所含的酶类要持续进行一些生物化学过程，如肉的后熟，粮食、蔬菜水果的呼吸作用等。

(2) 食品的成分：水分是微生物生存繁殖的基础，营养素是微生物的良好培养基。

(3) 食品的性质：如 pH 值、渗透压等。

(4) 食品的状态：完整的食品可以抵御外来微生物的侵袭。

二、食品腐败变质的过程

(1) 蛋白质分解。富含蛋白质的食品，如鱼、肉、禽、蛋、奶和大豆类食品等，蛋白质分解是其腐败的主要特征。由于蛋白质分解产物是各种胺类以及硫化物，该种类食品的腐败会产生明显的、令人不愉快的气味。

(2) 脂肪分解。脂肪分解主要产生醛类、酮类和酸类产物，产生特殊的刺激性气味——哈喇味。但脂肪的分解受很多因素的影响，如脂肪酸本身的饱和程度，不饱和脂肪酸含量越高，越容易分解；环境中的氧气、食品中的微生物数量、食物的天然抗氧化物质以及可能抗氧化的食品添加剂，也能影响脂肪的分解。

(3) 碳水化合物分解。富含碳水化合物的食品主要有谷物类、蔬菜水果类食品。碳水化合物在微生物或食品自身组织酶作用下，产生双糖、单糖、有机酸、醇、醛等变化，导致食品的酸度上升。

三、食品腐败变质指标及意义

(1)感官鉴定。通过视觉、嗅觉、触觉甚至味觉等感觉器官对食品的状态进行鉴定。但有些食品的腐败变质不分解三大营养物质,通过感官难以识别,如沙门氏菌污染。

(2)物理指标。主要是食物中蛋白质、脂肪分解时,低分子物质增加,其浸出物含量、浸出物电导度等指标发生变化。

(3)化学指标。微生物分解食物会导致食品的化学组成发生变化,并产生很多腐败性产物,直接测定即可判断食品的质量。

过氧化值:脂肪酸败的最早期指标。

酸价:脂肪酸败的晚期指标。

挥发性盐基总氮:是鱼、肉类蛋白腐败的指标。

三甲胺:是反映鱼、虾等水产品新鲜程度的指标。

pH 值:食品腐败开始时降低,但随后上升。

(4)微生物检测。常用指标为菌落总数和大肠菌群。一般情况下,如果食品中的活菌数达到 10^8 CFU/g 时,认为该食物处于初级腐败阶段。

(5)食品腐败变质时,首先,食品营养成分分解,食品的营养价值降低;其次,腐败变质食品中的微生物可以分解食物,产生各种代谢物,如胺类、有机酸、脂质过氧化产物等,以及微生物在分解营养素过程中产生的毒素等,均会对人体造成不良影响。因此,对食品的腐败变质要及时鉴定,并严加控制。

四、防止食品腐败变质的方法

基于微生物生长繁殖的条件,食品保藏的原理是控制食品的温度、湿度、pH 值、渗透压等,抑制或杀灭食物中的微生物,达到防止食物腐败变质的目的。

(一)食品的化学保藏

(1)改变渗透压:盐腌渍(>10%)和糖渍(60%~65%),提高渗透压。

(2)改变 pH 值:酸渍,降低 pH 值至 4.5 以下时,大多数微生物无法正常繁殖。

(3)防腐剂:按照我国食品添加剂使用标准 GB 2760 规定,使用防腐剂和抗氧化剂,防止食物腐败变质。

(二)食品的低温保藏

主要是控制食物中酶类的活性,以及微生物的生长繁殖。

(1)低温冷藏:一般在-1~10℃,抑制微生物生长繁殖。

(2)低温冷冻:一般指-18℃以下,几乎所有的微生物不能繁殖。

(三)食品的杀菌保藏

(1)常压杀菌:巴氏杀菌是最常见的方法。低温巴氏杀菌是指温度63℃持续30分钟的杀菌方法;高温巴氏杀菌是指温度72℃持续15秒钟的杀菌方法。巴氏杀菌法适合乳类、pH值低于4的蔬菜汁、水果汁、啤酒等液态食物,能最大限度地保存食品原有的性质。

(2)加压杀菌:通常温度为100~121℃,常用于肉类制品、中低酸性罐头食品的杀菌。可以杀灭繁殖型和芽孢型细菌。用此法消毒过的食品可以保存较长的时间。

(3)超高温瞬时杀菌:是一般保持在120℃以上数秒钟,且迅速冷却至室温的杀菌方法。该方法即能满足杀菌要求,又可以最大限度地保持食品原有的性质。

(4)微波杀菌:目前使用915MHz和245MHz两个频率进行微波杀菌。前者用于含水量高的食品,后者用于含水量较低的食品。微波杀菌的特点是快速、节能,且对食品的品质影响较小。

(四)食品的脱水保藏

脱水是指把食品水分降至15%以下,或A_w值在0.00~0.60之间,以抑制微生物生长,脱水后,食品可以在常温下较长时期的保存。方便面中的蔬菜包就是使用该方式保藏。

(五)食品的辐照保藏

该方法目前主要使用^{60}Co和^{137}Cs产生的γ射线,以及电子加速器产生的低于10MeV的电子束进行杀菌。辐射保藏并不仅限于食品的杀菌、灭虫,还可用于抑制蔬菜发芽、延迟果实后熟等。

辐射保藏的优点是射线穿透力强,对包装材料和体积没有特殊要求;冷加工,对食品的感官性状和营养成分影响较小;不会有非食品成分的残留等。但辐照的剂量应低于10kGy。

- 自查:你日常保存食物的方式是怎样的?

第十六章 食品安全

测试题

单选题

(1) 下列不属于食品腐败变质的条件的是_____。
  A. 微生物　　　　　　　　　　B. 水分和营养素
  C. 食品的酶　　　　　　　　　D. 完整的食品状态
(2) 食品腐败变质的过程不包括_____。
  A. 蛋白质分解　　　　　　　　B. 矿物质分解
  C. 脂肪分解　　　　　　　　　D. 碳水化合物分解
(3) 对于食品的低温保藏中的低温冷冻是指_____。
  A. 一般指-18℃以下　　　　　　B. 一般指-10℃以下
  C. 一般指-8℃以下　　　　　　 D. 一般在-1~10℃

第四节　食品的化学性污染及预防

食品的化学性污染来源途径复杂，不容易控制；受到污染的食品给人在感官上感觉没有明显变化，不容易鉴别；食品中的化学性污染物一般性质稳定，不容易清除；且污染物可以通过食物链富集，容易对人类造成危害。

化学性污染物主要有农药和兽药的残留，有毒金属（如铅、汞、砷、镉）的污染，以及N-硝基化合物、苯并 a 芘、杂环胺类化合物、丙烯酰胺，还有食物接触材料等。

一、农药和兽药残留及其预防

农药和兽药的使用显著增加农产品的产量，但有些农药和兽药品种长期使用的话，容易残留在农产品和食品中，从而影响人体健康。

(一) 农药

农药是指用来预防和控制农业、林业的有害生物，以及有目的地调节植物、动物生长的化学合成或天然物质的单独或联合混合物。农药残留是指由于使用农药而在食品、农产品和动物饲料中出现的任何特定物质，如农药转化物、代谢物、反应物等。目前，我国食品中农药的最大残留限量应符合食品安全国家标准《食品中农药最大残留限量》

(GB 2763—2019)。

目前,我国主要使用的农药有有机磷类、拟除虫菊酯类、氨基甲酸酯类和有机氯类,此外还有杀菌剂、除草剂等。有机氯类农药中的有些品种具有高残留性、长半衰期,目前已经停止使用,但其残留物依然要符合 GB 2763—2019 的规定。抑制胆碱酯酶活性,从而产生神经系统症状,是有机磷类农药的主要急性毒性作用。有机磷农药的慢性毒性作用主要表现在神经系统、血液系统和视觉损伤。拟除虫菊酯类农药也主要作用于神经系统,但毒性较低。氨基甲酸酯类农药与有机磷农药的作用机制相似,抑制乙酰胆碱酯酶活性,但毒性较有机磷弱。

影响食品中农药残留的因素主要有:① 农药对农作物产生直接污染;② 农作物从污染的环境中吸收有毒物质;③ 农药对食品动物的污染;④ 农药通过食物链污染食品;以及食品在存储、加工、运输、销售过程中产生污染等。

(二) 兽药

兽药是指用于预防、治疗,以及诊断动物疾病或有目的调节动物生理机能的物质,包括血清制品、疫苗、诊断制品、微生态制品、中药材、中成药、抗生素、生化药品、放射性药品及外用杀虫剂、消毒剂等。兽药残留是指动物产品的任何食用部分中在食品动物用药后,其与该药物有关的物质残留,包括原型药物和/或代谢物。我国食品中的兽药残留限量应符合食品安全国家标准《食品中兽药最大残留限量》(GB 31650—2019)。

影响食品中兽药残留的因素主要有:① 药物的滥用;② 违规使用药物;③ 不按照规定使用饲料添加剂等。

目前,我国农药和兽药的使用有一套比较完善的管理体系,包括登记注册、生产许可、经营和使用、残留限量标准等预防控制措施。

二、有毒重金属污染及预防

自然界的一些金属元素是人体所必需的,如铁、锌、铜等,但在过量摄入时能够产生毒性作用,危害身体健康。自然界还存在一些金属元素,即使在较低的摄入量下,也能干扰人体的正常生理功能,并产生毒性作用,如铅、镉、汞、砷等。

有毒重金属主要通过农药使用和工业"三废"的排放污染环境,从而对食品造成直接或间接的污染,如有机砷、有机汞类的农药;工业上的废渣、废气、废水的排放等。此外,食品在加工、存储、运输和销售过程中使用或接触金属设备、管道、容器等,从而受到污染。而在有些地区,环境中某些金属元素含量较高,从而使得该地区的动植物中该金属元素的含量较高,如我国东北一些地区砷含量较高。

预防重金属污染的主要措施包括：① 严格监管"三废"排放；② 监管农田灌溉和渔业养殖用水；③ 合理使用农药，并限制食品加工、存储、运输和销售过程中重金属的污染；④ 制定食品中有毒重金属的限量标准，并加强监管。

三、多环芳烃化合物污染及其预防

多环芳烃化合物是一类具有较强致癌作用的化合物，种类很多，迄今已经鉴定出 100 多种。苯并(a)芘是其中被研究得较为充分的典型代表。

苯并(a)芘[benzo(a)pyrene，B(a)P]是 5 个苯环构成的多环芳烃。主要来自各种有机物，如煤、油、木材、脂肪、香烟等的不完全燃烧。

食品来源：① 食品成分在高温烹调加工过程中发生热解或热聚反应形成，是食品中多环芳烃的主要来源；② 食品烘烤或熏制受到污染；③ 食品加工中受机油和食品接触材料的污染等。

苯并(a)芘为间接致癌物，且人群流行病学调查显示，食品中苯并(a)芘含量与胃癌的发病有关。

主要的预防措施：避免食物被污染，不要熏制、烘烤食品，或食品加工过程避免食品直接接触炭火；不在柏油马路上晾晒粮食和油料种子，防止沥青中苯并(a)芘的污染。

四、杂环胺类化合物污染及其预防

食物中蛋白质(氨基酸)在加工烹调过程中受到高温作用，会产生杂环胺类化合物。

膳食中杂环胺的水平主要取决于食物的烹调方式、烹调温度和烹调时间。一般而言，温度越高、时间越长、水含量越少，杂环胺的产量越高。温度对杂环胺产生的影响十分显著，当温度从 200℃上升到 300℃时，杂环胺的产量增加 5 倍。杂环胺的来源具体分为如下两方面：

(1)烹调方式：由于水分是杂环胺形成的抑制因素，采用炸、煎、炒、烤和烧此类烹调方式时，水分较少、温度较高，且烹调器具与食物直接接触，杂环胺产生量较多。而煮、蒸、炖、焖、煨等烹调方式水分较多，温度较低，杂环胺的产生量相对较低。

(2)食物成分：在其他条件不变的情况下，即当烹调的温度、时间和水分相同时，富含蛋白质的食物产生杂环胺量较多。美拉德反应(Maillard reaction)可以促进杂环胺的生成。

杂环胺的靶器官为肝脏，对多啮齿类动物具有致癌性，但尚无证据表明杂环胺对人类有致癌性。

改变不良的烹调方式,是避免摄入过多杂环胺的有效方法。由于膳食纤维能够吸附杂环胺并降低其生物活性,故而充足的蔬菜水果有助于预防杂环胺导致的健康损害。

五、丙烯酰胺污染及其预防

丙烯酰胺(acrylamide,AA)是食品加工过程中产生的化学性污染物,主要来源于高温油炸和烘焙等加工过程。AA 含量较高的食品是薯类制品,如炸薯片(752μg/kg)、咖啡(509μg/kg)、谷物(343μg/kg)等。面包、油条、薯条等油炸和焙烤淀粉类食品,也含有大量的 AA。

AA 主要由天门冬酰胺与还原糖如葡萄糖、果糖、麦芽糖等在高温下发生美拉德反应生成。但在加热情况下,单独的天门冬酰胺或单独的还原糖不会产生 AA。

食品加工过程中,影响 AA 产生的因素较多,如食品的成分、pH 值、含水量、烹调温度和时间等。一般情况下,温度越高,AA 产量越大,食品 pH 值接近中性时,AA 的产生较多。

AA 的毒性作用体现在对中枢神经系统的损害、生殖毒性、遗传毒性以及致癌性。

预防 AA 产生的主要途径是改变烹调方式,避免烹调温度过高、时间过长。通过改变食品加工工艺也可以降低 AA 的产生,如降低食品 pH 值,用非还原糖(如蔗糖)代替还原糖,食品加工过程中加入抗氧化剂等。

健康小贴士

膳食营养与膳食安全

食品中的不安全因素,如微生物、化学性因子所造成的影响,是与机体对此的反应有关的。如,同样数量的微生物入侵,同样剂量的化学物质的摄入,不同的人非常可能有不同的反应:有的人上吐下泻,而有的人则可能没有反应,原因是他的身体具有更强大的代偿能力,能够处理掉这些有害的物质。而营养的作用就在于此。膳食的平衡和合理营养,能够使人的身体更强壮,增强抵抗力,从而保护机体健康。

所以,膳食营养与膳食安全对于人体健康而且都非常重要。

• 自查:你最喜爱的烹调方式是什么?

测 试 题

判断题

(1) 影响食品中兽药残留的因素主要：有药物的滥用；违规使用；不按照规定使用饲料添加剂等。（　）

(2) 有机氯类农药中的有些品种属于高残留性、长半衰期，目前已经停止使用。（　）

(3) 有毒重金属主要通过农药使用和工业"三废"的排放污染环境，从而对食品造成直接或间接的污染。（　）

(4) 多环芳烃化合物是食品加工过程中产生的化学性污染物，主要来源于高温油炸和烘焙等加工过程。（　）

(5) 杂环胺主要由天门冬酰胺与还原糖如葡萄糖、果糖、麦芽糖等在高温下发生美拉德反应生成。（　）

第五节　食品接触材料的污染及预防

食品的质量安全直接影响着国民健康，包装材料作为食品的重要组成部分，其安全性应得到控制和监督。

食品接触材料及制品（food contact materials and articles）是指各种已经或预期可能与食品接触，或其成分可能转移到食品中的材料和制品，如食品生产、加工、包装、运输、储存，以及消费过程中用于食品的包装材料、容器、工具和设备，以及可能直接或间接接触食品的油墨、黏合剂、润滑油等。

食品接触材料及制品的总迁移量应符合产品安全标准中对于总迁移限量的规定。

保证添加剂的使用安全，是保证食品接触材料及制品安全的重要前提。添加剂的使用应遵守食品安全国家标准《食品接触材料及制品用添加剂使用标准》（GB 9685—2016）。

一、食品接触用塑料材料和制品

塑料制品是指以树脂或塑料材料为原料，添加或不添加添加剂或其他物质，成型加工为具有一定形状并在正常使用条件下能保持其既定形状的制成品。

食品接触用塑料材料及制品是指食品生产、加工、包装、运输、储存和使用过程中，各种已经或预期与食品接触，或其他成分可能转移到食品中的各种塑料材料及制品。

(一) 常用塑料的安全问题

(1) 聚乙烯 (polyethylene, PE)：饱和聚烯烃，由于相容性差，能加入的添加剂种类很少。难以印上彩色图案，吸水性差，但可以耐受大多数的酸和碱，且低温下柔韧性好，制成的薄膜即使在-40℃仍然可以保持柔韧性。聚乙烯主要用于制成薄膜或食具，或吸管、砧板等。聚乙烯有一定的通透性，放入密闭聚乙烯袋中的食物会返潮。聚乙烯溶于油脂，若用聚乙烯制成的容器存放食用油脂，会因低分子量聚乙烯的迁移而带有腊味。聚乙烯和聚乙烯单体的毒性都较低，是最安全的塑料。

(2) 聚丙烯 (polypropylene, PP)：其透气性是聚乙烯的50%，防潮性好，耐热性和耐油性比聚乙烯好，能够印刷，但缺点是加工性能差，主要用于薄膜尤其是复合薄膜制造，以及各种食品瓶盖、啤酒桶、耐低温和高温的食品容器，如保鲜盒、微波炉使用的容器等。其毒性与聚乙烯相似。

(3) 聚苯乙烯 (polystyrene, PS)：不耐热、不耐油，不适合存放富含油脂以及酸性、碱性的食物。PS 曾广泛用于一次性方便饭盒 (泡沫聚苯乙烯)。聚苯乙烯无毒，但苯乙烯单体及其降解物苯、甲苯、乙苯、异丙苯等有一定毒性。

(4) 聚氯乙烯 (polyvinyl chloride, PVC)：低温下容易脆化。加工过程中需要使用各种添加剂，如增塑剂、稳定剂、抗氧化剂、抗静电剂等。PVC 成型产品分为硬质、半硬质和软质三种，这三种产品加入的增塑剂分别为<10%、10%~30%、30%~50%。聚氯乙烯的单体有致癌性，主要表现在神经系统、骨骼和肝脏。

(5) 聚碳酸酯 (polycarbonate, PC)：双酚 A 为环境内分泌干扰物，中间体苯酚对肝脏、肾脏功能有损害作用。我国禁止 PC 婴幼儿奶瓶和其他含双酚 A 的婴幼儿奶瓶。

(6) 三聚氰胺甲醛塑料 (melamine-formaldehyde, MF)：又称为密胺塑料，是三聚氰胺与甲醛的聚合物。可以耐受120℃高温、-30℃低温；耐冲击，不易破碎；耐油、耐醇、耐污染，可以制成各种色彩的仿瓷食具和餐具。但有可能存在游离甲醛问题。

(7) 聚对苯二甲酸乙二醇酯 (polyethylene terephthalate, PET)：主要用于制造食品容器和薄膜，尤其是复合薄膜、饮料瓶、油瓶、调味瓶等。PET 本身无毒，但加工过程中使用的催化剂中可能残留金属、游离乙醛等。

(8) 聚酰胺 (polyamide, PA)：又称为尼龙，主要制造成薄膜、过滤网等。尼龙本身无毒，但未聚合的单体可导致神经衰弱。

(二) 安全评估指标

安全评估指标主要包括树脂、塑料材料及制品的总迁移量，高锰酸钾消耗量，重金属，脱色试验等，均应符合规定。食品接触用塑料材料及制品中化学物质的特定迁移量、最大残留量和特定迁移量总限量应符合相关规定。

二、食品接触用橡胶材料及制品

食品接触用橡胶材料及制品是以天然或合成橡胶为主要原料，以特定的助剂辅助制成的，如奶嘴、瓶盖、高压锅垫圈、输送食品原料、辅料、水的管道等。

(一) 主要安全问题

(1) 天然橡胶：没有单体，且不分解，不会被人体吸收，毒性主要是基料中的杂质和加工过程中使用的添加剂。

(2) 合成橡胶：毒性主要是单体和添加剂。合成橡胶中的硅橡胶化学成分是聚二甲基硅烷，性质稳定，毒性小，耐热性、电绝缘性和耐老化性均较好，在食品加工业使用广泛，目前90%以上的奶嘴都是用硅橡胶制成。

(3) 添加剂：橡胶制品需要通过高温硫化成型，硫化促进剂可以使其具有良好的弹性。但硫化过程可能产生各种类型的亚硝胺。GB 9685 中对允许使用的橡胶类食品接触材料及制品有明确规定。

(二) 安全评估指标

安全评估指标主要包括总迁移量、高锰酸钾消耗量、重金属(铅)、锌迁移量、N-亚硝胺迁移量、N-亚硝胺可生成物迁移量等。

三、食品接触用涂料和涂层

食品接触用涂料是指覆盖在食品接触材料及制品的直接与食品接触面上形成的具有保护和/或影响技术性能的层或薄膜，经固化成膜后形成涂层，具有防腐、防粘等作用。可分为高温成膜涂料和非高温成膜涂料。高温固化成膜涂料有环氧酚醛涂料、水基改性环氧树脂涂料、有机硅防粘涂料、有机氟防粘涂料等。

(一) 主要安全问题

有机硅防粘涂料以聚硅氧烷为成膜物质，安全性较高；有机氟防粘涂料包括聚氟乙烯、聚四氟乙烯、聚六氟丙烯等，尤其以聚四氟乙烯涂料最为常用。聚四氟乙烯本身较为安全，但胚料在喷涂前，常用铬酸盐处理，涂料中会有铬残留；同时，聚四氟乙烯在

280℃会发生裂解，产生有毒的氟化物，所以一般限制在250℃以下使用。经环氧酚醛涂料或水基改性环氧树脂涂料成膜后，涂层中可能含有游离酚和甲醛。

(二) 安全评估指标

安全评估指标主要包括高锰酸钾消耗量、重金属（铅）、甲醛、游离酚、六价铬、氟迁移量等。

四、食品接触用金属材料及制品

食品接触用金属材料及制品是指正常条件下，与食品接触的各种金属材料及制品，包括金属制成的食品包装材料、容器、餐厨具，以及食品生产加工用工具、设备或加工处理食品用电器中与食品直接接触的金属零部件。

食品接触用进餐材料及制品分为有机涂层和无有机涂层两类。

(一) 主要安全问题

其有机涂层的食品接触用金属材料及制品的安全问题主要来源于涂层和涂层脱落。无有机涂层的食品接触用金属材料及制品的安全问题主要来源于毒金属向食品迁移。如不锈钢的主要安全问题是重金属向食品中迁移，铁锅中的铅、砷、铬、铝等容易向食品迁移，而铝及其合金在酸性介质及中性介质中容易向食品迁移。

(二) 特殊使用要求

食品接触面为无涂层的铝及铝合金、铜及铜合金、覆金属镀层的制品不可用于接触酸性食品（镀锡薄板容器除外）。

(三) 标签标识要求

金属基材应明确标识其材料类型及材料化学成分，或以我国标准牌号表示，如"不锈钢S30408""铝合金3004"等。接触面覆盖有金属镀层或有机涂层的，应标识镀层或涂层材料，如"镀铬""聚四氟乙烯涂层"等。如果金属镀层不止一层，则应由外而内顺序标出各层金属成分，并以斜杆分隔开。

五、食品接触用纸、纸板及纸制品

食品接触用纸、纸板及纸制品是指正常使用情况下，与食品接触的各种纸、纸板及纸制品，包括以纸和纸板为主要基材、经涂蜡、淋膜或与其他材料复合等加工而成的单层或多层食品包装材料和容器，如食品烹饪、烘烤、加工处理用纸，纸浆模塑制品等。

(一) 主要安全问题

食品接触用纸、纸板及纸制品的安全问题主要来源于：造纸加工助剂的毒性，如荧光增白剂、石蜡中的多环芳烃，以及纸加工过程中使用的甲醛，存储过程中的杀菌剂、防霉剂，复合食品包装材料的黏合剂，印刷用油墨及颜料中的铅、镉、多氯联苯等，还有纸浆原料中的农药残留。

(二) 安全评估指标

安全评估指标主要有理化指标，如铅、砷、甲醛、荧光物质等，以及复合包装袋的甲苯二胺等；微生物指标，包括大肠菌群、沙门氏菌、真菌等，均应符合规定的限量。

六、陶瓷制品

陶瓷制品以黏土为原料，加入长石、石英等，经配料、粉碎、炼泥、成型、干燥、上釉、彩饰，经 1000~1200℃ 高温烧结而成。

陶瓷的瓷釉、着色颜料多为金属盐类，含有铅、镉等重金属，若烧结质量不好，在酸性、高温条件下使用时，陶瓷中的重金属容易溶出，从而污染食物。

七、玻璃制品

食品接触用玻璃是指以石英砂、纯碱、长石及石灰石等为原料，经混合、高温烧融匀化，加工成形，再退火而得的硅酸盐玻璃。

硅酸盐玻璃制品在与食品接触时，主要的安全风险是重金属铅与镉。玻璃生产过程中，三氧化二砷或三氧化二锑作为澄清剂使用，有可能残留在玻璃中；有色玻璃的着色剂主要是金属氧化物，如四氧化三铅、三氧化二砷，尤其是中高档玻璃器皿，如高脚杯，铅、砷等有毒金属可能向食品迁移。

🕮 健康小贴士

塑料容器底部的三角形符号内的数字有什么意义？

如果仔细观察，瓶装水的瓶子、家里的油瓶、外卖餐盒……这些塑料容器的底部有一个带箭头的三角形符号,三角形符号内部有1~7不同的数字。

这是美国塑料行业相关机构制定的塑料制品的7种回收标志(见下图)。它主要的作用是方便分类回收,与食品安全等级无关。但是,三角形符号内的每个数字都代表着不同的材料,作为消费者,可以借此了解容器的材质以及适合使用的场合。

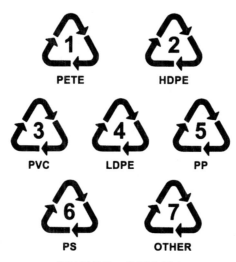

塑料制品的7种回收标志

"1"——聚对苯二甲酸乙二醇脂(PET):常见用于矿泉水瓶、碳酸饮料瓶等。这种材料耐热至70℃,只适合装暖饮或冻饮,装高温液体或加热则易变形。

"2"——高密度聚乙烯(HDPE):常见用于清洁用品、沐浴产品等。目前市面上所见到的塑胶袋及各种半透明或不透明的塑胶瓶几乎都是HDPE制造,像清洁剂、洗发精、沐浴乳、食用油、农药等大多以HDPE瓶来盛装。

"3"——聚氯乙烯(PVC):常见用于雨衣、建材等。有毒有害物质来自两个方面,一是生产过程中没有被完全聚合的单分子氯乙烯,二是增塑剂中的有害物。这两种物质在遇到高温和油脂时容易析出,在使用中不要让它受热。

"4"——低密度聚乙烯(LDPE):常见用于保鲜膜、塑料膜等。耐热性不强,通常保鲜膜在温度超过110℃时会出现热熔现象。用保鲜膜包裹食物加热,食物中的油脂很容易将保鲜膜中的有害物质溶解出来。因此,食物入微波炉前,应取下包裹着的保鲜膜。

> "5"——聚丙烯(PP)：常见用于微波炉专用餐盒。耐130℃高温，透明度差，可以放进微波炉加热。需要注意的是，一些微波炉餐盒，盒体以5号PP制造，但盒盖却以6号聚苯乙烯(PS)制造，PS透明度好，但不耐高温，所以不能与盒体一并放进微波炉。
>
> PP与PE相比，其若干物理性能及机械性能比PE好，因此PE常用来制造瓶身，而瓶盖和把手则用有较大硬度与强度的PP制造。PP熔点高达167℃，耐热，制品可用蒸汽消毒，最常见的如豆浆、米浆瓶等。
>
> "6"——聚苯乙烯(PS)：常见用于碗装泡面盒、发泡快餐盒。PS耐热又抗寒，但不能放进微波炉中，以免因温度过高而释出化学物。PS不能用于盛装强酸(如柳橙汁)、强碱性物质，因为会分解聚苯乙烯，影响人体健康。因此，尽量避免用快餐盒打包滚烫的食物。
>
> "7"——其他类(主要是聚碳酸酯PC、尼龙PA)：常用于水壶、水杯等。PC因为含有双酚A而备受争议。PC中残留的双酚A，温度愈高时，释放愈多，速度也愈快。因此，不应以PC水瓶盛热水。

- 自查：你日常用什么材质的容器存放食物？

测试题

多选题

(1) 食品接触用橡胶材料及制品的卫生问题包括_____。
   A. 天然橡胶中的毒性来源主要是基料中的杂质和加工过程中使用的添加剂
   B. 合成橡胶中的毒性来源主要是单体和添加剂
   C. 橡胶制品高温硫化成型过程中的硫化促进剂
   D. 运输过程中造成的污染

(2) 食品接触用涂料和涂层的安全评估指标包括_____。
   A. 高锰酸钾消耗量   B. 重金属(铅)
   C. 氟迁移量   D. 甲醛、游离酚

(3) 食品接触用纸、纸板及纸制品的卫生问题包括_____。
   A. 造纸加工助剂的毒性，如荧光增白剂、石蜡中的多环芳烃

B. 纸加工过程中使用的甲醛

C. 存储过程中的杀菌剂、防霉剂，复合食品包装材料的粘合剂

D. 印刷用油墨及颜料中的铅、镉、多氯联苯等

(4) 玻璃制品的卫生问题包括_____。

A. 重金属铅与镉

B. 玻璃生产过程中的其他添加剂的残留

C. 有色玻璃的着色剂主要是金属氧化物

D. 玻璃制品中的铅、砷等有毒金属可能向食品迁移

第六节　食品添加剂

没有食品添加剂就没有现代食品工业，食品添加剂是现代食品工业的灵魂。然而，在现实中，媒体经常爆料某些食品添加剂给人体健康带来各种风险。食品添加剂到底是什么？它与人的健康有什么关系？

我国食品安全国家标准《食品添加剂使用标准》(GB2760—2014)对食品添加剂的定义是：为改善食品品质和色、香、味，以及为了防腐、保鲜和加工工艺的需要而加入食品中的人工合成或天然物质。《食品添加剂使用标准》中允许使用的食品添加剂有2336种。

一、食品添加剂的使用

我国食品添加剂的使用必须符合国家食品安全标准《食品添加剂使用标准》(GB2760—2014)、《复配食品添加剂通则》(GB 26687—2011)、《食品安全法》或国家卫生行政部门规定的食品添加剂品种和使用范围、使用剂量。

食品添加剂的基本要求如下：

(1) 不应对人体产生任何健康危害；

(2) 不应掩盖食品的腐败变质；

(3) 不应掩盖食品本身或加工过程中的质量缺陷，或以掺杂使假、伪造为目的而使用食品添加剂；

(4) 不应降低食品本身的营养价值；

(5) 在达到预期效果的前提下，尽可能降低其在食品中的使用量。

二、食品添加剂种类

食品安全国家标准《食品添加剂使用标准》(GB 2760—2014)中食品添加剂分为酸度调节剂、抗结剂、消泡剂、抗氧化剂、漂白剂、膨松剂、胶姆糖基础剂、着色剂、护色剂、乳化剂、酶制剂、增味剂、面粉处理剂、被膜剂、水分保持剂、营养强化剂、防腐剂、稳定和凝固剂、甜味剂、增稠剂、其他和香料共22类。下面主要介绍其中几种：

(1)酸度调节剂(acidulating agent)：用以维持或改变食品的酸碱度。我国现已批准的酸度调节剂有35种，其中，柠檬酸、乳酸、酒石酸、苹果酸、枸橼酸钠、柠檬酸钾等常用于食品；碳酸钠、碳酸钾常用于面制食品；偏酒石酸常用于水果罐头等。

(2)抗氧化剂(antioxidant)：能防止或延缓油脂或食品成分氧化分解、变质，提高食品稳定性，延长食品贮存期、货架期。目前常用的抗氧化剂有丁基羟基茴香醚(BHA)、二丁基羟基苯二酚(BHT)、没食子酸丙酯(PG)、特丁基对苯二酚(TBHQ)、抗坏血酸、维生素E、植酸等。

(3)漂白剂(bleaching agent)：能够破坏、抑制食品的发色因素，使其褪色，或使食品免于褐变的物质。常见的漂白剂包括二氧化硫，主要用于鲜水果、水果干类、蜜饯凉果、干制蔬菜、腌渍蔬菜等；亚硫酸盐，主要用于肉、鱼类等动物性食物；硫黄，主要用于熏蒸水果干类、蜜饯凉果、干制蔬菜，以及藻类、食糖、魔芋粉等。

(4)着色剂(colorant)：又称为色素，是赋予食品色泽和改善食品色泽的物质。色素有天然色素和合成色素之分。天然色素包括辣椒红、姜黄素、紫胶红、红曲红、番茄红素、β-胡萝卜素等。合成色素包括亮蓝、苋菜红、柠檬黄等。

(5)护色剂(colour fixative)：能与肉制品中呈色物质作用，使之在食品加工、保藏过程中不分解、破坏，呈现良好色泽的物质。常见的护色剂为硝酸盐、亚硝酸盐、葡萄糖酸亚铁、D-异抗坏血酸及其钠盐等。

值得注意的是，亚硝酸盐除了具有护色剂的作用外，对微生物有一定抑制作用，特别对肉毒梭菌芽孢杆菌有特殊的抑制作用。亚硝酸盐容易转化为亚硝胺，而亚硝胺属于2A类致癌物，所以一般食品中添加亚硝酸盐作为食品添加剂时，会同时添加维生素C，以阻断亚硝酸盐向亚硝胺的转变。

食品添加剂使用标准中对腌制食品有明确的亚硝酸盐的限量要求，如酱卤肉、火腿、肉罐头等中最大使用量不得超过0.15g/kg。

(6)防腐剂(preservative)：防止食物腐败变质、延长食品贮存期的物质。我国允许使用的防腐剂有30多种，如苯甲酸及其钠盐、山梨酸及其钾盐、脱氢乙酸及其钠盐、丙酸及其钠盐、对羟基苯甲酸甲酯钠、乳酸链球菌、双乙酸钠等。

(7) 甜味剂(sweeteners)：赋予食物以甜味的物质，分为天然甜味剂与合成甜味剂两类。天然甜味剂包括：糖醇类，如甘露糖醇、麦芽糖醇、乳糖醇、山梨糖醇等；非糖醇类，包括索马甜、甜菊糖苷、罗汉果甜苷等。人工合成甜味剂包括糖精钠(甜度是蔗糖的300~400倍)、阿斯巴甜(甜度是蔗糖的100~200倍)、安赛蜜(甜度是蔗糖的100~200倍)、甜蜜素(600倍)、甜菊糖(300倍)和纽甜(7000~13000倍)等。

(8) 增味剂(flavor enhancers)：可以补充或增强食品原有风味的物质。增味剂分为氨基酸增味剂和核苷酸增味剂两个系列。我国允许使用的增味剂包括氨基乙酸、L-丙氨酸、琥珀酸二钠、呈味核苷酸二钠、谷氨酸钠等。

(9) 增稠剂(thickening agent)：在冷饮、糖果、凝胶食品、乳制品、肉制品、面制品、焙烤食品、调味品、保健品、中西餐料、食品保鲜和仿生食品等方面使用。溶解于水，在一定条件下充分水化形成黏稠的溶液大分子物质。常用的增稠剂包括明胶、酪蛋白酸钠、阿拉伯胶、罗望子多糖胶、田菁胶、琼脂、海藻酸钠、卡拉胶、果胶、黄原胶、β-环状糊精、羧甲基纤维素钠、淀粉磷酸酯钠、羧甲基淀粉钠、羟丙基淀粉和藻酸丙二醇酯。

三、食品添加剂的必要性

(一) 防止食品变质

《论语》中"祭肉不出三日，出三日，不食之矣"体现了古人对食物保鲜的观点。无论是植物性食物还是动物性食物，如不及时妥善保存，容易腐败变质，引发食物安全问题。因此，防腐剂能有效防止微生物导致的食品变质，延长保质期，而抗氧化剂能阻止或延迟食品氧化变质，提高食品的稳定性和耐藏性。

(二) 改善食品感官性状

食品感官性状包括色、香、味、形态和质地等指标，不仅是吸引消费者的重要原因，也是判断食品质量的重要手段。我国《齐民要术》记载了食品中天然色素的使用，东汉时期即开始用盐卤做凝固剂制作豆腐，而"一矾二碱三盐"的油条始于南宋。现代食品适当使用着色剂、护色剂、漂白剂、膨松剂、乳化剂、增稠剂、各种食用香料等可以显著提升食品的感官质量，进一步满足消费者的需要。

(三) 方便食品加工

现代食品工业的机械化、自动化，需要在食品加工中使用消泡剂、助滤剂、稳定剂、凝固剂等，利于食品的加工操作。

(四) 增加食品多样性

乳化剂、增稠剂、增香剂、着色剂、调味剂等不同功能的食品添加剂联合使用极大地丰富了食品的种类。例如，同样是面粉制品，馒头一般仅仅使用了膨松剂（酵母、碳酸氢钠等），而饼干的主要成分除了小麦粉，还有白砂糖和脂肪，因此，饼干不仅使用碳酸氢钠作为膨松剂，还会添加单甘脂和磷脂作为乳化剂，以调和水和脂肪。

(五) 提升营养价值

加工食品可以添加某些营养素，也称食品强化剂，以防止营养不良、促进营养平衡和健康。例如，第一阶段婴儿配方奶粉会添加维生素 D，第二阶段婴儿配方奶粉会添加铁。

(六) 满足特殊需要

甜味剂能满足肥胖、糖尿病患者对甜味的需要，而不增加身体的能量和血糖负担。

- **自查**：你每周消费多少"加工食品"？

测试题

1. 单选题

(1) 食品添加剂的基本要求不包括_____。
   A. 不应对人体产生任何健康危害
   B. 不应掩盖食品的腐败变质
   C. 不应掩盖食品本身或加工过程中的质量缺陷，或以掺杂使假、伪造为目的而使用食品添加剂
   D. 在达到预期效果的前提下，其在食品中的使用量不受限制

(2) 下列不属于食品添加剂的是_____。
   A. 酸度调节剂   B. 营养强化剂   C. 漂白剂   D. 抗氧化剂

2. 判断题

(1) 人工合成甜味剂包括糖精钠、阿斯巴甜、安赛蜜等，在赋予食品甜味的同时可以提高食品营养价值。（   ）

(2) 食品工业化的出现是为了解决食品的保存和运输问题，最大可能地增长食品的储藏期，减少食品在长距离运输过程中由于腐败而造成的损失。（   ）

第七节 转基因食品

转基因技术是指按照设计方案,将某种生物(供体)的基因分离出来,或人工合成新的基因,在体外进行酶切和连接,并插入载体分子,使基因重新组合,然后导入另一种生物体(受体)进行复制和表达的实验手段。利用转基因技术可以实现植物、微生物和动物等物种之间的 DNA 重组和转移,使现有物种在短时间内出现新的性状或功能,即新的生物特性。例如,乙肝基因工程疫苗是首先分离出乙肝病毒表面抗原的编码基因,插入酵母菌基因组内,然后让酵母大量繁殖,再收获酵母细胞、破碎和纯化乙肝表面抗原。转基因食品是指利用转基因技术在物种基因组中插入外源基因的食品,如耐储存的西红柿、抗病番木瓜、抗虫水稻、抗除草剂玉米等。

目前,我国经批准种植的转基因作物有棉花和番木瓜。尚未进入商业化种植的有水稻和玉米。批准进口用作加工原料的转基因作物有大豆、玉米、油菜、棉花和甜菜。

一、转基因食品的安全问题

(1)转基因食品可能会出现新蛋白,从而引起人体的过敏反应;
(2)抗生素标记基因可能使感染人类的细菌产生抗药性,从而使抗生素失效;
(3)转基因食物中外源性基因可能会改变食物固有的成分,从而导致食品的营养价值降低;
(4)转基因食品尚不能完全有效地控制转基因后的结果,基因突变有可能产生有毒物质。
(5)影响生态系统:转入的基因是外源基因,可能出现"基因漂移",例如转入棉花的"Bt 毒蛋白基因"由于棉花花粉的传播使这段外源基因漂移到其他植物中,如漂移到杂草中并成功遗传,就产生了一株抗虫的"超级杂草",会影响现有的生态平衡。

二、转基因食品的安全评价

(一)转基因食品安全评价的原则

对于转基因食品的风险评估,一般应遵循实质等同性原则。实质等同性原则即通过对转基因作物的性状和食品中各主要营养成分、营养拮抗物质、毒性物质及过敏性物质等成分的种类和数量进行分析,与相应的传统食品比较,若二者之间无明显差异,则认为该转基因食品与传统食品在食用安全性方面具有实质等同性,不存在安全性问题。具体如下:

(1) 农艺学性状相同：转基因植物的形态、外观、生长状况、产量、抗病性和育种等方面应与同品系对照植株无差异。

(2) 食物成分相同转基因植物应与同品系非转基因对照植物在主要营养成分、营养拮抗物质、毒性物质及过敏性物质等成分的种类和含量相同。

经济合作与发展组织（OECD）于1993年在转基因食品安全中提出"实质等同"的概念，为了便于民众理解，OECD列举了以下五项应用原则：

(1) 若一种新食品或经过基因修饰的食品或食物成分被确定与某一传统食品大体相同，则更多的安全和营养方面的考虑没有意义。

(2) 一旦确定新食品或食物成分与传统食品大体相同，则二者应被同等对待。

(3) 若新食品或食物成分的类型鲜为人知，则难以应用实质等同原则，对其评估要考虑在类似食品或食品成分的评估中所积累的经验。

(4) 若某种食品被确定为不是实质等同，在评估中的重点应放在已经确定的差别上。

(5) 若某种食品或食品成分没有可比较的基础，评估该食品或食物成分时应根据其自身或类似的传统食品比较。

(二) 转基因食品安全评价的内容

转基因产品食用安全性评价主要包括毒理学评价、致敏性评价和营养学评价三个方面。毒理学评价侧重于评价该转基因食物是否对机体健康产生损害；致敏性评价侧重于转基因食物是否产生新的蛋白，人类尚未接触的新的物质，从而引发过敏反应；而营养学评价主要侧重评估转基因食品的营养素、抗营养素含量，以及是否产生天然的毒素或健康损害成分。

三、转基因食品的安全性解读

基因工程也称为基因重组，是一种基因修饰技术，科学家直接对生物体进行基因操作，如去除或添加基因，引入外源基因，改变基因的位置等，从而影响该生物的生长、发育、性状、功能等。转基因就是引入新的基因到原有的生物体内，使原生物体获得新基因的功能。它本质上和传统的育种没有差别，只是传统的育种是挑选出基因发生变异（缺失、增加、突变等）的该生物的变体（因基因变化而获得某种性能），而转基因则是主动帮助生物体达成这种改变。

如果基因不发生改变，新品种则无从产生。今天的很多食物并不是"纯天然原始的物种"。过去的玉米、小麦、香蕉、胡萝卜等产量低，味道差，经过千百年来农耕文明的驯化，通过传统的农业技术不断筛选，才变成了今天这样的食物。而这种状态的改变，其本质是基因发生了变化。

现有的育种方式包括太空育种、辐射育种、化学诱变育种、杂交育种等，目的是使基因发生改变。但是由于变化是随机的，这些方式的育种效率不高，育种可控性很低。杂交育种则相对稳定，主要是按照优势互补的理念，把两个不同的品种进行杂交，通过随机组合，最后得到相对较好的品种。袁隆平的杂交水稻就是通过杂交育种获得的。

转基因是在杂交育种的基础上发展起来的，是杂交育种的"升级版"。相比杂交育种，转基因育种更精准。比如苏云金芽孢杆菌分泌的一种毒蛋白（BT 蛋白），能够杀死鞘翅目昆虫。人类利用分子生物学技术，把表达 BT 蛋白的基因转入水稻、玉米中，则转基因水稻、玉米具备抗虫害能力。

人们可能有疑问："吃了转基因食物，被转入食物中的基因是否会转入人类身上？"每种食物都是多种基因的表达。如果人体消化道把转基因食物中的外源性基因分解吸收后整合到自身的基因组里，那么，日常膳食中的各种非转基因食物，如鱼肉蛋奶、蔬菜水果等，它们的基因也应该会被整合入我们的基因组中。与普通食物相比，转基因食品并没有特别之处。

关于转基因的安全性，世界卫生组织、国际粮农组织、美国食品药品管理局、欧洲食品安全局、日本厚生省、中国农业农村部等都明确声明，通过安全评价且目前允许上市的转基因食品风险不比普通食品高，可放心食用。在科学表述上，没有绝对安全的食品，只有风险大小不同的食品而已。

- 自查：你所了解和食用的转基因食品是怎样的？

测 试 题

多选题

(1) 下列属于我国农业部批准在中国种植的转基因作物的是_____。
    A. 棉花   B. 番木瓜   C. 水稻   D. 玉米

(2) 转基因食品的卫生学问题包括_____。
    A. 转基因食品可能会出现新蛋白，从而引起人体的过敏反应

    B. 抗生素标记基因可能使感染人类的细菌产生抗药性，从而使抗生素失效

    C. 转基因食物中外源性基因可能会改变食物固有的成分，从而导致食品的营养价值降低

    D. 转基因食品尚不能完全有效地控制转基因后的结果，基因突变有可能产生有

毒物质

(3) 转基因产品食用安全性评价主要包括_____。

  A. 毒理学评价   B. 致敏性评价
  C. 营养学评价   D. 经济效益评价

第八节　食源性疾病与食物中毒

一、食源性疾病

我国《食品安全法》中对于食源性疾病的定义是，"食品中致病因素进入人体引起的感染性、中毒性疾病，包括食物中毒"。可见，需要满足三要素才可被称为食源性疾病，即：食物是有毒有害物质的媒介；导致人体患病的致病因子是食物所携带的；临床表现为急性、亚急性中毒或感染。

导致食源性疾病的致病因素主要分为生物性、化学性和物理性致病因素。生物性致病因素主要包括细菌及其毒素、真菌及其毒素、病毒和立克次体、寄生虫和原虫、有毒动物及其毒素，以及有毒植物及其毒素。化学性致病因素包括农药残留、兽药残留、不符合要求的食谱生产工具、食品接触材料、非法添加物、有毒有害化学物质（如铅、砷、镉等），以及食品加工过程中可能产生的有毒化学物质如多环芳烃类化合物。物理性致病因素主要包括放射性物质的污染。

二、人畜共患病

人畜共患病是指人和脊椎动物之间自然传播的疾病和感染。这类疾病的病原体既可以在动物体内生存，也可以在人体内生存。通常情况下，人畜共患病是由动物传染给人。人畜共患病主要有以下几种：

（1）炭疽：由炭疽杆菌引起的烈性传染病，主要发生在牛、羊、马间，可以通过皮肤接触或空气吸入传给人，因食物污染而传给人的情况较少见。对牲畜的预防措施是接种疫苗。

（2）口蹄疫：由口蹄疫病毒引起的，主要在猪、牛、羊等偶蹄动物间传播的急性传染病。人类可以经直接或间接接触病畜而感染。该病的主要传播途径是消化道、呼吸道以及皮肤。相关工作者要做好个人卫生,加强自我防护。

(3)布鲁氏菌病:由布鲁氏菌引起的慢性传染病,主要是绵羊、山羊、牛和猪易感。该病主要通过消化道感染,也可以通过皮肤、黏膜和呼吸道感染。如果发现牲畜有布鲁氏菌病,则其肉品和内脏需要高温处理后再食用。

(4)疯牛病:由朊病毒引起的可传播的海绵状脑病。食用被朊病毒感染了的牛肉、牛脑、髓的人,有可能患疯牛病,死亡率高达100%。若发现病畜,要以无出血方式扑杀,焚化后深埋。

(5)禽流感:由禽流感病毒引起的禽类感染性疾病,主要在禽鸟间传播。已发现人感染病例。患禽流感的肉品一律销毁。

三、食物中毒

食物中毒是最常见的食源性疾病,是指摄入含有生物性、化学性有毒有害物质的食品,或把有毒有害物质当做食品摄入后导致的急性、亚急性疾病。食物中毒一般分为细菌性食物中毒、真菌及其毒素食物中毒、有毒动植物食物中毒和化学性食物中毒。

食物中毒的发病特点是:① 发病突然,呈爆发性;② 发病与食物有关,且病人有食用同一食物史;③ 中毒病人有相似的临床表现;④ 人与人之间没有传染性;⑤ 食物和病人的生物样品中检测出相同的致病因子。

(一)细菌性食物中毒

细菌性食物中毒是指摄入致病性细菌或其毒素污染的食物而引起的中毒,是最常见的一种食物中毒类型。

细菌性食物中毒分为感染型、毒素型和混合型三种。感染型是指致病菌在肠道生长繁殖,并依靠其自身对肠道黏膜的侵袭能力而导致的食物中毒,常见的有沙门氏菌食物中毒、变形杆菌食物中毒等。毒素型是指大多数细菌能够产生毒素,毒素刺激肠道上皮细胞的各种酶从而导致胃肠道及其他器官系统症状的疾病。混合型是指致病菌进入机体后,除了侵袭黏膜,还产生毒素,从而引起急性胃肠道症状。

细菌性食物中毒是世界范围内最常见的食物中毒,发病率高,绝大多数致病菌引起的食物中毒其病死率较低,但肉毒毒素、李斯特氏菌等引起的食物中毒病死率较高。细菌性食物中毒有季节性,夏秋季高发。动物性食物是导致细菌性食物中毒的主要食物。

在个体层面,预防细菌性食物中毒的首要原则是在食物的购买、存储过程中防止污染;改变生食的饮食习惯,并注意食具、容器、工具的消毒,避免生熟交叉污染;食物在食用前要彻底加热。在政府层面,要加强食品卫生质量检查和监督管理。

(二)常见细菌性食物中毒

1. 沙门氏菌食物中毒

沙门氏菌食物中毒在食物中毒中占比最高,且多发生在夏秋季节。

沙门氏菌属于革兰氏阴性杆菌,不耐热。主要生活在家畜、家禽、乳及乳制品、蛋类食品中。由于沙门氏菌不分解蛋白质,食物被污染后无感官性状变化。

沙门氏菌引起的食物中毒,主要是沙门氏菌对肠黏膜的侵袭导致的感染型中毒,潜伏期一般为4~48小时,虽然临床上有胃肠炎、类霍乱、类伤寒、类感冒和败血症等多种类型,但主要为胃肠炎型,开始的临床表现主要有头疼、恶心,随后出现呕吐、腹痛腹泻等。体温可以达到38~40℃。沙门氏菌食物中毒的临床诊断需按照《沙门氏菌食物中毒诊断标准及处理原则》(WS/T 13—1996)进行。细菌学检验结果阳性是确诊的最有力证据。

治疗:补充水和电解质等对症处理,对重症、菌血症、并发症的病人使用抗生素治疗。

预防措施:主要涉及以下三个环节:

(1)防止沙门氏菌污染食品,加强卫生管理,防止食品在加工、存储、运输、销售,以及烹调过程中被沙门氏菌污染。

(2)控制食品中沙门氏菌的繁殖,食品应低温保存,且尽可能缩短存储时间。

(3)彻底加热杀灭沙门氏菌,加热杀灭病原菌是防止食物中毒的关键措施,也是防止"病从口入"的最后一步。但必须保证食物的深部温度至少达到80℃,且保持12分钟。

2. 金黄色葡萄球菌食物中毒

金黄色葡萄球菌虽然在夏秋季节多发,但全年皆可发生。金黄色葡萄球菌为革兰氏阳性兼性厌氧菌,较沙门氏菌耐热。它关键是能产生肠毒素,且肠毒素需要在100℃下30分钟以上方可灭活;肠毒素还能抵抗胃肠道蛋白酶的水解。金黄色葡萄球菌主要污染乳类、肉类、剩饭等食物。

金黄色葡萄球菌食物中毒发病急骤,潜伏期短,一般为2~5小时,极少超过6小时。临床表现主要为胃肠道症状,如恶心、呕吐、腹痛腹泻等,其中以呕吐最为显著。患者体温一般正常,且病程较短,预后较好。

临床诊断依据《葡萄球菌食物中毒诊断标准及处理原则》(WS/T 80—1996)进行。

治疗:按照一般急救原则,以补充水分和电解质紊乱对症治疗为主。

预防措施:除了采用沙门氏菌食物中毒的预防措施,还需要注意带菌人群对食品的污染,以及防止食物存储过程中肠毒素的形成。

3. 副溶血弧菌食物中毒

副溶血性弧菌食物中毒主要发生在我国的沿海地区，近年来由于交通运输的发展，内地的此类食物中毒事件也时有发生。

副溶血性弧菌为革兰氏阴性杆菌，嗜盐菌，不耐热，对酸敏感。副溶血性弧菌主要存在于近海岸海水、海底沉积物、鱼类、贝类等海产品中。

副溶血性弧菌食物中毒为混合型细菌性食物中毒。副溶血性弧菌能够引起肠黏膜细胞及黏膜下炎症反应，同时，细菌可以产生肠毒素及耐热性溶血毒素，与细菌活菌一起，引起急性胃肠道症状。潜伏期一般为2~40小时，体温一般在37.7~39.5℃。起始临床表现为腹痛或胃痉挛，然后出现恶心、呕吐、腹泻等。重症病人可出现脱水、意识障碍等，但一般预后良好。副溶血性弧菌食物中毒的临床诊断依照《副溶血弧菌食物中毒诊断标准及处理原则》(WS/T 81—1996)进行。

治疗：补充水分和电解质紊乱等，对症为主。

预防措施：与沙门氏菌食物中毒的预防措施基本相同。

4. 肉毒梭菌食物中毒

肉毒梭菌食物中毒是由肉毒梭菌产生的肉毒毒素所造成，全年皆可发生，但多见于4、5月。肉毒梭菌主要分布于土壤、水及海洋。革兰氏阳性、厌氧、产芽孢杆菌。我国的肉毒梭菌食物中毒主要是由于家庭自制植物性发酵食品所致，如豆腐、酱类等，罐头制品、凉拌菜引起的中毒也时有发生。

肉毒梭菌为革兰氏阳性、厌氧、产芽孢的杆菌，在20~25℃可以形成芽孢。在pH<4.5或pH>9，环境温度<15℃，或环境温度>55℃时，芽孢不能繁殖，也不能产生毒素。食盐也能抑制芽孢的形成和毒素的产生。肉毒毒素为神经毒素，性质稳定，对消化酶类、酸和低温稳定，但对碱和热敏感。

肉毒毒素进入血液后，主要作用于中枢神经系统，抑制乙酰胆碱释放，导致肌肉麻痹，从而引起神经功能障碍。所以，患者以运动神经麻痹症状为主。潜伏期一般为12~48小时。早期出现头痛、头晕、乏力、走路不稳等，逐渐发展为视力模糊、眼睑下垂、瞳孔散大等，严重时出现呼吸困难导致死亡。

临床诊断依据《肉毒梭菌食物中毒诊断标准及处理原则》(WS/T 83—1996)进行。

早期治疗：采用多价抗肉毒毒素血清，同时采用支持疗法，预防呼吸肌麻痹。

预防措施：① 改变生吃牛肉习惯；② 食品原料彻底清洗，除去泥土和粪便；③ 家庭制作发酵食品应彻底加温至100℃，并保持10~20分钟，以破坏毒素；④ 加工后的食品应迅速冷却，并低温保藏；⑤ 食用可疑食品时，应对其彻底加热。

(二) 有毒动植物食物中毒

有毒动植物是指一些动物、植物本身含有的成分或由于贮存不当而产生的某些成分，被人食用后引起中毒。下面以河豚以及毒蘑菇为例进行介绍。

1. 河豚中毒

河豚中毒多发生在沿海地区，且以春季多发。河豚味道鲜美，但其卵巢、肝脏、肠道含有一种剧毒的神经毒素——河豚毒素。河豚毒素为非蛋白质神经毒素，其毒性较氰化钠强1000倍，且对热稳定。

河豚毒素可直接刺激胃肠道引起局部症状。同时，选择性阻断细胞钠通道，阻断神经传导。所以，河豚毒素中毒发病急，进展迅速，从起始的胃肠道症状到神经系统症状，再到呼吸麻痹，一般只需要3~4小时，一般预后较差，死亡通常发生在发病后的6小时内。

河豚中毒没有特效解毒剂，通常给予催吐、洗胃、导泻，以减少毒素的吸收；并给予大量补液及利尿，促进毒素排泄；早期给予大剂量激素减少组织对毒素的反应，给予东莨菪碱改善微循环；同时支持机体的呼吸、循环功能。

预防措施：(1) 不食用河豚；(2) 防止河豚进入市场；(3) 采用河豚去毒工艺，确保废弃物去毒后再排放。

2. 毒蘑菇中毒

我国有可以食用的蘑菇300多种，毒蘑菇80多种，毒蘑菇与可食用蘑菇之间不容易识别。目前，我国每年因食物中毒而死亡的主要原因是毒蘑菇中毒，以云贵一带最为显著。

不同类型的毒蘑菇含有不同的毒素，一般分为胃肠毒素、神经精神毒素、溶血毒素、肝肾毒素、类光过敏毒素五类。其中，以肝肾毒素最为凶险，死亡率最高。

一般的急救方法是及时催吐、洗胃、导泻、灌肠，以迅速排出毒物；同时根据中毒的不同症状采取不同的诊疗方案。胃肠型中毒按照一般食物中毒进行处理；神经精神型中毒采用阿托品治疗；溶血型中毒利用肾上腺皮质激素；肝肾损害型中毒需要使用二巯基丙磺酸钠治疗。同时保证对症和支持治疗。

根本的预防措施是不要随意采摘和食用野生蘑菇，尤其是不认识的品种不要食用。

- 自查：日常生活中，你有食物中毒的风险吗？

测 试 题

1. 单选题

(1) 食源性疾病的致病因素包括_____。
   A. 生物性致病因素　　　　　　B. 化学性致病因素
   C. 生物性致病因素　　　　　　D. 以上全部

2. 多选题

(1) 食源性疾病的特点包括_____。
   A. 食物是有毒有害物质的媒介
   B. 导致人体患病的致病因子是食物所携带的
   C. 临床表现为急性、亚急性中毒或感染
   D. 一般不具有传染性

(2) 食物中毒的发病特点包括_____。
   A. 发病突然，呈爆发性
   B. 病与食物有关，且病人有食用同一食物史
   C. 中毒病人有相似的临床表现
   D. 人与人之间没有传染性

3. 判断题

(1) 不同类型的毒蘑菇含有不同的毒素，其中以肝肾毒素最为凶险，死亡率最高。
（　　）

本章测试题答案

第一节　判断题 (1)√　(2)√　(3)√　(4)×
第二节　单选题 (1)D　(2)A　(3)B
第三节　单选题 (1)D　(2)B　(3)A
第四节　判断题 (1)√　(2)√　(3)√　(4)×　(5)×
第五节　多选题 (1)ABC　(2)ABCD　(3)ABCD　(4)ABCD
第六节　1.单选题 (1)D　(2)B　　2.判断题 (1)×　(2)√
第七节　多选题 1. AB　2. ABCD　3. ABC
第八节　1.单选题 (1)D　2.多选题 (1)ABC　(2)ABCD　3.判断题 (1)√

第十七章
运动营养学

运动营养学是营养学中的一个分支，是研究健身人群和运动员在运动过程中营养学问题的一门科学，主要研究人体在体育运动过程中营养需要和运动能力、机能适应和恢复之间的关系。它既研究普通人在健身锻炼中的营养问题，也研究运动员在不同训练或比赛情况下的营养需要与干预措施。

运动过程中体内的代谢增强，对营养物质的消耗和需求发生变化，而这些变化与运动的强度、持续时间、运动的性质，以及个体的水平均有关系。运动营养学就是研究运动前、运动中和运动后，吃什么、为什么吃以及如何吃的学科。

☞ **本章主要内容：**

1. 运动与营养
2. 运动的生物学与代谢
3. 运动能力锻炼

☞ **本章学习目标：**

1. 熟悉运动与健康、运动与代谢间的关系
2. 掌握运动效果的评估指标

第一节 概　　述

规律运动与合理营养是达到健康的重要保证。日常生活中的规律运动能带来以下一些健康收益：

(1) 日常生活中的规律运动可增进体适能，使人们精神饱满、精力充沛，更好地完成每日的学习工作。

(2) 心肌强壮，增加心脏射血量，使安静状态下的心跳速率降低，减轻心脏负担，增进心肺功能。

(3) 改善机体摄取氧气的能力，细胞含氧量充足，增进细胞氧化功能，进而促进营养素的代谢。

(4) 降低交感神经对小动脉的刺激，缓解学习工作压力所造成的情绪紧张。

(5) 促进脂肪代谢，延长肝糖原耗尽的时间，从而使身体可以从事较长时间的运动。

(6) 长期规律的运动能够提高机体的基础代谢率，增加能量消耗，有助于维持理想体重。

(7) 规律运动可以维持机体的肌肉量以及弹性，同时，促进钙磷代谢，维持骨质密度，减少骨质疏松症的发生。

当然，运动不当可能导致运动损伤，在运动健身越来越流行和普及的今天，需要大力倡导按照运动处方进行体育锻炼。

目前，"轻体育"被越来越多的健身爱好者所青睐，成为当今大众体育健身的新时尚。"轻体育"，也称"轻松体育"或"快乐体育"，是欧美体育学者提出的一种大众健身运动形式，它最主要的特点是轻负荷，不追求大运动量。研究证明，低负荷的锻炼在增进锻炼者身心健康方面可以取得良好效果；而高负荷的锻炼，则容易造成身体伤害。"轻体育"的宗旨是静不如动，提倡因地制宜、因时制宜、因人而异，利用一切可以利用的时空，让身体获得轻度的运动。例如，慢走是"轻体育"中最容易让人接受的方式之一，在外出购物、逛街时可以顺便完成；听音乐时，你可以随节奏轻轻摇摆；站着说话时，你可以顺便做做扩胸运动。

当然，也可以规律地做下列一些活动，如原地高抬腿，可根据身体状况，选择提腿的高度和跑步的速度；旋转慢步跑，先在原地练习顺时针和逆时针旋转，不求快速只求匀速；踮脚退步跑，运动时要保证后方空间足够，没有障碍。

测试题

1. 多选题

(1) 日常生活中的规律运动能带来的健康收益有_____。

    A. 日常生活的规律运动可增进体适能   B. 增强心肺功能

    C. 改善机体摄取氧气的能力   D. 维持肌肉量，提高基础代谢率

(2)"轻体育"的健身方式有_____。

A. 体能消耗较小 B. 运动方式灵活且技术要求低
C. 体力负荷较小 D. 实践要求宽松

2. 判断题

(1)"轻体育"没有固定运动方式,允许利用一切可利用的时间、地点,添加点运动量。
（　　）

第二节　运动生理学与代谢

身体运动需要机体各个系统之间相互支持、协调反应,如骨骼肌收缩需要氧气和能量,代谢物清除、体液维持和电解质平衡需要系统的协调。了解这些反应,才能更好地理解营养与运动的关系。

一、骨骼肌

骨骼肌约占身体重量的45%,是运动中产生力的组织,而影响肌肉产生力的因素包括肌肉的横断面积、纤维类型、活跃的运动单位数、运动神经元的触发频率,以及肌肉收缩的长度和速度。

研究表明,肌纤维成分与运动表现之间有潜在联系。人体骨骼肌主要由慢收缩(slow twich,ST)纤维和快收缩(fast twich,FT)纤维两种构成。ST主要靠氧化代谢,通过毛细血管的良好供应,达到抗疲劳作用。因此ST能很好地适应长时间、低强度的运动；而FT的氧化能力较低,容易疲劳,但有较高的糖酵解能力,更适合短时间、高强度的运动。事实上,优秀的耐力运动员拥有更高比例的ST(70%~90%),而爆发性和冲刺性较好的运动员则拥有相对较多的FT。这种特点与遗传和后期的训练均有关系。

骨骼肌运动需要三磷酸腺苷(ATP)水解提供能量,但肌肉组织中ATP的存储量有限,维持肌肉的持续收缩活动需要ATP的再合成。磷酸肌酸(CrP)是高能化合物,大量存储在骨骼肌中,在剧烈运动时能迅速分解,为ATP再合成提供能量。在短时间、高强度运动中,如短跑、场地自行车等,ATP和CrP的分解及糖原分解为乳酸是主要的能量来源。

长时间运动时,骨骼肌收缩由有氧系统主导,主要靠碳水化合物和脂肪的有氧代谢为肌肉收缩提供能量。

肌糖原在短时间、高强度运动和长时间运动中都发挥重要作用。肌糖原在运动早期的利用率快,但随着肌糖原的下降,血糖成为燃料来源,肌肉摄取葡萄糖随运动强度和运动时间的增加而上升。而随着肌肉摄取葡萄糖的增加，肝糖原的输出也逐步增加，以使血糖水平维持在正常水平。但随着运动时间的延长，肝糖原水平下降，糖异生成为葡萄糖的主要来源。此时，肝糖的输出可能慢于肌肉的摄取，导致低血糖发生。长时间运动中的疲劳经常与肌糖原耗竭和/或低血糖有关。

骨骼肌收缩也从血液游离脂肪酸的有氧氧化中获取能量，而这些脂肪酸来自脂肪组织的分解。血浆游离脂肪酸（FFA）水平在运动后2~4小时达到高峰，此时FFA成为肌肉的主要能量来源。需要注意的是，耐力训练中机体脂类氧化能力提高，而高强度运动的主要燃料是碳水化合物（肌糖原）。

长时间运动时，氨基酸，特别是支链氨基酸，也会被氧化供能，但总体上贡献比较小。然而，当碳水化合物（肌糖原）储备较少时，氨基酸的贡献会相应增加。因此，对于运动量很大的运动员而言，蛋白质的需求增加。

二、氧气运输系统

运动中氧化代谢的增加的能力取决于向骨骼肌充分运输氧气的能力，而这依赖于心血管系统和呼吸系统的功能。最大摄氧量（maximal oxygen uptake，VO_2max）是指在人体进行最大强度运动时所能摄入的氧气含量，反映肌肉代谢的耗氧能力以及心血管与呼吸系统运输氧气到肌肉线粒体的能力，是评价有氧能力的最常用和最有效的指标。

运动时，心血管系统调节，以确保向收缩的骨骼肌和心肌增加氧气运输，并清除代谢废物和热量，维持平均动脉血压（MAP）和脑灌注。肺通气量的增加对于维持MAP和消除代谢废物非常重要，这一过程受到神经和体液因素的调节。

个体的VO_2max差异很大，不爱活动的人一般为30~40mL/(kg·min)，而训练有素的耐力运动员为80~90mL/(kg·min)。影响VO_2max的生理因素主要有中心循环（心脏排血量、血红蛋白水平和血红蛋白氧合水平）、呼吸（通气、弥散、血红蛋白-氧气亲和力）、周围循环（肌肉血流、毛细血管密度）和肌肉代谢（氧化能力、线粒体密度、碳水化合物和脂肪、肌肉重量、ST百分比）。

三、体温调节和液体平衡

运动中物质和能量代谢产生的热必须散发出去，以避免体温升高。运动中，高达75%的热耗散是通过汗液蒸发实现的，每1L汗液蒸发大约能带走580kcal的热量。长时间运动或在热环境中运动，会加速肝糖原和肌糖原的分解，以及肌肉和血液中乳酸的堆积，目前的运动的营养策略是在热环境下运动时食用更多的碳水化合物。

四、疲劳

疲劳是指肌肉力量或做功的能力下降。疲劳包括中枢神经系统、运动神经和外周部位，如肌细胞膜、横小管系统、肌浆网和骨骼肌肌丝。目前离子紊乱、兴奋-收缩偶联损害、代谢产物堆积、底物耗竭可能是疲劳产生的机制，但尚无任何一种机制能解释所有情况下疲劳的产生。

能量供应的改变，可能是运动疲劳的一个重要因素。剧烈运动时，肌肉的ATP快速下降，CrP可能耗竭，从而导致功率输出下降，引起疲劳。膳食肌酐补充剂可能增加骨骼肌中CrP的可利用率，提升高强度运动的能力。而长时间运动，肌糖原耗竭和/或低血糖的发生经常与疲劳有关。通过在运动前和运动中摄入碳水化合物，可能增强耐力运动能力。

机体脱水、体温过高，也可能是长时间、高强度运动中疲劳的原因。而肌浆网和线粒体功能的损害，导致机体的氧自由基增加，引发机体氧化损伤。因此，补充抗氧化物质，如维生素C、维生素E，可以提升运动耐力。

五、机体健康与运动效果评价的生化指标

(一) 血糖

血糖即血液中的葡萄糖。血糖的来源为肠道吸收、肝糖原分解、肝内糖异生。血糖的去路为周围各组织以及肝脏的摄取利用。血糖水平保持恒定是三大物质(糖、脂肪、氨基酸)代谢协调的结果，也是肝脏、肌肉、脂肪组织等各器官组织代谢协调的结果。血糖是人脑的主要能量来源，血糖下降首先影响大脑的正常能量供应，是中枢疲劳的重要因素。

长期规律运动，能使血糖的稳定性增加，有助于预防高血糖或低血糖的发生。血糖的稳定有利于脑的能量供应，提高血液中血红蛋白携氧能力。

长期规律运动有利于机体增加体内糖储备，提升糖异生能力，以及参与糖代谢的酶活性协调性改变等，所以，长期有规律的锻炼可以从多方面对糖代谢产生有益的影响。

(二) 血尿素氮

尿素是人体蛋白质和氨基酸代谢的最终产物。血尿素氮是身体机能评定的重要生化指标。正常情况下，人体血尿素氮的值为 3.2~7.1mmol/L。如果运动强度过大且时间较长时，蛋白质大量分解以供应能量，引起血尿素氮上升，是机体不适应该训练强度的一种表

现，应该减小运动强度。

(三) 血红蛋白

血红蛋白是体检时血常规的重要指标。血红蛋白是红细胞的主要物质，主要功能是输送氧气和二氧化碳。

长期规律的有氧运动，能增加体内血红蛋白的数量，提高机体抵抗力；但强度过大的运动，则导致血红蛋白的下降，机体免疫力降低。

长时间剧烈的运动，乳酸在体内积蓄，血液中 pH 值下降，加速红细胞的破坏和血红蛋白的分解，导致血红蛋白下降而引起贫血，即运动性贫血。

因此，日常健身的运动强度不宜过大，应循序渐进，不超过自身的生理负荷。同时，运动过程中应加强铁元素的补充，预防缺铁性贫血。

(四) 血乳酸

乳酸是糖代谢的中间产物，体育锻炼肌肉组织产生的乳酸进入血液中，乳酸在体内的堆积造成血液的"酸"度增加，使肌肉和血液酸碱度下降，而脑细胞对血液酸碱度的变化非常敏感，血液酸度增加会使大脑皮层工作能力下降，造成身体疲劳。因此，及时清除产生的乳酸，能有效延长肌肉的快速工作时间。

运动员在安静时血乳酸水平和普通人无明显差异，而通过速度耐力锻炼的人，脑细胞耐受乳酸的能力明显增加。

血液乳酸水平反映骨骼肌代谢情况，能指导训练方案的合理制定，掌握运动的适宜强度，评价运动的训练效果，以及进行机能评定等。

(五) 血脂

血脂主要是指血浆中的甘油三酯和胆固醇。甘油三酯和胆固醇是疏水性物质，与其他脂质如磷脂和蛋白质一起组成复合物在血液中被转运；有氧耐力运动可抑制血脂、甘油三酯和胆固醇的升高，提高脂蛋白的浓度。而脂蛋白浓度的提高，有预防动脉硬化等心血管疾病的作用。

(六) 酶

1. 抗氧化酶

当人处于疾病、紧张、忧愁、吸烟、过度饮酒、不健康的饮食习惯、紫外线照射、放射线照射、环境污染或激烈运动等状态时，都会引起自由基产生过量。长期规律的运动量和强度适合的运动，可防止体内自由基和脂质过氧化产物的过量生成，提高机体抗氧化能力，有益于健康。

2. 肌肉组织酶

酶的催化活性受多种因素的影响，如酶分子的浓度、底物浓度、产物浓度、温度、环境酸碱度等，长期规律运动后，机体内酶的活性也随之发生适应性的变化，以满足肌肉工作对能量的需求。比如，耐力训练使肌肉中有氧代谢酶类的活性升高，如琥珀酸脱氢酶（AST）；速度训练则使肌肉中无氧代谢类酶的活性升高，如乳酸脱氢酶（LDH）等。

3. 血清酶

正常情况下，身体机能处于相对稳定状态，血清酶的浓度也相对稳定。运动所引起的内环境的变化，相应地会引起血清中多种酶的活性发生改变。剧烈运动中肌纤维收缩产生的牵力能提高细胞膜的通透性，是血清酶升高的主要原因之一；运动时，肌肉缺氧、钾离子升高、乳酸增多、血糖含量下降、ATP 水平降低，以及运动引起组织细胞局部损伤等，均能加速细胞内酶的新陈代谢，促使酶分子释放入血，引起血中酶活性增高。

运动引起血清酶活性变化与酶的种类、运动强度、运动时间和训练水平的不同而有明显差异。例如，血清肌酸激酶（CK）在超长时间运动后升高，幅度最高可达正常时的 5~10 倍，峰值出现在运动后 24~36 小时。训练水平较高者的运动后血清酶活性提高的幅度较低。

测 试 题

1. 多选题

（1）长时间运动时会出现疲劳现象，主要原因是_____。

  A. 肌糖原耗竭   B. 低血糖

  C. 高血糖   D. 肝糖原耗竭

（2）运动中氧化代谢的增加的能力取决于向骨骼肌充分运输氧气的能力，而运输氧气的能力依赖哪种系统功能？_____

  A. 心血管系统   B. 中枢神经系统功能

  C. 内分泌系统   D. 呼吸系统

2. 判断题

（1）一般情况下，耐力运动员拥有更高比例的 ST 纤维，而爆发性运动员拥有更高比例的 FT 纤维。（　　）

（2）长时间运动时，机体主要靠碳水化合物和脂肪的有氧代谢为肌肉收缩提供能量。
（　　）

（3）耐力运动主要以脂肪为能量来源，而高强度运动则以碳水化合物为主要能量来源。
（　　）

第三节　运动与营养

一、运动时碳水化合物需要

(一) 概述

碳水化合物在人体内有三种存在形式，即血糖(blood glucose)、肝糖原(liver glycogen)和肌糖原(muscle glycogen)。糖在人体内总存储量约500g，其中血糖在人体内的存储量约5g、肝糖原约100g、肌糖原约400g。

但训练水平较高的运动员，其肌糖原的存储量可以高达600~800g。肌糖原存储量越多，运动疲劳出现的时间越晚，运动员的冲刺能力越强，越能发挥出高水平技能。

有关碳水化合物主要生理功能的详细信息请参考本书营养学基础部分。碳水化合物的主要功能是快速提供能量。多糖，通常是淀粉，在人体内消化分解成为葡萄糖后被机体吸收，而后被迅速氧化给机体供能。每克葡萄糖完全氧化可释放4kcal能量，即使在缺氧的条件下也能通过酵解作用为机体供能。碳水化合物不仅是肌肉活动时最有效的燃料，也是心肌收缩时的应急能源，而且脑组织和红细胞在正常情况下仅使用葡萄糖供量。碳水化合物是人体最经济、最安全的能源物质。

(二) 运动过程中碳水化合物的摄入

运动持续时间超过40分钟后，运动中摄入饮料可以提高运动成绩。虽然喝水比什么都不喝要好，但碳水化合物-电解质饮料通常比纯水更好。但是，液体量的摄入要考虑运动的性质、持续时间、气候条件和运动员的个体情况，过度摄入液体有时候可能不仅不能提升运动成绩，还会带来有害的影响。

运动过程中，液体和食物的摄入是特殊、短时间的营养策略，目的是使运动能力最大化，一般不考虑长期的营养目标，除非是极端耐力项目，如多日的比赛。

长时间的耐力运动需要消耗大量的肌糖原和肝糖原,如在运动前和运动后补充适量的碳水化合物,不仅可以防止低血糖发生,还可以使血糖维持在较高水平上,延迟疲劳产生,保持较好的耐力和最后冲刺的能力。

补充碳水化合物的类型:一般情况下,补充淀粉或葡萄糖有利于肌糖原的合成;而补充果糖有利于肝糖原的合成。目前,高水平运动员大多补充低聚糖(含 3~8 分子葡萄糖),低聚糖的血液渗透压较小,且容易消化吸收。

(三)运动中碳水化合物的补充方法

运动过程中,碳水化合物的补充有助于提高运动能力,即使是对于持续 1 小时的高强度运动。运动过程中最重要的是预防低血糖,要保证机体的血糖浓度>2.5mmol/L,可以向需要葡萄糖的细胞运输提供浓度梯度。当血糖浓度低于此水平时,大脑摄取葡萄糖的速率将无法满足其代谢的需要。运动中摄入碳水化合物可以有效预防低血糖的发生。运动能力受内源性肝糖原和肌糖原储备大小的限制,示踪研究表明,运动过程中外源性碳水化合物的摄入能提升运动能力。

1. 运动前补碳水化合物

运动前一般每公斤体重约补充 1g 碳水化合物,不超过每公斤体重 2g,一次补充碳水化合物的总量应控制在 60g 之内。大运动量(如竞赛)前,通常的策略是,在赛前数日增加膳食中碳水化合物的数量,使碳水化合物的供能占膳食总能量的 60%~70%;赛前 1~4 小时再补充每公斤体重 1~5g 碳水化合物,此时的碳水化合物最好用液态的;最后在赛前 15 分钟或赛前 2 小时补碳水化合物,血糖升高快,效果较佳,有利于提高运动能力。

2. 运动中补碳水化合物

每隔 30~60 分钟补充含糖饮料或容易吸收的含糖食物,一般用含糖饮料,少量多次;也可补充容易消化的碳水化合物丰富的食物。碳水化合物补充的原则是每公斤体重不超过 60g。

3. 运动后补碳水化合物

运动后补碳水化合物时间越早越好,理想的是在运动后即刻和运动后 2 小时内补充。运动后 6 小时以内,肌肉中糖原合成酶活性高,可使肌糖原的恢复达到最大。

二、运动时脂肪的需求

相对于碳水化合物在身体内的有限存储,脂肪在身体内的存储量是非常大的。所以,在有氧运动中，骨骼肌代谢有一个潜在的，几乎是无限的能量来源。然而，在高强度、持续性的运动中，脂肪酸在肌肉的氧化作用有限。

(一)脂肪的存储和生理功能

甘油三酯(tirglyceride，TG)是机体化学能的最大来源。与碳水化合物相比，甘油三酯的能量密度更高。TG 存储在骨骼肌靠近线粒体的地方，以小脂滴的形式存在于肌细胞内。如果血液循环系统中乳糜微粒和 VLDL 中的 TG 能够被氧化利用，在高强度运动中可以提供高达 50% 脂肪供能。

运动过程中，机体动员甘油三酯后，其分解产物游离脂肪酸(FFA)在血液中的浓度变化可分为三个时期：

(1)循环期：运动开始后约 10 分钟，血浆 FFA 和甘油的浓度由于被肌肉利用而下降；

(2)代谢期：运动开始后约 30 分钟，血浆 FFA 和甘油的浓度逐渐升高并超出正常含量；

(3)恢复期：运动结束后，血浆 FFA 和甘油浓度上升至最高水平，然后逐渐恢复正常水平。

运动过程中，脂肪代谢的速度受肌肉氧化脂肪酸的能力和肌细胞转运脂肪酸快慢的影响。脂肪组织动员脂肪的速度较慢，一般在运动 30~60 分钟后脂肪分解为甘油和脂肪酸的速度才达到最大，血浆 FFA 浓度达到最高水平；此时，血浆 FFA 成为肌肉耗能的主要来源。

(二)运动时脂肪代谢的调节与影响因素

运动改善机体的脂肪代谢，降低血脂含量；运动增加血液中高密度脂蛋白(HDL)含量，HDL 能加速血中胆固醇的运输与排出，在防止动脉硬化中起重要作用。长期规律的运动可使血浆中甘油三酯和胆固醇下降。同时，运动能提高脂蛋白脂肪酶活性，清除甘油三酯，降低血脂水平。研究显示，运动后血脂水平下降约 40%，胆固醇下降约 20%。影响脂肪代谢的因素列举如下：

(1)运动强度和运动持续的时间：剧烈的运动抑制脂肪组织的分解，而低强度运动(25%最大吸氧量运动)刺激脂肪组织分解，血浆 FFA 进入肝脏并氧化供能；此时，随着运动强度的增加，脂肪酸氧化供能逐渐下降；但脂肪在 65%最大吸氧量的运动强度时氧化率最高，随着运动强度增加到 85%最大吸氧量运动，脂肪氧化减少。由于脂肪动员达到最大反应速度需 30~60 分钟，所以，要有效地消耗肌体储存的脂肪，要选择时间为 30~60 分钟以上的中等强度的运动。日常生活中的体力活动，即使不能达到这样的时间长度，无法直接消耗脂肪，但碳水化合物的消耗会通过三羧酸循环补充，间接消耗脂肪。所以，每次的运动时间不需要刻意保持 30 分钟或以上，体重的维持是总能量摄入与总能量支出平衡的结果。

(2)运动训练程度：运动训练可以提高人体对脂肪酸的氧化利用，长期规律的运动提升骨骼肌线粒体数量、体积和单位肌肉毛细血管密度，以及线粒体酶和脂蛋白脂酶的活性增加。因此，运动员或长期健身爱好者的身体利用脂肪酸的能力比一般群体强。

(3)碳水化合物代谢：当机体碳水化合物代谢增加时，脂肪分解受到抑制。

(4)氧供应量：肌肉中氧气的供应充足时，机体倾向于利用 FFA 供能，而抑制肌肉摄取葡萄糖，从而减少对碳水化合物的利用。

其他还有分解脂肪的脂肪酶活性，转移 FFA 到线粒体进行有氧氧化的肉碱等，也是影响脂肪利用的重要因素。

(三) 运动员的脂肪需求

进行马拉松跑、滑雪、滑冰和游泳等项目时，机体的能量消耗大、散热较多，膳食中应适当增加脂肪的供能比例。一般情况下，运动员膳食中脂肪的供能比约 30%，脂肪的摄取量每公斤体重 1.5g 为宜；但动物性脂肪一般不超过总能量的 10%，其他多用植物性脂肪和磷脂(大豆、蛋黄中含量高)补充。

因内源性的碳水化合物储备是有限的，且在耐力项目中，肌糖原和肝糖原的消耗时常伴随着疲劳的发生，因此，研究者和实践者寻求促进 FA 氧化，减少碳水化合物利用率，并提高运动能力的策略。这些策略包括运动前摄入脂肪和咖啡因，运动中补充长链和中链脂肪酸(LCFA，MCFA)，高脂膳食的慢性适应，以及低糖训练等。但研究显示，摄入小剂量的 MCFA 无论对脂肪氧化还是运动能力的提升均没有显著效果；急性和长期摄入高脂膳食对运动能力的提升不明确；即使有些补充剂具有一定的作用，但其个体差异很大，无法推广。从事体育运动或运动爱好者需要意识到，脂质代谢增强或提升运动能力的物质有很多的个体差异。有关脂肪的营养策略需要在有资质的医学人士监督下进行。

三、运动时蛋白质与氨基酸的需求

人类骨骼肌是蛋白质所构成，很多人想当然地认为在训练或锻炼期间必须摄入大量的蛋白质。研究显示，蛋白质在肌肉氧化供应中的作用很小，碳水化合物和脂肪才是运动过程中的供能主力军。

(一) 概述

蛋白质由 20 种氨基酸构成，其中 8 种为必需氨基酸。蛋白质的主要功能是构成和修补机体组织，维持机体的渗透压和酸碱平衡，构成机体的生物活性物质（如激素、抗体、酶、补体、神经递质等）而发挥重要的生理作用。而且，在机体需要时，也可以提供能量。

我国的膳食结构显示，植物性食物仍然是我国民众主要的膳食能量来源。蛋白质食物性来源如下：

(1) 谷类：一般含蛋白质8%~10%，虽然蛋氨酸丰富，但缺乏赖氨酸，属于不完全蛋白，与赖氨酸丰富的大豆类同时食用，能发挥蛋白质的互补作用。

(2) 豆类：蛋白质含量较高，干大豆含蛋白质35%~40%，富含赖氨酸，属于优质蛋白，蛋氨酸的含量稍低，与谷物配合食用，可以达到蛋白质互补作用。

其他豆类成为杂豆类，蛋白质含量约为20%，然而蛋白质的质量不高，与谷物薯类相似。

(3) 蛋类：蛋白质含量为10%~15%，其氨基酸模式与人体类似，是膳食蛋白质质量评价的参考蛋白，也是膳食蛋白质中性价比最高的优质蛋白质。

(4) 禽类：蛋白质含量为15%~20%，其氨基酸构成与人体肌肉蛋白质相似，利用率较高。

(5) 肉类：蛋白质含量为10%~20%，必需氨基酸齐全的优质蛋白。

(6) 鱼类：蛋白质含量为15%~20%，是优质蛋白，鱼类肌组织肌纤维较短，加之含水量丰富，容易消化吸收，是胃肠道消化能力较弱人群（如幼儿和老人）的最佳选择。

(7) 奶类：蛋白质含量约为3.0%，是优质的动物蛋白，单饱和脂肪酸含量较高。

(8) 油脂类坚果：如花生、核桃、葵花籽等，是优质蛋白，蛋白含量为15%~25%，且提供的脂肪酸多为不饱和脂肪酸。

(二) 氨基酸和蛋白质在运动中的作用

脂类和碳水化合物的有氧氧化是耐力运动的能量来源。示踪研究证实，机体长时间运动（耐力运动）时增加亮氨酸的氧化，耐力运动时亮氨酸的氧化随运动强度的增加而增加。每天持续运动90分钟或其以上的运动/健身者，身体的蛋白质会作为能量来源之一；运动后，身体需要蛋白质来修复损耗的肌肉组织。与耐力运动不同，急性的全身抗阻运动不改变亮氨酸氧化，但急性抗阻运动后，肌肉的合成和分解都增加了。因此，额外补充蛋白质能帮助机体修复因运动而导致的组织损害，重建流失的肌肉组织。未经锻炼的肌肉比较容易受伤，新运动员或普通人群在开始锻炼时，需要额外的蛋白质补充，以修复组织损伤。

研究证明，长时间耐力运动期间，及时补充碳水化合物，能增加胰岛素的分泌，减少蛋白质的流失。运动后补充碳水化合物和蛋白质，有助于身体建造肌肉，增加肌纤维的横截面积，有利于肌肉壮大。因此，运动之后膳食补充的最佳选择是碳水化合物和蛋白质。

(三)运动员对蛋白质的需要量

健康成人每日蛋白质需要量为每公斤体重 1.2~1.5g,每日蛋白质供给量应占总能量的 10%~15%。儿童少年正处在生长发育时期,应多供给一些蛋白质,蛋白质供给量每天约每公斤体重 2.5g;儿童运动员应增至每公斤体重 3g;如果是大运动量训练或锻炼时,消耗的蛋白质增加,则蛋白质的供应也应该增加。

一般情况下,不爱运动的男性与女性的蛋白质需要量为 0.8~1g/(kg·d);中等强度的耐力运动员需要 1.2g/(kg·d);训练初期的抗阻运动员为 1.5~1.7g/(kg·d),而状态稳定的抗阻运动员为 1.0~1.2g/(kg·d)。

研究表明,只有每天进行非常艰苦训练的运动员对膳食蛋白的需要有显著影响,最大需要约为 1.6g/(kg·d)。短时间、高强度的训练存在对运动应激的稳态适应,但只需要比久坐者略多的蛋白质即可;处于超高强度训练早期的运动员可提高蛋白质的供应至 1.7g/(kg·d)。正常情况下,膳食蛋白质提供总能量的 15% 即可满足几乎所有力量(高强度)和耐力(长时间)运动员的需要。提供营养素的时间节点对于力量和耐力运动员似乎是更重要的,运动后即刻或运动前和运动中及时补充特殊户外和蛋白质是正氮平衡的关键,这可能是通过减少蛋白质分解和刺激蛋白质合成来实现的。

过多的蛋白质摄入没有必要,也无法带来额外收益,因为过多的蛋白质并没有促进蛋白质合成,而是被用于氧化产能。由于高强度的训练会抑制食欲,因此增重计划的关键是提高膳食的能量密度。

【案例】 总量为 150g 蛋白质的食物在一日膳食中的分配。

(1)膳食中蛋白质的不合理分配:

早餐:热干面一碗,低脂牛奶一杯,鸡蛋一个(蛋白质 32g)。

上午茶:谷物棒 2 个(蛋白质 6g)。

中餐:米饭 200g,小炒肉,蔬菜(蛋白质 32g)。

下午茶:2 片水果面包(蛋白质 5g)。

训练时:水、运动饮料。

训练后:晚餐:米饭 200g,瘦牛排 200g,蔬菜,水果(蛋白质 75g)。

总蛋白质 150g(1.9g/kg)。

(2)膳食中蛋白质的合理分配:

早餐:热干面一碗,低脂牛奶一杯,鸡蛋一个(蛋白质 32g)。

上午茶:低脂酸奶 200g(蛋白质 11g)。

中餐:米饭 200g,小炒肉,蔬菜(蛋白质 32g)。

下午茶:奶昔(蛋白质 15g)。

训练时:水、运动饮料。

训练后:300mL 低脂牛奶(蛋白质 10g)。

晚餐:米饭 200g,瘦牛排 120g,蔬菜,水果(蛋白质 50g)。

总蛋白质 150g(1.9g/kg)。

由上可见,应该避免把过量的蛋白质分配在晚餐,而应分配在两餐之间。

(四)运动和蛋白质补充剂

蛋白质和氨基酸补充剂市场是一个巨大的产业,但这类补充剂的问题是它们缺乏膳食中的关键营养素,如维生素、矿物质、生物活性物质等。而且,过度依靠这类膳食补充剂可能造成总体营养过剩,因此,要有限制地使用。一般在旅行或某些情况下很难获得熟悉的食物,或因为调整体重不得不限制膳食,此时膳食蛋白质的摄入可能不足,需要蛋白质或氨基酸补充剂,以达到最佳的氮平衡。蛋白质补充剂有较多的选择,介绍如下:

1. 支链氨基酸(BCAA)

支链氨基酸是肌肉蛋白质的重要部分,由异亮氨酸、亮氨酸和缬氨酸组成。当机体运动超过 30 分钟时,BCAA 便往往成为能源物质。支链氨基酸的主要作用是增强肌肉耐力和重建肌肉;在运动中氧化分解提供能量,生成 ATP 供给运动使用;与骨骼肌的合成有密切关系;是体内骨骼肌供能的主要氨基酸;训练期间摄入支链氨基酸能刺激生长激素的释放和提高胰岛素水平,进而促进机体的合成代谢。

2. 增肌粉

增肌粉是一种由高蛋白、低能量、低脂肪构成的一种营养补剂,主要有清蛋白、牛磺酸、L-谷氨酰胺、磷酸钾、肉碱等。增肌粉不仅为肌肉生长提供原料,而且还刺激激素分泌,并具有抵抗肌肉分解和增加糖原合成的作用。

3. 谷氨酰胺

谷氨酰胺是肌肉中最丰富的游离氨基酸,占人体游离氨基酸总量的 60%,在高强度运动或疾病、营养状态不佳等情况下,机体自身的合成无法满足对谷氨酰胺的需求。机体大强度运动时,体内谷氨酰胺水平会下降 50%,在运动后较长一段时间才能恢复到原水平。及时适量地补充谷氨酰胺,能有效地防止肌肉蛋白的分解、增加细胞体积、促进肌肉增长。

4. 乳清蛋白

乳清蛋白是目前最流行的蛋白质补充品。乳清蛋白易于吸收,含有人体所需要的所有氨基酸种类。乳清蛋白的生物价①高于鸡蛋、牛肉,受到健身者追捧。一般用法是运动后30~40分钟内,喝1~2份(22~45g)乳清蛋白。

5. 大豆蛋白

大豆及其产品蛋白质含量高,整粒大豆、大豆粉、浓缩大豆蛋白、大豆分离蛋白分别含大豆蛋白42%、50%、70%、90%~95%,相当于稻米的5倍,小麦的3.3倍;大豆蛋白属于优质蛋白,与富含蛋氨酸的粮谷类食物形成理想的蛋白互补。

五、运动与水

人体在运动时,骨骼肌会产生热能,同时机体的物质代谢不断增强,体内的代谢废物也随之不断增多,只有及时补充水分,才能促进代谢废物的及时排出。同时,通过代谢废物的排除调节机体体温。运动全过程的科学补水对于恢复体能、提高机体运动能力和维持身体健康具有重要作用。

(一) 水在运动中的生理功能

(1)润滑作用:水在人的体腔和关节,水黏度较小,在运动中可以减少摩擦面的损伤。同时,对体内的器官、组织起缓冲保护作用。

(2)物质和能量代谢:从食物的消化、运输、吸收、生物氧化,直到代谢废物的排出,都有水的参与。在运动时,机体物质和能量代谢增强,更需要依靠充足的水才能保证正常进行。

(3)体温调节:水的比热较大,人体蒸发少量汗水时就能散发出大量热量。运动中代谢释放出的大量热被体内的水吸收,但体内不同的器官组织代谢强度不同,代谢产生的热量也不相同,水通过血液循环来调节机体的体温,使体的各器官组织温度保持一致,不会因运动而产生机体内部环境与外部环境温度的变化。

(4)维持内脏器官的机能和形态:大脑约含有80%水分,心脏含水分为75%,肝脏含水分为86%,肾脏含水分为83%,肺含水分为86%,肌肉含水分为75%,血液含水分为75%。运动者只有在体内有充足的水分时,才能有效调节机体体温和维持机体组织细胞的良好功能。

(二) 运动中水的补充

运动会消耗很多水分,为了维持血液循环,需要合理地补充水分,以加快新陈代谢,

---

① BV值:食物中可以被人体吸收保留的氮之百分比。

促进身体的能量代谢,同时加快肌肉恢复,改善机体疲劳,即运动前、中、后的补水都非常重要。

首先,体液在运动中会大量流失。运动/健身者体液的消耗量与运动的强度、气候状况、运动者自身训练水平、排汗率和着装等因素有关。一般而言,运动时,机体发生一系列生理变化:内分泌机能提高,中枢神经系统活动紧张;新陈代谢功增强,体内的酶也变得活跃;单位时间内的机体能量的损耗将显著增加;一次高强度运动的排汗量可能达到7000mL。研究显示,体内每蒸发出1g汗液,可散出热量570J,所以,机体在运动时出汗是调控体温的重要方式。

其次,运动脱水。如果在运动前没有补充充足的水分,运动过程之中又没有做到科学补水,则导致脱水的可能性很大,且脱水程度将伴随着运动时间延长而加重。更为关键的是,机体的大量排汗将造成体液电解质的严重丢失,导致体内电解质平衡和人水平衡被破坏。脱水后,机体血容量减少,心脏每次搏出的血量也会相应地减少,为满足机体的代谢需要,心脏就被迫增加心率来维持血输出量,从而加重心脏负担,不仅影响运动效果,还会损害身体健康。

如何在运动中进行科学补水呢?

运动前15~30分钟,补充水分300~500mL。即使此时运动者没有口渴的感觉,但此刻补充的水分对于锻炼耐力项目的运动者而言,可以延缓疲劳的出现。

运动过程中,补水应少量多次,每隔30分钟补水150~200mL,以保持机体的血容量不会发生太大变化,维持内环境稳定。同时不增加肠胃、心脏和肾脏负担,有利于机体运动和机体代谢的有效进行。切忌一次性大量补水。一次性补水量过大,血容量迅速增加,心脏负担的加重,降低机体的运动能力。

运动之后,要及时补充在运动中所消耗的水分,此时要注意机体对钾、钠、镁的及时补充。

运动过程中只有养成良好的科学补水习惯,才能保障身体健康,维持较好的运动能力。因此,运动的同时,科学、合理地补充机体所流失的水分,能增加血容量,提高心脏的工作效率,保障生理机能和运动技能的正常运行,达到增强体质、提高机体运动能力的最终目的。

当环境温度较高时,剧烈运动所致的汗液排出,水的丢失大于盐的丢失,此时补液应给予与体液等渗或低渗的电解质溶液,若补充高渗液体,又不同时补充足够的水分,反而可能加重脱水。且含糖量不能太高,否则通过胃的时间延迟,影响水分及时进入血液循环系统。研究显示,夏天饮料的糖浓度不宜超过2.5%。寒冷环境下运动时,体内水分损失较夏天少,而机体能量消耗较大,饮料的糖度可适当增加到5%~15%,使其缓慢地通过胃,稳定地给机体补充水分和糖,以维持血糖水平。

六、功能性饮料

1969年美国佛罗里达大学罗伯特·凯道博士按一定比例向水中添加钠、钾等无机盐和葡萄糖,并将其命名为"加特饮料",开发了世界上第一款运动饮料。而健力宝开创了中国运动饮料的先河,被称为"中国魔水"。运动饮料通常含有各种微量元素和维生素等营养成分,其配方是根据人体在运动时的特点决定的。

运动过程中的生理性疲劳是因为能量物质的缺乏、能量代谢不足或障碍,而碳水化合物则可以迅速为机体补充大量的能量物质,满足机体对能量的需要。所以能量型功能饮料通常以蔗糖或葡萄糖为能量源。能量型功能饮料的功效成分中主要包括牛磺酸、赖氨酸等氨基酸和B族维生素,以及适量的咖啡因,或者含有咖啡因成分的植物提取物。能量型饮料具有明显的补充体力的作用。

所以,功能性运动饮料的主要功能有:
(1)补充能量、无机盐、维生素及蛋白质营养;
(2)弥补高强度运动过程中能量的耗损和纠正功能紊乱;
(3)耐力项目运动中补充糖,以维持血糖稳定,预防低血糖的发生,进而延缓疲劳的发生;
(4)加入抗疲劳药物或营养物质,以提高运动能力。

测试题

单选题

(1)运动过程中补充碳水化合物的目的是_____。
 A. 保证机体的血糖浓度>2.5mmol/L
 B. 调节脂肪酸代谢
 C. 构成机体成分和参与细胞多种活动
 D. 节约蛋白质

(2)以下有关运动与脂肪代谢关系的表述错误的是_____。
 A. 一般在运动30~60分钟后血浆游离脂肪酸是机体耗能的主要来源
 B. 运动有助于提高脂蛋白脂肪酶的活性,降低血脂水平
 C. 每次的运动时间应保持在30分钟以上,以保证消耗脂肪
 D. 运动员参加马拉松项目时耗能较大,应增加膳食脂肪的摄入

(3) 以下有关运动与蛋白质代谢关系的表述错误的是_____。

　　A. 碳水化合物和脂肪是运动供能的主力军，蛋白质很少氧化供能

　　B. 耐力运动时亮氨酸的氧化随运动强度而增加

　　C. 额外补充蛋白质能帮助修复运动导致的组织损伤

　　D. 运动后的最佳膳食补充是碳水化合物与脂肪

(4) 以下关于功能性运动饮料主要功能的表述错误的是_____。

　　A. 补充能量、无机盐、维生素及蛋白质营养

　　B. 弥补高强度运动过程中能量的耗损

　　C. 耐力项目运动中预防低血糖的发生

　　D. 功能性饮料通常以氨基酸为能量源

(5) 以下有关运动过程水补充的描述正确的是_____。

　　A. 耐力运动员在运动前 15~30 分钟补水 300~500mL 可以延缓疲劳出现

　　B. 运动过程中，补充应少量多次进行

　　C. 运动后补水时需要注意对钾、钠、镁的补充

　　D. 环境温度较低时，补充液的含糖量不宜超过 2.5%

本章测试题答案

第一节　1. 多选题(1) ABCD　(2) ABCD　　2. 判断题(1)√

第二节　1. 多选题(1) AB　(2) AD　　2. 判断题(1)√(2)√(3)√

第三节　单选题(1) A　(2) C　(3) D　(4) D　(5) D

主要参考文献及网站

1. Sizer F, Whitney E. Nutrition: Concepts and Controversies.[M]13th Edition. 北京：清华大学出版社, 2001.

2. H K Biesalski, P Grimm. Pocket Atlas of Nutrition[M]. Thieme, 2006.

3. 孙长颢. 营养与食品卫生学[M]. 第八版. 北京：人民卫生出版社, 2012.

4. 葛可佑. 中国营养师培训教材[M]. 北京：人民卫生出版社, 2008.

5. [英]Walter Willet. 营养流行病学[M]. 郝玲, 李竹, 译. 北京：人民卫生出版社, 2006.

6. Coulston A M, Boushey C J, Ferruzzi M. Nutrition in the prevention and treatment of disease[M]. 3rd Edition. Academic Press/Elsevier, 2008.

7. [澳] Louise Burke, Vicki Deaki. 临床运动营养学[M]. 王启荣, 译. 北京：世界图书出版公司, 2011.

8. 中国营养学会. 中国居民膳食指南[M]. 西藏：西藏人民出版社, 2008.

9. 杨月欣. 中国食物成分表[M]. 北京：北京大学版社, 2010.

10. 中国营养学会. 中国居民营养素膳食推荐摄入量[M]. 北京：中国轻工业出版, 2006.

11. 中国营养学会. 中国居民营养素膳食推荐摄入量速查手册(2013 版)[M]. 北京：中国标准出版社, 2014.

12. 中国营养学会. 中国居民膳食指南(2016)[M]. 北京：人民卫生出版社, 2016.

13. 中国营养学会 http://www.cnsoc.org/cn/

14. 中国疾病预防控制中心 http://www.chinacdc.cn/

15. 世界卫生组织 http://www.who.int/en/

16. 美国疾病预防控制中心 http://www.cdc.org/

17. 美国农业部 http://www.usda.org/